太阳与中医

TAIYANG
YU ZHONGYI

刘明武 著

太阳历与中华文明

太阳历与中医文化

太阳历开创的思路与方法

关于中医失传的思考

认清源头，重新出发

CS K 湖南科学技术出版社

国家一级出版社　全国百佳图书出版单位

图书在版编目（CIP）数据

太阳与中医 / 刘明武著. -- 长沙 ：湖南科学技术出版社，2019.10
（2024.10重印）

ISBN 978-7-5710-0339-5

Ⅰ．①太… Ⅱ．①刘… Ⅲ．①中国医药学－文化研究Ⅳ．①R2-05

中国版本图书馆 CIP 数据核字(2019)第 213752 号

太阳与中医

著　者：刘明武
出 版 人：潘晓山
总 策 划：张碧金　李　忠
责任编辑：李　忠
出版发行：湖南科学技术出版社
社　　址：长沙市湘雅路 276 号
网　　址：http://www.hnstp.com
湖南科学技术出版社天猫旗舰店网址：
　　　　http://hnkjcbs.tmall.com
邮购联系：本社直销科 0731-84375808
印　　刷：长沙新湘诚印刷有限公司
　　　　（印装质量问题请直接与本厂联系）
厂　　址：长沙市开福区伍家岭街道新码头9号
邮　　编：410008
版　　次：2019 年 10 月第 1 版
印　　次：2024 年 10 月第 5 次印刷
开　　本：710mm×1000mm　1/16
印　　张：37.75
字　　数：600 千字
书　　号：ISBN 978-7-5710-0339-5
定　　价：128.00 元

书中的哲理在太阳

—— 我观刘明武的文化研究

太阳在天上！自从地球上有了人类，人类就从来没有离开过太阳。

"野芳发而幽香，佳木秀而繁阴，风霜高洁，水落而石出者，山间之四时也。"山间之四时，实际上是由天上的太阳决定的。

太阳决定四时，决定风霜雨雪。但是，关于太阳与人文，太阳与中医，太阳与音律，太阳与数理化，太阳与第一部书、第一张图的母源关系，知者甚少。

这个少有人关心、过问的文化命题，却是刘明武先生多年来着力最多、最令其夜不能寐的一个文化命题。

一、两部作品一个心愿

《太阳与中医》与《太阳与人文》这两部学术著作是对称对应的姊妹篇，是刘明武以太阳历为依据论述中华文化的新作。我知道，刘明武撰写这两部普及性著作，其目的之一是为了完成思想家、教育家、文化学者敢峰（方玄初）先生的一个心愿。

2004 年 2 月份，《中华读书报》连续三个版面隆重推出刘明武先生重新认识中华文化的反思性文章《读书读出的几个困惑》。清代后期的中华民族为什么东也挨打、西也挨打，泱泱中华俨然成了殖民者大棒下的受气包！清末至民国及"五四"时期，整个学界对此进行了几十年的反思，最初的结论是：器不如人；最后的结论是：文化不如人。文化落后，是挨打的真正原因。面对这个结论，刘明武的困惑是：中华民族曾经出现过两种状态，一是遥遥领先于世界，一是东也敢打、西也敢打。同一个文化为什么会孕育出中华民族两种截然相反的状态？面对先进与落后截然相反的状态，能否换一个角度思考，即中华民族落后挨打的真正原因在于文化的失传与变质。用形象的说法是，先进的中华民族是条龙，落后的中华民族是条虫。龙有龙文化，虫有虫文化；真正的中华文化孕育出的是龙，变质的文化孕育出的是虫。这篇文章被人民网、新华网、光明网、北京大学、浙江大学等众多网站转载，也被著名的文化思想和教育家、北京景山学校的开创者、北京市社会科学院老院长敢峰先生发现。敢峰先生在其主持的《教育世纪》上，连续3年期期发表刘明武追根溯源的文章，无论是5万字的长文，还是7万字的长文，大都刊发在头条位置。这在杂志史上，也不多见。

年近90岁的敢峰先生，希望刘明武写文化的普及文章："《三国志》是真的，有几个人知道呢？《三国演义》是故事，不是家喻户晓吗？"那次见面，在敢峰先生家里，我也在场。敢峰先生劝刘明武多出来讲讲，还用一句"清高岂能济世"激励他。刘明武当时答应，在《易经》和《黄帝内经》两部经典导读完成后，就开始写普及文章。

告别时，敢峰先生送出家门，送出楼门，送出大门（这是他的为人之道）；刘明武向敢峰先生深深鞠躬，敢峰先生鞠躬还礼——当时我看到了刘明武眼中的泪花；我想，一定是前辈对他的厚望感动了他。

刘明武的《换个方法读内经》（《黄帝内经导读》）出版之后已经重印四次；《换个方法读易经》已经完成，以天文历法解读河图洛书、太极八卦，是这部书的核心所在。刘明武自己不急于出版，不停地修改，希望能拿出一部对得起先贤，揭示人文真谛的作品。

两部经典导读完成之后，刘明武兑现诺言，开始了《太阳与中医》和《太阳与人文》的写作。

二、与众不同的思路

书中的哲理，书外的太阳。书中的哲理源于书外的太阳。刘明武这一新颖的结论，源于其新颖的思路。

——有！为什么有？

——有！有从何处来？

这是刘明武追根溯源的思路。2018年6月15日端午节前夕，刘明武发给我一个邮件，说他刚刚看了一个以色列拍摄的短片《小国为什么会强大》，解说者把以色列的成功归功于教育，教育成功的奥秘有四：一是坚定不移的质疑；二是不知疲倦的追问；三是时时事事的创新；四是失败之后重新再来。他觉得，这四点吻合于中华元文化。我回复他说："这四点正是你多年在中国文化研究中一贯的求索精神。"

刘明武是地质工程师，所以他才能说出地质学中的一个原则：找到矿以后，一定要追问成矿之因，一定要追问矿从何处来。有此矿必有此因，见此矿必求此因；刘明武把地质学中的优秀思路与方法引入文化研究，并开始了"有从何而来"的系列追溯：

——有阴阳，阴阳从何而来？

——有五行，五行从何而来？

——有四时，四时从何而来？

——有八卦，八卦从何而来？

——有洛书，洛书从何而来？

——有河图，河图从何而来？

——有天道，天道从何而来？

——具有常青意义的成语与格言从何而来？

书中—地下—山里—天文，这是刘明武追根溯源的四大阶段。

看书，是第一步。第一步，是必需的。有问题，书中并没有答案，等地下文物的出土，这是第二步。第二步，是被动的，也是无奈的。地下没有，到山里看看，这是第三步。第三步是主动的。所谓山里，就是边陲的兄弟民族。走进这一步，他主要是受纳西族保存中原古乐的启示。保存了古乐，有没有保存更深邃的文化呢？还有一个源于孔夫子的理论启示，即"天子失官，学在四夷"。中原华夏丢失的文化，可以在南蛮北狄东夷西戎找回来。舜，东夷人；文王，西夷人。四夷之夷，既出圣人，又出文化。刘明武，这位地质工程师进深山，果然找到了"大矿"。

湘西苗族保留的太阳历，可以完美精确地解释阴阳；贵州彝族保留的十月太阳历，可以完美地解释洛书；贵州彝族保留的以十二月太阳历为基础的阴阳合历，可以完美地解释河图；贵州水族保留的连山易可以用太阳历的八节完美精确地解释八卦。

　　阴阳第一源头在太阳，五行的唯一源头在太阳，八卦表达的是太阳历的八节，洛书表达的是十月太阳历，河图表达的是十二月阴阳合历。太阳历，可以解答一系列千古难题。太阳历，可以将彝族、苗族、水族几个民族的文化与中原华夏文化完美地统一在一起。书外的太阳，书中的阴阳，人文之源在天文，首先在太阳。

　　节令发源于太阳！没有太阳历区分出的节令，就绝对不会有人工粮食。没有粮食，绝对不会有中华文明。中华文明的源头不在文字而在太阳历。天文学是人类第一学，历法是人类第一法。太阳历，一可以合理地解释中华文明的起源，二可以合理地解释中华文明的根基。

　　为表达太阳历，中华先贤创造出了形象与抽象的岩画。

　　为表达太阳历，中华先贤创造出了形象与抽象的陶画。

　　为表达太阳历，中华先贤创造出了形象与抽象的玉器画、铜器画、金器画。

　　为表达太阳历，中华先贤创造出了第一部书——洛书。

　　为表达太阳历为基础的阴阳合历，中华先贤创造出了第一张图——河图。

　　为表达太阳历八节，中华先贤创造出了八卦。

　　为表达太阳历，中华先贤创造出了四则运算的算术，创造出了整数、分数、小数。

　　为表达太阳历，中华先贤创造出了直角三角形、平面两维坐标、立体三维坐标与四维坐标。

　　为描述太阳回归，中华先贤创造出了具有常青意义的太极图。

　　为描述太阳回归，中华先贤创造出了具有常青意义的成语与格言，如"寒极生热，热极生寒""阳极生阴，阴极生阳"，再如"物极必反""否极泰来""终则有始""原始反终""如环无端""满招损，谦受益"，等等。

　　与太阳历相伴而生的是音律学。五音六律，全部源于太阳历。

　　在世界范围内，天文学是人类第一学，历法是人类第一法。在中华大地上，天文学既是第一学，又是母亲学；历法既是第一法，又是母亲法。因为人文、医学、音律、算术、法律、度量衡，都是从天文历法出发的，首先是从太阳历出发的。人文的根本在太阳！医学的根本在太阳！这是几个民族文化的共同结论，也是刘明武四步追溯所得出的结论。

根植于太阳的中华元文化，赢得了世界的敬重。

全世界采用的十二平均律，源于中国，源于中华先贤制定的太阳历。

计算机采用的机械化算法，源于中国，源于中华先贤制定的太阳历。

法国数学家、传教士、汉学家白晋（Joachim Bouvet，1656—1730），高度评价阴阳，将阴阳视为所有科学的原理。

美国科学院院士、物理学家惠勒（John Archibald Wheeler，1911—2008）的书中，太极图出现在第一页。

惠勒说，丹麦量子物理学家、丹麦皇家科学院院士玻尔（Niels Henrik David Bohr，1885—1962）一看到太极图，立刻认定完美的阴阳和合是并协原理的先河。

几千年前的太极图，赢得了当代人的尊重，是不是跨越了时间？中华大地上的创造，赢得了太平洋对岸的敬重，是不是跨越了空间？

源于太阳的文化，可以超越时间，可以超越空间，具有常青意义。

发展与毁灭并行，西方后现代学派如此批评现代化。今后的路怎么走？日本山口大学提出了从天文历法再出发的"东亚历法与现代化"。东亚历法并不是出于东亚，而是出于我泱泱中华。东亚、东北亚、东南亚所采用的历法，都是我中华先贤制定的太阳历。"北至于幽陵，南至于交趾，西至于流沙，东至于蟠木。"是颛顼时代"载时以象天，治气以教化"的教化范围。只要天上的太阳还在，根植于太阳的文化就不会过时。

刘明武的思路新颖！没有重复别人！

三、发现与交往

地质学家要善于发现地下宝藏，作为学术杂志的编辑，应当善于发现学术的价值。从20世纪90年代至今，从《中国文化研究》到《汉学研究》，我为何几乎年年编发刘明武的文章呢？因为我发现他的研究里蕴藏着一般人尚未想到的学术含量和价值。

《汉学研究》有个"国学特稿"栏目，究其起始之因，很大程度缘于他投来的独特而新颖的文章。他的文章不是"汉学"，但它属于"国学"，"国学"与"汉学"是一根藤上的两个瓜，虽然一个是"东瓜"一个是"西瓜"，但是，它们的基因有着极近姻亲关联。我不愿舍弃独具个性的学术佳作，于是就有了这个栏目，并进而将其扩大，专门发表学术创新及名家大家的文章，以求得到国内学者和国外汉学家的呼应与关注。

他研究太阳历的文章，绝大部分发在《汉学研究》上。他的文章，总而言之，是太阳历研究；细而言之，是太阳与人文关系的研究，是太阳与中医关系的研究，以及太阳与天气、天灾关系的研究。《汉学研究》2014年春夏卷，开篇三题全是刘明武研究太阳历的文章：《太阳历：中华文化的活水之源》《太阳历：人文与百科的共同基础》《太阳历：当代重大问题解答的钥匙》。

研究天气，研究天灾，不能忘记太阳。太阳决定天气，太阳也决定天灾。《汉学研究》2014年秋冬卷，开篇栏目《国学特稿》头条是刘明武、刘源合作的《三线四点下的天气与天灾》。

刘明武以太阳历为基础研究法律起源、文学起源的文章，虽然不是我编发的，但我是最先知道的。《天文历法与文艺百家》这篇文章是以太阳历为依据评论文学的。文章从构思到完成，一直有电话上的交流。这篇文章被贾平凹主编的《美文》杂志头条采用。《天文·人文·法律》这篇研究法律起源的文章，从开始构思，刘明武就打电话征求我的意见："阎先生，你看看这一观点是否成立？"这篇文章被《中国政法大学学报》头条采用。

《人文杂志》头条发表了刘明武、刘源合作的《N点一线下的二十四节气》，这篇文章实际上是《三线四点下的天气与天灾》的姊妹篇，后者谈平面，前者谈立体，目的是找出各种天灾在时间空间中的规律性。

以太阳历为依据，提出新问题，解答新问题，是刘明武文章的核心所在。

不知多少次，刘明武在电话里给我讲他关于天文与人文，太阳与人文，太阳与中医，太阳与天气，太阳与天灾。每每说到彝族十月太阳历时，他便激动不已。

历法是人类文明的重要标志。人类历史延展至今，天文历法大致分为太阳历、太阴历和阴阳历三大类。十月太阳历，是阴阳五行、天干地支的发源地，是72与36这一组数据的发源地。十月太阳历，标志着中华文化的成熟。需要说明的一个问题是，中原华夏本来也有十月太阳历，但是失传了。有十月太阳历，阴阳五行便是精密精确的太阳法则；失传了十月太阳历，阴阳五行就成了神秘的不可重复与实证的玄学。彝族文化与中原华夏有关系吗？据彝族学者龙正清先生（第十届全国人民代表大会代表）介绍，彝族所宗的天文历法为颛顼历。彝族自称"倮倮"。倮倮，汉语的意思为"龙虎"。颛顼墓，是在我的家乡濮阳发现的。天下第一龙与天下第一虎，都是在颛顼墓中出土的。颛顼历，揭示出彝族与中原华夏的同根同源性，太阳历揭示出彝族、苗族、水族与中原华夏的同根同源性，是不是一个有意义的新认识、新贡献？！

刘明武认为，中华大地上的天文历法，成熟于十月太阳历、精美于十二月阴阳合历。在此之前，中华先贤经历过相当长的探索时期，先有物候历，例如，以花为历，以鸟为历，以鱼为历，物候历之后才出现天文历。天文历中有木星历、火星历、二十八宿历，仅太阳历就有过许多种，诸如二十月太阳历、十八月太阳历、八月太阳历、五月（五季）太阳历、三月（三季）太阳历、两月（两季）太阳历。中华文明是从农业文明开始的，农业文明的第一标志是粮食。种庄稼必须以节令为基准，所以认识中华文明必须从天文历法入手，首先应该从太阳历入手。

教外有教，教内有派；教与教争，派与派斗；这是中华大地之外的宗教。但是，任何教、任何派有为太阳争斗的吗？太阳只有一个！太阳的唯一性、太阳的普遍性，得到了所有宗教的承认与尊敬。中午日影长短两极的两个极点，以及两个极点界定出的南北两条回归线，得到了所有宗教的承认与尊敬。道法自然，首先是道法太阳的文化，具有不可置疑的普遍性与唯一性。从太阳历入手，找回令世界心悦诚服的中华元文化，这就是刘明武的文化自信心。

四、我希望一种新学风的形成

我编发刘明武的文章，不是出于偏爱，而是希望形成一种新的学风。

"天下文章一大抄"，几乎成了当代的学术习俗。

"从这本书到那本书，从这一子到那一子"，这几乎成了当代文化研究的一种模式。

书中的道理在书外，人文的道理在天文，以天文论人文，是一种新的学风。

梁漱溟先生有一个被学界反复引用的著名观点：中国文化是早熟的文化。

——早熟在哪里？为什么早熟？

——早熟的依据是什么？

梁漱溟先生没有解释，后面的引用者只会照着说，同样没有解释。刘明武接着梁漱溟先生继续说：中华文化早熟的标志在太阳历。太阳历早熟的标志在一条直线上的两个点。一条直线，是中午竿下之日影；两个点，是中午日影的最长点与最短点。

中午日影最长点，冬至；中午日影最短点，夏至。两至之至，至于也，止于也。至于，到达这里；止于，停止在这里。冬至夏至之至，日影下体现的是空间上严格规定性。冬至夏至之至，历法中体现的是时间上严格规定性。一寒一暑，一阴一阳，就是从日影最长点与最短点出发的。

"冬至阳旦，夏至阴旦。"这是刘明武在苗族太阳历里找出的阴阳发源地。

"一年分两截，两截分阴阳。"这是刘明武在彝族太阳历里找出的阴阳发源地。

从地球形成之始，就有了这两个点。发现，有之；没有发现，亦有之。地球的年龄约46亿年，这是全世界认同的数据。有了地球，就有了地球与太阳的对应关系。有了地球与太阳的对应关系，就有了日影。中午日影长短两极的变化，一个太阳回归，每年循环一次。46亿年，体现的是永恒；一年一循环，体现的是常青。46亿年没有撼动两个点，这里能否作为中华文化成熟的标志？

冬至夏至，一寒一暑，寒暑循环规律而永恒。

冬至夏至，一阴一阳，阴阳转换规律而永恒。

冬至夏至，一升一降，升降运动规律而永恒。

冬至夏至，一枯一荣，枯荣更替规律而永恒。

冬至夏至，阴吕阳律，天籁之音规律而永恒。

冬至夏至，阳奇阴偶，奇偶之数永恒而常青。

一阴一阳，是中华文化的大根大本，是中医文化的大根大本。医易同源，同在哪里？人文同在阴阳上，天文同在太阳上。这里能否作为中华文化成熟的标志？！

继续说，接着说，说前人没有说过的话，写别人没有写过的文章。这是应该倡导的新学风！

这里还有一个故事。《汉学研究》变成 CSSCI 来源核心期刊之后，召开了一个学术会议，来者为北京大学、北京外国语大学、中国人民大学、中国社会科学院、南开大学、天津师范大学、北京语言大学的教授，一共 50 多名。会上一人一本《汉学研究》2014 年的秋冬卷，一打开目录，前三篇是一个作者的文章，大家很惊奇，问："刘明武是哪个大学的？"我做了解释。后来把这个故事在电话里告诉了刘明武。他说："阎先生，你就说刘明武是南边生产队的。"轻松的玩笑，沉重的意义：学术文章当然不只是出于大学和社科院，大学之外当然也有学术。以大学为界衡量文章，漆园小吏的庄子肯定在界限之外，写兵法的孙子肯定在界限之外，先秦诸子也肯定在界限之外。

遍地重点大学，为什么再也培育不出写兵法的孙子，为什么再也培育不出写《道德经》的老子和诸子百家？我们的大学也该反思。

为了纠正"以书论书"的学风和"天下文章一大抄"的陋习，我支持刘明武的研究与探索，这也是乐于为之写序的原因。

五、我希望形成一种无穷追问的新模式

读书人读书，这是常识。但是，仅仅读书是不够的。

面对书，能不能问一个为什么？

——有《易经》，《易经》是怎么形成的？

——有《黄帝内经》，《黄帝内经》是怎么形成的？

源头形成的经典，肯定不是抄书抄出来的，因为经典之前没有经典。

那么，源头的一部部经典是怎么形成的？源头文化是怎么形成的？诸子百家又是怎么形成的？

书中的道理在书外，书中的道理在太阳。如此追根溯源，如此无穷追问，希望不只是地质界才保留这一思路。

物极必反、原始反终、终则有始、如环无端；如此具有常青意义的成语是如何形成的？

寒极生热，热极生寒，阳极生阴，阴极生阳；满招损，谦受益；如此具有常青意义的格言是如何形成的？

问当初，问的是"有！为什么有？"

问当下，问的是"有！有什么用？"

会读书会发问，仍然是不够的！刘明武认为，会读书会发问还要会做事，做发明创造之事。

中华文化的先贤，一面创造人文，一面创造器具解答实际问题。钻木取火、构木为巢、结绳为网、揉木为耒耜，动脑研究与动手制造，在中华先贤身上达到了完美的统一。动脑研究与动手制造，是先贤为后人留下的榜样。动脑研究与动手制造，在当下是不是还有意义？！当下与美国的所谓"贸易纠纷"中，那个"中兴"因为没有自己的"芯"，使国人羞愧得无地自容。

算术，起于太阳历；音律，起于太阳历；医学，起于太阳历；所有这些，都是领先于世界的创造。面对先贤的成果，后人能不能重新思考新的人文创造？！

能不能从太阳历再出发，创造出新的领先于世界的新成果？！太阳回归有严格的规定性与规律性，天气变化有严格的规定性与规律性；天灾有严格的规定性与规律性吗？流行性的疫病有严格的规定性与规律性吗？

解答西医不能医治的疑难病，是刘明武的目标之一。

癌症，是世界性难题。癌症真的不可治愈吗？这是刘明武的追问。彝医彝药可以干净利落地治愈癌症，这是我亲眼所见的病例。云南泸沽湖所在的那个县叫宁蒗县。宁蒗县老县长、彝族同胞加角阿三，1997 年检查出多种癌——直肠癌、腹腔癌、胃癌、肝癌、肺癌、淋巴癌；最大的肿瘤有拳头大。西医结论，最多能活 20 日。2018 年的 6 月 7 日，我在广东东莞塘厦亲眼看到了健康的加角阿三。2018 年，超越 1997 年整整 21 年。加角阿三亲口告诉我，服用了两种自然药物，不到一个月，肿瘤全部消失。加角阿三还亲口告诉我，有 20 名癌症病人，服用两种自然药物被彻底治愈。彝族同胞，是刘明武请来传授治癌症经验的。彝族同胞治愈癌症的经验应不应该总结？解答这一世界性难题，中国学者和医生责无旁贷。

鼠疫，曾经让整个欧洲付出了巨大的代价。鼠疫真的不可治愈吗？刘明武在陶铸夫人曾志的回忆录中，看到东北民间治愈鼠疫的单方。据曾志记载，这个单方治愈了一批人。在曾任广东图书馆、博物馆两馆领导的王贵忱先生的书中，看到了王贵忱20岁时感染鼠疫，就是用这一单方在短时间内治愈。王贵忱告诉世人，这个单方治愈的是他本人。青年时代的王贵忱，恰恰是在曾志身边工作的。曾志与王贵忱，虽然是两个人，说的却是一件事：单方可以治愈鼠疫。

单方治愈鼠疫的经验，应不应该总结？

既然能够治愈鼠疫，那么这个单方能否治愈与鼠疫相似的疫病？

如此经验加以认真总结，从经验中归纳出方法，面对各种疫病拿出行之有效的医术，是不是中医文化对人类的贡献？

在疫病越来越多、越来越复杂的今天，中医应该为中华民族、为整个人类做出新的贡献。

西医的理论是人的发现，中医文化的基础在太阳法则。人的智慧是有缺陷的，太阳法则则是完美的。从这一坚实的基础再出发，中医文化完全有可能解答西医不能解答的一系列难题。

"疾虽久，犹可毕也。言不可治者，未得其术也。"凡是病，病的时间再久，也是可以治愈的。之所以没有治愈，是因为没有找到正确的医术。这是出于针经《灵枢》的一个论断。刘明武认为，这个论断展示了中华先贤的自信心和中医文化的自信心。

面对这一论断，刘明武思考与追问了一系列问题：

——高血压是病吗？

——冠心病是病吗？

——尿毒症是病吗？

——脑中风是病吗？

——禽流感是病吗？

——白血病是病吗？

——埃博拉是病吗？

——红斑狼疮是病吗？

——手足口病是病吗？

——地中海贫血是病吗?

——越来越多的疫病是病吗?

——毕病之术，找到了吗?

如此无穷追问，唤醒了年轻一代的中医医生。我看到，一些具有高级职称的中医医生，以及跨出校门的博士和硕士，由衷地接受刘明武思考问题的思路与方法。

读书是为了致用。"只会读书而不会做事，不过是头驮书的毛驴。"这是希伯来人的一句谚语。面对这句谚语，对照源头"钻木取火""构木为巢""结绳为网"的先贤，天下的莘莘学子应该追问点什么? 读书之外，是不是也应该动手动脑发明创造?

读书是为了更好地做事! 刘明武非常反对"万般皆下品，唯有读书高"之说。这两句诗出于北宋宁波学者汪洙《神童诗》，流传于大江南北、长城内外。刘明武质疑，读书的目的难道不是为了把"万般"事情办好，而要贬低"万般"吗? 只会读书而不会做事，不是中华先贤的优秀子孙。"万般皆上品，读书拔其高。"这是刘明武对《神童诗》的修改，我赞成。

无穷追问，是为了重建新的学问!

"做学问，先学问;学会问，有学问。"据说这是李政道先生的话。是不是李政道先生的话不要紧，要紧的是会不会问，尤其是每事问每天问的无穷追问。一个不会问的人不会进步，同理，一个不会问的民族不会走到世界前列!

问，是提出问题;答，是解决问题。一个善于提出问题，善于解答问题的民族，永远不会落后于他人!

《中国文化研究》杂志原主编

《汉学研究》杂志主编

阎纯德

于北京半亩春秋

继续思考，继续追问

一、失误百年

整整一百年了！

中医被戴上"玄学"的帽子整整一百年了！

发难中医，始于个人，继而是群起而攻之的集体。

（一）个人发难

1917 年，对中医首先发难的是留日归来的余云岫先生。

余云岫，浙江镇海人，1916 年毕业于日本大阪医科大学。1917 年，余云岫著《灵素商兑》，从否定《黄帝内经》入手，彻底否定中医文化。

《黄帝内经》是中医文化的奠基之作，中医文化的基础理论全部发源于此。成书之时，集中医基础理论之大成；成书之后，为中医文化之经典。

《黄帝内经》分《素问》和《灵枢》两部分，《灵素商兑》批判的就是《灵枢》与《素问》。

批判《灵枢》与《素问》，余云岫的目的类似于美军对伊拉克的"斩首行动"。

"堕其首都也，弃其本源也。"[1]这是余云岫回答否定中医为什么从《灵素》入手的所以然。

否定中医，从否定《黄帝内经》入手；否定《黄帝内经》从否定阴阳五行入手，这是余云岫的基本思路与方法。

"无明确之实验，无巩固之证据。"[2]这是余云岫批判《黄帝内经》的立足点。

"彼所谓阴阳者，神秘不可思议。"[3]"至于五行之说，尤属不根。其在印度、欧西

1　余岩等：《中医研究与批判》，合肥．安徽大学出版社，2007 年版，第 27 页。

2　同上。

3　余岩等：《中医研究与批判》，合肥．安徽大学出版社，2007 年版，第 29 页。

则分四行，曰地、曰水、曰风、曰火。中夏则别为五行，曰金、曰木、曰水、曰火、曰土，是东西已不相同，孰得其真？已不可辨。"[1] 这是余云岫否定阴阳五行的基本依据。

余云岫坚信，击破阴阳五行学说，整个中医文化体系就会崩溃。

实际层面上，余云岫于1929年推出了"废除中医"案。这一提案震惊了中医界，也震惊了整个中国。余云岫是从根本上全面否定中医文化的第一人。

余云岫对《黄帝内经》的发难，是个人的发难。

（二）集体发难

集体发难，始于"科玄之争"。1923年，中华大地上发生了一场著名的文化论战，这就是"科玄之争"。科，科学也。玄，玄学也。孰为科学？孰为玄学？当时的答案是：西方文化为科学，中华文化为玄学。玄学玄在何处？玄在阴阳五行的不可重复，不可实证上。不可重复，不可实证，所以是玄学。争论双方的领军人物是胡适先生与梁启超先生。

"科玄之争"的起因与过程，没有必要重复叙述，此处只介绍一个非常奇怪而又被后人忽略的现象，这就是：西化派批判阴阳五行为玄学，而本土派同样视阴阳五行为玄学。原则上肯定中华文化，具体中否定阴阳五行，这是本土派的一大特色。请看以下例证：

1. 梁启超先生批阴阳、批五行

梁先生在《阴阳五行说之来历》一文中说："阴阳五行为两千年来迷信之大本营，直至今日在社会上犹有莫大势力。今当辞而辟之。"梁启超先生认为，以五行学说"支配关乎病人生死的医学，是学术界的耻辱"。

"科玄之争"中，梁先生是坚定的本土派。"自强不息"与"厚德载物"，清华大学校训，就是梁先生从《易经》中摘录出来的。《易经》的基础在阴阳，但这并没有影响梁启超先生批阴阳。

2. 章太炎先生批五行

1926年，章太炎先生在《医界春秋》发表《论五脏腑五行无定说》一文，主张废除五行。章先生认为五行学说为愚学而非哲学，他说："五行之论亦与哲学何与？此乃汉代纬候之谈，可以为愚，不可以为哲也。"文章引起了争论，章先生又撰文反驳："今

---

1 余岩等：《中医研究与批判》，合肥．安徽大学出版社，2007年版，第29页。

即不言五行，亦何损于中医之实耶？夫中医不可废也。"

众所周知，章太炎先生是国学大师。国学大师章先生只反五行不反阴阳。阴阳与五行，章先生是分割而论的。

3. 严复先生批五行

严复在讲演中说："中国隆古之人，已分一切物为五行也。五行曰金、木、水、火、土。意欲以此尽物。则试问空气应归何类？或曰空气动则为风，应作属木。《易·巽》为木，而亦为风。则吾实不解气之与木，有何相类之处？矿质金石相伴，血肉鱼骨，自为一部。凡此皆将何属？……中国人不通物理，五行实为厉阶。"

严先生曾任北京大学校长，是《天演论》的翻译者，他对中华民族由先进到落后的看法是：祖先开其头，子孙没有续其尾。严复先生临终对中华文化的态度是："中国必不亡，旧法可损益，必不可叛。"严复先生在《天演论·译序》中高度地赞扬《易》，认为欧洲学术基础在"名、数、质、力"，而中华先贤在《易》里已全部解决。高度赞扬《易》的严复先生，反五行不反阴阳。阴阳五行，严复先生也是分割而论的。

严复有一个笔名，曰"地雷"。这可不是现代化武器中的"地雷"，而是六十四卦中复卦的卦象。坤卦在上，震卦在下。坤论地，震论雷。雷在地中，复。八卦中的坤、震两卦的卦象组成六十四卦中的复卦。从这一笔名上，可以看出严复先生对卦象的基本态度。

4. 梁漱溟先生批阴阳、批五行

梁漱溟在《东西文化及其哲学》中这样说："中国人无论讲什么总喜欢拿阴阳消长五行生克去说。医家对于病理药性的说明，尤其是这样。这种说法又是玄学的味道。他拿金、木、水、火、土来与五脏相配属，心属火，肝属木，脾属土，肺属金，肾属水。据《灵枢》《素问》还有东、西、南、北、中五方，青、黄、赤、白、黑五色，酸、甘、苦、辣、咸五味，宫商角徵羽五音，以及什么五声、五谷、五数、五畜等相配合。虽看着是谈资文料，实际似乎用不着，而不料它竟自拿来用。例如，这个人面色白润就说他肺经没有病，因为肺属金，金应当是白色，现在肺现它的本色就无病。又姜若炮黑了用，就说可以入肾，因为肾属水其色黑。诸如此类，很多很多。这种奇妙的推理，异样的逻辑，西方绝对不能容，中国偏行之一千多年！"

梁漱溟先生，儒学大师，佛教徒，儒家文化的坚定信守者，但梁先生既否定阴阳又否定五行。

争论的是文化，心忧的是天下。"天下有病"，是争论双方的共同认识。"全盘西化"与"中学为体，西学为用"是争论双方开出的不同药方。实际上，本土派在基础问题上出现了不攻自破的漏洞。如果阴阳五行为玄学，"中学"还能"为体"吗？

（三）无人应战的遗憾

无论是个人发难，还是集体发难，批判否定的目标是一致的，皆以痛斥阴阳五行为玄学切入。

阴阳五行真的是玄学吗？

阴阳五行真的不可实证吗？

有人挑战，无人应战，是不是整个中医界在理论层面、哲学层面上的遗憾？！

中医经典《黄帝内经》为什么以阴阳五行为理论基础？整个中医界并没有从本源上作出令人信服的解答。

当然，合理地解释阴阳五行并不是中医界一个界别的责任；责任担当者，首先应该是质疑阴阳五行的文化界与哲学界。

二、质疑者难以回答的三个问题

（一）阴阳五行为什么无处不在

《易经》为群经之首，这是历史的共识。《易经》之首在哪里？在六十四卦！六十四卦由阴阳两爻组成。创造《易经》，经历了漫长的历史过程。"人更三圣，世历三古"八个字，是《汉书·艺文志》对《易经》形成过程的描述。《易经》里的所有文字都是对卦象的诠释。如果说阴阳是玄学，那么，创造《易经》的三代圣贤，会将阴阳两爻组成的卦象置于群经之首的位置吗？三代圣贤，难道个个都是糊涂虫吗？

诸子百家，子子论阴阳，家家论五行；先秦诸子，难道个个都是傻瓜吗？

打开《史记》《汉书》《淮南子》，阴阳五行仍然无处不在，如果说阴阳五行是玄学，写《史记》的司马迁，写《汉书》的班固，组织编写《淮南子》的淮南王刘安，个个都是傻瓜吗？

"万物负阴而抱阳。"以阴阳论物理，老子留下如此论断。看看今天的《门捷列夫化学元素周期表》，哪一个元素不是阴阳两种成分，阴阳两种结构？看看组成地壳的硅酸盐、碳酸盐、硫酸盐、磷酸盐，哪一种盐不是阴阳两种成分，阴阳两种结构？老子的结论究竟对不对？

孔子以阴阳五行论人礼，管子以阴阳五行论政理，孙子以阴阳五行论兵法，孔子、管子、孙子这些一流的贤哲为什么会以玄学为立论依据？

如果以余云岫与"科玄之争"两派的批判为真，如何看待先秦诸子，如何看待班固、司马迁？更根本的是，如何看待源头的一部部经典？

排中律，形式逻辑的基本规律之一。同一条件下，互相矛盾的两个判断中，必有一真，必有一假，不能全真，不能都假，绝对不能有中间情况。

那么，诸子百家与余云岫之间谁真谁假呢？

（二）玄学怎么能够孕育出中华文明？

中华文明的确存在，而且赢得了世界的敬重，请看下面几个论断。

1.《科学史》论中华文明

英国学者 W.C. 丹皮尔著《科学史》一书，开篇之处第一句话是这样的：

"在历史的黎明期，文明首先在中国以及幼发拉底河、底格里斯河、印度河和尼罗河几条大河的流域中，从蒙昧中诞生出来。"

丹皮尔所说的"文明"，是世界古代文明。在世界古代文明中，丹皮尔把中国文明排在了首位。

《科学史》一书初版于 1929 年，到 1958 年印行 21 次，1946 年商务印书馆出版中译本，到 1987 年 4 次印行。

敬请注意，东西方发行量如此之大的《科学史》，将中华文明放在人类文明史的第一位。

2.《极简欧洲史》论中华文明

澳大利亚学者约翰·赫斯特大作《极简欧洲史》中文版序的第二段话是这样的：

"中华文明远比欧洲文明古老，在很长一段时间里也远比欧洲文明进步。"

这段话在书的结尾处又出现一次。

《极简欧洲史》热销于欧美，2011 年广西师范大学出版社引进，到 2017 年 28 次印刷。

请看，澳大利亚学者认为中华文明的确存在，而且比欧洲文明更古老。

文化是化人之道，文明是人创造出的成果。如果阴阳五行为玄学，那么值得追问的问题是：玄学怎么会孕育出领先世界而且让世界心悦诚服的中华文明？

（三）世界一流的科学家、学者为什么崇尚阴阳

笔者的书桌上，高度评价阴阳的西方科学家、西方学者，有以下几位：

诺贝尔物理学奖获得者玻尔；

诺贝尔物理学奖获得者卡普拉；

诺贝尔化学奖获得者普利高津；

美国科学院院士、物理学家惠勒；

法国科学院院士、数学家、传教士白晋；

英国人文科学院院士李约瑟。

量子物理学大家、诺贝尔物理学奖获得者玻尔崇拜阴阳。1937 年春，玻尔访问中国。这次访问玻尔有一个重大发现：他所倡导的并协性原理，竟然在中国古文明中就有其先河。玻尔认为"阴阳"图是并协性原理的最好标志。后来，玻尔把太极图放在自己家族的族徽上。

美国科学院院士、美国物理学学会主席、美国哲学学会副主席惠勒教授 1981 年访问中国，演讲中次次都谈到玻尔与太极图的故事。惠勒教授在中国的演讲集为《物理学和质朴性》一书，阴阳太极图赫然出现在该书的第一页。

李约瑟博士先著《中国科学技术史》，又著《中国古代科学思想史》，李约瑟博士指出，中国古代科学的三大基本观念在五行、阴阳、卦象符号。

法国传教士、法国科学院院士、数学家白晋对阴阳的评价，其结论可以说至高无上。白晋认为，中国古老哲学体现在《易》图之中，它以阴阳这个简明自然的方法表示了所有科学原理。

阴阳如果是玄学，会赢得西方一流科学家的敬重吗？

三、千古之谜的形成

阴阳五行，在中原大地上是一个千古之谜。

阴阳五行很重要！这是先秦诸子的共同结论。

以阴阳五行为依据论证一切问题，这是先秦诸子的共同实践。

但阴阳五行为什么重要？阴阳五行为什么可以成为论证一切问题的依据？先秦诸子并没有给出基本的解释，这是先秦诸子留下的千古之谜。

论阴阳不论五行，这是《易经》的特点。五行从何而来？这一千古之谜，产生于群经之首。

谈五行不谈出处，这是《尚书》的特点。阴阳与五行是什么关系？这一千古之谜，产生于《尚书》。《尚书》，儒家十三经中位列第二。

阴阳的根源在寒暑，在冬至夏至，这是《周髀算经·日月历法》给出的答案。五行呢？五行的根源在何处？《周髀算经》没有给出答案。

四、寻找阴阳五行的源头

有！一定有来源之处！

这一追问方式源于地质学。

找到了矿，必须追问矿从何处来！

有这个矿，必须追问这个矿是怎么形成的！

如此追问，是地质界的基本常识。

将地质界的追问方式引入中医文化研究，很快就会提出一系列新问题：

——有阴阳，阴阳从何处来？

——有五行，五行从何处来？

——阴阳与五行是同一个发源地吗？

——有《黄帝内经》，《黄帝内经》是怎么形成的？

——有《易经》，《易经》是怎么形成的？

——有中医文化，中医文化是怎么形成的？

——有中华文化，中华文化是怎么形成的？

——中医文化与中华文化同根同源吗？

希伯来先贤、印度先贤为子孙留下的是育人的、世世代代流传的文化，难道中华先贤会为子孙留下害人的、经不起推敲的玄学吗？爷爷疼孙子，这是天性。同样的道理，中华先贤会贻害子孙吗？

阴阳五行之所以成为玄学，笔者认为，关键问题在于失传了阴阳五行的发源地。只要找到阴阳五行的源头，一定会解释阴阳五行的合理性、重要性与无处不在的普遍性。

五、中原失传的，到边陲去找找

朝堂失传了的，到民间去找；中原失传了的，到四周去找。

研究问题，眼睛不能死死地固定于一点，而应该放眼于上下左右，这是孔夫子留下的基本方法。

《汉书·艺文志》："礼失而求诸野。"这是孔夫子的话。礼，狭义上的礼仪，广义上的传统。野，朝野之野也。朝堂失传的传统，民间或许有保留，可以到民间去找回来。孔夫子的这一论断，很多人都知道。

《左传·昭公十七年》："天子失官，学在四夷。"孔夫子的这一论断，几乎被人遗忘了。这八个字，评价的是一个重要历史典故——

少昊氏时代为什么以鸟命名官名？

鲁昭公不明白。

鲁昭公何许人也？鲁国之国君，周公之后代也。周公，周礼的制定者，周之贤臣，文化集大成者，孔夫子崇拜的对象。周公受封于鲁，周公后代不能解答的问题，一定是道大难题。谁能解答？东夷小国郯国的使者郯子顺利而轻松地解答了这一难题。少昊氏时代的官员，均是用鸟来命名。不同的鸟，不同的官。官，是主管太阳历的官。不同的官，掌管不同节令：

凤鸟氏是总管太阳历的官。

玄鸟氏是掌管春分秋分的官。

伯赵氏是掌管冬至夏至的官。

青鸟氏是掌管立春立夏的官。

丹鸟氏是掌管立秋立冬的官。

春分秋分、冬至夏至、立春立夏、立秋立冬，太阳历的八节在当时被称之为"分至启闭"。分，春分秋分；至，冬至夏至；启，立春立夏；闭，立秋立冬。

以历设官，是黄帝、炎帝、共工、太昊、少昊时代的传统。一个时代，一个官名。官名命名的依据可以不同，但是以历设官的原则是一致的。鲁昭公不明白的事，东夷的郯子解释得清清楚楚。孔夫子知道这一典故后，作出了"天子失官，学在四夷"的评价。

四夷为何？《礼记·曲礼下》："南蛮、北狄、东夷、西戎也。"四，四周也。夷，华夏之外的族群也。

"天子"者，中原华夏之代称也。"失官"者，狭义上失去了设置官员的依据，广义上失传了文化传统。

中原华夏失传了的文化可以在四周找回来。孔夫子时代，中原华夏还有如此广大的胸怀。四夷之中，大有圣贤。舜，东夷人；文王，西夷人；这是《孟子·离娄下》的介绍。

古有孔夫子的教导，今有纳西族保留中原古乐的启示，笔者几次深入云贵川，以及湘西白云深山处。

在湘西，笔者找到了《苗族古历》。善于种植水稻的苗族，保留了远古时期的太阳历。苗族保留的太阳历，可以精确、精密、精致地解释阴阳。

阴阳的根本在太阳！

在贵州，笔者找到了彝族典籍《土鲁窦吉》，汉语意思"宇宙生化"。《土鲁窦吉》一是保留了洛书河图，二是保留了对洛书河图的合理解释。《土鲁窦吉》告诉世人，洛书表达的是十月太阳历，河图表达的是十二月阴阳合历。

阴阳五行是从十月太阳历出发的，天干地支是从十月太阳历出发的，"宇""宙"这两个单音词，以及广泛出现在文学作品中的72与36这一组数据，还有中华民族所崇尚的龙，全部是从十月太阳历出发的。

《土鲁窦吉》保留的十月太阳历，既可以精确、精密、精致地解释阴阳，又可以精确、精密、精致地解释五行。

阴阳五行的根本在太阳！

在四川，笔者在凉山彝族毕摩经书中找到了与三星堆一模一样的五辐太阳轮。彝族经书解释五辐太阳轮表达的是五行太阳历。

阴阳五行的根本在太阳！

苗族与彝族，两个不同的民族，一个共同的指向：太阳历是阴阳五行的发源地。

实际上，还有一个少数民族与苗族、彝族持有同样的观点，这就是生活在黔东南的水族。水族文化，也是以太阳历解释阴阳的。

从太阳历这一根本看，彝族、苗族、水族与汉族应该同根同源。

没有天文历法，种植也不会有收获。民以食为天！没有粮食，决不会诞生人类文明。中华大地上的粮食，远远早于文字。人工粮食的出现，证明了天文历法存在。中华文化不是起源于文字，更不是起源于儒家道家，而是起源于远古时期的天文历法，首先是太阳历。

在西方，太阳历只有记时意义，而在中华大地上，太阳历则涉及中华文化、中医文化的大根大本。

——太阳历，阴阳五行的发源地！

——太阳历，天干地支的发源地！

——太阳历，粮食种植的根本大法！

——太阳历，中华文化的大根大本！

——太阳历，中医文化的大根大本！

——太阳历，诸子百家的大根大本！

——太阳历，音律与数理化的大根大本！

世界上有多种文化与宗教，但天上只有一个太阳。宗教大都以万能之神为本，中华文化与中医文化以天文为本，首先是以太阳为本。认识中华文化与中医文化，不能以书论书，不能以人论人，更不能以字论字，而应该仰观天文、仰观太阳、仰观月亮、仰观北斗。

以太阳历为钥匙，才能真正打开中华文化、中医文化的大门，才能真正认识中华文明的成因。

此处特别提醒的是，太阳历分十月太阳历与十二月太阳历，在顺序上，十月太阳历在先，十二月太阳历在后。笔者认为，中华文化成熟于十月太阳历，精美于十二月太阳历。成熟点与精美点会在后面讨论，此处不赘述。

六、批判者需要弄懂的十个基本问题

宗教不允许怀疑，邪教不允许批判，文化既允许怀疑又允许批判。但是，一百年来的中医批判，以及现实中的中医批判，批判方式是"以我论之"——我认为怎么样就是怎么样。事关源头的基本常识，既不知道，又不想求证，更不想弄懂弄通。这里列出事关中医文化起源的十个基本常识，供中医文化的批判者思考。

其一，过一年又一岁，年和岁一样吗？如果说有差别，有几大差别？年和岁的确定与中华文化、中医文化的起源有什么关系？

其二，世界很大，但是数学体系只有两种：一是中国的机械化算法体系，一是西方的逻辑演绎体系。今天计算机所采用的数学，并不是西方的逻辑演绎体系，而是中国的机械化算法。知道机械化算法与阴阳的母源关系吗？"观阴阳之裂变，总算术之根源。"知道这句话是谁说的？知道中国算术为什么会以阴阳为根源？

其三，今天全世界采用的音律标准，是中国的十二平均律，知道十二平均律论阴论阳吗？知道十二律与十二经络的同根伴生关系吗？

其四，"满招损，谦受益"与"阳极生阴，阴极生阳"这两句格言之间有渊源关系吗？

其五，奇偶之数，涉及文化的大根大本。在古希腊，最早重视数的，当属大哲学家毕达哥拉斯。毕达哥拉斯留下的名言是："一切都是数。数的关键是单双。"数，古希腊人分单双，中华先贤分奇偶。奇偶之数与一阴一阳有关系吗？彝族文化、苗族文化皆以阴阳论奇偶，《黄帝内经》同样以阴阳论奇偶，知道阴阳与奇偶的关系吗？为什么一阴一阳可以论一奇一偶？

其六，昨日的阴阳批判者，大都是"读书破万卷"的读书人，但是，知道中华大地上的第一部书是怎么形成的？第一部书的形成与阴阳有关系吗？

其七，今天的阴阳批判者，大都进过图书馆，知道"图书"这个双音词与阴阳的关系吗？

其八，时间空间，是各个学科的基础。知道《黄帝内经》以时间空间为本吗？知道中华大地上的时间空间与阴阳的关系吗？知道时空物三位一体是《黄帝内经》的时空观吗？

其九，地球仪上有两条回归线，中午的日影有长短两个极点，知道这两线两点与中华文化、中医文化的母源关系吗？知道这两线两点与"寒暑相推""礼尚往来""终则有始""原始反终""如环无端""周而复始"这些成语的母源关系吗？知道这两线两点与四时、六气、八风、十二月、二十四节气的母源关系吗？知道这两线两点与阴阳五行的母源关系吗？

其十，太阳视运动的实质是地球公转，昼夜往来的实质是地球自转，知道地球公转与周岁之阴阳的关系吗？知道地球自转与周日之阴阳的关系吗？

余云岫先生早已驾鹤西去，使后生失去了请教、商榷、应战的机会；"科玄之争"两派的老先生也早已驾鹤西去，使后生失去了请教、商榷、应战的机会。但是，批判阴阳五行者仍然连绵不绝。

希望今后的批判者，在弄懂这十个基本问题之后，再来批判阴阳五行，再批判中华文化、中医文化。

实际上，不懂太阳历的文化批判，全部是文化大门之外的呐喊；而不懂太阳历的文化继承，基本上是"瞎子摸象"抑或大森林中捡树叶。

七、"知其要者，一言而终"的提示

"知其要者，一言而终；不知其要，流散无穷。"这是针经《灵枢》开篇之作《九针十二原》中一个重要论断。这一论断提醒后人，研读《黄帝内经》一定要知道"精要"之"要"。知道了这个要点，可以一通百通；不知道这个要点，则会走入漫无边际的迷宫之中。

要点之要，就是太阳历。

研读《黄帝内经》，只要认识"两点两线"——日影最长点、日影最短点与南北回归线，一系列中医基础概念就会明白于顷刻间，例如，天道、阴阳、五行、四时、六气、八风、十二律，以及天干地支、升降出入……

要点之要，会在正文中一一解读。

中华先贤为什么会创造出如此优秀的文化，从基点到思路到方法，后人明白吗？

刘明武

于南海之滨

目录

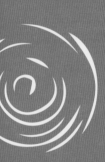

无源不成江，无源不成河；

每一条江，每一条河，都有自己的源；

从东方到西方，从中国到外国，无一例外。

无根不成树，无根不成木。

每一棵大树，每一丛灌木，每一棵小花小草都有自己的根；

从南方到北方，从亚洲到欧洲，无一例外。

太阳历与中华文明

引言　源头的寻找

　　无源不成江，无源不成河；每一条江，每一条河，都有自己的源；从东方到西方，从中国到外国，无一例外。

　　无根不成树，无根不成木。每一棵大树，每一丛灌木，每一棵小花小草都有自己的根；从南方到北方，从亚洲到欧洲，无一例外。

　　——自然哲理是这样！
　　——人文哲理呢？

　　文化有没有根，文化有没有源？如果文化有根有源，那么，中华文化的根源在哪里？中医文化的根源又在哪里？

　　有此矿必有其源，有此矿必有其因，这是地质学中的基本思路。找到了矿，并不能停止研究的步伐。找到了矿，一定要追问矿的成因与来源，这是地质学中的基本方法。

　　有！一定有来源之处！

　　有！一定有其根其本！

　　看到了"有"，一定要追根溯源。如果把地质学中的思路与方法引入中医文化研究，会不会找到中医文化的源头呢？会不会找到中医文化的成因呢？

　　中华先贤的伟大世界公认。没有中华文化的孕育，会有中华民族吗？没有中医文化的呵护，中华民族会跨越上下几千年吗？长江再长也不会告别源头，大树再高也不会告别根本；长江告别源头肯定干涸，大树告别根本肯定枯萎死亡。那么，中华民族能告别中医吗？以上两点，是笔者对中医追根溯源的基本动力。

地质学中还有一个值得借鉴的地方：敢于否定权威。学习权威，而不迷信权威，是地质界的基本学风。李四光先生，留学西方。西方所有地质学权威的一致结论：中国（陆相）不能成油。李四光否定了这一结论，结果东北油田出现了，华北油田出现了，中原油田出现了……

佐证李四光先生的还有袁隆平先生。"水稻不能杂交！"是全世界水稻权威的共同结论。袁隆平先生否定了这一结论，杂交水稻为中国为世界做出了贡献。

"无穷追问"加上"学习权威而不迷信权威"，能不能找出真正的中医之根、中医之源呢？

追溯文化之源，绝对不能以字论字，以书论书，以经论经。必须认识到经典之前无经典，文字之前有思路。

这里介绍一种读书的新方法：眼在书中，心在书外。读书，读中华先贤留下的经典，不能把目光局限于书内，应该追问书中的道理从何而来？例如，读到"满招损，谦受益"时，一定要想一想、问一问中华先贤凭借着什么条件创造出了如此具有常青意义的格言？

研读《黄帝内经》，同样不能把目光局限于书内，一定要学会追问：中华先贤凭借什么条件创造出了如此经典？如此经典是如何形成的？

有！有从何处来？

有这样的哲理，这样的哲理从何而来？这是笔者研读《黄帝内经》时的无穷追问。具体例子如下：

——道，是《黄帝内经》论证问题的根本依据。道从何处来？

——阴阳，是《黄帝内经》论证问题的重要依据。阴阳从何处来？

——四时，是《黄帝内经》论证问题的重要依据。四时从何处来？

——五行，是《黄帝内经》论证问题的重要依据。五行从何处来？

——六气，是《黄帝内经》论证问题的重要依据。六气从何处来？

——八风，是《黄帝内经》论证问题的重要依据。八风从何处来？

十二月、十二律是《黄帝内经》论证经络的唯一依据。十二月、十二律从何处来？

一与九，为针经之纲纪。一与九从何处来？为什么两个奇数会成为针经之纲纪？

八、七、五、九、六这五个数，伴随四时五方五色五味一起出现，是论病论养生的基本依据。八、七、五、九、六这五个数从何处来？

18，是《黄帝内经》论脾主四时之末的数据。18 这一数据从何处来？

72，是《黄帝内经》论脏气法时的数据，肝心肺肾四脏，一脏主一时 72 日。72 这一数据从何处来？

365 这一数据，是《黄帝内经》论人体 365 节、365 络的依据。365 这一数据从何处来？

《黄帝内经》以分、至论天地之正纪，何谓分、至？分、至从何处来？

《黄帝内经》以升降论生长化收藏，以升降失序论疫病——流行于千家万户的传染性疾病，升降如此重要，升降点在何处？

《黄帝内经》讲术数，术数从何处来？

《黄帝内经》讲气，气从何处来？

《黄帝内经》以邪风邪气论百病之因，邪风邪气如何界定？

"言一而知百病之害。"《黄帝内经》论病的最高境界是"言一"。何谓一？一个"一"字为何有如此巨大的魅力与威力？

《素问·六节藏象论》："不知年之所加，气之盛衰，虚实之所起，不可以为工矣。"[1] 工，医病之医生也。"三不知"不可以为工，是《黄帝内经》给出的为工的三大条件。何谓年，何谓年之所加？"气之盛衰"如何界定？"虚实之所起"如何界定？为什么"三不知"比"望闻问切"还重要？

《灵枢·九针十二原》："知其要者，一言而终，不知其要，流散无穷。"这句话告诉后人，"要者"之"要"，是将珍珠串成项链的金丝线。明白了一个"要"字，就能够把《黄帝内经》中的众多、重要的基础性常识串成项链。何谓"要者"之"要"？一个"要"字为何如此重要？

---

1 南京中医学院：《〈黄帝内经·素问〉译释》，上海．上海科学技术出版社，1981 年版，第 76 页。

以经解经，以字解字，解不开书中的道理。书中的道理在书外，中医的本源在天文。《黄帝内经》书中的道理全部源自书外。

《圣经》中的道理源于书外的、唯一的神。神，当初的亚当夏娃看到过，挪亚看到过，摩西看到过，但是今天谁也看不到了。

《黄帝内经》中的道理不是源于时隐时现的神，而是源于永远都看得到的天文。

何谓天文？请看下面两个论断：

其一，《汉书·艺文志》："天文者，序二十八宿，步五星日月，经纪吉凶之象，圣王所以参政也。"[1]

其二，《刘子·慎言》："日月者，天之文也；山川，地之文也。"[2] 天文，无限星空中的日月星辰也。

日月星，没有歧义。日，太阳也。月，月亮也。星，行星也，恒星也。辰，则含有多重含义：

《论语·为政》："为政以德，譬如北辰，居其所而众星共之。"——北辰，北极星也。

《公羊传·昭公十七年》："大火为辰，伐为辰，北辰亦为大辰。"[3]——辰，标志星也。大火，心宿也。伐，参宿也。北辰，北极星也。

《管子·四时》："东方曰星，西方曰辰。"[4]——春季看东方，东方的标志星曰星；秋季看西方，西方标志星曰辰。

辰在以上几个论断中，指的是标志星。

《左传·昭公七年》："日月之会是谓辰。"[5]——日月对应的瞬间曰辰。辰，在这

1 班固：《汉书》，郑州．中州古籍出版社，1996年版，第603页。

2 刘昼：《百子全书》，长沙．岳麓书社，1993年版，第3110页。

3 许嘉璐：《文白对照十三经》下卷，广州、西安、南宁．广东、陕西、广西教育出版社，1995年版，第134页。

4 管仲：《百子全书》，长沙．岳麓书社，1993年版，第1360页。

5 许嘉璐：《文白对照十三经》下卷，广州、西安、南宁．广东、陕西、广西教育出版社，1995年版，第320页。

个论断中，指的是日月相会亦即日月对应的瞬间。

天文中，太阳是第一要素，月亮是第二要素，北斗星是第三要素，其他要素为金木水火土五星与二十八星宿，还包括日月对应的瞬间。中华先贤观测太阳回归，观测月亮圆缺，观测斗柄循环，观测二十八星宿如环无端形态，观测日月星与二十八星宿的对应关系，在观察的基础上，先后制定出太阳历、太阴历（月亮历）、北斗历、二十八星宿历，最终综合为十二月太阳历、十二月太阴历、十二月北斗历三历合一的阴阳合历。在世界范围内，欧美采用太阳历，阿拉伯世界采用太阴历，印度采用太阳历、太阴历二历合一的阴阳合历，唯我中华采用三历合一的阴阳合历。宪法，是一个国家的根本大法。天文历法，是全人类的根本大法。中华文化、中医文化的根本源头就在天文历法。

《黄帝内经》论证问题的依据，全部来源于天文历法。《黄帝内经》中没有"十万个为什么"，但起码有"一百个为什么"。太阳历可以解答"一百个为什么"中的"九十五个为什么"，剩下的"五个为什么"需由太阴历、北斗历、二十八宿历来解答。

太阳历源于测量，所以这里的一切均可以重复，均可以实证。

欧美的太阳历，仅仅是纪时的历。中国的太阳历，不仅仅是纪时的历，还是中华文化、中医文化的大根大本。

太阳历本身是一个严密的数理体系，是一个严密的时空体系。以这两个体系为坚实基础，中华先贤创造出了伟大、永恒、常青的中华文化、中医文化。

阴阳五行、天干地支、奇偶之数、音律，全部是从太阳历起源的。凡是从太阳历起源的，全部经得起数学的验证，全部经得起时空的验证。玄学，与太阳历无关！

——中华大地上的太阳历，是什么时候出现的呢？

第 一 章

太阳历与人工水稻

前面已经谈到，中华文明是领先于世界的文明，是全世界心悦诚服的文明；从古至今，整个世界，尤其是西方，一直都有人真诚地赞颂这个文明。那么，中华文明的源头在何处呢？

第一节　　中华文明的第一标志与根本标志

中华文明肇端于农业文明！

换言之，农业文明是中华文明的源头。

农业文明的第一标志是什么？

是文字吗？

不是！

正确的答案是：粮食！

粮食是农业文明的第一标志。

民以食为天！没有粮食一切都无从谈起。

粮食是辛勤劳动的成果吗？

非也！

粮食是劳动工具的成果吗？

亦非也！

没有太阳历区分出的节令，仅仅有辛勤劳动，有种植也不会有收获。同样的道理，工具再先进，不按照节令种植，有种植也不会有收获。

关于节令与农业生产的关系，先回顾一句先秦的至理名言。《韩非子·功名》："非天时，虽十尧不能冬生一穗。"尧，圣人之君也。不按照节令种植，十个圣人之君也种不出一粒粮食。种植粮食，天时比君王重要。天时的重要性与根本性，在此显示了出来。人时合于天时，这是必须遵循的法则。种植粮食，必须以天时为纲，君王也必须遵循这一纲纪。

关于节令与农业生产的关系，再看两句今天的民间谚语。"过了芒种，种了白种。""过了立秋，种也没收。"前一句是东北的种植谚语。芒种，二十四节气之一。"夏满芒夏暑相连。"立夏之后的第三个节令。东北的第一次种植，必须种在芒种之前。否则，有种植而无收获。天时之时必须遵守，没有商量的余地。太阳历的严肃性在

"过了芒种，种了白种"这八个字中得到了充分的揭示。后一句是湖南的种植谚语。立秋，二十四节气之一。"秋处露秋寒霜降"，立秋是秋季的第一个节令。湖南的晚稻种植，必须种在立秋之前。否则，有种植而无收获。天时之时必须遵守，绝对不允许违背。太阳历的严肃性在"过了立秋，种也没收"这八个字中又一次得到了充分揭示。

包含芒种与立秋的二十四节气，产生于立竿测影之下。二十四节气，太阳法则也。两句民谣的直接意思是：种植必须严格地遵循太阳法则；间接意思是：没有太阳历，绝对不会有农业文明。

从先秦之至理名言到今天的民间谚语，揭示出了一条根本性的、必须遵守、绝对不允许商量的规矩：人时必须合于天时。

农业生产必须吻合于太阳法则，这就是人时合于天时。

长期以来，人们把发明劳动工具视为人类文明的标志。实际上，在农业生产中工具只是具有重要性，但不具备根本性。今天的劳动工具已经进步到了拖拉机、播种机、收割机"三机"时代，如此先进的工具，不遵守节令秩序同样不能有收获。试想一下，工具是不是仅仅具有重要性而非根本性。文明的根本性标志，是不是界定出节令的太阳历？！

如果说粮食是中华文明的第一标志，那么，完全可以说，太阳历是中华文明的根本标志。

法国汉学家汪德迈教授研究甲骨文，得出一个结论：中国的科学早于文字；早于文字的中国科学是时间科学。日期、月期、季度、年度，这些时间单位的区分与确定，标志着中国时间科学的出现。[1] 汪德迈教授所谈的时间单位，全部是在太阳历中出现的。

中华文明的起始点在农业文明，农业文明的第一标志是粮食，种植粮食必须遵循太阳历的节令。这里，值得追溯的新问题是：中华大地上的太阳历是什么时候出现的？

1　汪德迈：《中国思想的两种理性——占卜与表意》，北京．北京大学出版社，2017年版，第85页。

第二节　　太阳历远远早于文字

太阳历何时出现在中华大地上，无史可考。

但经过一个逻辑关系，可以追溯在中华大地上太阳历出现的具体时间。

既然"非天时虽十尧不能冬生一穗"，那么，以稻穗为依据是否可以证明"天时"的出现？！

既然有"过了芒种，种了白种"与"过了立秋，种也没收"的谚语，那么以人工粮食为依据是否可以证明"天时"的出现？！

人工水稻，是证明太阳历出现的最有力的证据。

盲目种植，绝对不会有收获。有收获的种植，是否可以证明种植者已经区分并掌握了太阳历。请看下面一系列的考古发现：

——河南舞阳贾湖，发现 7000 年前的水稻。

——浙江余姚河姆渡，发现 7000~8000 年前的人工水稻。

——湖南澧县，发现 8000 年前的人工水稻。

——湖南道县，发现 12000 年前的人工水稻。

有节令才有收获！

7000 年前的人工水稻，是不是可以证明：7000 年前就有了太阳历？！

8000 年前的人工水稻，是不是可以证明：8000 年前就有了太阳历？！

12000 年前的人工水稻，是不是可以证明：12000 年前就有了太阳历？！

中华大地上最早的文字"日月星"三个字，是在大汶口遗址发现的。大汶口遗址距今已有 6000 余年，与黄帝时代仓颉造字的时间相当。人工水稻已有上万年历史，文字有 6000 余年历史。人工水稻与文字之间的时间差为：

$$12000-6000=6000（年）$$

文字比人工水稻至少晚 6000 年。人工水稻可以折射太阳历的出现。中华大地上的太阳历是不是远远早于文字？！

第三节　　太阳历的表达

文字之前，太阳历是用形象的、抽象的图画表达的。文字出现之后，表达太阳历形象的、抽象的图画仍然在延续。一直延续到彝族、苗族的服饰之中。

就世界而言，环太平洋的高山中都有岩画；就中华大地而言，东西南北中的山岩都有岩画；有岩画就有太阳，有形象的太阳，有抽象的太阳。出土的陶罐、玉器、金器中也有太阳，有形象的太阳，有抽象的太阳。（图1-1~图1-12）

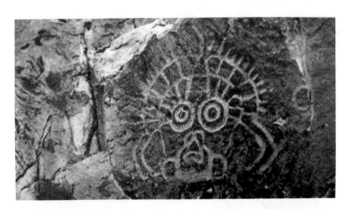

图1-1　贺兰山岩画中的太阳

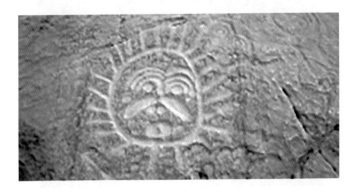

图1-2　内蒙古桌子山岩画中的太阳

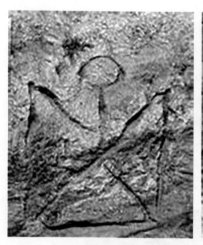

图 1-3 新郑具茨山岩画中的太阳　　　　　　图 1-4 岩画中抽象的太阳

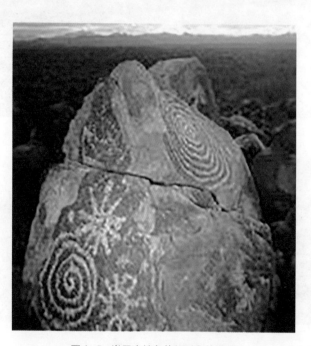

图 1-5 岩画中抽象的与形象的太阳

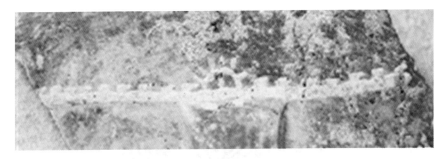

图1-6　浙江义乌陶片上的太阳纹

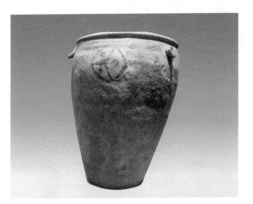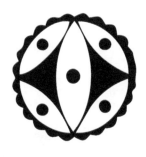

图1-7　河南伊川土门陶缸上的太阳历

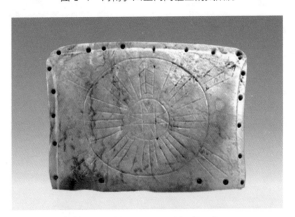

图1-8　安徽含山凌家滩玉版八角图

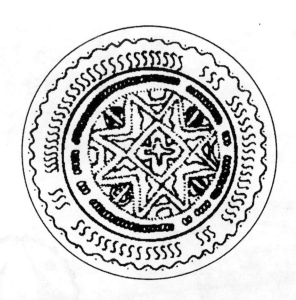

图1-9　湖南汤家岗出土的八分方圆图

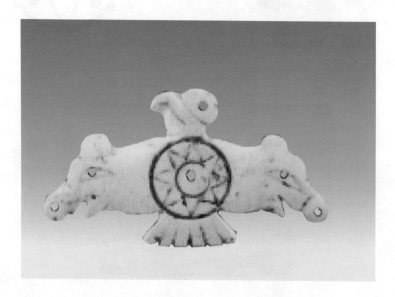

图1-10　安徽含山凌家滩双猪玉龙上的八角图

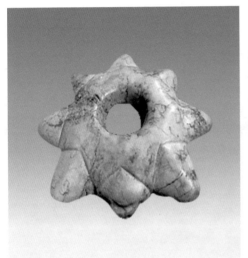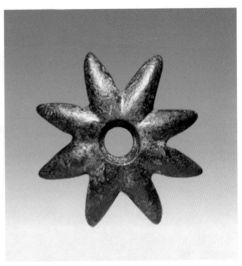

图 1-11　辽宁朝阳红山遗址出土的玉器八角星

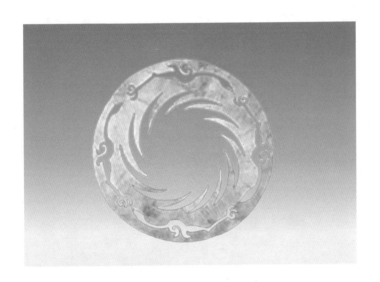

图 1-12　四川金沙遗址出土的太阳鸟

四只凤鸟象征春夏秋冬四时，十二道光芒象征 12 个月

十月太阳历

这里有稳固的周而复始的循环观

这里有稳固的周而复始的阴阳观

这里有稳固的周而复始的枯荣观

这里有稳固的周而复始的升降观

这里有稳固的时空一体的时空观

十月太阳历，是中华文化成熟的标志。

为什么说成熟？因为这里有很多很多永恒而常青的、不可变动的哲理与观念：

——这里有稳固的时空一体的时空观！

——这里有稳固的周而复始的升降观！

——这里有稳固的周而复始的枯荣观！

——这里有稳固的周而复始的阴阳观！

——这里有稳固的周而复始的循环观！

中华文化、中医文化中稳固的基本观念，大都起源于十月太阳历。

十月太阳历，不是一步形成的！

十月太阳历之前，中华大地出现过很多种太阳历，苗族今天采用的是十二月太阳历，但是苗族民间流传有两月太阳历、三月太阳历、五月太阳历、六月太阳历、七月太阳历、八月太阳历、十月太阳历、十六月太阳历；彝族民间还流传有十八月太阳历与二十月太阳。苗族解释三月太阳历，解释出了不阴不阳。冬至夏至，一寒一暑。一寒一暑，即一阴一阳。冬至到夏至之间，有一个过渡的温带；夏至到冬至之间，又有一个过渡的温带；这个温带，就是不阴不阳。

苗族解释太阳历非常有趣，选录3种如下，供读者鉴赏。

其一，5个手指与苗族五月太阳历。

5个手指，从大拇指算起，1个手指代表1个月，1个月73日，5个月一年365日。

五月太阳历有闰月。闰月设在年末，闰月74日。加上闰月多出的1日，闰年366日。

五月太阳历即五行历。

其二，10个手指与十月太阳历。

10个手指，从大拇指算起，1个手指代表1个月。

一三五七九，5个奇数月为大月，大月37日。

二四六八十，5个偶数月为小月，小月36日。

十月太阳历，全年 365 日。

逢闰年，十月 37 日，全年 366 日。置闰于年末。

其三，手指脚趾与二十月太阳历。

苗族二十月太阳历，根植于人的手足二十指（趾）。

一年分 5 季，一季 4 个月，一年 20 个月。

一月 18 日，每季末月多置 1 日，一季 73 日，五季一年 365 日。

每季 4 个月，前 3 个月每月 18 日，最后 1 个月 19 日。

每季的天数为：

$$18×3+19=73（日）$$

五季的天数为：

$$73×5=365（日）$$

闰年的末季 74 日，闰年 366 日。

手指、双手手指、手指与脚趾；五月、十月、二十月；仰观太阳，近观自身；太阳与自身结合，形成如此三种太阳历，是不是很有趣？！

多种太阳历之前，中华大地上还出现过多种物候历——花历、树历、鱼历、鸟历，等等。

这里仅举一个以树为历的例子。云南白族，家家户户都种有柳树、桃树。种树的目的之一，就是以树为历。柳树吐絮时，开始育秧；桃树开花时，开始插秧。海拔不同，柳树吐絮、桃树开花的时间也不同。以树为历的稻作农业，是道法自然的典型。

桐子树开花时播撒稻谷种，是黔东南苗族的习俗。桐子树开花，春温已经稳定，再没有倒春寒，就不再担心种子被冻坏。

阳雀开始鸣啼时，便是阳春三月。以阳雀开始鸣啼为基准，开始播谷种，种包谷、红苕、豇豆、辣子，同样是黔东南苗族的习俗。

以花为历、以鸟为历、以鱼为历，与以树为历的道理一样，不再一一赘述。

在详细介绍十月太阳历之前，介绍这些常识的目的是希望当代与今后的青年学子，牢牢记住中华先贤的探索精神。

第一节　　十月太阳历介绍

十月太阳历，中原早已失传。

失传了十月太阳历，一系列文化要素就成了无源之水，无本之木。例如，最具有基础性的阴阳五行。

万幸的是，彝族文化还保留有十月太阳历。民间有实际应用，书中有文字记载，地下有金玉实物。

十月太阳历完整的诠释，是在彝族典籍《土鲁窦吉》中出现的。贵州毕节的彝族同胞保留了一部彝族元典《土鲁窦吉》，其中记载了十月太阳历。彝语土鲁窦吉，汉语宇宙生化。

彝语"土鲁"，是○●两个圆的发音：○发音为土，●发音为鲁。土鲁，汉语意思为"宇宙"：土为宇，鲁为宙。○●这两个圆，组成彝族的鲁素。彝族的鲁素，华族的洛书。鲁素与洛书，语音极为相近，图形完全一致。彝族的鲁素，汉语意思为龙书。宇宙、龙书、洛书，不同的名称，相同的意思，表达的就是十月太阳历。

十月太阳历，形成于洛书之前。洛书，是中华先贤创造的第一部书。创造第一部书，其目的是表达十月太阳历。

原则上谈宇宙生化，具体上谈太阳历——十月太阳历与十二月阴阳合历。中华大地上的宇宙生化，是与太阳历、阴阳合历一体而论的。

《土鲁窦吉》这部彝族典籍，解答了一系列千古难题：

其一，洛书，是表达十月太阳历的。

其二，河图，是表达十二月太阳历及阴阳合历的。

其三，阴阳五行、天干地支源于十月太阳历。

其四，72与36这组广泛出现的神秘数据源于十月太阳历。

其五，冬至夏至这两个基础性节令源于十月太阳历。

其六，太阳回归年的确定源于十月太阳历。

其七，〇●这两个圆是有形有音有义的。

其八，表达十月太阳历的还有一张图——罡煞图，只有这张图可以完美解答为什么脾主四时之末的 18 天（后面会有详细介绍）。

下面介绍来自《土鲁窦吉》的十月太阳历。

《土鲁窦吉》这部传世佳作，为贵州毕节彝族同胞王子国先生保存，贵州民族出版社 1998 年正式出版。贵州省彝学会长（原省人大常委会副主任）禄文斌先生作序。序言中对十月太阳历进行了简明扼要的介绍：

"一年为 360 日，一个月为 36 日，余有 5 日 6 日平年闰年过年节，不计入月数内。昼夜 12 时，一旬 12 日，三旬 36 日为 1 个月。2 个月为一季。一年有五季。18 日为一个节气。一个月有 2 个节气，一年有 20 个节气。"

在中原华夏文化里，在苗族文化里，处处都有十月太阳历的痕迹，但唯有彝族文化有完整完美的解释，所以，下面的讨论以彝族典籍为主。

十月太阳历的基本结构

（一）时间单位

十月太阳历的基本结构由岁、季、月、旬、天（日）、节气与节日七大时间单位组成。

1. 岁

观测太阳，发现中午日影长短两极的变化。"日南至"与"日北至"，是彝族文化记载的两个极点。日南至，冬至；日北至，夏至。南至，至于南回归线。北至，至于北回归线。年，在彝文中有回转之意。年，指的是太阳视运动在南北回归线之间的回转。两至循环一次就是一个太阳回归年。太阳回归论岁，一个太阳回归年即是一岁。

太阳回归，其规律是四年之中三个小岁，一个大岁。小岁 365 日，大岁 366 日，这是中华先贤所认识的太阳回归规律。岁的平均时间长度为 365.25 日。计算公式如下：

$$（365 \times 3 + 366）\div 4$$

$$= 1461 \div 4$$

$$= 365.25（日）$$

365 日、365 日、365 日、366 日、1461 日、365.25 日这 6 个数据，是十月太阳历的基本数据。

这 6 个数据，彝族有，汉族有，苗族、水族同样有。观测太阳回归，中华大地上的中华先贤得出了一致的数据。

太阳回归是现象，地球公转为实质。四个太阳年回归年之中三个 365 日，一个 366 日，时间之差说明了什么？说明地球公转是不匀速运动。

2. 季

一年分五季，五季用金木水火土五行来表达。五行序以木行为首，以水行告终，依次的顺序为木、火、土、金、水。

一行的时间长度为 72。木行 72 日，火行 72 日，土行 72 日，金行 72 日，水行 72 日，五行一共 360 日。

72 这一数据，源于十月太阳历，具体源于十月太阳历一行的天数。

72，这是源于太阳的重要数据。这一数据，广泛出现在先秦典籍与汉代文献中，广泛出现在文学名著与民间俗话中。

3. 月

十月太阳历，一年分 10 个月，每月 36 日。五行的每一行含 2 个月。

表达月序有两种方法：一是用一、二、三、四、五、六、七、八、九、十这 10 个数字直接表达；二是用甲、乙、丙、丁、戊、己、庚、辛、壬、癸十天干抽象表述。

36 这一数据，源于十月太阳历，具体源于十月太阳历 1 个月的天数。

36，这个源于太阳的数据，广泛出现在先秦典籍与汉代文献中，广泛出现在文学名著与民间俗话中。

4. 旬

一月 36 日分三旬，每旬 12 日。一旬 12 日，有两种表达方法。

一是用十二生肖来表达。十二生肖虎、兔、龙、蛇、马、羊、猴、鸡、犬、猪、鼠、牛，十二生肖转 1 圈是一旬，转 3 圈是一月，转 30 圈就是一年。

十二生肖六种家畜六种野兽，马、羊、鸡、犬、猪、牛为家畜，虎、兔、龙、蛇、猴、鼠为野兽。

家畜与野兽形象生动，易于记忆，所以很容易被不识字的农民接受。

二是用十二地支来表达。十二地支——子丑寅卯辰巳午未申酉戌亥。一旬12日，可以分别记作子日、丑日、寅日、卯日、辰日、巳日、午日、未日、申日、酉日、戌日、亥日。

十二生肖的排列顺序，彝汉两族稍有差别：汉族以鼠为首，彝族以虎为首。

彝族崇尚虎！

十二地支中的寅与虎相配，所以有"寅虎"之说。十月太阳历以寅月为首。

5. 日

十月太阳历中只有"日"的界定，没有"日"的概念。

6. 节气

十月太阳历1个月分两节。

$$36 \div 2 = 18$$

18日一节，一年20个节气。

民间有"女大十八变"之说，追溯"十八"之数的本源，应该追溯至十月太阳历。

7. 节日

十月太阳历有两个年节——大年小年。冬至过大年，夏至过小年。大年节3日，小年节2日。闰年，大小两个年节均3日。过年日既不计入月，也不计入行。单独计为阴阳生生不息、周而复始的交替日。

8. 昼夜

重视昼夜，人类先贤的共同点。《圣经》开篇于《创世纪》，昼夜的区分是在《创世纪》开篇处出现的。

太阳主昼，月亮主夜，昼夜循环一次即是一日，这是中华文化与中医文化最为重视的时间单位。

《灵枢·卫气行》："阳主昼，阴主夜。"

《周髀算经·日月历法》："日主昼，月主夜，昼夜为一日。"

源头的经典部部重视昼夜，先秦诸子子子重视昼夜，昼夜区分于太阳月亮，区分于太阳月亮的相互往来。

同样的昼夜，不一样的时间长度。夏至昼长夜短，冬至昼短夜长，春分秋分昼夜平均。如此区分，始于《尚书·尧典》，延续于《礼记》《管子》《吕氏春秋》。

在《易经》与《黄帝内经》中，昼夜等同于天道。尸子，诸子中的一子，百家中的一家；尸子明确指出，昼夜就是天道。《尸子》："昼动而夜息，天之道也。"

9. 时

时，是时辰的简称。将一日细分为十二时辰，是华夏文化、彝族文化、苗族文化的共同点。

十二时辰以夜半为首，以夜半为终。

一个时辰相当于今天的 2 小时。

鼠时（子时）　夜半　23 点 ~ 1 点

牛时（丑时）　鸡鸣　1 点 ~ 3 点

虎时（寅时）　天明　3 点 ~ 5 点

兔时（卯时）　日出　5 点 ~ 7 点

龙时（辰时）　早餐　7 点 ~ 9 点

蛇时（巳时）　早餐后 9 点 ~ 11 点

马时（午时）　午餐　11 点 ~ 13 点

羊时（未时）　午餐后 13 点 ~ 15 点

猴时（申时）　日偏斜 15 点 ~ 17 点

鸡时（酉时）　日落　17 点 ~ 19 点

狗时（戌时）　晚餐　19 点 ~ 21 点

猪时（亥时）　人定　21 点 ~ 23 点

彝族文化、苗族文化均以十二生肖纪时，华夏文化同样以十二地支纪时，名称不同而实质相同。

有了时辰这一时间单位，生活就有了准则。

10. 置闰

四岁之中"三小一大"，即三个小岁，一个大岁。大岁为闰岁，小岁为平岁。

四岁置一闰，闰一天。

置闰的目的，一是为了揭示太阳历的真实数据，二是为了缩小太阳历与太阳回归之间的时间差。

11. 时间单位简评

年、月、旬、日、节气、节日、岁，都是纪时的时间单位。

精确，是时间单位的第一特征。时间单位的确定，是中华文化成熟的重要标志。

——时间单位的出现，在中华大地上，是一件大事。

——时间单位的出现，在整个地球上，也是一件大事。

——时间单位的出现，中华先贤从自然走入了自由。

——人时合于天时，人则合于太阳法则，这是天人合一的第一合。

（二）时间系统

时间单位组成时间系统。时间系统分两种，一是具象的时间系统，二是抽象的时间系统。

1. 具象的时间系统

具象的时间系统，就是终则有始、周而复始、无限循环、如环无端的太阳回归年。

太阳回归年可以细分 N 个月，例如，十个月、十二个月、十八个月、二十个月；可以细分 N 个节令，例如，20 个节令、30 个节令、24 个节令。无论怎么细分，但两个基本点是不变的，这就是：太阳回归年的起始点与太阳回归年的转折点。太阳回归年的起始点，即中午日影最长点界定出的冬至；太阳回归年的转折点，即中午日影最短点界定出的夏至。从冬至到夏至，从夏至到冬至，这就是太阳回归年。太阳回归年是严密、精确、无限循环的时间系统。

2. 抽象的时间系统

十天干与十二地支结合，中华先贤创造出了全人类独一无二的干支纪年表（表 2-1），史称六十甲子纪年表，是一个完美而精密的纪时系统。

表 2-1　　　　　　干支纪年表

1	2	3	4	5	6	7	8	9	10
甲子	乙丑	丙寅	丁卯	戊辰	己巳	庚午	辛未	壬申	癸酉
11	12	13	14	15	16	17	18	19	20
甲戌	乙亥	丙子	丁丑	戊寅	己卯	庚辰	辛巳	壬午	癸未
21	22	23	24	25	26	27	28	29	30
甲申	乙酉	丙戌	丁亥	戊子	己丑	庚寅	辛卯	壬辰	癸巳
31	32	33	34	35	36	37	38	39	40
甲午	乙未	丙申	丁酉	戊戌	己亥	庚子	辛丑	壬寅	癸卯
41	42	43	44	45	46	47	48	49	50
甲辰	乙巳	丙午	丁未	戊申	己酉	庚戌	辛亥	壬子	癸丑
51	52	53	54	55	56	57	58	59	60
甲寅	乙卯	丙辰	丁巳	戊午	己未	庚申	辛酉	壬戌	癸亥

干支纪年，上下几千年可以纹丝不乱。

干支纪年有丰富的含义，其中有循环的天文，循环的气候，还有循环的天灾。

十与十二的最小公倍数是六十。

天干有十，第一干是甲；地支十二，第一支为子；甲子配合重复六次又回到甲子，如此即六十甲子。

——甲子可以表达六十天！

——甲子可以表达六十年！

打开今天的《辞海》与《大辞典》上，每一部都附有干支纪年表，时间系统的永恒性与常青性就显示在这里。

节气，同样也是循环的时间系统。十月太阳历细分为二十个节气。二十个节气，不能准确地指导"何时下种，何时收获"，改革是必然与必需的。中华大地上先后出现过三十节气、二十四节气，最终确定使用二十四节气，一直沿用至今。

干支六十甲子，中原华夏有，彝族、苗族同样有，傈僳族也有。傈僳族以梅花纪年，梅花开一次为一年；以竹子纪甲子，竹子花开一次为一甲子。

第二节　　表达十月太阳历的洛书

在民族大家庭中，只有汉族与彝族保存了河图洛书，但是能用天文历法解释河图洛书的唯有彝族。

洛书，表达的是十月太阳历；河图，表达的是十二月阴阳合历，这是彝族典籍《土鲁窦吉》的解释。

这里专题讨论表达十月太阳历的洛书。

洛书，彝语发音为"鲁素"。鲁素，音近洛书。汉语译为"龙书"。龙书表达的是十月太阳历。

太阳为龙！时间为龙！《易经·乾·象传》："大明终始，六位时成，时乘六龙以御天。"龙、六时之时都与大明相关。大明者，太阳也。

光可以与龙并列而论。《诗经·小雅·蓼萧》："既见君子，为龙为光。"是不是阳光为龙？

《易经》开篇谈太阳、谈龙、谈时间，彝族鲁素（洛书）开篇谈太阳、谈龙、谈时间，希望读者留心两个民族文化的相同性。

一、洛书之形（图2-1）

彝族的龙书，整体形状与内部结构完全相同于汉族的洛书。

彝族典籍《土鲁窦吉》告诉世人，洛书表达的是十月太阳历。如何表达，《土鲁窦吉》分几步解释：先解释了奇偶之数；再解释了奇偶之数与空间的对应；最后以时间与空间的对应解释了十月太阳历。

（一）洛书中的奇偶之数

组成洛书的○●，第一重含义就是分阴分阳的奇偶之数。○论阳，表奇数；●论阴，表偶数。一、二、三、四、五、六、七、八、九，这9个奇偶之数是在洛书中出现的。

一、二、三、四、五、六、七、八、九，这9个数是直接出现的。

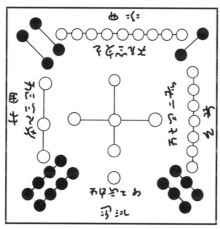

图2-1　彝族文化保留的鲁素，汉语译为龙书

十，这一偶数是间接出现的。所谓间接出现，指的是在加法运算结果中出现的。

（二）洛书的结构

九个奇偶之数，在洛书中的空间布局是：上九下一，左三右七；四二为肩，八六为足；五居中央，统领四方。

奇偶十个数，犹太教归功于造物主。十个数中的每一个数代表上帝的一个方面，十个数代表上帝的十个方面。这一解释，记录在《简明不列颠百科全书》中"数"的条目下。

在中华大地上，奇偶之数发源于太阳。洛书的九个奇偶之数，代表什么呢？下面一一讨论。

（三）奇偶之数与空间八方

阳数论天，阴数论地。阴阳之数即天地之数。天地之数首先表达空间八方，《土鲁窦吉·论十二地支》：

"天一与天九，合二生成十，居北方南方。

天三与天七，合二生成十，居东方西方。

地二与地八，合二生成十，居西南东北。

地四与地六，合二生成十，居东南西北。"

南方、北方、东方、西方、东北、西南、西北、东南，是洛书中的八方。

天一与天九这两个奇数，表达的是北南两方。

天三与天七这两个奇数，表达的是东西两方。

地二与地八这两个偶数，表达的是西南东北两隅。

地四与地六这两个偶数，表达的是东南西北两隅。

洛书中的天地之数可以论空间，论空间中的四面八方——东、西、南、北与东南、西北、东北、西南。

辨别空间方位，在人类历史上，是一件基础性贡献。《管子·五行》篇记载，黄帝"得奢龙而辨于东方，得祝融而辨于南方，得大封而辨于西方，得后土而辨于北方"，分出四方的四人为黄帝时代六相中的四相。

重视空间方位的定量，《管子》说是黄帝时代开始的；可是《管子》记载的是东西南北四方，洛书时代记载的是东、西、南、北、东北、东南、西南、西北八方；重视空间方位的定量，是不是远远早于黄帝？

二、洛书中的十月太阳历

十月太阳历分五行（季）十个月，每一行含两个月，一月36日，一行72日；洛书是如何表达的呢？

九一三七四个奇数，表达水火木金四行，具体表达如下：

奇数九，即上面的九个〇，表火一行72日。

奇数一，即下面的一个〇，表水一行72日。

奇数三，即左边的三个〇，表木一行72日。

奇数七，即右边的七个〇，表金一行72日。

奇数表达的四个72日，分布在洛书的四方。

五行有五个72日，土一行的72日在哪里？

正确的答案是：在四隅！

二四六八四个偶数表达土一行的72日，具体表达如下：

居于东北方的偶数八，即八个●论冬春之间的18日。

居于西南方的偶数二，即二个●论夏秋之间的18日。

居于西北方的偶数六，即六个●论秋冬之间的18日。

居于东南方的偶数四，即四个●论春夏之间的18日。

四个偶数四个18日，分布在洛书的四隅。

天之大数360日，分布在五行、四面八方之中。

四方之数：

$$72 \times 4 = 288（日）$$

四隅之数：

$$18 \times 4 = 72（日）$$

天之大数：

$$288+72=360（日）$$

五行每一行 72 日，五行 360 日。

中央之数为阳数五，统领四个偶数表达的四个 18 日。"要在中央，运枢四方。"

金木水火土五行对应东西南北中五方，时间与空间是一体关系。合理的时空观，形成于十月太阳历，记载于洛书之中。

合理地解答时空，代表着一个文化的成熟。

三、洛书的四大特征

（一）阴阳各就各位

阳居四方，阴居四隅；阴有阴位，阳有阳位；阴阳各自独立，这是洛书的第一特征。

（二）合十：奇妙的数理

两数之和为 10，这是洛书的第二特征。

$$1+9=10$$

$$3+7=10$$

$$2+8=10$$

$$4+6=10$$

合十，这一特征至简至易，很容易过目不忘。

（三）合十五：奇妙的数理

三数之和为 15，这是洛书的第三特征。

$$1+5+9=15$$

$$3+5+7=15$$

$$2+5+8=15$$

$$4+5+6=15$$

纵横交叉之和为 15，计算过程虽然比合十多出了一步，但是这一特征仍然在简易范围之内，同样能够取得过目不忘的效果。

（四）差之和为 0

九宫格中的每一个数减 5 再相加，其结果等于 0，这是洛书的第四特征。计算公式如下：

$$9-5=4$$
$$1-5=-4$$
$$3-5=-2$$
$$7-5=2$$
$$4-5=-1$$
$$6-5=1$$
$$8-5=3$$
$$2-5=-3$$
$$5-5=0$$

−1	4	−3
−2	0	2
3	−4	1

图 2-2 洛书的数理基础

$$4+（-4）+2+（-2）+1+（-1）+3+（-3）+0=0$$

图 2-2 出于彝族同胞王秀旺先生的大作《彝族元文化典论》一书。《土鲁窦吉·十生五成》中的"天五置其中，由五行交易"之说，是这张图的理论依据。市场上的交易是买卖，数字中的交易是加减。九宫格中的每一个数减 5，最终的结果等于 0。

"0 是由印度传入的。"长期以来，这种说法一直流行于整个学界。彝族典籍告诉我们，0 是在洛书时代出现的。

四、洛书：地球人智慧的象征

为寻找外星人，1977 年美国发射太空探测器"旅行者 1 号"。太空探测器上，刻有代表地球人智慧的几个标志，其中有四阶幻方图与直角三角形。四阶幻方图上下左右相加之和为 34，洛书上下左右相加之和为 15。数学，简洁为上。显然，三阶幻方简洁于四阶幻方。还有一个问题是：在西方，四阶幻方与直角三角形是两回事，而在中华大地上，三阶幻方与直角三角形是一回事，洛书之中就包含有直角三角形。毫无疑问，洛书才是地球人智慧的真正标志。

源头的洛书，在今天仍然具深刻而鲜活的意义。为什么？因为其参照坐标是太阳！

第三节 华族与少数民族保留的十月太阳历

一、华族保留的十月太阳历

从《易经》《尚书》到《诗经》再到先秦诸子，再到《大戴礼记》，处处都有十月太阳历影子或痕迹，但都没有十月太阳历的完整解释，由此笔者得出结论：十月太阳历在中原失传了。

（一）《易经》的记载

《易经·系辞上》："河出图，洛出书，圣人则之。"这一个论断明确地告诉世人，中原大地上既有河图又有洛书。但是何谓河图、何谓洛书，《系辞》没有丝毫解释。关于河图洛书的千古之谜，由《易经》形成。

（二）《尚书》的记载

"五行"一词，在经典之中，首先是在《尚书》中出现的。

一部《尚书》，两篇文献中出现了"五行"，但都没有详细地解释"何谓五行"。

"五行"一词，在《尚书》之中，首先是在《夏书·甘誓》中出现的。

《甘誓》记载了一场夏启讨伐有扈氏的战争，战争的理由如下："有扈氏威侮五行，怠弃三正，天用剿绝其命，今予惟恭行天之罚。"

有扈氏之所以被"剿绝其命"，罪行有两项：一是"威侮五行"；二是"怠弃三正"。

这里第一次出现"五行"一词。与"五行"一词并列的是"三正"一词。五行是什么？三正是什么？为什么五行、三正受到轻慢侮辱就会引起战争这样的严重后果？《甘誓》没有解释。

三正者，以子为正，以丑为正，以寅为正也。《史记·历书》："夏正以正月，殷正以十二月，周正以十一月。盖三王之正若循环，穷则反本。"子、丑、寅三个月，以何月为正月，涉及"改正朔"的王权。如果"三正"涉及"以那一月为正月"，那么"五行"就应该是太阳历。有扈氏之所以被讨伐，是因为所采用的历与夏启所采用的历不一致。

"五行"一词,第二次在《尚书·洪范》中出现。

洪者,大也。范者,法也。洪范者,九条大法也。史称洪范九畴。洪范九畴,是前朝贤哲箕子告诉革命胜利者周武王的九条治理天下的大法。

五行,是九条大法的第一条。

箕子介绍的是五行名称与物理性质。

《尚书·洪范》:"五行:一曰水,二曰火,三曰木,四曰金,五曰土。水曰润下,火曰炎上,木曰曲直,金曰从革,土爰稼穑。润下作咸,炎上作苦,曲直作酸,从革作辛,稼穑作甘。"

水、火、木、金、土,这是五行每一行的名称。

润下、炎上、曲直、从革、爰稼穑,这是五行每一行的物理性质。

咸、苦、酸、辛、甘,这是五行每一行的味道。味道,仍然在物理性质范畴之内。

何谓五行?这一核心问题,箕子仍然没有介绍。

《易经》不谈五行,《尚书》谈五行又不谈何谓五行,事关五行的千古之谜,形成于《易经》《尚书》。

(三)《诗经》的记载

《诗经·国风·豳风》中有一首诗"七月"。

"七月流火,九月授衣。"这一著名诗句就在这首诗的开篇之处。流火之火,大火也。大火,心星也。流火之流,心星西移也。心星西移,天气开始转凉了。以天文指导生产,以天文指导生活,这是先贤的生活原则。

一月二月三月四月五月六月七月八月九月十月,"七月"这首诗记载了10个月,十月之后没有依次出现十一月、十二月,依次出现的却是"一之日""二之日""三之日""四之日",彝族学者解释,这就是十月太阳历。355、366,是十月太阳历确定的天数。360为天之大数,5～6日为天之大数之后的余数。"一之日""二之日""三之日""四之日",余数也。

(四)《管子》的记载

五行是历!这是《管子》的重大贡献。

从部部经典到《管子》，才有了"五行是什么"的诠释。

先秦百家之中，家家论五行，但是，家家都没有解释"五行是什么"，以及"五行从何而来"。

"五行是历"，《管子·五行》篇如是说。

五行历以木行为首，以水行结尾，依次顺序是木一行，火一行，土一行，金一行，水一行；每一行72日，五行360日。

《管子·五行》解释五行历的文字，其结构为"三分结构"：起始第一部分讲的是五行"某一行"的名分；中间第二部分讲的是天子按照"这一行"所颁布的"这种令"；结尾第三部分讲的是"这一行"在时间上的严格规定性。除去中间第二部分，仅看开头与结尾两部分，五行历清晰显现如下：

日至，睹甲子木行御。……七十二日而毕。

睹丙子火行御。……七十二日而毕。

睹戊子土行御。……七十二日而毕。

睹庚子金行御。……七十二日而毕。

睹壬子水行御。……七十二日而毕。

"日至"，冬至也。由此可见，五行历是太阳历。

这段文字，清晰地显示了五行之名与五行之数。

五行历以冬至为岁首。五行木一行，火一行，土一行，金一行，水一行，一共五行。一行72日，五行360日。

五行历，是颁布政令的依据。一行一种政令，五行五种政令。例如，在木行72日里，"禁民斩木，所以爱草木也"。例如，在水行72日里，"令民出猎"。

甲子、丙子、戊子、庚子、壬子，这里出现了与五行历相配合的天干地支。甲、丙、戊、庚、壬，为十天干中的五个奇数干；子，为十二地支中的第一支。

五行是历而不是玄学，这是《管子》的第一大贡献。干支的功能是纪时，这是《管子》的第二大贡献。

重大贡献之外还有极大的缺憾！

五行与阴阳的关系为何？《管子》并没有作出解释。

一行 72 日，五行 360 日，一个太阳回归年为 365 日或 366 日，360 日之后的 5 ~ 6 日到哪里去了？《管子》没有作出解释。

每一行之中含几个月？《管子》并没有作出解释。

本来应该清楚解释的问题却没有作出应有的解释，这是《管子》最大的缺憾。

以历为基准颁布政令，《管子》中的黄帝时代是这样，《尚书》中的尧舜时代是这样，《左传》中的太昊少昊共工时代同样是这样。知道了这些常识，才能理解"威侮五行"会引起战争。

历者，时也，时序也。《尚书·大禹谟》："时乃天道。"《易经·艮·彖传》："时止则止，时行则行，动静不失其时，其道光明。"知道了这些常识，才能真正明白五行为何在《尚书·洪范》中被列为九条大法的第一条。

（五）诸子的记载

"五行"一词，"七十二"一数，"金木水火土"之名，遍及先秦诸子，不再一一引用。

源于太阳历的成语与至理名言，遍及先秦诸子，会在讨论阴阳合历时一一展示。

（六）十月太阳历的改革与保留

十月太阳历，每月 36 日，每月两个节令，18 日一个节令，一个太阳回归年 20 个节令。如此节令一不能准确地指导"何时下种"，二不能准确地指导"何时收获"，所以出现了"焦禾稼"的困境。《淮南子·本经训》："十日并出，焦禾稼，杀草木，而民无所食。"十个太阳，烤焦了禾稼，于是出现了射日的大英雄后羿。十个太阳，射掉了九个。

$$10-9=1$$

天上留下了一个太阳!

"后羿射日"的真实意义，是太阳历改革。这一故事汉族有，苗族、彝族也有。太阳历的重要性，以及太阳历改革的重要性，此处可见一斑。

十月太阳历改革，具体改革了四大方面：

其一，十个月改革为 12 个月。

其二，金木水火土五行改革为春夏秋冬四时。

其三，20 个节令改革为 24 个节令。

其四，干支功能的互换：十天干由纪月改为纪日，十二地支由纪日改为纪月。

二十四节气，在中原华夏，是由《逸周书》与《周髀算经》两部经典记载的。

有改革还有保留！

冬至夏至这两个节令仍然保留了下来。

这里，再说明一下节令改革的重要性。

十月太阳历分 20 个节令，每 18 日一个节令；十二月太阳历分 24 个节令，每 15 日一个节令；计算两种节令之间的时间差：

$$18-15=3（日）$$

两种节令之间相差 3 日。而农业种植，错一天就没有收获。

东北种植谚语："过了芒种，种了白种。"

湖南种植谚语："过了立秋，种也没收。"

错一天的严重后果是，有种植而没有收获。差 3 天，会有收获吗？这就是十月太阳历必须改革的根本原因。

春夏秋冬四时、12 个月、二十四节气，这就是改革后的十二月太阳历。

后羿射日属于历法改革，持这种看法的起码有两位学者：

一是钱穆先生。钱穆先生认为，后羿射日属于历法改革。钱穆先生著《黄帝》（北京：三联书店 2004 年出版）一书，其中第二章为《黄帝的故事》，其中有"制作与发明"一节，在这一节里谈到了天文历法。钱穆先生认为，"十日并出"属于历法紊乱。后羿射日属于历法改革。射日之射，有武力的成分。就是说，后羿用武力逼迫他族承认改革后的新历。钱穆先生的这一推断合理吗？请看看《尚书·甘誓》记载的因"有扈氏威侮五行"而引发的那场战争。

二是何新先生。何新先生著《诸神的起源》（北京：北京工业大学出版社 2007 年出版）一书，其中第十一章专题目为《后羿射日与历法改革》，何新先生认为，后羿射日这一神话的文化隐义实际上就是历法的改革。

二、少数民族保留的十月太阳历

湘西苗族、贵州黔东南的水族、云南纳西族、傈僳族的文化中皆有阴阳五行之说，民间传说中皆有"射日"的故事。

"射日"，是相同的故事。射日英雄，有不同的名字——一个民族一个名字。

这说明了什么？

是不是说明民族大家庭之中皆有十月太阳历！

第四节　　十月太阳历的基础性贡献

从《易经》《尚书》开始，华夏文化留下一系列千古难题：

——有阴阳，阴阳从何而来？

——有五行，五行从何而来？

——有干支，干支从何而来？

——有升降，升降的标志何在？

——有寒暑，寒暑的标志何在？

——有虚实，虚实的标志何在？

——一与九，这组数据从何而来？

——72与36，这组数据从何而来？

——有阴阳有五行，阴阳五行的关系为何？

——洛书，中华大地上的第一部书是怎么形成的？

一系列千古难题，十月太阳历可以在一小时之内，完美地给出答案。

表达十月太阳历的洛书，在笔者看来，应该是中华文化、中医文化成熟的标志。详细讨论，可以写一部大书。本文仅讨论基本问题。

一、○●

组成洛书的两个圆○●，具有极其丰富的文化含义。详细地介绍如下：

○●的第一重意义是阴阳，○为阳，●为阴。

○●的第二重意义是奇偶，○为奇，●为偶。

○●的第三重意义是有无，○为无，●为有。

○●的第四重意义是宇宙，○为宇，●为宙。

○●的第五重意义是无极与太极，○为无极，●为太极。

需要特别说明的是，在中原文化里，○●这两个圆仅仅是有形，但无音无义；而在彝族文化里，○●这两个圆有形有音有义：○音鲁，●音素；鲁，汉语意思为宇；素，汉语意思为宙。宇与宙这两个单音词，起于十月太阳历。

○●的解释，一是出于《土鲁窦吉》书中，二是出于《土鲁窦吉》的保存者彝族同胞王子国先生之口：○为无，●为有；○为无极，●为太极。

二、阴阳

（一）阴阳的出处

阴阳的第一发源地在太阳。

"一年分两截，两截分阴阳。"这是彝族十月太阳历以太阳回归为依据解释的阴阳。两截之分，起点在冬至，转折点在夏至。从冬至到夏至，阳年。从夏至到冬至，阴年。冬至—夏至，夏至—冬至，这是太阳回归的两条精确的时间线。时间线，体现在中午日影空间的长短变化中。

阴阳第一发源地在太阳，在太阳回归的两条线。

苗族太阳历，用太阳历的两个节令解释了阴阳。《苗族古历》："冬至阳旦，夏至阴旦。"冬至，中午日影最长点，太阳回归的起始点；夏至，中午日影最短点，太阳回归的转折点。这两个点，是非常精确的点。

阴阳第一发源地在太阳，在太阳回归的两个点——起始点与转换点。

彝族十月太阳历与苗族古历，将阴阳解释在两点两线之下：两点即冬至点与夏至点，两线即南北回归线。两点两线界定出的阴阳，具有无限循环性与严格规定性。

阴阳的第二发源地在日月，在日往月来形成的昼夜。这一问题，将在阴阳合历章节中讨论，此不赘述。

　　能够合理地解释阴阳，是十月太阳历的第一大贡献。

　　源于太阳法则的阴阳，奠定了中华文化、中医文化的理论基础，奠定了先秦诸子的理论基础，奠定了数理化、音律自然百科的理论基础。

（二）书外的阴阳图

　　为表达阴阳，中华先贤创造出了各式各样的、形象与抽象的图画，举例如下。

　　第一幅：湖北荆门屈家岭出土的阴阳图（图2-3）。

　　湖北荆门屈家岭出土的阴阳图特征有二：一是极其清晰的黑白两分，二是非常明显的无限循环。黑白两分，即阴阳两分。黑白两分的无限循环，一可以解释寒暑的无限循环，二可以解释昼夜的无限循环。

　　第二幅：甘肃临洮马家窑出土的陶罐上的阴阳图（图2-4）。

　　甘肃临洮马家窑出土的陶罐上有形式多样的阴阳图。这一幅阴阳图，相似于《周髀算经》中的"七衡六间图"。单独看阴阳图，好像是静态的；与相邻的图形联系起来

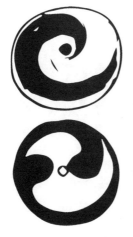

图2-3　湖北屈家岭出土的两幅太极图

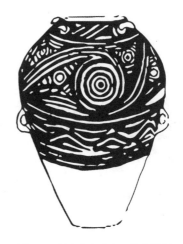

图2-4　甘肃马家窑出土的太极图

看，阴阳图绝对是动态的。阴阳图与两侧的两组曲线组合起来极像今天台风中心的旋涡图。

第三幅：湘西出土的陶罐上的商代太极图（图2-5）。

一个小小陶罐的罐底，本来就是一个圆，陶罐的制造者巧妙地旋转了一下，一个精美的太极图产生了。中原的太极图是在宋代出现的，湘西的太极图远远早于中原。

第四幅：四川成都三星堆出土的玉器上的太极图（图2-6）。

四川成都三星堆出土的玉器上广泛分布有太极图。太极图精美、精致，内一分为二，外合二而一。阴阳两分的宽厚处各有一个小小的圆，犹如鱼眼。

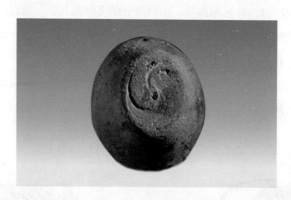

图2-5　湘西出土的陶罐上的商代太极图

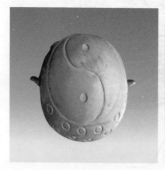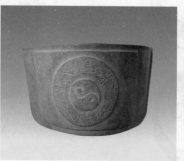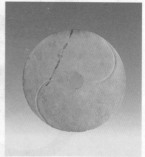

图2-6　四川三星堆出土的玉器上的太极图（西南民族大学贾银忠教授供图）

三、五行

（一）五行的出处

五行，只有一个发源地，这就是十月太阳历。

五行，十月太阳历的五个季节。五行即五季，五季即五行，是彝族十月太阳历对五行的解释。

今天所采用的太阳历为四时十二月太阳历，之前的中华大地上，曾经采用过一种五行十月太阳历。

十月太阳历分五季，五季称五行。五行命名为金木水火土。五行以木行为首，以水行告终；依次顺序为木、火、土、金、水。

与春夏秋冬命名四时一样，彝族先贤以金木水火土命名五行。五行一行 72 日，五行 360 日。十月太阳历中的五行，是太阳回归年的时间长度去尾数，一分为五的结果：

$$（365-5）÷5=72（日）$$
$$（366-6）÷5=72（日）$$

中华先贤立竿测影，将太阳回归之动量化在四个数字里：365；366；1461；365.25。竿下测量，太阳之动四年之中有三年的回归周期（从日影最长点回归到日影最长点）为 365 日，有一年为 366 日，四年总的回归周期为 1461 日，四年平均数为 1461÷4=365.25 日。这四个数字，是中华先贤对太阳之动量化的共同认识。因为，这四个数字是在苗族太阳历、华夏太阳历、彝族太阳历中共同出现的。

——何谓五行？五行从何处来？彝族十月太阳历解释得清晰而准确。

能够合理地解释五行，是十月太阳历的第二大贡献。

十月太阳历，五行的唯一发源地。十月太阳历，是用洛书表达的。

五行与阴阳的关系，十月太阳历作出了两种解释：一是太阳回归年一分为二的整体解释，二是每一行内部一分为二的解释。

太阳回归，在两条回归线之间的一来一往，分出整体中的一阴一阳。从冬至到夏至，即从南回归线到北回归线，这一截十月太阳历界定为阳年。从夏至到冬至，即从北回归线到南回归线，这一截十月太阳历界定为阴年。"一年分两截，两截分阴阳。"这是以太阳回归年一分为二对阴阳作出的整体解释。

十月太阳历分五行，每一行含两个月，五行一共十个月。十个月一二三四五六七八九十，十个月中的奇数月有五，偶数月有五；一三五七九，奇数月为阳；二四六八十，偶数月为阴。如此分法，为具体之分。

木一行含一月二月两个月，一月为阳月二月为阴月，就是木分阴木阳木的根源。以此类推，火一行有阴火阳火之分，土一行有阴土阳土之分，金一行有阴金阳金之分，水一行有阴水阳水之分。

后一种分法，可以合理解释五脏六腑的阴阳属性：肝胆同属木，但有阴阳之分，肝属阴胆属阳；脾胃同属土，但有阴阳之分，脾属阴胃属阳。其他以此类推。

阴阳首先界定于太阳回归的一来一往，其次界定于五行之内每一行所含的奇偶两个月。

从太阳回归总体上看，寒与暑、阴与阳一体两分，相反相成。明白了这一点，才能明白针经《灵枢》中为什么会出现《灵枢·邪气脏腑病形》"阴阳同类而异名"的结论。

从五行内部看，每一行均含一阴一阳。一阴一阳，相互交错，相互交替，如此顺序，自然而然。《素问·天元纪大论》中的"阳中有阴，阴中有阳"之论，在这里得到了合理解释。

每一行都是一体两面，由一阴一阳组成。如此模型，延续至《黄帝内经》。不明白五行与阴阳之间的关系，无法理解《黄帝内经》中的脏腑关系。

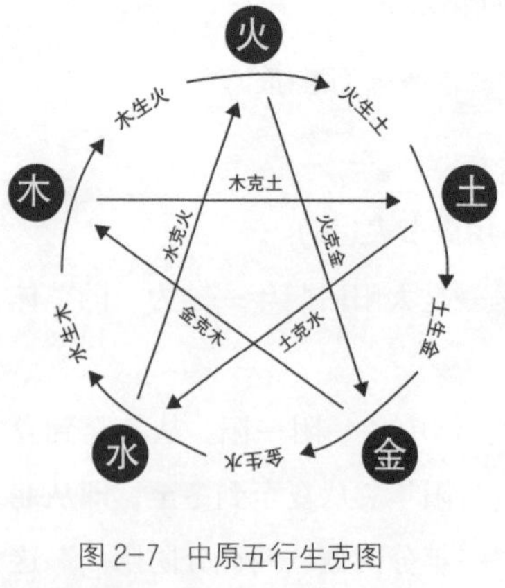

相生相克，五行生克之哲理，为中华民族所独有。五行生克解释的是自然界的相互联系与相互制约。

五行有一定的顺序：以木为始，以水为终。一行接一行，循环不休（图2-7）。五行相生的顺序是：木生火，火生土，土生金，金生水，水生木。一行生一行，接连不断，循环不休，如环无端。五行在平面上的形状如圆环，运动状态是周而复始、原始反终。五行相生，解释的是时间上的连续性与循环性。

图2-7 中原五行生克图

生命有一定的时间性。此行即这一时间段的所生之物，在相隔一行的时间段里会成熟会枯黄会死亡。生生死死，有生必有死，五行相克解释的是时间对生命的制约性与规定性。

相生者，相互联系也。相克者，相互制约也。生亦自然，克亦自然。五行生克，构筑起了一幅万物之间相互联系、相互制约的简图。

书外的五行图。

三星堆出土的铜器、玉器中，有多个类似汽车轮子的圆轮，其外形为圆周360°，中间一个圆包，圆包与外圆之间连接着五根轮辐，五根轮辐把360°均匀地分成了五等份（图2-8）。这种五环轮，大多数研究者认为这是"太阳轮"，因为没有更多的资料，所以无法作出进一步的解释。

四川凉山彝族毕摩经书中有相似的圆轮（图2-9、图2-10）。请看两个太阳轮的对比：

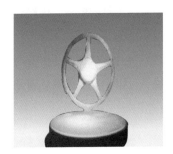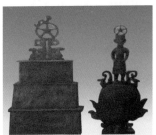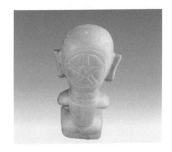

图2-8 三星堆出土的铜器、玉器上的五环轮

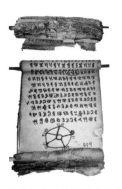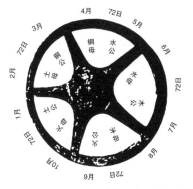

图2-9 彝族经书中的五行十月太阳历　　　图2-10 彝族经书中的十月太阳历五方图

毕摩是彝语音译，"毕"为"念经"之意，"摩"为"有知识的长者"。毕摩，是彝族文化的传承者。毕摩经书，就是一代代传承的彝族经典。四川凉山彝族自治州彝族文化研究所所长、毕摩世家吉克曲日保留的毕摩经书，对太阳轮做出了"五行十月太阳历"的解释：

1. 五辐太阳轮表达的是一个完整的太阳回归年

2. 太阳轮中的五根轮辐，表达的是太阳历的五个季节

五季命名为金木水火土。金木水火土，这就是中华文化里的五行。一行72日，五行360日。五行，是从五行十月太阳历出发的。——太阳轮中的五行，有严格的规定性。

3. 五行分公母

一季的两个月分出了一公一母，例如，木分公木母木，火分公火母火，其他以此类推。公母者，阴阳也。奇数月为公，偶数月为母。公母即阴阳。阴阳，是从十月太阳历出发的。五行，同样是从十月太阳历出发的。五行每一行分公母两个月的解释，仍然是从十月太阳历出发的。

《黄帝内经》以五行论五脏，脏腑关系分阴分阳，是这样！为什么这样？《黄帝内经》没有所以然的解释。十月太阳历五行每一行分公分母之说，可以完美地解答脏腑分阴分阳的千古之谜。

四、时空（宇宙）

时空一体的时空观，是在洛书中出现的。

洛书，首先表达的是太阳历的金木水火土五行，同时表达的是空间中的东西南北中五方。五行为时间，五方为空间；五行对应五方，时间空间一体，统一在洛书之中。

合理地解释时间与空间，在人类先贤中唯我中华先贤完成了这一基本任务。现代物理学，从牛顿开始，时间与空间的关系，一直没有得到合理的解答。

前面已经谈过，○●这两个圆在彝族文化中的发音为土鲁，汉语意思为宇宙。何谓宇、何谓宙的解释，在中原华夏。先秦诸子之中，有尸子一子。尸子留下《尸子》一书。书中有"宇"与"宙"的解释："四方上下为宇，往古来今为宙。"四方上下，空间也。往古来今，时间也。时空即宇宙，宇宙即时空。《尸子》用文字解释了时空一体的宇宙观，洛书则是用○●解释了时空一体的宇宙观。

时空一体的宇宙观，是中华先贤的伟大贡献。

五、神秘之数据

72 与 36，这是一组神秘的数据。

说神秘，是因为其广泛出现在各个领域但又不知道出处。

在文学名著中，有 72 与 36 这一组数据。《西游记》中的孙悟空会 72 变，猪八戒会 36 变；《水浒传》有 72 地煞，36 天罡。

在道教文化中，有 72 与 36 这一组数据。所谓 36 洞天，72 福地。

民间有 72 行，书中有 36 计。

汉高祖刘邦屁股上"有七十二黑子"，《史记·高祖本纪》有如是记载。源头先贤的名下，记载的是"钻木取火""构木为巢"有大功于天下的功绩；胜者为王的无赖皇帝名下，记载的是稀奇古怪的故事与稀奇古怪的特征。

72 与 36 这组数据，是从五行十月太阳历出发的。

五行每一行 72 日。72 这一数据发源于此。

一行含两个月，一个月 36 日。36 这一数据发源于此。

一个月两个节令，一个节令 18 日。"女大十八变"之说中有 18 一数，"十八般武艺样样精通"之说中有 18 一数，追其根源，是不是也有关于十月太阳历呢？

总之，五行十月太阳历为后世留下了具有常青意义的数据。

六、一与九

一与九，出于十月太阳历。

一与九，出于表达十月太阳历的洛书。

描述鲁素，彝族文化的歌词为：

天一和天九，合二生成十，居北方南方。

天三和天七，合二生成十，居东方西方。

地二和地八，居西南东北。

地四和地六，居东南西北。

各和为十数，各主管一方。

如此歌词，彝族典籍中比比皆是。

描述洛书，汉族文化的歌词为：

戴九履一，左三右七；

四二为肩，八六为足。

一表达冬至，九表达夏至。冬至到夏至，这一截为阳年；夏至到冬至，这一截为阴年。对一与九，彝族文化如此解释。

上九下一，为洛书中的上下两个数据。

"一与九为针经之纲纪"，《灵枢》如是说。

两个极其简单的数字为何能够成为针经之纲纪？因为一与九出于太阳历。

七、干支

干支者，十天干与十二地支也。

天干地支，是一个极其精美的时间系统。

天干地支，是一个人类文化宝库中独一无二的时间系统。

这个时间系统之中，包含了天文的规律性变化，包含了太阳回归的规律性变化，包含了天气的规律性变化，也包含了天灾的规律性变化。

干支纪年法，在先秦典籍中无处不在。干支纪年法，一直沿用到今天。打开《辞海》与《大辞典》，哪一部没有附录"干支纪年表"？

干支从何而来？

《易经》与《尚书》中均没有答案，千古之谜由此形成。

十天干，是在十月太阳历中的月序出现的。十个月月序，依次用"甲乙丙丁戊己庚辛壬癸"来表达。——十天干，在十月太阳历中是记载月序的。

十二地支，是在十月太阳历中的日序出现的。每月 36 日分上中下三旬，每旬 12日。12 日依次用"子丑寅卯辰巳午未申酉戌亥"来表达。——十二地支，在十月太阳历中是记载日序的。

在彝族民间，十二地支又化为十二生肖子鼠丑牛、寅虎卯兔、辰龙巳蛇、午马未羊、申猴酉鸡、戌狗亥猪。纪日，是用鼠日、牛日、虎日、兔日、龙日、蛇日、马日、羊日、猴日、鸡日、狗日、猪日而纪，十二属相转一圈即是一旬。十二地支与十二生肖在此联系到了一起。

彝族赶圩日，定的是虎圩、龙圩。一个中心点，四周分东西南北。圩日，时空对应在了一起：东方龙圩，西方虎圩；南方马圩，北方鼠圩。十二地支、十二生肖，进入了日常生活。

在阴阳合历中，干支功能发生了改变，十天干用于纪日，十二地支用于纪月。

纪日纪月，纪的是时间。时间对应空间，十二地支对应空间十二个方位，十天干分五组对应东西南北中五方。时间属性与空间属性，是干支的两种基本功能。现代人视干支为无用之"古董"。实际上，干支是个"日用而不知"的时空坐标。"日中为午，夜半为子"，这里的子午表达的是时间，人们天天在使用。地图上的子午线，表达的是空间，航海家、旅行家处处在使用。表达时空的干支，生命常青而永恒。

中国科学院原院长郭沫若曾追溯过干支的起源，专门写过《释支干》一文，但并没有追及本源。第一次接触彝族同胞王子国先生，一小时之内解答了一系列千古难题，其中包括天干地支的来源与用途。中原华夏，战乱不断，一次战乱一次文化毁灭。边陲少数民族同胞保存有中原失传了的文化，我们应该虚心向少数民族学习，找回失传了的文化，如干支。

不懂干支，绝对理解不了《黄帝内经》。《黄帝内经》以干支纪时间，以干支纪气候；太阳回归的变化，春夏秋冬四时的变化，风霜雨雪气候的变化，有严格的时间性，干支最基本的功能是将多种变化融为一体，使复杂的体系简洁化。

八、平面坐标与立体坐标

东西南北，在立竿测影中，由日影决定。东西一维，南北一维，两维坐标在此成立。

太阳与三维坐标。立竿测影的竿，指向上下。东西一维，南北一维，上下一维。四方上下，三维坐标在此成立。

太阳与四维坐标。影竿下有往来的昼夜，有往来的寒暑；流动的昼夜，流动的寒暑，表达的是时间。四方上下三维坐标加上时间一维，四维坐标在此成立。

"四方上下为宇，往古来今为宙。"（《尸子》）"四方上下"已经构成了三维坐标，"往古来今"又增加了时间，在"宇宙"概念里四维坐标已经形成。

现代物理学认为，要确定一个事件，必须同时使用三个空间坐标和一个时间坐标，这四个坐标所组成的空间称为四维空间（四维时空）。

将春夏秋冬与东西南北中相对应，是《黄帝内经》的基本立场。论证疾病，论证疫病，论证养生，《黄帝内经》从始至终一直使用的是四维坐标。

九、天体与人体

天体与人体之间，有对应关系。

《土鲁窦吉》以十月太阳历为模型解答了天体与人体之间的对应关系：

阴阳对应人体气血。

五行对应人体五脏。

365 日对应人体 365 骨节。

天上的众多星星对应人体头发。

《土鲁窦吉》中有一篇《论天象与人象的关系》，其中谈到：

"人象与天象，确实是同的。

二元气盈体，五行繁衍人，

人类有生育，是五行变化，充满了中央。

五行生的金，是人的骨头。

五行生的火，是人心肝肺。

五行生的木，是人眼耳脾。

五行生的水，是人的肾血。

五行生的土，是人体的肉。

这样形成后，人体样样生，和天象一样。

天上有太阳，人就有眼睛，

天上有月亮，人就有耳朵，

天上有了风，人就有了气，

若天有晴朗，人就有喜乐，

天上有云彩，人就有穿着，

天上有雾霭，人就有脑髓，

天空有了风，人就有了气，

会动有生命，若不是元气，

就没有生命，元气就是根，

五行就是本，乾坤就是肢。

天上有的星，八万四千颗，

人上有的毛，八万四千根，

天的周边有，三百六十五度，

人有三百六十五骨节，哲人观察后，

天生人本源。要知天本源，

识人就知天，知天就识人，确实是这样。"

以天象论人象，以天体论人体，是彝族文化论证问题的基本方式。

天体大宇宙，人体小宇宙，一人一宇宙，如此哲理与至理名言，笔者最早是在《土鲁窦吉》看到的。实际上，如此哲理与相同的至理名言，在《宇宙人文论》《爨文丛刻》中同样可以看得到。

神按照自己的模样造了人。《圣经·创世纪》告诉世人，人的模样与造物主一模一样。

大梵似我，我似大梵。印度《奥义书》告诉世人，人的模样与宇宙本体的成分完全一样。

同一个八卦，一是可以论天体，二是可以论人体，《易经》告诉世人，人的结构与天体结构完全一样。

神、天、太阳、大梵，名称不同而实质相同，都是万物的创造者，即哲学中的宇宙本体。将人体与宇宙本体联系在一起来认识，是非常正确的思路与方法。人生活在天体之中、太阳之下，如果舍弃天体、舍弃太阳去认识人体，那就永远得不出正确的结论。

以宇宙本体论人体，以天体论人体，这是人类先贤的一致思路。这一思路与《黄帝内经》有关系吗？

有！

不明白这一思路，无法理解《黄帝内经》。明白了这一思路再看《黄帝内经》，就会事半功倍。

天体大宇宙，人体小宇宙，一人一宇宙，详细的讨论会在第二篇进行，此处点到为止。

阴阳起源于太阳回归，这是天体中的阴阳。人体中的阴阳，起于肚脐底。"阴阳两根本，就生于脐底。"这一至关重要的论断，就出于《土鲁窦吉·论人的血和气》。天体与人体，大根大本，对应在肚脐。肚脐的重要性，下面还会有专门讨论，敬请留意。

第五节 冬至夏至述评与十月太阳历简评

一、以"两至"为基本点认识太阳历

认识太阳，观测太阳，中华先贤最先认识到的是"两至"——冬至与夏至。

冬至与夏至，发现在两个地方：一是发现在日出方位的两个极限，二是发现在中午的日影变化的两个极点，即最长点与最短点。

日出东方，这是今天习惯性的认识。中华先贤在很早很早以前就发现日出方位的变化，变化在东南东北的两个山头之间。《山海经·大荒东经》记载了七座日出之山，《山海经·大荒西经》记载了七座日入之山；日出日入的方位在七个山头循环一周，即一个太阳回归年。日出东南，冬至；日出东北，夏至。一个太阳回归年，只有两天是日出正东方，这两天被定名为春分秋分。春分秋分这两天之外，日出方位每天都在变化，变化在东南、东北两个极限。

立竿测影，太阳一出，日影一现，直角三角形即刻成立：测影之竿为 a 边，日影为 b 边，日影顶端与竿之顶端相连为 c 边。冬至，界定在中午的日影最长点；夏至，界定在中午的日影最短点。日影长短两极循环一次，即一个太阳回归年。

冬至，寒；夏至，暑。寒暑二气，转换在日影长短两极抑或日出方位的南北两极。冬至夏至两至，是万物生死的转换点，是"离离原上草，一岁一枯荣"的枯荣点。

"冬至阳旦，夏至阴旦。"阴阳与两至的关系，《苗族古历》如此定位。阳旦阴旦之旦，相通相同于元旦之旦。元旦，指的是新年第一天。阳旦，指的是阳气发生的第一天。阴旦，指的是阴气发生的第一天。冬至一阳升，夏至一阴降。一阳升，升在太阳回归的起始点。一阴降，降在太阳回归的转折点。

"日一南而万物死，日一北而万物生。"关于日出方位转换与万物生死的关系，汉扬雄在《太玄·玄图》中如此总结。

所谓的"日一南"，就是日出方位从东北向东南转换，实际上是太阳从北回归线向南回归线回归。日出方位一向南变化，表面看起来生气勃勃的万物，实际上已经开始走向死亡了。"日一南而万物死"，其奥秘就在此处。

所谓的"日一北"，就是日出方位从东南向东北转换，实际上是太阳从南回归线向

北回归线回归。日出方位一向北变化，表面看起来已经死亡的万物，实际上已经开始重新复苏了。"日一北而万物生"，其奥秘就在此处。

若以日影长短两极而论，可以在扬雄之基础上再论出另一个新结论：日影一短而万物生，日影一长而万物死。

日出方位的变化客观存在，认识有之，不认识亦有之。中午日影长短两极循环客观存在，认识有之，不认识亦有之。

去年今年明年，年年都有太阳回归，年年都有中午日影的长短两极循环，年年都有日出方位两个极限的循环，体现的是不是常青性！

——冬至夏至，一寒一暑，寒暑转换规律而永恒。

——冬至夏至，一阴一阳，阴阳转换规律而永恒。

——冬至夏至，一升一降，升降运动规律而永恒。

——冬至夏至，一枯一荣，枯荣更替规律而永恒。

——冬至夏至，阴吕阳律，天籁之音规律而永恒。

——冬至夏至，阳奇阴偶，奇偶之数永恒而常青。

冬至夏至，从确定的那一天起，历经上下几千年，甚至上下几万年，从来没有被改动过。

冬至夏至，奠定了节令的基础。

冬至夏至，奠定了中华文化的基础。

冬至夏至，奠定了中医文化的基础。

冬至夏至，奠定了自然百科的基础。

梁漱溟先生在《东西文化及其哲学》一文中留下了一个被学界反复引用的著名观点：中国文化是早熟的文化。

早熟在哪里？为什么早熟？早熟的依据是什么？梁漱溟先生没有解释，后面的引用者大都只是照着说，同样没有解释。

如果接着梁漱溟先生话语继续说：中华文化早熟的标志在太阳历。

太阳历早熟的标志之一，是一条直线上的两个点。一条直线，是中午竿下之日影。

两个点，是中午日影的最长点与最短点。中午日影最长点，冬至；中午日影最短点，夏至。两至之至，至于也，止于也。至于，到达这里；止于，停止在这里。冬至夏至之至，日影下体现的是空间中的严格规定性。冬至夏至之至，历法中体现的是时间中的严格规定性。一寒一暑，一阴一阳，就是从日影最长点与最短点出发的。冬至夏至，自然存在已有 46 亿年的历史，算不算成熟？！冬至夏至，被中华先贤认识已有几千年，甚至上万年的历史，算不算成熟？！

一阴一阳是中华文化的大根大本，是中医文化的大根大本。一阴一阳，首先是从冬至夏至出发的。医易同源，同在哪里？人文同在阴阳上，天文同在太阳上。这里能否作为中华文化成熟的标志？！

继续说，接着说，在前人的基础上说前人没有说过的话，在前人的基础上写前人没有写过的文章。文化研究，是不是应该这样？！

二、十月太阳历的意义

十月太阳历，狭义上的时间科学，广义上的自然法则。

太阳历首先强调的是时间单位，然后强调的是时间系统。每一个节令都是时间单位，节令的整体就是时间系统。太阳回归年是具象的时间系统，天干地支是抽象的时间系统。

金木水火土五行对应东西南北中五方，时间空间的完美对应，始于十月太阳历。时空一体的时空观，是自然科学的理论基础。

宪法，是一个国家的根本大法。太阳历，是农业文明的根本大法。宪法，可以从根本上被推翻，可以在具体上被改变。太阳历，只能在具体层面上进一步精确，不能在根本上改变。

从生命意义上看，太阳历是全人类的根本大法。所以，在世界范围内，东方有太阳历，西方有太阳历，整个世界都重视太阳历。

从节令意义上看，太阳历是重视农业族群的根本大法。所以，在中华大地上，苗族有太阳历，彝族有太阳历，水族有太阳历，傈僳族有太阳历，藏族有太阳历，汉族有太阳历，整个中华民族都重视太阳历。

从人文意义上看，太阳历是华夏文化的根本。所以，部部经典均以太阳历为基础。《易经》开篇第一卦谈太阳，《尚书》开篇第一篇谈太阳，《周髀算经》的基础是立竿测影，《黄帝内经》之基础之核心在太阳……

从教育意义上看，先秦之所以会产生诸子百家，根本原因在于中华大地上有"以天文论人文"的教育，首先是太阳历的教育。诸子百家为什么子子论阴阳，家家论五行？春夏秋冬四时为什么会成为诸子论证问题的依据？根本原因在于，先秦诸子所受的教育，其核心内容是太阳历，首先是十月太阳历。

从创造角度上看，中华先贤为什么会创造出大量的、可以超越时空的成语与格言？追根溯源，是中华先贤认识太阳法则，首先认识规律性的太阳回归。太阳回归法则演化出了"阳极生阴，阴极生阳"，演化出了"寒极生热，热极生寒"，太阳回归演化出了"满招损，谦受益"，演化出了"物极必反""否极泰来""原始反终""终则有始""如环无端"……

第六节　　从天文到人文的思路与方法

十月太阳历，创建了一种思路，创建了一种方法。这种思路是：以天文论人文；这种方法是：以太阳论证一切。可以简称为"以太阳论之"。分述如下：

一、以天文论人文的思路

中医与人文同根同源，所以，有必要介绍从天文到人文的基本思路。

今天的学者写文章，需要一大堆的参考书——古人的书，今人的书；中国的书，外国的书。这里的问题是：文化起源之处，中华先贤创造第一部书时，参考资料是什么呢？

当时无书无字，有无限的星空与广袤的大地，中华先贤创造第一部书时，上参考天文，下参考地理，但首先是天文。研究天文，创造人文；读无字天书，写千秋文章；这就是源头先贤为后人留下的光辉榜样。

（一）"仰观天文"的记载

"仰观天文"之辞与"仰则观象于天"之语，是在《易经·系辞传》出现的，是在伏羲氏名下出现的。请看下面两个论断：

其一，《易经·系辞上》："仰以观于天文，俯以察于地理，是故知幽明之故。"

其二，《易经·系辞下》："古者包羲氏之王天下也，仰则观象于天，俯则观法于地，观鸟兽之文与地之宜，近取诸身，远取诸物，于是始作八卦，以通神明之德，以类万物之情。"

在中华先贤眼里，没有出现《圣经》里的人格神，出现的是天文地理。崇尚自然的文化，是从观天文察地理开始的。观天文察地理的落脚点在于认识"幽明"。幽者，暗也。明者，明也。幽者，阴也。明者，阳也。阴阳，可以论寒暑，可以论昼夜。辨别阴阳，是观天文察地理的第一落脚点。

"三观两取"，是包羲氏创作的准备。"始作八卦"是"三观两取"的结果。从开始到结果，包羲氏观测的视野里没有出现任何神秘现象，出现的全部是自然景象。八卦是什么？是太阳历的八节。彝族文化、水族文化均如此解释。作八卦的目的是什么？让人时合于天时。让人的生产与生活，与太阳历的节令相吻合。复杂的天文变成了简洁的数字——历，这就是"化天下"的人文。

源头处没有出现人格神，出现的是天文是地理是自然景物，理解这一点至关重要。万能之神与源头的中华文化即中华元文化无关。

源头文化即中华元文化的创造，所参照的不是文字组成的书，而是书之外的天文，是书之外的日月星辰。

天文，对于地球来说，第一重要的是太阳。所以，谈天文首先从太阳谈起。

（二）"仰观天文"的对象

"仰观天文"具体观什么？《周髀算经》告诉后人，仰观的是"三光"。"三光"为何？"日月列星"是也。

《周髀算经·日月历法》："古者包牺神农，制作为历，度元之始，见三光未如其则，日月列星，未有分度，日主昼，月主夜，昼夜为一日。日月俱起建星。"

谁是日月列星的观测者？伏羲也，神农。包牺即伏羲氏，神农即神农氏。实际上，观测天文的先贤，应该远远早于伏羲氏、神农氏。观测天文的成果，集大成于伏羲氏时代，这里应该是伏羲氏进入历史的原因。

观天文，观的是三光日月星。太阳位列第一，月亮位列第二，星位列第三。

《周髀算经》告诉后人，太阳是中华先贤的第一观测对象，观天文制历法始于伏羲神农。

（三）"仰观天文"的成果

仰观天文，首先认识太阳。认识太阳，首先认识的是太阳回归。太阳回归，回归在日影下，回归在日出方位中。

认识太阳，于是有了太阳历。文字之前的太阳历，是用洛书表达的。仰观天文，诞生了中华大地上的第一部书。

认识月亮，认识北斗，于是有了太阴历、北斗历。太阴历、北斗历融合于太阳历，形成了文字之前的阴阳合历。文字之前的阴阳合历，是用河图表达的。仰观天文，诞生了中华大地上的第一张图。

这里主要讨论太阳历。

太阳历的第一大贡献，就是创建了种植与收获的根本大法。种植与收获，必须遵循太阳历的节令。从古至今，必须如此，不容商量。毫无疑问，太阳历即农业文明的基础，在中华大地上是这样，在全世界范围内也是这样。没有太阳历，绝对不会有农业文明的诞生。

太阳历的根本贡献，就是构筑起了中华文化与中医文化的大根大本。太阳历最根本的两个节令是冬至夏至。冬至寒夏至暑。由寒暑这里中华先贤抽象出一阴一阳。一阴一阳构筑起了人文与中医的理论基础，构筑起了音律的理论基础；实际上，这里有自然百科各个学科的理论基础。天上的太阳还在，如果中华先贤的子孙能够在先贤的基础上继续探索，一定会有让世界仰视的新发现。

虽然讨论的主题是太阳历，但有必要简要介绍一下太阴历、北斗历、五星历与二十八宿历，因为都是仰观天文的成果。

仰观天文，其次是认识月亮。认识月亮，首先认识的是月亮圆缺。月亮圆缺，圆缺在日月地三者的三点一线关系中。认识月亮，认识月亮发光的根本原因在太阳。

仰观天文，其次是认识北斗。认识北斗，首先认识的是斗柄循环。斗柄循环，循环在天体大圆中的东西南北四个方位上。《鹖冠子》将斗柄循环与四时循环联系到了一起，实际上是将天文变化与天气变化联系到了一起。

仰观天文，其次是认识金木水火土五星。认识五星，首先认识五星的圆周运动。圆周运动，有一定周期。在某一时间，五星会一起出现在太阳与地球对应的直线上。特殊的天文现象，必然会引起特殊的气候发生。

仰观天文，其次是认识二十八星宿。认识二十八星宿，首先认识二十八星宿组成的圆环。这个圆环是观测太阳、月亮、五星的坐标。在地球上观测，当月亮与二十八星宿中的毕宿对应时，观测区内会发生暴雨。当月亮与二十八星宿中的箕宿对应时，观测区内会发生大风。《尚书·洪范》就有"星有好风，星有好雨"的记载。好风之星，就是箕宿。好雨之星，就是毕宿。《孙子兵法》论火攻，首先论的就是天文。《尚书·洪范》还有"日月之行，则有冬有夏。月之从星，则以风雨"的论断，这一论断将天文变化与春夏秋冬四时变化联系到了一起，将天文变化与天气变化、天灾变化联系到了一起。

仰观天文，中华先贤先后制定出太阳历、太阴历、北斗历、二十八宿历、五行历。

太阳历区分出节令中的寒暑、四时五行、六气八节、十二月与二十四节气。经历了漫长的过程，中华先贤制定出多种太阳历。太阳历，成熟于十月太阳历，精美于十二月太阳历。

太阳历区分出岁月日。太阳历论岁，太阳回归一次（日影长短两极循环一次）即是一岁。岁首在冬至。在《周髀算经·日月历法》中，岁的平均时间长度为 365.25 日。

太阴历区分出年月日。太阴历论年，月亮圆缺十二次即是一年。年首在春节。在《周髀算经·日月历法》中，年的时间长度为 354.37 日。

北斗历区分出四时八风。斗柄指向，一是可以区分春夏秋冬四时，二是可以区分风向之正邪。风向正邪的判断标准，在北斗历一节中讨论，兹不赘述。

二十八宿历区分出周天的度数。二十八宿历留下了"如环无端"这一成语。在《黄帝内经·灵枢》之中，二十八宿历是论证气血圆周运动的参照坐标。

二十八宿历彝族有、苗族有，曾侯乙墓中也有。但百年来的疑古思潮中，一大批权威学者得出结论：二十八宿历是外来物。

仰观天文，形成了经典《周髀算经》《甘石星经》。

长沙马王堆汉墓中出土了天文帛书，根据内容分出两部书：一部为《天文云气杂占》，一部为《五星占》。

唐开元二年（714），在印度裔天文学家瞿昙悉达主持下，将古今天文成果集成于

《开元占经》。

笔者阅读《开元占经》，最大的收获是"地有四游"之说。先秦的天文观测者，已经认识到大地是动态的。地球一直处于圆周运动状态之中。地球运动东西南北有四个极限点：这就是冬至夏至，春分秋分。人在地球上，并不知道地球是运动的。"如人在大舟中，闭牖而坐，舟行而人不觉。""地有四游"之说，《开元占经》引之《考星曜》。《考星曜》可能失传，笔者用尽各种办法，也没有买到这部书。

（四）至关重要的时间单位与气候单位

以太阳为根本坐标，中华先贤区分出几个至关重要的时间单位与气候单位。

昼夜的区分。划分出昼夜，这是仰观天文的第一成果。《周髀算经·日月历法》："日主昼，月主夜。"伏羲氏以日月为坐标分出昼夜。在《圣经》里，昼夜是由神划分的。《圣经·创世纪》："神说'要有光'，就有了光。……神称光为昼，称暗为夜。"

同样的昼夜，一是由人来划分，一是由神来划分，在文化的源头处，中华文化与希伯来文化就有了如此差别。

一月的确定。《周髀算经·日月历法》："故月与日合，为一月。"

岁、月、日，都是时间的具体单位。以日月星为参照坐标，中华先贤合理地解释了时间的具体单位。而在《圣经》里，岁月的划分都是由耶和华决定的。

候、气、时、岁的确定。《素问·六节藏象论》："五日谓之候，三候谓之气，六气谓之时，四时谓之岁，而各从其主治焉。"五日一候，三候一十五天一气，六气九十天一时，四时三百六十天一岁。候与气，是一岁之中最为基本的单位。"气候"一词经常出现在人们的生活之中，但是有几个人知道"气"与"候"的区分？

二、"以天文论人文"的至理名言

一句句"以天文论人文"的至理名言，出现在部部经典与诸子百家的典籍之中。前面已经选录了十二条，这里再补充几条，供读者鉴赏。

其一，《素问·气交变大论》："《上经》曰'夫道者，上知天文，下知地理，中知人事，可以长久'。"

其二,《灵枢·玉版》:"黄帝曰'夫子之言针甚骏,以配天地,上数天文,下度地纪,内别五脏,外次六腑,经脉二十八会,尽有周纪……'"

其三,《黄帝四经·经法·果童》:"以天为父,以地为母。"

其四,《黄帝四经·经法·姓争》:"顺天则昌,逆天则亡。"

其五,《左传·昭公二十八年》:"经天纬地曰文。"

其六,《文子·精诚》:"天之与人,有以相通……天文变,世或乱,虹霓见,万物有以相连。"

其七,《鹖冠子·度万》:"天人同文,地人同理。"

中华先贤所创建的是"以天为师""以道为纲"的文化,这个文化并没有正常延续,而是发生了严重的变质。秦李斯提出"以吏为师",西汉董仲舒提出"以君为纲",东汉白虎观会议上正式形成了"君为臣纲,父为子纲,夫为妻纲"的"三纲",道法自然的文化变质于秦,彻底变质于汉。

三、"以天文论人文"的方法

"以太阳论之",这是以天文论人文的根本方法。

制定节令,出于这一根本方法。

确定年节,出于这一根本方法。

直线、直角三角形、椭圆,出于这一根本方法。

几何图形,出于这一根本方法。

奇偶之数,出于这一根本方法。

两维坐标、三维坐标、四维坐标,出于这一根本方法。

天籁之音的五音,出于这一根本方法。

阴阳五行、天干地支,这些成果全是出于这一根本方法。

源头永恒的成果,全是出于这一根本方法。

有了"以太阳论之"这一根本方法之后,又有了"以月亮论之"的方法,又有了"以北斗论之"的方法,又有了"二十八宿"的方法。源头常青的成果,全是出于根本方法与根本方法之外的方法。

第
三
章

十二月太阳历

在时间顺序上，十二月太阳历位于十月太阳历之后，如果说十月太阳历是中华文化成熟的标志，那么十二月太阳历就是中华文化精美的标志。成熟，熟在时空对应的原则不可变动；精美，美在具体数字只能微调而不可大动。十二月太阳历所建立的时空一体的时空观，尽善尽美；所建立的二十四节气，精致精美、永恒长青。

第一节　　经典记载的十二月太阳历

中原华夏源头形成的经典，部部都谈十二月太阳历。不懂十二月太阳历，读不懂中华元典。不懂十二月太阳历，读不懂中华文化。

一、《尚书》记载的十二月太阳历

《尚书》开篇于《尧典》，《尧典》开篇于天文，结果于十二月太阳历，最终落脚于阴阳合历。

《尚书·尧典》："期三百有六旬有六日，以闰月定四时，成岁。"

这里出现了五个时间单位：旬、日、月、时、岁。

何谓旬？《说文解字》："十日为旬。"

何谓日？《周髀算经·日月历法》："日复日，为一日。"

何谓月？《周髀算经·日月历法》："故月与日合，为一月。"

何谓时？《素问·六节藏象论》："六气谓之时。"

何谓岁？《周髀算经·日月历法》："日复星，为一岁。"《素问·六节藏象论》："四时谓之岁。"《易经·系辞下》："寒往则暑来，暑往则寒来，寒暑相推而岁成焉。"

每一个时间单位的确定，需要严格的天文坐标，需要严密的数字定量。后贤可以思一思、想一想，每确定一个时间单位，中华先贤需要经历多长时间，付出多少精力？

366日，一岁之时间长度也。《尚书·尧典》与《灵枢·九宫八风》记载的是366日，《周髀算经·日月历法》记载的是365.25日，元朝郭守敬精确为365.2425日，今天的数据是365.2422日。

$$365.25-365.2422=0.0078（日）$$

上下几千年，人类在太阳历上的进步，仅仅体现在0.0078这个数字上。

一定要牢牢记住的是，太阳历论岁，太阴历论年。太阳回归一次（日影长短循环一次），即是一岁。月亮圆缺十二次，即是一年。过一年又一岁。但是，年和岁是不一样的。

闰，可以闰日，也可以闰月。

闰日，调整的是太阳历本身的时间差。

闰月，调整的是太阴历与太阳历的时间差。

"以闰月定四时"何意也？四时春夏秋冬是立竿测影确定的。春夏秋冬四时，四时为一岁；月亮圆缺十二次为一年。岁的时间长，年的时间短；长短之间的差距累积到一定数量，必须设置一个闰月，才能使春夏秋冬如期而来、如期而去。"以闰月定四时"这句话说明，尧时代的历是以十二月太阳历为基础的阴阳合历。

以十二月太阳历为基础的阴阳合历，是尧发布政令的依据，是百官行政的依据。

二、《黄帝四经》记载的十二月太阳历

长沙马王堆出土的帛书，其中有《黄帝四经》一书。春夏秋冬四时，是《黄帝四经》论证一切问题的依据。

《黄帝四经·经法·论约》："四时有度，天地之李（理）也。日月星晨（辰）有数，天地之纪也。三时成功，一时刑杀，天地之道也。"

这里出现的"四时"，是日影区分出的春夏秋冬。"三时成功"，指的是春生夏长秋收；"一时刑杀"，指的是冬藏。

以四时论天理，以四时论政理，以四时论物理，以四时论人理，是《黄帝四经》论证问题的基本方式。

三、《周礼》记载的十二月太阳历

《周礼》在儒家十三经中排位第四，为儒家重要经典。一部《周礼》，全部内容分为6个篇目：天官、地官、春官、夏官、秋官、冬官。天地四时，为官员设置之坐标；春夏秋冬四官，六占其四；太阳历在《周礼》时代的崇高地位，由此可见一斑。

《周礼·春官》："冯相氏掌十有二岁，十有二月，十有二辰，十日，二十有八星之位，辨其叙事，以会天位。冬夏致日，春秋致月，以辨四时之叙。"

"十有二岁"即十二岁。十二岁，也是一个时间单位。十二岁，一大旬。

"十有二月"即十二月。春三月夏三月秋三月冬三月，共十二月。一岁，12个月。

"十有二辰"即十二辰。昼六辰夜六辰，昼夜共十二辰。

"十日"即一旬。"十日"即一旬的天数。

"二十有八星之位"即二十八星宿在天体中的整体形象与具体位置。

"辨其叙事，以会天位。"辨，辨别天文，辨别人时也。"叙"，安排也。"事"，生产之事，生活之事也；天下之事，家庭之事也。"会"，会合也。《左传·昭公七年》："日月之会是谓辰。"日月两点一线关系之时，会合之会也。"天位"，天体中的特定位置也，日月相会的位置也。人时合于天时，人文合于天文，人事合于天文天时，是这一论断的核心。参照"观乎天文，以察时变；观乎人文，以化成天下"之论，才能真正理解"辨其叙事，以会天位"这句话的真实含义。

"冬夏致日，春秋致月，以辨四时之叙。""冬夏"者，冬至夏至也。"致日"者，太阳观测也。"冬夏致日"，冬至夏至这两天测量日影的长度。"春秋"者，春分秋分也。"致月"者，月令观测也，昼夜观测也。春分秋分这两天测量昼夜的时间长度。《礼记·月令》与《吕氏春秋·十二纪》中均有仲春仲秋之月"日夜分"的记载，《汉书·五行志》中有"春与秋，日夜分"的记载，《淮南子·天文训》中有"八月、二月，阴阳气均，日夜分平"的记载，中华先贤为何特别注重研究冬至夏至、春分秋分这四天呢？因为这四天隐藏有永恒的太阳回归法则！太阳回归的法则，揭示在立竿测影的日影下。日影下，有两个永恒不变点：中午日影最长点与中午日影最短点。这两个点，就是冬至夏至。中午日影最长点，冬至；中午日影最短点，夏至。日影长短两极的冬至夏至，决定着气候中的寒暑，决定着寒暑二气亦即阴阳二气的升降。日影长短两极盈缩的中间，有两个平均点。这两个平均点，就是春分秋分。日影长度的平均，决定着春分秋分这两天的昼夜时间长度平均。春分秋分这两天昼夜的时间长度相等，这就是"日夜分阴阳平"的奥秘。认识日影长度的四个点，就可以辨别冬至夏至、春分秋分4个节令，这里就是"以辨四时之叙"的奥秘。

以四时论气候，以四时论政令，以四时论教化，以四时论祭祀，以四时论战争……"以四时论之"是《周礼》论证问题的基本思路与方法。换言之，"以太阳论之"即《周礼》论证问题的基本思路与方法。

笔者此处关注的是，《周礼》以四时为坐标论疾病。《周礼·天官》："四时皆有疠疾：春时有痟首疾，夏时有痒疥疾，秋时有疟寒疾，冬时有嗽上气疾。"以时间为坐标论病，以四时为坐标论病，《周礼》与《黄帝内经》的立场完全一致。春有 A 疾，夏有 B 疾，秋有 C 疾，冬有 D 疾；四时有规律性，气候病有规律性，疾病也有规律性。病有时间上的规律性与规定性：一时有一时之病，四时有四时之病；病随四时变化而变化，如此思路与方法会过时吗？

四、《逸周书》记载的十二月太阳历

《逸周书》相同于《尚书》中的《周书》，据说是孔夫子编撰《周书》时，没有收录的文章。其实，《逸周书》中保留了非常重要的天文历法。

《逸周书》中有十二月太阳历，有二十八宿历，有北斗历，还有阴阳合历。

《逸周书·周月解》："凡四时成岁，岁有春夏秋冬，各有孟仲季，以名十有二月。"

一岁分四时，四时分别命名为春夏秋冬。

一时分三个月，分别命名以孟春仲春季春，孟夏仲夏季夏，孟秋仲秋季秋，孟冬仲冬季冬。孟仲季，一二三也。

一岁 12 个月。

"孟、仲、季"之名之顺序发源于太阳历，记载于《逸周书》，延续于《礼记·月令》《吕氏春秋·十二纪》。

五、《周髀算经》记载的十二月太阳历

《周髀算经·日月历法》："三百六十五日南极影长，明日反短。以岁终日影反长，故知之，三百六十五日者三，三百六十六日者一。故知一岁三百六十五日四分日之一，岁终也。"

这一论断记载了四个太阳回归年。太阳回归年有小周期、大周期之别。一次回归为小周期，四次回归为大周期。四个回归年之中，前三年每一次回归的天数为365日，第四年的回归的天数为366日。三个365日，一个366日，总数为：

$$365 \times 3 + 366 = 1461 （日）$$

四个回归年的平均天数为：

$$（365 \times 3+366）\div 4=365\frac{1}{4}（日）$$

$$（365 \times 3+366）\div 4=365.25（日）$$

分数、小数都是在太阳历中出现的。

四个回归年之中，最后一年与前三年有 1 日之差，这个差别揭示的是不匀速运动，太阳回归不匀速，实质上是地球公转不匀速。

太阳回归年 12 个月，是在《周髀算经·七衡六间》篇出现的。太阳回归一来的 6 个月，一往的 6 个月，一来一往 12 个月。

六、《易经》记载的十二月太阳历

乾卦六爻，描述的是太阳回归年的前 6 个月。

《易经·乾·象传》："大明终始，六位时成，时乘六龙以御天。"

大明者，太阳也。六位者，六时也，六月也。龙是时间龙！龙是太阳龙！

坤卦六爻，描述的是太阳回归年的后 6 个月。六爻阴六爻阳，阴阳十二爻描述的是太阳回归年的 12 个月。

春夏秋冬四时，十二月太阳历区分出的四个季节。"四时"一词，在《易经》反复出现过多次。《易经·乾文言》："与日月合其明，与四时合其序。"日月之明在先，四时之序在后，谈的是不是十二月太阳历？

药王孙思邈在《大医精诚》一文中指出，要想成为大医——医生医圣，必须要学习前人留下的经验与经典，终极篇是《周易》六壬。何谓易？何谓六壬？"日月为易"，这是《周易参同契》对"何谓易"的界定。六壬即六爻，六爻即六龙，六龙即六时，这是《周易·乾·象传》对"何谓六爻"的界定。六时即太阳回归年前半年的 6 个月与后半年的 6 个时，这是笔者的解释。

第二节　　地下的十二月太阳历

十二月太阳历，农业文明的大根大本，被先贤记载到了经典中，也被先贤铸造在金器、铜器上。今天出土的地下文物上，有十二月太阳历的实物。

一、金沙太阳鸟（图 3-1）

与三星堆属于同一区域的成都金沙，出土了精美绝伦的太阳鸟：四只金质凤凰，飞翔在一个 360° 的正圆的边沿，正圆正中由十二支鸟翼界定出一个优美的空心圆。金沙太阳鸟表达的是四时十二月太阳历，这是成都学界与民间的共识。

二、铜鼓（图 3-2）

滇、黔、桂等省区，多处出土了铜鼓，铜鼓的中央均有放射于十二方的太阳射线。

云南天文台李维宝先生著《云南少数民族天文历法研究》一书，封底上出现一幅十二月太阳历示意图：圆圆的太阳位于中央，中央放射出十二条射线，指向十二地支表达的是空间十二方位。李维宝先生的这幅图，是十二月太阳历的形象表达。

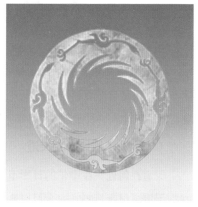

图 3-1　表达四时十二月太阳历的
　　　　金质太阳鸟

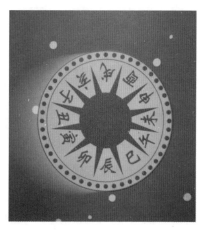

图 3-2　铜鼓上的十二月太阳历

第三节　　十二月太阳历的贡献

十二月太阳历对中华文化、中医文化的贡献，是基础性的。不了解十二月太阳历，无法真正认识中华文化，无法真正认识中医文化。

十二月太阳历的贡献在何处？

一、天道的解释

道在中华文化、中医文化里是至高无上的坐标。道，既是造物主又是人生终极坐标，同时还是自然百科的理论基础，如此重要的道到底在哪里？能不能实证，能不能重复，能不能让人一目了然？

（一）中午的日影论天道

天道在何处？在中午的日影里！

天道可以定量吗？完全可以！

《周髀算经·陈子模型》：“日中立竿测影，此一者，天道之数。”这一论断解答了两个问题：第一天道在中午的日影里，第二天道可以用数字定量。

“日中”为何？《墨子·经上》：“日中，正南也。”日中者，太阳在南中天之中午也。中午的日影才能代表天道。中午日影是变化的。变化在长极而短、短极而长的长短两极之中。长短两极，冬至夏至。冬至夏至，一寒一暑。一寒一暑，一阴一阳。“一阴一阳之谓道。”（《易经·系辞上》）寒暑可以满足道所要求的基本条件，所以中午的日影可以论天道，中午的日影之数可以代表天道之数。天道是可以定量之道！

（二）春夏秋冬四时论天道

道在四时中，是《逸周书》的答案。《逸周书·周月解》：“万物春生、夏长、秋收、冬藏。天地之正，四时之极，不易之道。”四时，源于测量，区分于测量。四时是可以定量的，四时可以论道，等量代换，天道是可以定量的。看不见的道，看得见的春生夏长秋收冬藏。万物的生长收藏，在时间上有严格的规定性。春夏秋冬四时，确立在中午日影的回归中。现象上的太阳回归，实质上的地球公转。地球公转大圆，一分为四即春夏秋冬。天道，现象上的四时，实质上的地球公转。

（三）太阳本身论天道

太阳就是道，是《管子》的答案。《管子·枢言》："道之在天，日也。"管子告诉后人，天上的太阳就代表天道。太阳即道，道即太阳。一日之中，太阳有东升西落之变，一岁之中日出方位有南北之变。无论东西之变还是南北之变，都是可以定量的。

（四）日月联合论天道

天道还有第二个发源地，这就是昼夜。《尸子》："昼动而夜息，天之道也。"昼夜就是天道。昼夜由日往月来、月往日来决定。等量代换，太阳月亮就是道。昼夜是定量的，是严格定量的。

（五）时间之时可以论道

时间之时等同于道，是《尚书》的答案。《尚书·大禹谟》："满招损，谦受益，时乃天道。"不朽的格言出于《尚书》，不朽格言的解释却在《周髀算经》。损益之哲理，出于冬至夏至，这是《周髀算经》的解释。《周髀算经·天体测量》："冬至夏至，为损益之始。"冬至，日影最长；夏至，日影最短。长极开始变短，短极开始变长。日影长极为满。日影短极为谦。影长为益，影短为损。从冬至最长点开始，日影一天天缩短，日影缩短为损。从夏至最短点开始，日影一天天变长。日影增长为益。日影观测，演化出了"冬至夏至，为损益之始"之说。认识损益之始始于冬至夏至"两至"，才能真正明白"满招损，谦受益"这一格言的所以然。损益之始，实际上始于直角三角形底边上的两个点——日影长短两极的两个极点。损，日影缩短也；益，日影增长也。损益即加减。加减在时间中。日影即天道，日影每时每刻都在变化。变化的日影，变化的时间，日影可以论天道，是不是"时乃天道"的奥秘所在？！日影长短变化之间，中华先贤界定出二十四节气，界定出十二月，界定出一个完整太阳回归年，也创造出"满招损，谦受益"的至理名言。

天道可以论一切，等量代换，四时同样可以论一切。知道了这一点，才能明白四时为什么可以论医治天下的政理，为什么可以论医治疾病的病理，为什么可以论两军决胜下的兵理，为什么可以论"大公无私"的人理。

《黄帝内经》开篇第二篇，题目为《四气调神论》。四气者，春夏秋冬四时也。春夏秋冬四时，《黄帝内经》从开篇讲到结尾。

春夏秋冬四时，之所以能够论证一切问题。奥秘何在？奥秘在于，四时者太阳法则也，四时者地球公转法则也。

只要太阳与地球的对应关系还在，四时理论就不会过时。需要说明的一点是，在早期的中华大地上，北斗斗柄指向同样会决定四时。

（六）"以道论之"的论证方式

以道论之，即以道为依据论证问题，是一部部经典的论证方式；以道论之，即以道为依据论证问题，是先秦诸子的论证方式；为什么？站得高看得远。

孟子评价孔子的境界，留下了"登东山而小鲁，登泰山而小天下"这句名言。太阳月亮既高于东山，也高于泰山。站在太阳立场上论证问题，在日月的立场上论证问题，这一高度是不是更高？源头文化为何常青，立场的高度是不是奥秘？

这里仅举一例来说明"以道论之"的常青性。先秦的孙子，为什么会写出今天美国西点军校还在采用的教材《孙子兵法》，从根本上讲，孙子是以道论兵。

二、寒暑、阴阳

寒暑，区分于中午日影：日影长极，寒；日影短极，暑。

阴阳，抽象于寒暑：寒，阴；暑，阳；寒阴而暑阳。

（一）阴阳抽象于寒暑的论断

《周髀算经·日月历法》："故冬至从坎阳在子，日出巽而入坤，见日光少，故曰寒。夏至从离阴在午，日出艮而入乾，见日光多，故曰暑。"

冬至夏至，区分于立竿测影的测量。中午日影 1.35 丈，冬至；中午日影 0.16 丈，夏至。1.35 丈，是日影最长点；0.16 丈，是日影最短点。

日影长短两极，寒暑两极也。冬至，寒极；夏至，热极。极点之处，物极必反之变化点也。寒极生热，热极生寒。

以冬至论阳，以夏至论阴。阴阳两极，物极必反之变化点也。阳极生阴，阴极生阳。

（二）日影两个极点的丰富含义

日影长短两极，隐含有极其丰富的含义：

日影最长点，冬至；日影最短点，夏至。

冬至日光少，夏至日光多。

冬至论寒，夏至论暑。

冬至论阳，夏至论阴。

冬至论坎，夏至论离。

冬至论子，夏至论午。

冬至日出巽（东南）而入坤（西南），夏至日出艮（东北）而入乾（西北）。

与寒暑相关的坎离、巽艮、乾坤六卦，表达的是太阳历。

与寒暑相关的子午两支，时间意义在太阳历的两至，空间意义在一南一北，时间意义还在回归年的一分为二。

（三）从天文到人文转化的两个基本点

从天文到人文的转化，首先始于日影长短两极。

一寒一暑，一冷一热，是一个周而复始、无限循环的气候系统。

一寒一暑，抽象出一阴一阳，从一个周而复始、无限循环的气候系统，上升到一个周而复始、无限循环的人文系统。

一阴一阳，抽象出一奇一偶，从太阳回归法则中，中华先贤建立了数理体系。

一阴一阳，抽象出一升一降，从太阳回归法则中，中华先贤建立了物理基础。

一寒一暑，一阴一阳，变化在一条直线上的两个极点之间。点与线，几何学之基础也。直线本身，又是直角三角形底边。太阳回归法则，是不是几何学的基础？

寒暑阴阳，中华文化、中医文化之母源也。

寒暑阴阳，自然百科之母源也。

寒暑阴阳，诸子百家之母源也。

要想认识中华文化、中医文化，要想认识中华大地上的自然百科，要想认识为什么只有先秦时期会形成诸子百家，首先要认识太阳历，先认识阴阳寒暑。

（四）卦表太阳历

《周髀算经·日月历法》中出现了六卦——坎离、巽坤、艮乾。卦，是用来表达太阳历的。

巽坤两卦，表达的是冬至这一天日出日落的方位。巽，表达东南；坤，表达西南。冬至这一天，日出东南方，日落西南方。

艮乾两卦，表达的是夏至这一天日出日落的方位。艮，表达东北；乾，表达西北。夏至这一天，日出东北方，日落西北方。

《周髀算经》中的坎离两卦，表达的是空间中的南北——离南坎北。南北对应午子，南午北子。

《周髀算经》中与寒暑相关的六卦，属于后天八卦。为什么？

因为先天八卦重视的是天地，后天八卦重视的是水火。

先天八卦上下位置上是乾坤两卦。乾坤代表天地。从无到有的自然演化，是从"有天地"开始的。上南下北，上乾下坤，是先天八卦的标志。

后天八卦上下位置上是坎离两卦。坎离代表水火。后天之中的自然演化，是从"有水火"开始的。上南下北，上离下坎，是后天八卦的标志。

后天八卦为什么重视水火？因为水火相济才有生气勃勃的自然世界。

坎为水。水，广义上的湿度，狭义上的水。离为火。火，广义上的温度，狭义上的火。水为生命之源，是现代科学的结论。实际上，这一结论是有局限性的。北南两极有的是水，有生气勃勃的自然世界吗？生气勃勃的自然世界在何处？在水火相济的地方。水火相济为生命之源，这一结论才是正确的结论。

为什么要解释先后天八卦的区别，因为天地相交、水火相济这一自然哲理，与中医医理相关。

（五）苗族文化与华夏文化的一致性

《苗族古历》中有"冬至阳旦，夏至阴旦"之说，精辟、精炼的语言，将阴阳的本源追溯至太阳，追溯至太阳回归的两个极点——起始点与转折点。以"两至"论阴阳，

《苗族古历》与《周髀算经》的立场完全一致。

（六）日影两个极点演化出的至理名言与成语

源头文化中有丰富的至理名言，有永恒而常青的成语，依据何在，根源何在？

答：在日影长短两极。

这里选录几条，供读者鉴赏。

其一，《易经·系辞上》："日月运行，一寒一暑。"

其二，《易经·系辞下》："寒往则暑来，暑往则寒来，寒暑相推而岁成焉。"

其三，《素问·阴阳应象大论》："寒极生热，热极生寒。"

其四，《灵枢·根结》："天地相感，寒暖相移，阴阳之道。"

其五，《黄帝四经·称》："天制寒暑，地制高下。"

其六，《逸周书·大明武》："时有寒暑。"

其七，《周礼·地官》："日南则景短，多暑；日北则景长，多寒。"

其八，《诗经·小雅·小明》："二月初吉，载离寒暑。"

其九，《礼记·乐记》："天地之道，寒暑不时则疾，风雨不节则饥。"

其十，《文子·九守》："天有风雨寒暑，人有取与喜怒。"

其十一，《庄子·在宥》："四时不至，寒暑之和不成，其反伤人之形乎！"

其十二，《庄子·鱼父》："阴阳不和，寒暑不时，以伤庶物。"

其十三，《鹖冠子·近迭》："阴阳寒暑与时至。"

其十四，《吕氏春秋·季春纪·尽数》："天生阴阳、寒暑、燥湿、四时之化、万物之变，莫不为利，莫不为害。"

其十五，《吕氏春秋·孝行览·慎人》："道得于此，则穷达一也，为寒暑风雨之序矣。"

部部经典与先秦诸子之中，事关寒暑的至理名言无处不在，丰富多彩。以上至理名言仅供鉴赏，不展开讨论。

日影长极而短，短极而长。丰富的、具有常青意义的成语由此产生，例如，"寒往则暑来，暑往则寒来""热极生寒，寒极生热""阳极生阴，阴极生阳""物极必反""否极泰来""周而复始""原始反终""终则有始"，等等。

日影下的冬至夏至，具有严格的规定性；冬至夏至论出的寒暑，具有严格的规定性；冬至夏至抽象出阴阳，具有严格的规定性；只要天上的太阳还在，此规律就不会改变。

三、四时

四时者，春夏秋冬也。四时春夏秋冬，是中华先贤极其重视的自然法则。创建文化的中华先贤利用四时春夏秋冬为基础，创建出来中华文化、中医文化。

（一）日影下的区分

四时春夏秋冬，区分于日影之下：

立春，日影丈五寸二分，小分三（1.0523 丈）。

立冬，日影丈五寸二分，小分三（1.0523 丈）。

立夏，日影四尺五寸七分，小分三（0.4573 丈）。

立秋，日影四尺五寸七分，小分三（0.4573 丈）。

立春立夏立秋立冬，"四立"的四个数据，是由《周髀算经·天体测量》记载的。稍加对比就可以看出，"四立"实际上只有两个数据：立春与立冬这两个节令的长度一致，立夏与立秋这两个节令的长度一致。

"四立"为什么由两个相同的日影长度决定？

根本原因在太阳回归。

太阳回归，一来有立春立夏，一往有立秋立冬。一来，日影由长变短；一往，日影由短变长。长短变化即回归变化。日影回归，往来在一条直线上。所以有数据的重合。明白了这一点，才能真正认识为什么一个数据会区分出两个节令，两个数据会区分出四个节令。

四个数据，界定在一条直线上。这条直线，直角三角形底边也。立竿测影之竿，直角三角形 a 边也。竿下日影直角三角形 b 边也。（图 3-3）

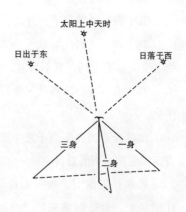

图 3-3　立竿测影与直角三角形

（二）表达四时的图画

为表达无限循环四时，中华先贤创造出了抽象与形象的图画。

最具有典型的意义的是跨越时空的"卍"字符。

1. 陶罐上的"卍"字符（图3-4）

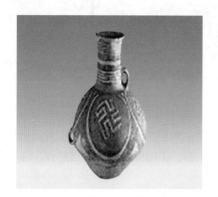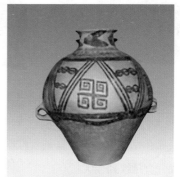

图3-4 陶罐上的"卍"字符表达的是无限循环的四时

2. 铜器上的"卍"字符

三星堆出土的铜器中，有一件命名为"青铜神坛"的铜器。青铜神坛由上中下三部分所组成，分天地人三界。中间部分的人界，站立着四个铜人。四个铜人带着同样的帽子，帽子上环绕着一周"卍"字符。

3. 佛像上的"卍"字符（图3-5）

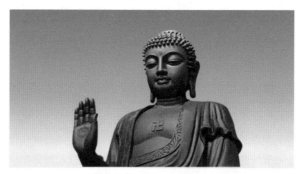

图3-5 佛像上的"卍"字符象征吉祥福瑞

4.彝族、苗族服饰中的"卍"字符（图3-6）

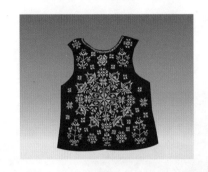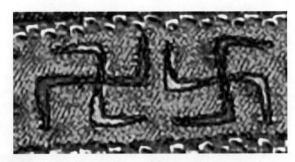

图3-6　左为彝族服饰，右为苗族服饰

从时间上看，"卍"是个贯通古今的符号。在地下文物中，陶罐上有，铜器上有；在今天的日常生活中，彝族、苗族女性服饰中有，伊朗编制地毯上仍然有，这一符号从新石器时代一直延续到今天。

从空间看，"卍"是个世界性符号，希腊、印度、英国和俄罗斯等地的出土文物都有"卍"字符，中国新石器时代的几处遗址中都发现"卍"字符。古希腊神话《木马屠城记》一书的插图中，也有"卍"字符。佛的金身塑像上大都有"卍"字符，象征吉祥福瑞。据说武则天决定汉语读"万"。以经典而论，在经典中，唯有印度《五十奥义书》记载了这个"卍"字符。

（三）经典与诸子中关于"四时"的名言

离开了"四时"，中华大地上不可能有部部经典，不可能有诸子百家。以四时为基础，演化出一系列至理名言；这些至理名言，遍布于源头的部部经典与先秦诸子。选录几条，介绍如下。

其一，《易经·豫·象传》："天地以顺动，故日月不过，而四时不忒。"

其二，《易经·恒·象传》："日月得天而能久照，四时变化而能久成。"

其三，《易经·革·象传》："天地革而四时成。"

其四，《易经·节·象传》："天地节而四时成，节以制度。"

其五，《易经·乾文言》："与四时合其序。"

其六，《易经·系辞上》："变通配四时。"

其七，《周礼·天官》："四时皆有疠疾：春时有痟首疾，夏时有痒疥疾，秋时有疟寒疾，冬时有嗽上气疾。"

其八，《周礼·地官》："日至之景（影），尺有五寸，谓之地中，天地之所合也，四时之所交也，风雨之所会也，阴阳之所和也。"

其九，《礼记·礼运》："播五行于四时。"

其十，《礼记·孔子闲居》："天有四时，春秋冬夏。"

其十一，《管子·四时》："唯圣人知四时。不知四时，乃失国之基。"

其十二，《庄子·在宥》："天气不和，地气郁结，六气不调，四时不节。"

其十三，《庄子·天道》："春夏先秋冬后，四时之序也。"

其十四，《吕氏春秋·去私》："四时无私行。"

四时可以论道！

看不见的道，看得见的春夏秋冬，看得见的春生夏长秋收冬藏。万物生长收藏的过程中，体现的就是不易之道。

四、六气

源于十二月太阳历的六气，在《黄帝内经》中被视为天地之正纪。正纪的正常与异常，是《黄帝内经》论证疾病与疫病的依据。

（一）六气出处

六气只有一个出处，这就是十二月太阳历。六气的分法，却有两种：一种是太阳回归年一分为二分出的六气。太阳回归，前半年 6 个月，后半年 6 个月；前半年 6 个月为阳六气，后半年 6 个月有阴六气。一种是两个月为一气，12 个月分为六气。

（二）两种界定方法

六气有两种界定方法：一种出于《周髀算经》，另一种出于彝族典籍《宇宙人文论》，介绍如下：

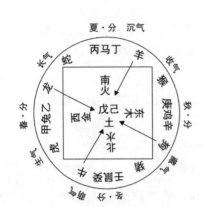

图 3-7　彝族六气循环图

1. 第一种界定分法

两个月为一气，一年 12 个月分六气，彝族文化有这种分法。

《中国彝族通史》记载了如此六气（图 3-7）。具体分法如下：

冬至，萌气。

立春，生气。

立夏，长气。

夏至，沉气。

立秋，收气。

立冬，藏气。

萌气、生气、长气，从冬至开始的前半年的三气，从萌气到长气，气一步步上升。沉气、收气、藏气，从夏至开始的后半年的三气，从沉气到藏气，气一步步沉降。六气一年一循环，周而复始，原始反终，终则有始。

《黄帝内经》运用的六气，属于两个月为一气的分法。

2. 第二种界定方法

一月两个节气，月初为节；月中为气。一月一个中气，前半年 6 个月 6 个中气，后半年 6 个月 6 个中气。太阳回归一来一往分出 12 个月，一共 12 个中气。"中气"之本义，指的是月中之气。

（1）《周髀算经》的记载

《周髀算经·日月历法》："外衡冬至，内衡夏至，六气复返，皆谓中气。""六气"一词，发源于太阳历，记载于《周髀算经》。

六气的本源在太阳回归，这是《周髀算经·七衡六间》的记载。

《周髀算经》有一篇《七衡六间》，讲的是太阳在内衡外衡"两衡"之间的循环。

古之内衡，今天的北回归线；古之外衡，今天的南回归线。从内衡到外衡，同一圆心画出了不同半径的 7 个圆，这就是七衡。七个不同半径的圆界定出的 6 个空白地带，就是六间。六间，太阳在内衡外衡之间回归的示意图（图3-8）。

　　内衡，夏至点的太阳轨迹；外衡，冬至点的太阳轨迹。太阳从内衡到外衡，共6个月，从外衡到内衡，共6个月。太阳在内外衡之间循环一次共12个月。

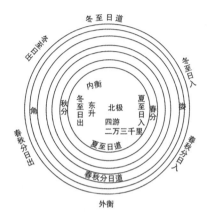

图3-8　《周髀算经》中的六气循环图

　　12个月含二十四节气，二十四节气分十二节十二气，每个月一节一气，月初为节，月中为气。从内衡到外衡的6个月中含六节六气，从外衡到内衡的6个月中含六节六气。"六气复返"共十二气。

　　两个月一气的分法，分出了风热暑燥湿寒六气，如此六气记载于《黄帝内经》。

　　六气，一具有时间上的严格规定性，二具有无限循环的规律性。

　　"七衡六间"解答了一系列基础性问题：

　　1）三条天文线的确定。冬至，太阳在外衡；夏至，太阳在内衡；春分秋分，太阳在中衡。内衡者，北回归线也；外衡者，南回归线也；中衡者，赤道线也。看看今天的地球仪，马上就会发现三条天文线具有永恒意义。

　　2）四个时令点的确定。三条天文线上有四个时令点：冬至夏至，春分秋分。"两分两至"这四个时令点，在《黄帝内经》中具有极其重要的基础意义，被界定为"天地之正纪"。

　　3）十二月的划分。太阳回归，一来一往。一来6个月，一往6个月。从冬至到夏至为来，从夏至到冬至为往。一来一往，共12个月。

　　4）十二律、十二经络的参照坐标。律，定音标准也。《孟子·离娄上》："不以六律，不能正五音。"律出太阳历，《周髀算经·陈子模型》有"冬至夏至，观律之数，听钟之音"之论；十二月与十二律的关系，在《礼记·月令》与《吕氏春秋·十二纪》中为"一月一律，十二月十二律"的对应关系。太阳历的12个月，是十二律的参照坐标。在世界民族之林中，唯我中华先贤发现十二经络，针经《灵枢·经别》明确指出，十二月、十二律是论证十二经络的参照坐标。

5）太阳回归下的推理。《周髀算经·七衡六间》："北极左右，夏有不释之冰；中衡（赤道）左右，冬有不死之草。"观测太阳的中华先贤，肯定没有到过北极，肯定没有到过赤道，但是为什么能够知道北极之下夏天有不融化的冰层，赤道之下冬天有不死之草？靠的是推理。

诺贝尔物理学奖获得者杨振宁博士，2004 年 9 月 3 日在人民大会堂发表演讲，演讲的题目是《〈易经〉对中华文化的影响》，当谈到"近代科学为什么没有在中国萌生"时，杨振宁教授归结五点原因，其中第四条是"中国传统里面无推演式的思维方法"。简言之，"有归纳无推理"的文化残缺，致使近代科学没有诞生在中华大地上。

实际上，在中华文明源头，推理是中华先贤掌握并能灵活运用的基本方法。请看以下几个例证：

例一，"易有太极，是生两仪，两仪生四象，四象生八卦，八卦生吉凶，吉凶生大业。"宇宙如何演化？《易经·系辞上》留下如此至理名言。中华先贤亲历了这一过程吗？没有！为何会有"一分为二，二分为四，四分为八"这一格式的至理名言？答案是：推理。

例二，"有天地然后有万物，有万物然后有男女，有男女然后有夫妇。"宇宙如何演化？《易经·序卦》留下如此至理名言。中华先贤亲历了这一过程了吗？没有！为何会有"有 AB 然后有 CD"这一格式的至理名言？答案是：推理。

例三，"夫易，彰往而察来。"这是《易经·系辞下》留下的至理名言。往者，历史也。来者，未来也。历史为何能够启示未来？答案是：推理。

例四，"万物负阴而抱阳。"这是老子在《道德经·第四十二章》留下的至理名言。老子解剖过万物吗？没有！为什么老子会有此结论？答案是：推理。

推理，庄子留下了"通于一而万事毕"的名言，文子留下了"知一即无一不知"的名言，荀子留下了"以一论万"的名言，为什么"知一"可以"无一不知"？揭示谜底的在《韩非子》。《韩非子·扬权》："道无双，故曰一。"道，是推理一切问题的依据。阴阳，是推理一切问题的依据。四时，是推理一切问题的依据。五行，是推理一切问题的依据。推理一切问题的依据，全部发源于太阳。"一"是归纳，"以一论万"

是推理。源头的中华文化亦即中华元文化里，既有归纳又有推理。归纳与推理，一个不缺。中华先贤在创建太阳历的同时，也创建了归纳与推理两种方法。

之所以这里谈推理，是因为推理是《黄帝内经》论自然之病论人体之病的基本方法。"观象比类""援物比类""取象比类"，讲的是具体的推理方法；"言一而知百病之害"，讲的是推理的根本哲理。详细的讨论将在下面进行，这里仅作简要的介绍。

6）太阳回归的左右之分。日影盈缩，盈缩在一条直线上。太阳回归，往来在左右两条道路上。《周髀算经·日月历法》："故冬至之后，日右行；夏至之后，日左行。左者，往；右者，来。"知道了这一论断，有助于理解《素问·阴阳应象大论》篇中的"左右者，阴阳之道路也"之论。

《周髀算经·七衡六间》还解答了一个问题，即地球是一个椭圆体。"吕氏曰：'凡四海之内，东西二万八千里，南北二万六千里。'"东西2.8万里，南北2.6万里，两者相差0.2万里，显然，地球是一个椭圆球体。

（2）《逸周书》的记载

六气即6个中气，详细的解释在《逸周书》的两个论断之中：

其一，《逸周书·周月解》："凡四时成岁，岁有春夏秋冬，各有孟仲季，以名十有二月。月有中气，以著时应。"

[意译]春夏秋冬循环一次即是一岁。春夏秋冬四时，一时分三个月，分别命名以孟春仲春季春，孟夏仲夏季夏，孟秋仲秋季秋，孟冬仲冬季冬。一岁12个月，共有12个中气。

"中气"一词发源于太阳历，记载于《逸周书》与《周髀算经》，延续、沿用于《黄帝内经》。

孟仲季，一二三也。孟春仲春季春，春一月春二月春三月是也。"孟、仲、季"之名发源于太阳历，记载于《逸周书》，延续、沿用于《礼记·月令》《吕氏春秋·十二纪》。

其二，《逸周书·周月解》："春三月中气，惊蛰、春分、清明。夏三月中气，小满、夏至、大暑；秋三月中气，处暑、秋分、霜降；冬三月中气，小雪、冬至、大寒。闰无中气，指两辰之间。万物春生夏长，秋收冬藏。天地之正，四时之极，不易之道。"

[意译]春三月三个中气：惊蛰、春分、清明；夏三月三个中气：小满、夏至、大

暑；秋三月三个中气：处暑、秋分、霜降；冬三月三个中气：小雪、冬至、大寒。12个月十二个中气。

没有中气的那个月，即是闰月。丁酉年（2017）闰六月，这个月只有立秋一个月初之节，而无月中之气。闰月，证明的是太阳历在数理上的严密性，证明的是中华文化与中医文化在数理上的严密性。

（3）彝族典籍的记载

12个月，前半年6个月为天六气，后半年6个月为地六气。如此区分记载于彝族典籍《宇宙人文论》。

彝族典籍《宇宙人文论》有一篇《论闰年闰月和大月小月》，文章中有一幅"闰年闰月图"（图3-9），这幅图的注释中出现六气之说：

十一月为天一气，

十二月为天二气，

正月为天三气，

二月为天四气，

三月为天五气，

四月为天六气；

五月为地一气，

六月为地二气，

七月为地三气，

八月为地四气，

九月为地五气，

十月为地六气。

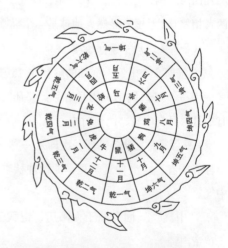

图3-9 彝族天六气地六气升降循环图

天论阳，地论阴。一月一气，前6个月为阳六气，后6个月为阴六气。重大的变化点在十一月、五月，这两个变化点是太阳相交于南北回归线决定的。十一月即子月，太阳相交于南回归线；五月即午月，太阳相交于北回归线，子午两点是寒暑（阴阳）二气的转化点。彝族文化以太阳为坐标合理地解释了六气的来源。六气，实际上是十二月一分为二分出的阳六气、阴六气。

为何以十一月为天一气？因为冬至在十一月。

冬至，日影最长点，太阳回归年的起始点。所以，天一气在冬至在十一月。

五、八节

八节者，冬至夏至春分秋分、立春立夏立秋立冬是也。八节出于十二月太阳历。

（一）书内的八节

经典与诸子之中，均有八节的记载。

1.《周髀算经》的记载

八节者，准确区分于立竿测影，详细记载于《周髀算经》。

日影最长点，1.35 丈，冬至。

日影最短点，0.16 丈，夏至。

日影平分点，0.755 丈，春分秋分。

日影往来长度 1.2523 丈，立春立冬。

日影往来长度 0.4573 丈，立夏立秋。

立春立夏立秋立冬，如此为"四立"。"四立"，分启分闭。

冬至夏至春分秋分，如此为"两分两至"。"两分两至"，简而言之，即分至。

五个数据界定出太阳八节，这五个数据由《周髀算经·天体测量》所记载。三个数据为什么会界定出 6 个节令？因为太阳回归来往经过同一个点。

2.《左传》的记载

八节，可以简称为"分至启闭"。分，春分秋分两分；至，冬至夏至两至；启，立春立夏；闭。立秋立冬。"分至启闭"一词，流行于黄帝、太昊、少昊时代，记载于《左传·昭公十七年》。

3.《尸子》的记载

尸子，先秦诸子中的一子。《尸子》："伏羲氏画八卦，别八节而化天下。"

八卦表达的是太阳历八节，这是一。八卦为伏羲氏所作，这是二。化天下的人文就是太阳八节。尸子一句话，有三重重要意义：一是解释了八卦作者为谁？二是解释八卦的意义为何？三是解释了八卦的功能为何？

化天下如何化？让天下人认识太阳法则，让天下人在生产生活中自觉遵循太阳之序。

4.《黄帝内经》的运用

一节有一风，八节有八风；八风分正邪，邪风会致病：一种邪风一种病，八种邪风八种病。太阳八节演化出的邪风理论，顺理成章地成了判断疾病与疫病的依据。专题讨论邪风与疾病与疫病关系的文章，就记载在《灵枢·九宫八风》篇。

在人类先贤中，以邪风论疫病者，唯我中华先贤。

在人类文化宝库中，以邪风论疫病者，唯有《黄帝内经》。

（二）书外的八节图

从石器时代到青铜器时代，中华先贤创造出了各式各样的表达太阳历八节的八节图。八节图，刻在玉器上，画在陶罐上，铸在青铜器上。时至今日，八节图依然绣在彝族苗族女同胞的服装上。这里选择几幅八节图供读者鉴赏。

第一幅图：湖南汤家岗出土的八分方圆图（图3-10）。

湖南汤家岗出土了距今7000年左右的八分方圆图。一个圆，被均匀地分出了八等份。八分方圆图几乎包含了几何学的全部基础性要素：圆、方、角（直角、锐角、对顶角、同位角）、直线、曲线、s线、水波线、平行线。八分方圆图中的直角三角形，比古希腊大哲学家毕达哥拉斯画出的直角三角形要早出几千年，起码要早出3800年。

内方外圆，这里有没有中华先贤的宇宙观？八角对应空间八方，八方是否对应太阳历的八节，这里有没有中华先贤时空一体的时空观？

毫无疑问，这幅八分方圆图具有双重意义：一是表达中华先贤的宇宙观，二是表达太阳八节。

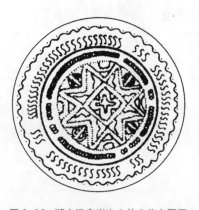

图3-10 湖南汤家岗出土的八分方圆图

天圆地方，是中华先贤对整个宇宙的把握。请看以下三个论断。

其一，《吕氏春秋·圆道》："天道圆，地道方。"

其二，《大戴礼记·天圆》："天道曰圆，地道曰方。"

其三，《淮南子·天文训》："天圆地方，道在中央。"

天圆地方之方圆，不能简单地从狭义的几何学上去理解，而应该从中华文化的立场上去解释。关于"天圆地方"的解释，请看以下两个论断。

其一，《大戴礼记·天圆》："上首之曰圆，下首之曰方。……天道曰圆，地道曰方，方曰幽而圆曰明。明者，吐气者也，是故外景。幽者，含气者也，是故内景。"

《大戴礼记》以上下内外论方圆。圆在上而方在下，圆在外方在内。文中特别解释，地方之方不能理解为四四方方之方。幽明者，阴阳也，幽曰阴而明曰阳。阳无形曰圆，阴有形曰方。

其二，《吕氏春秋·圆道》："天道圆，地道方，圣王法之，所以立上下。何以说天道之圆也？精气一上一下也，圆周复杂，无所稽留，故曰天道圆。何以说地道之方也？万物殊类殊形，皆有分职，不能相为，故曰地道方。"

天道曰圆，圆在精气一上一下的圆周运动。地道之方，方在大地有形上，方在万物有形上，方在万物一类一形上。《吕氏春秋》论地道之方，是有形谓之方，不是狭义上的四四方方。

所以，汤家岗八分方圆图首先解答的应该是"天圆地方"的宇宙观，其次解答的是太阳历八节。时令八节对应空间八方，时空一体的时空观完美地融合在八分方圆图中。

汤家岗属于洞庭湖流域，八分方圆图应该属于洞庭湖文明。洞庭湖文明有八角形，有精美的几何图形。

第二幅图：安徽含山凌家滩出土的八角形玉鹰（图3-11）。

玉鹰正反两面都有一个八角形。八角形中

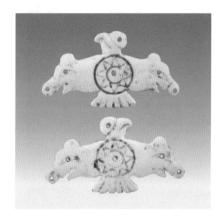

图3-11 安徽含山凌家滩出土的八角形玉鹰

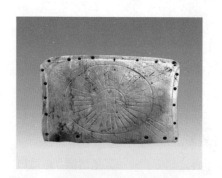

图 3-12　安徽含山凌家滩出土的八角形玉版

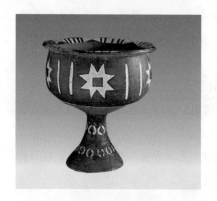

图 3-13　山东大汶口陶器上的八角形

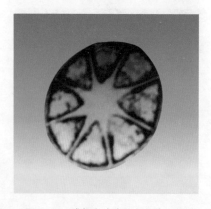

图 3-14　成都金沙遗址出土的八角形

心是一个圆，八角形外环绕八角形又是一个圆。八角形内外大小两个圆。

笔者认为，圆是天圆之圆；八角是太阳历八节与空间八方的融合体。

第三幅图：安徽含山凌家滩出土的八角形玉版（图 3-12）。

两组平行线相交，形成了圆心处的正方形；两组平行线相交于圆，又相交出八个直角三角形。

含八角形的圆为小圆，小圆之外还有一个大圆，大小两个圆之间是射线与剑形线。大圆之外，还有射线，四隅还有四个剑形线。

笔者认为，圆是天圆之圆，方是地方之方；八角是太阳历八节与空间八方的融合体，射线是光芒四射的阳光。

凌家滩遗址位于长江流域，所以凌家滩八角形应该属于长江文明。长江文明有八角形，有精美的几何图形。

第四幅图：山东大汶口陶器上的八角形（图 3-13）。

八角形与中间的正方形，实际上仍然是两组平行线相交而成。大汶口位于黄河流域，所以大汶口八角形应该属于黄河文明。黄河文明有八角形，有精美的几何图形。

第五幅图：成都金沙遗址出土的八角形（图 3-14）。

成都金沙遗址出土了青铜铸造的八角形，八

角形将一个360°的大圆均匀分为八等份。青铜八
角形表达的是什么？凉山彝族毕摩经书中有相似的
八角形，毕摩经书解释，八角形含两项重大内容：
一是太阳历八节，二是空间八方（图3-15）。

八卦，贵州的彝文典籍称之为"宇宙八
角"。宇宙八角含两项重大内容：一是空间八方，
二是太阳历八节。八方之中，南北对应夏至冬至，
东西对应春分秋分，四隅对应立春立夏立秋立冬。

（三）八节（八角）简评

从空间上看，黄河流域、长江流域、洞庭湖

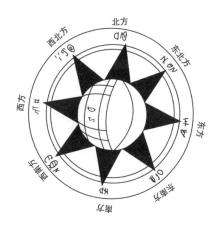

图3-15　凉山彝族经书中的八节八方图

流域，乃至黑龙江流域，都有八角形的出土；如果没有厚重的文化意义，八角形会分布
在广袤的中华大地上？

从时间上看，八角形跨越了玉器、陶器、青铜器三个时代；如果没有厚重的文化意
义，八角形会延续于如此悠久的历史之中吗？

八角形与圆相关，圆的出现，是不是证明此时的中华先贤已经掌握了规矩之规？平
行线的出现，是不是证明此时的中华先贤已经掌握了规矩之矩？掌握规矩的中华先贤为
什么会反复、不厌其烦地创造出不同形式的优美的圆与八角形？

答案只有一个，这就是：八角形具有厚重的文化意义。从天文到人文，一代又一代
的中华先贤，把天文的精髓浓缩在八角形之中。

认识中华文化，认识中医文化，文字之前的几何图形，无论如何不能轻视，更不能
忽略，尤其是八角形。

太阳历的八节，从地球公转角度上看，是地球公转大圆一分为八的结果。

这里回顾一个春秋时期的故事，故事记载于《左传·昭公十七年》。故事的名字可
以概括为：东夷的郯子指导鲁昭公。故事的梗概如下：

少皞氏时代的官员，以鸟名为官名，有凤鸟、玄鸟、青鸟、丹鸟都入了官名。"是
这样，为什么这样？"当时的鲁昭公知其然而不知其所以然。东夷郯国的郯子轻松地解

答了这一难题。郯子说："少皞氏是我们的祖先，我知道这件事的因与果。"郯子先从黄帝讲起，依次讲了炎帝、共工氏、太皞氏、少皞氏几个时期的官员设置的依据，其依据均为天文历法。天文历法，在远古、中古时期是"一等一"的大事。官，因时而设。天文历法中，最基础的为"分至启闭"。分即春分秋分两分，至即冬至夏至两至；启闭即四立：启指立春立夏，闭指立秋立冬。四时八节，各有官员负责。鲁国是周公的封地，鲁昭公是周公的后代，周公何许人也？礼之集大成者，孔夫子敬重的圣人。然而，周公的后代偏偏遗忘了历史常识。鲁国属于华夏，这些历史常识，偏偏在属于华夏的鲁国失传了。郯国，东夷小国也。郯子，东夷小国的学者。东夷小国的学者，偏偏能清晰地叙述华夏历史。孔子知道这个典故之后，虚心地说出了一句话："天子失官，学在四夷。"天子，指的是中原华夏。失官，不是失去官员或官职，而是失去了官员设置的理论依据。以太阳历八节为依据设置官员，这一常识被华夏遗忘。与"礼失求诸野"的主张相似，孔子又提出了"天子失官，学在四夷"。四夷者，东夷、西戎、南蛮、北狄也。中华文化与华夏传统并非源远流长，春秋时期已有失传。朝中失传的，孔夫子主张"礼失求诸野"；华夏失传的，孔夫子主张"学在四夷"。野，指的是朝野之野。朝野，在同一区域、同一族群之内。四夷之夷，有中原与边陲之分，有不同族群之分。笔者沿着"学在四夷"这条路，借助兄弟民族所保存的天文历法，具体是十月太阳历与十二月阴阳合历，解答了一系列基础问题。"阴阳玄不玄"这一百年悬案，苗族太阳历可以在五分钟之内给出严密、令人信服的答案。"五行玄不玄"这一百年悬案，彝族十月太阳历可以在十分钟之内给出严密、令人信服的答案。八角八卦就是太阳历八节，彝族水族均可以在短时间内给出严密的答案。

一个伟大的民族，必须有胸怀有境界，必须知道"人外有人"，必须向四周学习的虚心。不耻下问，不耻向四夷问，孔夫子为我们树立起了光辉的榜样。

六、十二月、十二律

十月太阳历在先，十二月太阳历在后，十二月太阳历是十月太阳历改革的结果。

十二律是十二月的伴生物。"一根藤上两个瓜"，用这句话可以形容十二律与十二月的伴生关系。"一体两面",用这句话可以形容十二律与十二月的贴切关系。

先谈十二月,再谈十二律。

(一)十二月:十月太阳历改革的结果

十月太阳历为什么要改革?因为节令不适合种庄稼!

稍加对比,马上就会明白十月太阳历为什么要更改。

十月太阳历一月 36 日,一月含两个节气,18 日一个节气;十二月太阳历一月 30 日,一月含两个节气,15 日一个节气;18-15=3,同是太阳历的节气,之间有 3 日的差距。农业种植,必须当断则断,斩钉截铁,差一天也不行。"过了芒种,种了白种。"东北三省种植,必须在芒种之前下种。芒种之后第二天下种,则不会有任何收获。"过了立秋,种也没收。"湖南二季稻种植,必须在立秋之前下种。立秋之后第二日下种,则不会有任何收获。

一个节气有 3 日之差,于是就有了"焦禾稼"的危局。十月太阳历改革,势成必然。"后羿射日"之神话,实际上是十月太阳历改革。十个太阳,烈日炎炎,烧焦了禾稼。后羿射日,射掉了九个,剩下一个,温度恢复正常,禾苗开始正常生长。射日之神话,中原华夏有,边陲的彝族也有,湘西与黔东南的苗族同样有,只是射日者的名称不同而已。同一个故事多个民族保留,说明了什么?是不是说明十月太阳历改革具有普遍意义?

十月太阳历改革,中华大地上的中华先贤又创造出了十二月太阳历。十月太阳历分五行,十二月太阳历分四时,五行与四时是两种太阳历的标志。希望青年朋友能够记住并分清这两种标志。

(二)十二月太阳历无处不在

从《易经》经《尚书》到先秦诸子,十二太阳历无处不在。

1. "四时"一词是十二月太阳历的间接标志

凡是出现"四时"一词,都可以视为此处所隐含的是十二月太阳历。

"与四时合其序""四时变化而能久成""天地革而四时成""天地节而四时成""变通配四时"一部《易经》,多处出现"四时"一词,阅读于此就可以作出判断：这里有十二月太阳历。

"期三百有六旬有六日，以闰月定四时，成岁。"《尚书·尧典》中出现了"四时"一词，阅读于此就可以作出判断：这里有十二月太阳历。

"天地无私，四时不息。""日月星辰之期，四时之度。""不顺四时之度而民疾。""四时有度，动静有位。""四时有度，天地之李（理）也。""四时代正，终而复始。"马王堆出土的《黄帝四经》多处出现"四时"一词，阅读于此就可以作出判断：这里有十二月太阳历。

"四时"一词，在先秦诸子中无处不在。阅读至"四时"一词就可以作出判断：这里有十二月太阳历。

2. "十二月"一词是十二月太阳历的直接标志

十二月，在《周礼》《逸周书》《周髀算经》之中是明确出现的。

《周礼·天官》："岁十有二月。"《周礼·天官》明确指出，一岁有十二月。

《周礼·春官》："冯相氏掌十有二岁，十有二月，十有二辰，十日。"《周礼·春官》明确指出，一岁有十二月。这一论断所论的是由岁、月、日、辰、旬五个时间单位组成的时间系统。所谓"十有二岁"，指的是木星圆周运动的周期。木星圆周运动，十二岁一个周期（实际上是近十二岁，但不足十二岁）。所谓"十有二辰"，指的是一日含十二个时辰。所谓"十日"，指的是一旬有十日。

《逸周书·周月解》："凡四时成岁，岁有春夏秋冬，各有孟仲季，以名十有二月。"《逸周书·周月解》明确指出，一岁分春夏秋冬四时，一时分孟仲季三个月，一岁共有 12 个月。

《周髀算经》不但记载了太阳历与太阴历的 12 个月，而且还记载了两者精确的时间长度。

太阳历的 12 个月（太阳月），每月的时间长度大于 30 日，其计算公式为：

$$365.25 \div 12 = 30.44$$

太阴历的 12 个月（月亮月），每月的时间长度小于 30 日，其计算公式为：

$$354.37 \div 12 = 29.53$$

3. 改革后的保留

十月太阳历改革之后，如下内容因其本身的永恒性而无法变革，所以仍然保留在十二月太阳历之中：

——其一，冬至夏至，无法变革，仍然保留。

——其二，一寒一暑，无法变革，仍然保留。

——其三，一阴一阳，无法变革，仍然保留。

——其四，一升一降，无法变革，仍然保留。

——其五，一奇一偶，无法变革，仍然保留。

——其六，一宇一宙，无法变革，仍然保留。

——其七，五行结构，无法变革，仍然保留。

——其八，五方结构，无法变革，仍然保留。

——其九，天干地支，无法变革，仍然保留。

——其十，圆周循环，无法变革，仍然保留。

十月太阳历改革为十二月太阳历，真正起重大作用的仅有两处：一是十二月的界定，二是二十四节气的划分。有了十二月，才有了认识十二律、十二经络的坐标。有了二十四节气，农民才真正找到了播种收获的根本法则。

十二月太阳历在《黄帝内经》的基础性作用，将在后面章节专题讨论。

4. 改革后的继承

五行对应五方，时空一体，十月太阳历的时空观是正确的，十二月太阳历全盘继承。

继承，一是继承在文字里，一是继承在数字中。

先谈文字的继承。十二月太阳历分四时，四时对应四方，如何继承五行对应五方的时空观，彝族先贤创造了一个生动形象的、令人过目不忘的故事：五弟兄分家。

弟兄五个分家，先分空间，后分时间。

分空间：大哥分管东方，二哥分管南方，三哥分管西方，四哥分管北方，五弟分管中央。

分时间：大哥分管四时之春的90日，二哥分管四时之夏的90日，三哥分管四时之秋的 90 日，四哥分管四时之冬的 90 日。

春夏秋冬四时每一时，四个哥哥每人分管 90 日。

分时间，把小弟弟忘了。小弟弟问：诸位哥哥，我的呢？四个哥哥连忙每个人拿出 18 日给五弟。这样，五个弟兄每人分管 72 日。

五行结构，就如此合理地保留在四时历之中。

五弟兄分家的故事，彝族学者龙正清先生记载在其大作《彝族历史文化研究文集》中。

五行历的东西南北中五方空间观是正确的，所以五行历改革为四时历之后，五方空间观仍然保留在四时历之中。

再谈数字记载。彝族文化有一幅罡煞图（图 3-16），这幅图在民族大家庭中为彝族文化所独有。

彝族罡煞图是在《土鲁窦吉》中出现的。书中有图而没有注解，笔者专门写信请教这部书的保存者、翻译者彝族布摩王子国先生，王老先生回信解释如下：

"彝族罡煞图，从内到外的运算规律，中央的 69 之数，不是实际之数，而是太极之图，表示的是老阴老阳。"

按照天 3 地 2 的原理运算：3×6=18，2×9 =18。如此运算，得出的结果是四方数。天 3 地 2 加一倍即天 6 地 4 运算：6×6=36，4×9=36。如此运算，得出的结果是八方数。

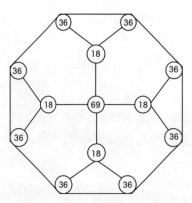

图 3-16 彝族典籍《土鲁窦吉》
中的罡煞图

"从外到内，是八面归四方、四方归中央的合体关系，其运算过程是：八方归四面，八个 36 两两相加变成四个 72；四面归中央，四个 18 变成一个 72；四面数与中央数相加，即四个 72 加一个 72 等于 360。按照天 3 地 2 的原理，阴阳生生不息的规律，算出 3 日过大年、2 日过小年的两个年节。"

彝族罡煞图，可以用图形与数字合理解释《黄帝内经》中的两大基础性问题：五脏每一脏主 72 日；脾居中央主四时之末 18 日。

　　五脏有时间性：肝主春 72 日，心主夏 72 日，肺主秋 72 日，肾主冬 72 日，脾主四时之末的四个 18 日。五脏的时间性与脾脏的特殊性，《黄帝内经》中只有结论而没有依据，只有文字叙述而没有用历法数字解释。

　　"播五行于四时。"这是《礼记·礼运》中的一个重要论断。五行，出于十月太阳历；四时，出于十二月太阳历。"播五行于四时"，涉及两种太阳历的融合。"播五行于四时"具体如何播，彝族罡煞图形象而有趣地解答了这一难题。四时之中保留了五行结构，这就是"播五行于四时"（图 3-17）。

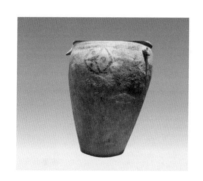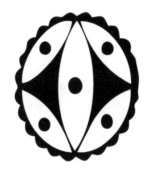

图 3-17　仰韶文化伊川缸上"播五行于四时"的抽象画

　　脾主四时之末 18 日，这是《黄帝内经》中的一个基础性问题。是这样！为什么这样？《黄帝内经》没有给出"所以然"的解释。

　　罡煞图与"五弟兄分家"的故事，可以清晰地解答《黄帝内经》中的一个基础性问题：脾脏不主一时，而主四时之末的 18 日。

（三）十二律

　　十二月与十二律，同根同源，为一根藤上的两个瓜。

1. 经典的记载

　　最早记载十二律的经典，是《周礼》。《周礼·春官》："大师掌六律、六同以合阴阳之声。阳声：黄钟、太蔟、姑洗、蕤宾、夷则、无射。阴声：大吕、应钟、南吕、林钟、仲吕、夹钟。"

太阳历与十二律之间是同根伴生关系，共同产生在立竿测影之下。最早记载这一关系的是《周髀算经》。《周髀算经·陈子模型》："冬至夏至，观律之数，听钟之音。"

2. 十二月与十二律的对应

一月一律，十二月十二律，最早记载这一对应关系的是儒家典籍《礼记·月令》，具体对应关系如下：

孟春正月，律中太蔟；

仲春二月，律中夹钟；

季春三月，律中姑洗；

孟夏四月，律中仲吕；

仲夏五月，律中蕤宾；

季夏六月，律中林钟；

孟秋七月，律中夷则；

仲秋八月，律中南吕；

季秋九月，律中无射；

孟冬十月，律中应钟；

仲冬十一月，律中黄钟；

季冬十二月，律中大吕。

对应，起始点应该在冬至。

《吕氏春秋·季夏纪·音律》："天地之气，合而生风。日至则月钟其风，以生十二律。"这里的"日至"指的是冬至。从冬至开始谈黄钟，十二中气与十二律的一一对应，《吕氏春秋·季夏纪·音律》解释如下：

仲冬日短至，则生黄钟。

季冬生大吕。孟春生太蔟。

仲春生夹钟。季春生姑洗。

孟夏生仲吕。仲夏日长至，则生蕤宾。

季夏生林钟。孟秋生夷则。

仲秋生南吕。季秋生无射。

孟冬生应钟。

十二律发源于十二中气，《吕氏春秋》的记载与《礼记》的记载完全一致。

十二平均律的证明者明世子朱载堉，在《历律融通·律率》一书中将十二律与十二气一一对应：

黄钟，冬至；大吕，大寒；

太蔟，雨水；夹钟，春分；

姑洗，谷雨；仲吕，小满；

蕤宾，夏至；林钟，大暑；

夷则，处暑；南吕，秋分；

无射，霜降；应钟，小雪。

黄钟为始，应钟为终。十二律为首的是黄钟，黄钟对应的是冬至。《律历融通》记载的黄钟之声仍然始于冬至。

"大乐与天地同和。""乐者，天地之和也。"乐的母源在何处？在天地之和！《礼记·乐记》反复强调这一点。天地如何和？和在太阳与地球的对应关系上。《周髀算经·七衡六间》："故曰夏至……极内衡，日冬至……极外衡也。"极，到达也，直射也，对应也。内衡，即北回归线；外衡，即南回归线。

太阳对应于南回归线，冬至。冬至，是天地之和的起始点。冬至这一天的天籁之音、地籁之音，中华先贤界定为黄钟。

太阳对应于北回归线，夏至。夏至，是天地之和的转折点。夏至这一天的天籁之音、地籁之音，中华先贤界定为蕤宾。

太阳回归两次对应于赤道，春分秋分。春分这一天的天籁之音、地籁之音，中华先贤界定为夹钟；秋分这一天的天籁之音、地籁之音，中华先贤界定为南吕。春分秋分两点，是天地之和的中间点。

太阳回归，地球公转，中华先贤在太阳与地球的对应关系找到了24个对应点，这就是 24 节气。节与气之间在时间段上是有差别的：月初为节，月中为气。12 个月中之气，12 个太阳与地球的对应点；12 个对应点 12 种天籁之音，中华先贤由此认识并确定了十二律。历与律，其根源均源于天地之和。

以《周髀算经·天体测量》中的日影长度为依据，笔者对十二中气与十二律的对应关系解释如下：

音律，与太阳历是伴生关系。冬至夏至，界定于直角三角形底边上的两个点。在界定冬至夏至的同时，中华先贤发现黄钟大吕之声。历律一体，在分清太阳历阴阳十二个中气的同时，中华先贤也界定出了阴阳十二律。

3. 直角三角形底边的界定

节令与音律，均界定于直角三角形底边之下，具体界定如下：

三角形底边长 1.35 丈，冬至，黄钟；

三角形底边长 1.1514 丈，大寒，大吕；

三角形底边长 0.9532 丈，雨水，太蔟；

三角形底边长 0.755 丈，春分，夹钟；

三角形底边长 0.5564 丈，谷雨，姑洗；

三角形底边长 0.3582 丈，小满，仲吕；

三角形底边长 0.16 丈，夏至，蕤宾；

三角形底边长 0.3582 丈，大暑，林钟；

三角形底边长 0.5564 丈，处暑，夷则；

三角形底边长 0.755 丈，秋分，南吕；

三角形底边长 0.9532 丈，霜降，无射；

三角形底边长 1.1514 丈，小雪，应钟。

十二律确定在直角三角形的底边变化之下。稍微留心就可以看出，八节的日影长度自冬至始由长变短，自夏至始又由短变长；长有一定极限，短有一定极限；一来一往，周而复始；如环无端，循环无端。

朱载堉正是以《周礼》中的直角三角形为基础，经过开方，求出了十二平均律。

4. 道路之外还有道路，方法之外还有方法

立竿测影的竿与影，本身就是直角三角形。观测这个直角三角形的底边长度的变化，中华先贤区分出十二中气，又在十二中气这里抽象出十二律。所以，完全可以利用日影下的直角三角形重新找出求证十二平均律的新方法。

十二律被明世子朱载堉用数理所证明，从此十二律变成了十二平均律。16世纪，十二平均律传到西方。18世纪，西方音乐家开始将十二平均律用于创作实践。1722年，巴赫将十二平均律引入著作《平均律钢琴曲集》（上卷），十二平均律从此传遍了西方，一直沿用至今。十二平均律，是中国十二月太阳历对人类的伟大贡献。一旦离开了太阳与地球的对应关系，就无法理解十二平均律的永恒性与常青性。

历与律，一体两面。所以，从《礼记》《吕氏春秋》到《史记》《汉书》《淮南子》，谈历必然谈律，谈律必然谈历。历律同源，《大戴礼记·曾子天圆》中有"间不容发"的描述："圣人谨守日月之数，以察星辰之行，以序四时之顺逆，谓之历。截十二管，以宗八音之上下清浊，谓之律也……律历迭相治也，其间不容发。"历与律同一个发源地，这个发源地就是日月星辰，终极之发源地就是太阳与地球的对应关系。历与律一体两分的紧密关系，间不容发。"历律"并列并重，是先秦诸子到汉代的一致文风。不懂十二月太阳历，无法理解"历"与"律"为何会并列并重。

谈中医文化有必要谈历律吗？十分必要。不懂历律谈中医，犹如神秀谈禅，不是在门里，而是在门外。

十二月十二律是论证人体十二经络的根本依据，详细的讨论在"太阳与中医"章节中进行，此不赘述。

5. 十二月演化出的成语

《文子·自然》："十二月运行，周而复始。"

《文子》指出"周而复始"这一成语，发源于太阳历的十二月。前面已经谈过，冬至夏至的无限循环，一寒一暑的无限循环，演化出了众多的、具有永恒意义的成语与至理名言。十二月循环，也就是寒暑循环、阴阳循环，也就是四时循环、八节循环，也就是否极泰来的物极必反。十二月循环，这一坐标演化出了十二经络的循环、气血循环。

十二月，时间也。时间，起于太阳回归，起于地球公转。正是太阳回归，正是地球公转，演化出了流传至今的、大家耳熟能详的成语故事与至理名言。

6. 十二地支与十二律对应简图

十二月太阳历与十二律之间的关系，前人用艺术手法画出了十二支与十二律对应的简图，如图3-18所示。

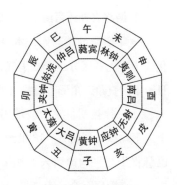

图3-18 十二支与十二律对应图

7. 出于直角三角形底边的成果：简评十二月太阳历

十二月太阳历，是中华文化精美的标志。

十二月太阳历，出于立竿测影的日影之下。

竿下日影是直角三角形底边。出于直角三角形底边的十二月太阳历创建了时间、气候、算术、音律、哲学五大体系：

其一，时间。二十四节气的确定，出于直角三角形底边；岁、月、日的确定，出于直角三角形底边；干支纪年表，出于人工计算；时间单位与时间系统，完善于十二月太阳历。《尚书·大禹谟》："时乃天道。"时间之时与天道等同。敬请记住，时间体系出于十二月太阳历。时间体系，从古至今，一直在沿用。

其二，气候。气候与时间一体而论，是十二月太阳历的特色。岁分四时，四时春夏秋冬。春夏秋冬，风霜雨雪，一时一种气候，四时四种气候。

岁分二十四节气，分七十二候；一节一种气候，一候一种气候。一是严格的定时，一是气候融入定量的时间之中，这就是十二月太阳历。

气候与物候一体而论，同样是十二月太阳历的特色。春生夏长秋收冬藏，一时一种物候，四时四种物候。

气候与人候一体而论，是《黄帝内经》的特色。春夏秋冬四时，一时一种脉象，四时四种脉象。脏象法时，一脏法一时，五脏法四时，知道了这些常识，才能理解"春养肝，夏养心，秋养肺，冬养肾，四时健脾"的所以然；知道了这些常识，才能理解"四气调神大论"的所以然。

气候、物候、人候一体认识，气候、物候、人候三者合一而论，如此认识论与方法论永远也不会过时。

其三，数学。加减乘除四则运算，起于十月太阳历。中华大地上的算术，完美于十二月太阳历。太阳历与算术的关系会在后面详细介绍，此不赘述。

一阴一阳，发源于冬至夏至。算术，发源于一阴一阳。"观阴阳之割裂，总算术之根源。"正是起源于太阳历的算术，才有了适用于今天计算机的机械化算法。

算术，精密精美的算术，体现在永恒不变的寒暑转换中，体现在永恒不变的四时循环中。

其四，音律。律历同源。五音，这是音乐之音，六律——阴六吕、阳六律，这是定音标准。音乐之音与定音标准，全部源于太阳历。五音，源于十月太阳历；十二律，源于十二月太阳历。

五音，是论证五脏的依据。

十二律，是论证经络的依据。十二律，经数学验证变为十二平均律，成了整个世界的定音标准。

其五，哲学。从以节令种植开始，从"冬至过大年"开始，中华大地上以天时论人时的中华文化就开始了。冬至，界定于日影之下，界定于日影最长点。冬至，是太阳回归年的第一天。以冬至为大年节，遵循是太阳回归之序。

以冬至为基点，界定出了时间单位与时间系统，从此中华大地上有了以天时论人时的教化。竿下日影，抽象出了天道，从此中华大地上有了以天道论人道的教化。天无私覆，地无私载，日月无私照，天地日月成了"如何为人，如何为君"的榜样，从此中华大地上有了以天德论人德的教化。时时处处以天为榜样，如此者"天人合一"之哲学也。

日影长短两极变化界定出了寒暑。寒暑一体而两分，这里有"一分为二，合二而一"。

日影长短两极变化界定出了春夏秋冬。春夏秋冬一体而四分，这里有"一分为四，合四为一"。

——同理可证，五行的"一分为五，合五为一"。

——同理可证，六气的"一分为六，合六为一"。

——同理可证，八节的"一分为八，合八为一"。

——同理可证，十二月的"一分为十二，合十二为一"。

——同理可证，万物的"一分为万，合万为一"。

"一分为 N，合 N 为一"的哲理进入《黄帝内经》，才有了"精、气、津、液、血、脉"六名"为一气"的所以然。

气血、五脏、六腑、十二经络，人体内部无论怎么细分都是一个整体，理解了这一点，才能明白《黄帝内经》中"故善用针者，从阴引阳，从阳引阴，以右治左，以左治右，以我知彼，以表知里"的奇特方法。

"阴阳者，寒暑也。"（《灵枢·刺节真邪》）日影下的寒暑相随，《黄帝内经》中的阴阳相随，两者之间融会贯通，才能明白针经《灵枢·卫气》篇中的"阴阳相随，外内相贯，如环之无端"之论。

日影长短两极变化演化出了一系列万古常青的哲理，例如，"寒极生热，热极生寒""阳极生阴，阴极生阳""否极泰来""物极必反""满招损，谦受益""反者道之动"……

七、二十四节气

详细记载二十四节气的经典只有两部：一部是《逸周书》，一部是《周髀算经》。

（一）《逸周书》的记载

《逸周书·时训》记载了二十四节气。春夏秋冬四时，一时 6 个节气，四时 24 个节气。具体顺序如下。

春 6 个节气：立春、惊蛰、雨水、春分、清明、谷雨。

夏 6 个节气：立夏、小满、芒种、夏至、小暑、大暑。

秋 6 个节气：立秋、处暑、白露、秋分、寒露、霜降。

冬 6 个节气：立冬、小雪、大雪、冬至、小寒、大寒。

节气关乎气候，气候关乎物候；气候随节气而变化，物候随气候变化而变化；立春之日冰解冻，雨水之日桃花开，立夏之日蝈蝈叫，春分雷始响，秋分雷收声；一幅井然有序、循序渐进、无限循环的自然演化图，这就是《逸周书·时训》中的二十四节气。

《逸周书》只是记载了二十四节气，并没有介绍"如何界定"出的二十四节气。

（二）《周髀算经》的记载

利用日影长短两极的变化，中华先贤区分出二十四节气。今天仍然在采用的二十四节气，是由《周髀算经·天体测量》记载的：

"凡八节二十四气，气损益九寸九分又六分之一。冬至晷长一丈三尺五寸，夏至晷长一尺六寸。问次节损益寸数长短各几何？

冬至晷长 1 丈 3 尺 5 寸。——1.35 丈

小寒 1 丈 2 尺 5 寸，小分 5。——1.255 丈

大寒 1 丈 1 尺 5 寸，小分 4。——1.1514 丈

立春 1 丈零 5 寸 2 分，小分 3。——1.0523 丈

雨水 9 尺 5 寸 3 分，小分 2。——0.9532 丈

惊蛰 8 尺 5 寸 4 分，小分 1。——0.8541 丈

春分 7 尺 5 寸 5 分。——0.755 丈

清明 6 尺 5 寸 5 分，小分 5。——0.6555 丈

谷雨 5 尺 5 寸 6 分，小分 4。——0.5564 丈

立夏 4 尺 5 寸 7 分，小分 3。——0.4573 丈

小满 3 尺 5 寸 8 分，小分 2。——0.3582 丈

芒种 2 尺 5 寸 9 分，小分 1。——0.2591 丈

夏至 1 尺 6 寸。——0.16 丈

小暑 2 尺 5 寸 9 分，小分 1。——0.2591 丈

大暑 3 尺 5 寸 8 分，小分 2。——0.3582 丈

立秋 4 尺 5 寸 7 分，小分 3。——0.4573 丈

处暑 5 尺 5 寸 6 分，小分 4。——0.5564 丈

白露 6 尺 5 寸 5 分，小分 5。——0.6555 丈

秋分 7 尺 5 寸 5 分。——0.755 丈

寒露 8 尺 5 寸 4 分，小分 1。——0.8541 丈

霜降 9 尺 5 寸 3 分，小分 2。——0.9532 丈

立冬 1 丈零 5 寸 2 分，小分 3。——1.0523 丈

小雪1丈1尺5寸1分,小分4。——1.1514丈

大雪1丈2尺5寸,小分5。——1.255丈

凡为八节二十四气。

气损益九寸九分又六分之一。

冬至夏至,为损益之始。"

一直沿用至今的二十四节气,就出于此。

二十四节气,源于立竿测影。二十四节气,源于实际测量。

二十四节气,首先是农业生产的根本大法,其次是自然百科的发源地;前一点为众所周知,后一点则众所不知。

(三)小小差别

相较两部经典记载的二十四节气,基本相同,小有差别。

《周髀算经·天体测量》中,雨水在前,惊蛰在后;《逸周书·时训》中,惊蛰在前,雨水在后。这是一个差别。

《逸周书·时训》中有气候与物候两种变化,而《周髀算经·天体测量》只有气候变化而没有物候变化。这也是一个差别。

(四)关于二十四节气的歌谣

"春雨惊春清谷天,夏满芒夏暑相连;秋处露秋寒霜降,冬雪雪冬小大寒。"这是至简至易的二十四节气歌,附录于《新华字典》之后。

二十四节气歌有多重重要意义:一是指导生产,指导生活;二是节气预测。知道了立春,立刻可以推算出何时立夏。知道了立夏,立刻可以推算出何时立秋……

在中华大地上,无论是塞外还是江南,都在沿用二十四节气,这里体现的是空间中的普遍性。

在民族大家庭中,无论中原汉族还是边陲少数民族都在沿用二十四节气,这里体现的是文化教育的普遍性。

(五)简评二十四节气

1."量天尺"量出的成果

立竿测影之竿,史有"量天尺"之称。"量天尺"下的日影长度,解答了一系列的

基础性问题：

区分出二十四节气；

二十四节气的第一节是冬至；

冬至是日影最长点决定的；

夏至是日影最短点决定的；

太阳回归，冬至是起始点，夏至是转折点；

冬至之后，日影开始变短；夏至之后，日影开始变长；

日影由长变短为损，日影由短变长为益；

日影每损益九寸九分又六分之一即是新的节气；

"损益"之哲理源于日影长短两极的变化；

"热极生寒，寒极生热"之哲理源于日影长短两极的变化；

"阴极生阳，阳极生阴"之哲理源于日影长短两极的变化。

凭借日影长短两极的变化，中华先贤创建了永恒而常青的二十四节气，创造了一系列穿越时空的成语与格言；日影长短两极的变化在今天，还会有新的发现吗？

2. 一个数据定出 2 个节令的奥秘

从立竿测影的日影长度上看，二十四节气由 13 个日影长度所界定：一个日影最长点，一个日影最短点，这两个点界定出 2 个节令，剩下的 22 个节令，由 11 个日影长度所界定。每一个日影长度界定出 2 个节令。为什么？奥秘在于太阳回归的一往一来：来，经过此点；往，经过此点。

从地球公转角度上看，二十四节气是地球公转大圆与太阳的 24 个对应点。冬至夏至这两个节令，实际上是地球公转大圆一分为二的两个点。

3. 冬至为什么大过年

二十四节气歌将立春排位于第一位，实际上真正的第一是冬至。冬至，节首也。

《后汉书·律志下》："影长则日远，天度之端也。日发其端，周而为岁。"天体测量，靠的是立竿测影之竿。立竿测影之竿，史有"量天尺"之称。日影最长点，就是天度之端点。从端点到端点，日影循环一周即是一岁。冬至点，是天度之端点。太阳历论岁，冬至这一天，是新岁的起点。冬至，新岁第一天，岁首也。

冬至，是阴阳二气转换的第一天。阴极生阳，冬至点是阳气发生的第一天。苗族的"冬至阳旦"，汉族的"冬至一阳升"，所讲的就是冬至点的阴阳转换。阳旦，阳气发生的第一天。阳旦，气首也。

岁首、节首、气首，这就是中华先贤对冬至点的解释。"冬至过大年"，这是云南楚雄彝族与湘西苗族至今还保留的习俗。节首、岁首、气首，再加上年首，如此"四首"是冬至点的特殊意义。立足于"四首"，才能认识粤港澳台四地民间"冬至大过年"之说的所以然。

4. 算术的发源地

观测日影变化，中华先贤发现太阳回归的周期性与规律性。计算太阳回归周期，出现了东方算术。

从日影最长点到日影最短点，亦即从冬至到夏至，一天天累计，182 日有奇；从日影最短点到日影最长点，亦即从夏至到冬至，一天天累计，182 日有奇；一个太阳回归年时间长度为 365 日。——加法由此产生。

《周髀算经·日月历法》："故知之，三百六十五日者三，三百六十六日者一。故知一岁三百六十五日四分日之一，岁终也。"实际观测知道，四个太阳回归年之中有三个 365日，有一个 366 日，平均数为 365.25 日。——这里出现了加乘除三则运算。演算公式如下：

$$（365×3+366）÷4=365.25（日）$$

365.25 这一数据，在民族大家庭中，汉族、彝族、苗族、水族都有保留。

彝族十月太阳历，将太阳回归年尾数的 5～6，安排为大小两个节。大年节 3日，小年节 2 日。四年一闰。闰年的大小年节均安排 3 日。大小两个年节的天数不计入月，作为生生不息的阴阳转换日。

$$365-5=360（日）$$
$$366-6=360（日）$$

360 日这一数据，是中华文化、中医文化的数理基础。——去尾数，出现了减法。加减乘除四则运算全部完成于太阳历。

寒暑、四时、五行、六气、八节、十二月、二十四节气、七十二候，这些基本要素均可以在算术运算中得到精确的数字。

寒暑：

$$360 \div 2 = 180（日）$$

四时：

$$360 \div 4 = 90（日）$$

五行：

$$360 \div 5 = 72（日）$$

六气：

$$360 \div 6 = 60（日）$$

八节：

$$360 \div 8 = 45（日）$$

十二月：

$$360 \div 12 = 30（日）$$

二十四节气：

$$360 \div 24 = 15（日）$$

七十二候：

$$360 \div 72 = 5（日）$$

希望中医文化的热爱者、研究者、继承者记住这里的一系列精确的数字，正是这一系列精确的数字构成了中医经典《黄帝内经》的数理骨架。

一寒一暑即一阴一阳，一阴一阳最早是在太阳历中出现的。太阳历的一阴一阳，本身就具有严格的规定性。玄虚，与阴阳无关。中华文化与中医文化所有的基本要素，都具有严格的规定性，没有丝毫玄虚的成分。太阳历节令的运算，演化出了加减乘除四则运算。

5. 运动中的循环性

日影长短两极，短极而长，长极而短，无限循环。

地球公转，周而复始，原始反终，无限循环。

一寒一暑，物极必反，否极泰来，无限循环。

春夏秋冬，无限循环。

六气八风，无限循环。

十二月、二十四节气，无限循环。

七十二候，无限循环。

变化是绝对的！

周而复始的无限循环是绝对的！

认识这两个"绝对"非常重要！如果说天气有循环性，那么，天灾呢？疫病呢？

6. 具有非凡意义的几个点

（1）事关开端的一个点

竿下中午日影是一条直线，直线最长点即直线之端点。直线之端点，即冬至点。这个点，《后汉书》称之为"天度之端"。

（2）事关转换的两个点

竿下中午日影，变化在两点之间，两点是日影最长点与日影最短点。

日影最长点，影长 1.35 丈。

日影最短点，影长 0.16 丈。

日影最长点，冬至；日影最短点，夏至。

冬至夏至，是事关转换的两个点：

寒暑转换发生在这两个点；

阴阳转换发生在这两个点；

万物枯荣的转换发生在这两个点。

冬至夏至，实际上是两个统帅。冬至，统帅着前半年 12 个节气；夏至，统帅着后半年 12 个节气。前半年 12 个节气，主生主长；后半年 12 个节气，主收主藏。也可以说，冬至统帅着前半年阳气；夏至，统帅着后半年阴气。

真正认识冬至夏至这两个点，才能打开中华文化、中医文化的大门。

（3）事关升降出入的四个点

日影最长点与最短点之间有一个中间点，其日影长度为 0.755 丈。太阳回归两次经过这一个点，区分出两个节气——春分与秋分。日影最长点，冬至；日影最短点，夏至；长短两极的中间点，春分秋分。

两分两至，是至关重要的 4 个节气。两至，决定着阴阳二气的升降。阴阳二气的升降决定着万物的生死，决定着"离离原上草"的"一岁一枯荣"。两至两分，决定着阴阳二气的升降出入——冬至一阳升，夏至一阴降；春分阳气出，秋分阳气入。阴阳二气的升降出入，决定着万物的生长收藏。《素问·六微旨大论》："故非出入，则无以生长壮老已；非升降，则无以生长化收藏。是以升降出入，无器不有。"只有认识中午的日影，具体来说，只有认识中午日影直线上的三个点，才能真正理解《黄帝内经》中的"升降出入"之论。

《素问·至真要大论》："帝曰：分至何如？岐伯曰：气至之谓至，气分之谓分，至则气同，分则气异，所谓天地之正纪也。""分至"者，两分两至也。"两至"点，是阴阳二气的极点。冬至阴极，夏至阳极。"两分"点，是阴阳二气的平分点。只有认识"分至"的天文意义，才能真正理解《黄帝内经》中的"天地之正纪"之论。

所谓"天地之正纪"，天地之道的代名词也。寒暑二气即阴阳二气的变化，天道变化也。天道变化，变化在4个节令中。两至，是阴阳二气的转换点；两分，是阴阳二气的平分点。两分两至，是中医文化的核心所在。

7. 对称性

以冬至为中心，两侧的节气呈现出了同一数据的自然对称性：

小寒大雪日影同长，长度同为1.255丈。

大寒小雪日影同长，长度同为1.1514丈。

立春立冬日影同长，长度同为1.0523丈。

雨水霜降日影同长，长度同为0.9532丈。

惊蛰寒露日影同长，长度同为0.8541丈。

春分秋分日影同长，长度同为0.755丈。

清明白露日影同长，长度同为0.6555丈。

谷雨处暑日影同长，长度同为0.5564丈。

立夏立秋日影同长，长度同为0.4573丈。

小满大暑日影同长，长度同为0.3582丈。

芒种小暑日影同长，长度同为0.2591丈。

以夏至为中心，两侧的节气在数据上同样会呈现出自然对称性。

对称性，可以解答两道难题：一是中医文化中的难题，二是现代物理学中的难题。

经络有对称性，穴位有对称性，为什么中华先贤会发现经络的对称性，为什么中华先贤会发现穴位的对称性，与太阳回归的对称性没有关系吗？与二十四节气的对称性没有关系吗？

对称性，是现代物理学中的一道难题。研究物质中的对称性，不能仅仅局限于物质，而应该放眼于太阳。太阳就是生命！万物生长靠太阳！万物之中的结构构造与太阳回归是有母源关系的。"万物负阴而抱阳。"（《道德经·第四十二章》）从成分上看，万物皆是阴阳两种成分。从结构上看，万物皆是阴阳两分结构。阴阳，第一母源在太阳历的一寒一暑。一寒一暑的对称性，就是一阴一阳对称性的所以然。

8. 规定性与规律性

日影长度揭示的是规定性。二十四节气，揭示的是天气变化的规律性。正常是天气，异常是天灾。例如，"清明时节雨纷纷"是天气，"清明时节雨倾盆"则是天灾。如果说天气变化有着严格的规定性与规律性，那么，天灾的发生有没有严格的规定性与规律性？宇宙间一切都有严格的规定性与规律性，天灾会例外吗？

有正常之天气，有正常之健康。有异常之天灾，必然引起异常之疾病或疫病。仅仅以细菌而论，会找出疫病之病因吗？

9. 永恒性与常青性

地球的年龄为46亿年。46亿年至今，日影最长点与日影最短点，从来没有改变过，这里体现出的是永恒性。日影短极而长，长极而短，一岁一循环。一岁一循环，这里体现出的是常青性。

八、七十二候

在二十四节气的基础上，中华先贤又区分出七十二候。

（一）"时"与"候"的重要性

《灵枢·卫气行》："失时反候者，百病不治。"

这一论断明确指出，诊病治病不能"失时反候"，换言之，诊病治病必须以"时"与"候"为坐标。

（二）"气"与"候"的区分

在今天，"气候"是一个双音词，而在中华先贤那里，"气"与"候"则是两个单音词。

何谓气？何谓候？

《素问·六节脏象论》："五日谓之候，三候谓之气，六气谓之时，四时谓之岁。"五天为一候，三候为一气，六气为一时，四时为一岁。四时有二十四气，一岁有七十二候。——以五日为单位，划分出一候。以六气十八候为单位，划分出一时。时候，不是一个模糊的双音词，而是有严格定量的两个单音词。

（三）七十二候出处与详细内容

完整的七十二候，出于《逸周书·时训》。

气候决定物候！动植物的变化，变化在以五日为单位的气候之中。七十二候，在宋徽宗主编的《圣济总录》开篇之处，连续出现了60张即一个甲子的"七十二候图"，这说明一直到宋代的中医界，还信守着"失时反候，百病不治"的原则。

报载，气象学家、地理学家、教育家竺可桢，每到初春时节都会踏青观察小草发芽、小花开花的准确日子并记录之，以对照气候的正常与否，由此可见气候与物候在现代科学的重要地位。

时与候，属于时间科学与气候科学。时间科学与气候科学是中医论病论养生的两大坐标，所以，有必要详细介绍七十二候的详细内容，以免失传。

[原文]立春之日，东风解冻。

又五日，蛰虫始振。

又五日，鱼上冰。

风不解冻，号令不行。蛰虫不振，阴奸阳。鱼不上冰，甲胄私藏。

[译文]立春之日，东风吹，冰始解。

过五日，冬眠动物苏醒。

又过五日，鱼儿背上还有冰层。

如果东风不能消解冰冻，那么号令就不能执行。冬眠动物不苏醒，是阴气盛于阳气。鱼儿背上有冰的水面，预示民间私藏铠甲、头盔。

[原文] 惊蛰之日，獭祭鱼。

又五日，鸿雁来。

又五日，草木萌动。

獭不祭鱼，国多盗贼；鸿雁不来，远人不服。草木不萌动，果蔬不熟。

[译文] 惊蛰之日，水獭会将捕到的鱼摆放在水边。

过五日，鸿雁由南而归。

又过五日，草木萌芽。

如果水獭不摆放鱼儿，国内将多发盗贼。鸿雁不北归，远方之人则不臣服。草木不萌芽，瓜果蔬菜会晚熟。

[原文] 雨水之日，桃始华。

又五日，仓庚鸣。

又五日，鹰化为鸠。

桃不始华，是谓阳否。仓庚不鸣，臣不从主。鹰不化鸠，寇戎数起。

[译文] 雨水这一天，桃花初开。

过五日，黄鹂开始歌唱。

又过五日，老鹰化为布谷鸟。

桃树不开花，说明阳气闭塞。黄鹂不唱歌，臣下不服从君王。老鹰不化为布谷鸟，贼寇屡屡发生。

[原文] 春分之日，玄鸟至。

又五日，雷乃发声。

又五日，始电。

玄鸟不至，妇人不孕，雷不发声，诸侯失民。不始电，君无威震。

[译文] 春分之日，燕子飞来。

过五日，春雷发声。

又过五日，第一次出现闪电。

燕子不来，妇女不会怀孕。春雷不响，诸侯丧失百姓。不出现闪电，君王无威严。

[原文] 谷雨之日，桐始华。

又五日，田鼠化为鴽。

又五日，虹始见。

桐不华，岁有大寒。田鼠不化鴽，若国贪残。虹不见，妇人苞乱。

[译文] 谷雨这一天，桐树首次开花。

过五日，田鼠化为鹌鹑。

又过五日，彩虹开始出现。

桐树不开花，当年必有大寒。田鼠不化鹌鹑，国家出贪婪残暴之人。彩虹不出现，预示妇女淫乱。

[原文] 清明之日，萍始生。

又五日，鸣鸠拂其羽。

又五日，戴胜降于桑。

萍不生，阴气愤盈。鸣鸠不拂其羽，国不治；戴胜不降于桑，政教不中。

[译文] 清明之日，水生浮萍。

过五日，斑鸠擦摩翅膀。

又过五日，戴胜鸟飞落桑枝上。

水面不生浮萍，阴气过盛。斑鸠不擦摩翅膀，国家不能治军。戴胜鸟不落桑树上，政令教化会落空。

[原文] 立夏之日，蝼蝈鸣。

又五日，蚯蚓出。

又五日，王瓜生。

蝼蝈不鸣，水潦淫漫；蚯蚓不出，嬖夺后命；王瓜不生，困于百姓。

[译文] 立夏之日，蝼蝈叫。

过五日，蚯蚓从地下爬出。

又过五日，王瓜开始生长。

蝼蝈不叫，地面积水漫溢；蚯蚓不出，宠妃会夺去王后性命；王瓜不生，贵族要遭困穷。

[原文] 小满之日，苦菜秀。

又五日，靡草死。

又五日，小暑至。

苦菜不秀，贤人潜伏。靡草不死，国纵盗贼。小暑不至，是谓阴慝。

[译文]小满之日，苦菜开花。

过五日，靡草枯死。

又过五日，气候由温变热。

苦菜不开花，贤人潜伏不出。靡草不枯死，国内盗贼泛滥，气候不变热，是阴气太盛。

[原文]芒种之日，螳螂生。

又五日，鵙始鸣。

又五日，反舌无声。

螳螂不生，是谓阴息。鵙不始鸣，令奸壅偪。反舌有声，佞人在侧。

[译文]芒种之日，螳螂生。

过五日，伯劳鸟开始鸣叫。

又过五日，百舌鸟不再出声。

螳螂不生，为阴气灭息。伯劳鸟不叫，政令不行而奸邪逼人。百舌鸟叫，有巧佞之人在朝。

[原文]夏至之日，鹿角解。

又五日，蜩始鸣。

又五日，半夏生。鹿角不解，兵革不息。蜩不鸣，贵臣放逸。半夏不生，民多厉疾。

[译文]夏至之日，鹿角脱落。

过五日，蝉始鸣。

又过五日，半夏长出。

鹿角不脱落，战祸不停止。蝉不鸣，贵臣放荡淫佚。半夏不长，民间有疫病。

[原文]小暑之日，温风至。

又五日，蟋蟀居辟。

又五日，鹰乃学习。

温风不至，国无宽教。蟋蟀不居辟，急迫之暴。鹰不学习，不备戎盗。

[**译文**]小暑之日，温风始吹。

过五日，蟋蟀上墙壁。

又过五日，小鹰开始学飞翔。

温风不起，国家无宽松政令。蟋蟀不上墙壁，则有强暴者横行。小鹰不学飞，不能防御敌寇。

[**原文**]大暑之日，腐草化为萤。

又五日，土润溽暑。

又五日，大雨时行。

腐草不化为萤，谷实鲜落。土润不溽暑，物不应罚。大雨不时行，国无恩泽。

[**译文**]大暑之日，腐草变为萤火虫。

过五日，土地潮湿，空气暑热。

又过五日，大雨以时而来。

腐草不变为萤火虫，庄稼颗粒会提早脱落。土地潮湿而不暑热，会刑罚不当。大雨不按时下，国家没有恩惠给百姓。

[**原文**]立秋之日，凉风至。

又五日，白露降。

又五日，寒蝉鸣。

凉风不至，国无严政。白露不降，民多邪病。寒蝉不鸣，人皆力争。

[**译文**]立秋之日，凉风始吹。

过五日，白露降。

又过五日，寒蝉始鸣。

凉风不起，政令无威严。早上白色露水不降，民多患咳喘。寒蝉不鸣，大臣会以力逞强。

[**原文**]处暑之日，鹰乃祭鸟。

又五日，天地始肃。

又五日，禾乃登。

鹰不祭鸟，师旅无功。天地不肃，君臣乃□。农不登谷，暖气为灾。

[译文]处暑之日，老鹰捕鸟陈放。

过五日，天地开始肃杀。

又过五日，庄稼成熟可收割。

老鹰不陈放鸟雀，征战会劳而无功。天地不肃杀，君臣之间礼仪失序，农田里收不到五谷，暖气会造成疫病之灾。

[原文]白露之日，鸿雁来。

又五日，玄鸟归。

又五日，群鸟养羞。

鸿雁不来，远人背畔。玄鸟不归，室家离散。群鸟不养羞，下臣骄慢。

[译文]白露之日，大雁南飞。

过五日，燕子也南飞。

又过五日，众鸟开始积存食物。

大雁不南飞，远方之人会背叛。燕子不南归，家庭会离散。鸟类不积存食物，下臣会骄横傲慢。

[原文]秋分之日，雷始收声。

又五日，蛰虫培户。

又五日，水始涸。

雷不始收声，诸侯淫佚。蛰虫不培户，民靡有赖。水不始涸，甲虫为害。

[译文]秋分之日，雷震收声。

过五日，冬眠动物培修洞穴。

又过五日，地上积水逐渐干涸。

雷震不停止声响，诸侯纵欲放荡。冬眠动物不培修洞穴，老百姓会失去依靠。积水不干涸，带甲的动物要成灾。

[原文]寒露之日，鸿雁来宾。

又五日，爵入大水化为蛤。

又五日，菊有黄华。

鸿雁不来，小民不服。爵不入大水，失时之极。较重无黄华，土不稼穑。

[**译文**]寒露这一天，北方的大雁来到中原。

过五日，麻雀掉入大水变为蛤蜊。

又过五日，秋菊开出黄花。

鸿雁不来，民不驯服。麻雀不掉入海中变蛤蜊，季节会错乱。秋菊不开黄花，土地不能耕种。

[**原文**]霜降之日，豺乃祭兽。

又五日，草木黄落。

又五日，蛰虫咸俯。

豺不祭兽，爪牙不良。草木不黄落，是为愆阳。蛰虫不咸附，民多流亡。

[**译文**]霜降之日，豺会陈放捕来的鸟兽。

过五日，草木枯黄落叶。

又过五日，冬眠动物都蛰伏在地。

豺不摆放鸟兽，武士无所作为。草木不枯黄落叶，是阳气偏盛。冬眠动物不蛰伏，民间会因疫病而流亡。

[**原文**]立冬之日，水始冰。

又五日，地始冻。

又五日，雉入大水为蜃。

水不冰，是谓阴负地。不始冻，咎征之咎。雉不入大水，国多淫妇。

[**译文**]立冬之日，水面开始结冰。

过五日，大地开始封冻。

又过五日，野鸡飞入大海化为大蛤。

水面不开始结冰，是阴气不足。地面不开始封冻，是疫病的征兆。野鸡不飞入大海化为大蛤，国中会出现大批淫妇。

[**原文**]小雪之日，虹藏不见。

又五日，天气上腾。地气下降。

又五日，闭塞而成冬。

虹不藏，妇不专一。天气不上腾，地气不下降，君臣相嫉。不闭塞而成冬，母后淫佚。

[**译文**] 小雪之日，彩虹隐藏。

过五日，阳气升于天，阴气降地面。

又过五日，天地凝结，闭塞而成冬。

彩虹不隐藏，妻子不忠于丈夫。阳气不升天，阴气不落地，君臣间相互憎恨。天地不成冬，国内淫乱放荡。

[**原文**] 大雪之日，鹖鸟不鸣。

又五日，虎始交。

又五日，荔挺生。

鹖鸟犹鸣，国有讹言。虎不始交，将帅不和。理睬挺不生，卿士专权。

[**译文**] 大雪之日，寒号鸟不再鸣叫。

过五日，老虎开始交配。

又过五日，马蔺草长出地面。

寒号鸟还在啼叫，国内有妖言惑众。老虎不交配，将帅不和睦。马蔺草不长出来，卿士们会专权欺主。

[**原文**] 冬至之日，蚯蚓结。

又五日，麋角解。

又五日，水泉动。

蚯蚓不结，君政不行。麋角不解，兵甲不藏。水泉不动，阴不承阳。

[**译文**] 冬至之日，蚯蚓盘结。

过五日，麋鹿角开始脱落。

又过五日，地下水泉开始涌动。

蚯蚓不盘结，国君政令行不通。麋鹿角不脱落，兵甲武器不能收藏。地下水泉不涌动，阴阳二气没有转换，阳气没有上升。

[**原文**] 小寒之日，雁北向。

又五日，鹊始巢。

又五日，雉始雊。

雁不北向，民不怀主。鹊不始巢，国不宁。雉不始雊，国大水。

[**译文**] 小寒之日，大雁开始向北飞。

过五日，喜鹊开始筑巢。

又过五日，野鸡开始啼叫。

大雁不向北飞，百姓不会心向君王。鹊不构巢，国不安宁。野鸡不开始啼叫，国内会发大水。

[原文]大寒之日，鸡始乳。

又五日，鸷鸟厉疾。

又五日，泽腹坚。

鸡不始乳，淫女乱男。鸷鸟不厉，国不除兵。水泽不腹，坚言乃不从。

[译文]大寒之日，母鸡开始产蛋。

过五日，猛禽凌空疾飞。

又过五日，水塘中央结坚冰。

母鸡不开始产蛋，淫妇会迷乱男人。猛禽不高飞，国家不能剪除奸邪。水中不结坚冰，国君的政令无人听从。

（四）七十二候简评（图3-19）

今天，"气候"一词是双音词。

当初，"气"与"候"是两个单音词。

气候，气候，候在先而气在后。

五日一候，三候一十五天一气。六气九十天一时，四时三百六十天一岁。候与气，是在一岁之中最为基本的时间单位。

七十二候，是无限循环的时间系统。

候与七十二候的确定，是中华先贤为子孙留下的宝贵遗产。

五日一候。一个"候"字，有双

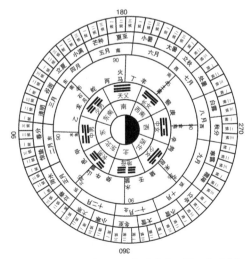

图3-19　《中国彝族通史》中的十二月二十四节气七十二候图

重意义：一是气候之候，二是物候之候。

太阳决定气候，气候决定物候。候与七十二候的确定，有三重重要意义：一是可以预测天气，二是可以预测丰收与歉收，三是可以预测疾病和疫病。

惊蛰时节阳气不足，会有"草木不萌动，果蔬不熟"的结果，候与七十二候可以预测丰收与歉收。鸿雁该来不来，水獭该出现不出现，小草该发芽不发芽，水果与蔬菜就会歉收，五谷当然也会歉收。

大暑时节"大雨时行"，候与七十二候可以预测天灾。大暑时节是大雨暴雨发生点，这是基本规律。大暑时节"大雨时行"相通于"清明时节雨纷纷"，两者均为基本规律。2018年的大暑，东南亚、东北亚、日本、中国大部暴雨成灾。大暑点即大雨暴雨点，这一规律的揭示，是《逸周书》的贡献。夏至点是风雨交汇点，不到夏至或不接近夏至，台风不会降临中国，这一规律的揭示，是《逸周书》的贡献。天气有规定性和循环性，天灾亦有规定性与循环性。在候与七十二候的基础上再向前跨一步，中华文化就会解答一个卫星、仪器无法解答的当代难题——天灾的规律性与规定性。

"半夏不生，民多厉疾。"候与七十二候可以预测疫病。半夏是一种植物药，生在夏至，夏至刚好是夏季的一半，所以命名为半夏。时令到了夏至，而半夏没有出生，预示着时令到而气没有到。有是时无是气，民多厉疾——人民会发生严重的疫病。

"白露不降，民多邪病。"白露在秋季，是入秋第三个节令。白露时节，中原路边的草叶上会挂满小米大的水珠，路上行走，裤脚会被打湿。露水之露，白露时节的特征。白露时节，草上没有出现应该出现的小水珠，原因在于阴阳二气的错乱：秋分点是阳气沉入地面点，是阴气降临地面点。"白露不降"属于阴气该降不降。自然次序的错乱，会引起人体疫病。疫病即邪病。

《素问·刺法论》："升降不前，气交有变，即成暴郁。"阴阳二气升降失常，就会引起"暴郁"——大疬疫。大疬疫，邪病也。以气候异常论疫病，这是《逸周书》这一文化经典的立场与中医经典《黄帝内经》的立场完全一致。

万物有病，人必然有病，由彼及此的联系，这就是"援物比类"。

气候异常，必然引起人体异常，由彼及此的联系，这就是"观象比类"。

《逸周书·时训》谈七十二候时，在以气候定物候之外，还有命运与国运的推测，这些推测不符合"道法自然"的原则，不符合"积善有余庆，积恶有余殃"的原则，可以忽略不计。

以经典而论，唯有《逸周书·时训》记载了七十二候。看不见的气候，看得见的物候。物候变化揭示的是气候变化。"立春之日，东风解冻。又五日，蛰虫始振。又五日，鱼上冰。……又五日，鸿雁来。又五日，草木萌动。"立春之后，五日一个变化。三个又五日，三个变化——东风解冻，蛰虫始振，草木萌动。气候决定着物候，这是中华先贤的基本认识。

昼夜、节令、日子、年岁，在《圣经》中都是万能之神区分出来的。中华先贤用太阳法则解答的问题，希伯来先贤是用神的智慧解答的。重视昼夜、岁月、节令，是中华文化与希伯来文化的共同点。谁来区分，是天文还是神，这是中华文化与希伯来文化的不同点。

《素问·六节藏象论》："五日谓之候，三候谓之气，六气谓之时，四时谓之岁，而各从其主治焉。"

热爱中华文化的读者，应该记住这一论断。

热爱中医文化的读者，应该记住这一论断。

（五）《逸周书》与《周髀算经》简介

《逸周书》与《周髀算经》是两部极其重要的经典，定量的太阳历、太阴历与北斗历均由这两部经典记载。

但"四书五经"之中，偏偏不包括这两部经典。实际上，越过这两部经典，就无法读懂"四书五经"，尤其读不懂《黄帝内经》。

所以，这里对两部经典进行简要的介绍：

1. 《逸周书》简介

《逸周书》，属于周书。

这是一部以太阳历为核心内容的人文经典。

"以道论之""以太阳论之"，是这部经典论证问题的基本方式。

以大禹名义留下的第一部环境保护法是《逸周书》记载的。

七十二候是《逸周书》记载的。

"冬至一阳升"的基本规律是《逸周书》记载的。

何谓神？何谓圣？何谓皇？何谓帝？何谓文？何谓武？何谓正？何谓直？一系列基本概念的区分均是由《逸周书》记载的。

《逸周书·大聚》："旦闻禹之禁，春三月，山林不登斧，以成草木之长；三月遄不入网罟，以成鱼鳖之长。且以并农力执，成男女之功。夫然则有生而不失其宜，万物不失其性，人不失其事，天不失其时，以成万财。"

这是中华大地上的第一部环境保护法。

第一部环境保护法的制定者为谁？大禹！《孟子·梁惠王》篇出现过相似的内容。

冬至日，日南至，"微阳动于黄泉"，这是《逸周书·周月》的记载。"冬至一阳升"升在何处？升在黄泉之下。冬至夏至，是升与降的两个基本点。升降运动是《黄帝内经》的基础，明确阳气上升点在冬至的却是《逸周书》。

"民无能名曰神。称善赋简曰圣。德象天地曰帝。静民则法曰皇。"奇妙而无法命名者谓之神，能够发现推荐贤能者谓之圣。神与圣，其意义全部在自然范畴之内。品德如天地者谓之帝，以天则教化安定百姓者谓之皇。皇与帝，其意义全部在道法自然范畴之内。四大名称之中，没有任何玄虚和神秘。皇、帝、神、圣四大名称的基础，全部在自然在道法自然。

道法自然，道法天地，道法太阳，道法月亮，道法北斗，爱护林木，爱护山水，爱护鱼虾，取予有时，是《逸周书》的基本立场。这一立场与《黄帝内经》完全一致。

其他内容不再一一介绍，有心的读者可以直接阅读《逸周书》。

2.《周髀算经》简介

《周髀算经》原名《周髀》，算经十书之一，中华大地上最古老的天文学和数学著作。完整的太阳历、太阴历，都是由《周髀算经》记载的。直角三角形、圆、正方形，也都是由《周髀算经》记载的。《周髀算经》采用立竿测影的最简洁的方法制定太阳历，用观察加计算的方法研究日月星辰、气候变化，书中记载了南北有极、寒暑循环、昼夜相推的哲理。这部经典没有进入儒家十三经，所以历代读书人研究《周髀算经》者极少，远离《周髀算经》是中华民族的一大损失。立竿测影之竿，量天尺也，天体运行在量天尺下得到严格的定量，太阳回归在量天尺下得到严格的定量。立竿测影之竿，直角三角形之 a 边也。竿下中午之日影，直角三角形之 b 边也。中华文化、中医文化的基础性要素，绝大部分都是由三角形之 b 边界定的。基础性要素后面会一一讨论，这里先讨论七衡六间的 7 个圆。

千万要记住大小不等的 7 个圆。七圆即七衡。7 个圆等距离界定出 6 个空白区。6 个空白区即六间。六间，代表 6 个月。太阳回归，从外衡到内衡（冬至到夏至），从内衡到外衡（夏至到冬至），一来 6 个月，一往 6 个月，一来一往 12 个月。12 个月即是一岁。

千万要记住"外衡冬至，内衡夏至"这八个字，中华文化、中医文化、百子百科的大根大本就是从这八个字出发的，准确地说就是从冬至夏至出发的。

第四节　精确的时间单位与循环的时间系统

一、何谓时间单位，何谓时间系统

岁、月、日、时、旬、季、气、候，这些都是精确的时间单位。二十四节气的每一个节气，也都是精确的时间单位。

二十四节气、七十二候、六十甲子、年和岁，这些都是无限循环的时间系统。

二、当下的意义与未来的意义

有精确的时间单位，才能在现实生活中合理地安排生产与生活，这是时间单位当下的意义。

有循环的时间系统，才能周而复始地合理安排生产与生活，时间系统的未来意义亦即永恒意义就在此处。

时间单位的意义，体现在当下。"谷雨前后种瓜种豆"，这是中原的种植谚语。"芒种忙忙种"，这是贵州黔西南的种植谚语。精确的时间单位，是不是体现在当下的生产安排之中？

《诗经·豳风·七月》："七月流火，九月授衣。"月，是时间单位。七月、九月，是确切的时间定量。火，大火星，即二十八宿之中东方苍龙宿第二颗星——心星。流，流动也，西移下落也。《诗经》之前与《诗经》时代的农民，在七月一看到心星向西移，马上就开始想到九月的天气开始变凉变冷了，心星西移是准备御寒衣服的标志星。以天文区分时令，以时令论证气候，以气候安排生活，这就是《诗经》时代的生活。时间单位的区分与确定，对于生活的根本意义是不是凸显了出来？！时间单位对先贤生活有意义，对今天的后贤有意义，明天呢？时间单位对于未来的生活会失去意义吗？

时间系统的意义体现在未来。二十四节气作为时间系统，可以年年指导种植与收获。只要天上的太阳还在，只要竿下日影还在，只要日影长短两极循环的规律不变，二十四节气就不会失去意义。

源于十二月太阳历的十二平均律在当下有意义，未来会失去意义吗？

源于十二月太阳历的算术在当下有意义，未来会失去意义吗？

源于十二月太阳历的阴阳在当下有意义，未来会失去意义吗？

源于十二月太阳历的升降出入在当下有意义，未来会失去意义吗？

《尚书·大禹谟》："时乃天道。"时间之时即是天道。

精确的时间单位出于日影之下，中午的日影之数即天地之数，日影在时间之时与天道之间架起等量代换的桥梁。时间之时对过去、当下、未来均有意义，同理可论天道。

第五节　　永恒的榜样

一是立竿测影的竿，二是竿下一条日影直线，三是直线上的长短两个端点，凭借这三个条件，中华先贤创造出了一系列基础性重大成果。这些成果，具有无可争辩的唯一性。这些成果，令整个世界赞美，让整个世界悦服。

中午日影，一条看得见的直线，一个直角三角形的底边。日影直线会自动盈缩在两个基本点之间——日影最长点与日影最短点。明白两个基本点之间的日影盈缩，可以取到"一通百通"的效果。下面以轻松态度讨论几个"日用而不知"的问题：

——寒暑变化的奥秘何在？请看看两点之间日影的盈缩变化。

——二十四节气变化的奥秘何在？请看看两点之间日影的盈缩变化。

——八节变化的奥秘何在？请看看两点之间日影的盈缩变化。

——六气变化的奥秘何在？请看看两点之间日影的盈缩变化。

"满招损，谦受益"这一格言的奥秘何在？请看看两点之间日影的盈缩变化，请看看《周髀算经·天体测量》中的"冬至夏至，损益之始"。

"反者道之动"（《道德经·第四十章》）的奥秘何在？请看看中午日影的长极而短，短极而长。

"寒极生热，热极生寒"的奥秘何在？请看看中午日影的长极而短，短极而长。

"阳极生阴，阴极生阳"的奥秘何在？请看看中午日影的长极而短，短极而长。

"物极必反"如何极如何反？请看看中午日影的长极而短，短极而长。

二进制的奥秘何在？请看看中午日影的长极而短，短极而长，请看看《周易·系辞下》中的"寒往则暑来，暑往则寒来，寒暑相推而岁成焉"。

"相反相成"如何相反如何相成？请看看中午日影的长极而短，短极而长。

"原始反终"如何始如何终？请看看中午日影的长短两极的循环。

"终则有始"如何终如何始？请看看中午日影的长短两极的循环。

"离离原上草，一岁一枯荣"如何枯如何荣？请看看中午日影的长短两极的循环。

"来而不往非礼也，往而不来亦非礼也"如何往如何来？如何来如何往？请看看中午日影的长短两极的循环。

升降运动如何升如何降？请看看中午日影的长短两极的循环。

……

观测太阳，凭借着直角三角形底边这条直线上的两个点，中华先贤创造出了多少成果？

所有的成果，对于后世子孙来说，都是宝贵的遗产。成果背后，中华先贤为子孙留下的是什么呢？是不是崇尚自然的思路与方法？是不是崇尚太阳的思路与方法？

面对先贤的成果可以赞赏，可以引以为傲，但是能不能进一步思考：作为先贤的子孙，是否应该像先贤那样善于创造？

天上的太阳还在，今天观测方法更多，子孙能否像先贤那样创造出让世界瞩目的成果？

第四章

十二月阴阳合历

十二月太阳历、十二月太阴历、北斗历三历合一的历即阴阳合历。以太阳回归定岁，以月亮圆缺定月，以斗柄指向定正月，这是三种历在阴阳合历中的功能。

日影长短两极循环一次为一岁；一岁365～366日，一年354日有余；年与岁之间相差11日有奇，所以三年必须置一个闰月才能使太阴历的年吻合于四时之序。三年一闰，十九年七闰，这就是阴阳合历的置闰。

过冬至过端午，过的是太阳节；过八月十五，过的是月亮节；过春节，过的是北斗节。现象上的过节，实质上遵循的是太阳法则、月亮法则、北斗法则。道法自然，首先法的是日月星。

判断是文化还是乱化，有历无历是唯一的判断标准。判断是宗教还是邪教，有历无历是唯一的判断标准。

前面已经谈过，在世界范围内，唯我中华先贤创造出了三历合一的阴阳合历。

第一节　阴阳合历之一：十二月太阳历

在阴阳合历中，十二月太阳历是第一基础。

十二月太阳历前面已有详细讨论，此处不赘述。但是需要说明是，十二月太阳历有哪些基本要素延续于阴阳合历？

岁，延续于阴阳合历。

寒暑（阴阳），延续于阴阳合历。

四时，延续于阴阳合历。

六气，延续于阴阳合历。

八节，延续于阴阳合历。

奇偶，延续于阴阳合历。

十二月，延续于阴阳合历。

二十四节气，延续于阴阳合历。

时空一体的时空观，延续于阴阳合历。

可以说，十二月太阳历的基本要素全部延续到了阴阳合历之中。

例如，日常生活中的一系列节日——冬至、清明、端阳，指导农业种植的二十四节气，均属于太阳历。

第二节　阴阳合历之二：十二月太阴历

日常生活中所说的"某月某日""初一""十五"，属于月亮历。月亮，史称太阴星。所以，月亮历称之为太阴历。

中华大地上的太阴历产生于何时？

"后羿射日"与"嫦娥奔月"，这两个并列的神话故事可以给出一点启示。

"后羿射日"，谈的是太阳历的改革。"嫦娥奔月"，谈的是月亮历即太阴历的出现。两个神话故事的并列，指的是太阴历与太阳历的融合。

一、经典记载

太阴历，最早是在《山海经》与《周髀算经》出现的。

（一）《山海经》记载的太阴历

《山海经·大荒西经》："大荒之中，有山，名曰日月山，天枢也……有女子方浴月。帝俊妻常羲生月十有二，此始浴之。"这里的常羲生十二月，隐喻的是十二月太阴历的诞生。——这是《山海经》记载的生月神话。

《山海经·大荒南经》中有羲和生十日之说。

羲和生十日，常羲生十二月，应该是两种历法。十日，指的是十月太阳历。十二月，指的是十二月太阳历或十二月阴阳合历。《吕氏春秋》有"尚仪作占月"之说，《史记·历书·索引》有"常仪占月"之说，常羲、尚仪、常仪，三个名字仅仅是发音上的差别，应是一人之名。毕沅注："尚仪与嫦娥音通。"

《淮南子》对"嫦娥奔月"的神话有进一步诠释。《淮南子·览冥训》："羿请不死之药于西王母，姮娥窃以奔月。"高诱注："姮娥，羿妻。羿请不死之药于西王母，未及服之，姮娥盗食之，得仙，奔入月中为月精。"这一神话，将后羿与嫦娥联系在了一起。后羿射日，十个太阳射落九个剩下一个；嫦娥奔月，一个月亮变成了十二个月。一个太阳、十二个月，两个神话前后有连续关系，即十月太阳历改革为十二月历。

（二）《周髀算经》记载的太阴历

《山海经》以神话隐喻太阴历，《周髀算经》则是以严肃的数据诠释太阴历。太阴历的四个关键性数据，是在《周髀算经·日月历法》出现的：

"置小月二十九日。"

"置大月三十日。"

"置经月二十九日九百四十分日之四百九十九。"

"置小岁三百五十四日九百四十分日之三百四十八。"

小月 29 日，大月 30 日，经月 29（29.53085）日，小岁 354（354.3702）日，四个数据构成了完整的太阴历。

中华大地上的三位数分母，首先是在太阴历中出现的。

大月 30 日，小月 29 日，这两个数据彝族有、苗族有、中原华夏同样有，"二十九日九百四十分日之四百九十九，为一月"这个数据的拥有者，唯有中原华夏。

940 这个三位数分母的出现，预示着中原华夏的算术水平已经超越了边陲的兄弟民族。

太阳历称岁，太阴历称小岁。太阳回归一次为一岁，月亮圆缺十二次为一小岁。

二、少数民族记载的太阴历

太阴历中原有，边陲也有，后面介绍苗族、彝族保留的太阴历。

（一）苗族太阴历

苗族同胞有一首名叫《太阳姑娘月亮小伙儿》古歌，记载的太阳历与太阴历。唱词如下：

"太阳姑娘天上行，月亮小伙儿在追赶。

到了蛇、马月，日月分道行；

太阳姑娘走远路，月亮小伙儿走近道。

又到牛、鼠月，日月换路走；

月亮小伙儿走远路，太阳姑娘走近道。

太阳姑娘常勤快，天天走路一个样，年年月数都一样。

月亮小伙儿有点懒，有时小步走得慢，这个月就小；有时大步走得快，这个月就大。

大月 30 日，小月 29 日，大小相间。"

这是贵州威宁一带流传的苗族古歌，由贵州雷山苗族同胞李国章先生所收集记载。古歌揭示了这样几个历史事实：

其一，苗族先贤是善于观察天文的先贤。

其二，苗族先贤发现太阳、月亮运行的轨道不一样。

其三，苗族先贤制定出太阳历、太阴历，然后制定出了太阳、太阴合二而一的阴阳合历。

其四，"太阳天天走路一个样"指的是太阳历每个月的天数相等。

其五，"月亮有时走小步，有时走大步"这里说明，苗族先贤发现 30 日与 29 日的大月、小月。

其六，蛇月、马月、牛月、鼠月，苗族先贤在天文历法中使用了十二属相记月。

苗语，也是把月亮称之为太阴。

苗族文化把太阳比作姑娘，把月亮比作小伙儿，这一点与中原华夏的"太阳公公，月亮奶奶"稍有差异。

（二）彝族太阴历

彝族典籍《土鲁窦吉》与《宇宙人文论》均有月亮观测的记载。

关于月亮的变化，《宇宙人文论》中有一篇《论日月运行》有如此归纳："月亮跑一圈，经历一个月，轮回一次盈亏圆缺。"一个月之内，月亮有盈亏圆缺四大变化。

关于月亮四大变化的原因，《宇宙人文论·论日月运行》的详细解释是：

"月亮初一开始长体，十五圆满长成。

初二、初三太阳月亮并行于地球两侧，太阳光不能远传到月亮上，月光只有头发丝那样大一点。

初七、初八太阳转出一角，月亮照着一边，有一半亮堂堂的，这就是'上弦月圆一半'。

十五、十六太阳转到天空中，月亮转到地球面上，天气下降，地气上升，月光亮堂堂，清、浊二气明朗朗，这就是'十五月圆'的时候，有生命的样样发展。

十八、十九太阳转过一方，月亮缺过一角，渐渐移到二十二、二十三，太阳又转过一方，月亮又缺了一角，清、浊二气接触半周，月亮只明一半，这就是'下弦月缺一半'。

到三十日，太阳和月亮都同时越过地球两边去了，清气与浊气都积聚起来了，这就是'月光都尽'的'晦'日。"

月亮为什么有盈亏圆缺四大变化？月亮的变化，原因不仅仅在月亮本身，还关乎月亮之外的太阳与地球。是太阳、地球、月亮三者对应关系的变化，决定了月亮盈亏圆缺的四大变化。一个月之内，太阳、月亮、地球三者有 4 种对应关系，4 种对应关系决定了四大变化：

初二、初三，太阳、月亮在地球的两侧，阳光只有一点照到月亮上，所以月光像头发丝一般。月缺，原因在此。

初七、初八，太阳照着月亮的一边，所以月亮有一半是亮的。月亏，原因在此。

十五、十六，太阳可以光照月亮，所以月光亮堂堂，这就是"十五月圆"的原因。月盈月圆，原因在此。

十八、十九太阳转过一方，月亮缺过一角，渐渐移到二十二、二十三，太阳又转过一方，月亮又缺了一角，月亮只明一半，这就是"下弦月缺一半"。月亏另一半，原因在此。

到了三十，太阳和月亮同时处于地球的两边，阳光无法照到月球，这就是"月光都尽"的"晦"日。月晦无光，原因在此。

"太阳一天转一次，月亮一月圆一番。"《宇宙人文论·太阳的月亮根源》一文中也有如是之论。

月圆月缺，并不是由月亮本身决定的，而是由太阳、地球、月球三者变化关系决定的。彝族先贤早就认识到了这一点。

讨论月亮盈亏圆缺的四象之变，这是最有价值的一篇文献。

《宇宙人文论》将太阳称为"众阳之精"，将月亮称为"太阴之象"。

大月 30 日，小月 29 日。《宇宙人文论》中同样有大小月之分。

（三）望月知日：常青的挂历

今天的挂历挂在墙上，当初的挂历挂在天上。月亮圆缺的变化，就是中华大地上的挂历。望月知日，是太阴历的根本作用。

抬头一看，月亮正圆，知道是朔望月的十五。

抬头一看，月亮缺失，不是三十，就是初一。

月牙如弦，上半月的初三、初四。月牙朝上，月圆半边像弯弯的小船，这是上半月的初七、初八。月牙朝下像一块被啃过的月饼，这是下半月的二十二、二十三。

月牙朝上且边缘光滑，是上半月。月牙朝下，且边缘粗糙，这是下半月。

在没有挂历的年代，中华大地上的士农工商，晚上一举头望月，就知道"今日何日"了。

（四）几个基本常识

1. 朔望月的界定

《周髀算经·日月历法》："月与日合，为一月。"月，并非仅有月亮一种因素决定，而是由日月两种因素决定的。日月如何决定月？就是日月的会合。日与月会合一次就是一月，这里记载的是朔望月。

2. 朔望

何谓朔？何谓望？初一为朔，十五为望。

朔望之"朔"，文字记载在尧舜时代。《尚书·舜典》："正月上日。"疏："上日，朔日也。"

定朔是一件大事。《周礼·春官》："颁告朔于邦国。"《说文解字》："朔，月一日始苏也。"定哪一天为初一，由太史向诸侯国颁告。定朔的参照坐标在月亮，在月缺之日。

"望"之确定，同样是一件大事。《尚书·召诰》："惟二月既望。"日月相望谓之望。《论衡·四讳》："十五日，日月相望谓之望。"十五日，月圆之日。望之确定，参照坐标在月亮。

《圣经·出埃及记》告诉后人，年首月首都是由上帝规定的。

"岁首至也，月首朔也。"《后汉书·历律下》告诉后人，岁首在冬至之至，月首在朔望之朔。中华大地上的岁首月首是由太阳月亮规定的。日影揭示冬至，冬至为一岁之首。月亮展示朔望，朔望之朔为一月之首。

3. 几何学中的初一十五

太阳—月球—地球，三者如此三点一线，初一。

太阳—地球—月球，三者如此三点一线，十五。

月球位于太阳、地球之间，此时月球晦暗不发光。

地球位于太阳、月球之间，此时月球又圆又亮。

月圆月缺，月缺月圆；一朔一望，一望一朔；初一十五，十五初一；如此循环，周而复始。从朔到朔，从望到望，这一区间的时间长度即朔望月。

4. 月亮圆缺与死生之说

神话中嫦娥的长生不老药，经典中的死生之说，实际上关乎着月亮的圆缺。

《孙子兵法·虚实》："月有死生。"

《鹖冠子·王第》："月信死信生，终者有始。"

《楚辞·天问》："夜光何德? 死则又育。"

月缺论死，月现论生。一死一生，终者有始，原始反终。"不死之药"的真实意义，在于月亮的死而复生。

《易经·系辞上》："原始反终，故知死生之说。"人死不能复生，能够死而复生者有谁?《孙子兵法》《鹖冠子》《楚辞》三部典籍共同指出，能够死而复生者，只有天上的月亮。《易经》中的"原始反终"之论，只有放在太阴历中才能得到正确解答。

5. 月之朔望与基础问题的解答

其一，望月知日。初一即朔，月中即望。天上月圆，人间月半，月月月圆逢月半。望月可以知日，望月可以知历。反之，知日也可以推理月相。

今天的日历在墙上，古时的日历在天上。

其二，月之朔望与潮起潮落。大江大河在地球上，但是，天文大潮的决定因素在月亮。人在地球上，人体气血虚实变化的决定因素在月亮。《灵枢·岁露论》篇有月满海水西盛，人血气充实；月亏空海水东盛，人气血虚之论。

其三，月之朔望与女子月信。月亮是女子月信的参照坐标。月亮圆缺一次，女子月信一次；多一次是病，少一次也是病。

此处说明一个问题，即月亮朔望与江河潮汐在时间上有着严格的对应性，而女子月信对应的是朔望周期，而不是仅仅局限于朔望这两天。

其四，月之朔望与用药补泻。

"月生无泻，月满无补。"月亮圆缺是用药用针补泻的参照坐标，这是《素问·八正神明论》建立的补泻原则。

（五）月亮的位置紧随太阳

"与日月合其序。"

"日月无私照。"

"日往则月来，月往则日来。"

"日中则昃，月盈则食。"

日月并列而论，是中华文化的特点。太阳历之后出现太阴历，顺理成章。

月亮，是天文中一个重要因素，其地位仅仅次于太阳。研究宇宙，研究人与万物，离不开月亮这一因素。忽略了月亮，不可能得出完整的研究成果。

月亮，是人文中一个重要因素。天上的月亮，化为人文中的阴阳之阴。月论阴，日论阳。太阳月亮，一阴一阳。一阴一阳，太阳月亮。天上的日月无处不在，知道了这一点，才能明白人文中阴阳无处不在的根源。

认识中华文化、中医文化，首先应该认识太阳，其次应该认识月亮。

圆周循环运动，月球的基本常识之一。

朔、上弦月、望、下弦月、晦，运动中的五种变化，月球的基本常识之二（图4-1）。

月亮圆缺的变化，影响着地球，影响着人体。

钱塘江在地球上，但是钱塘江大潮的决定性因素在月亮。

女同胞在地球上，但是女子月信的决定性因素在月亮。

人在地球上，但是人体气血虚实的决定性因素在月亮。

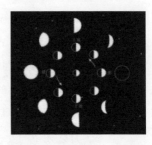

图 4-1　一个月亮，多种形状

"日为阳，月为阴。"（《素问·阴阳离合论》）忘记了月亮，一阴一阳就少了一半，所以谈文化论中医，无论如何不能忘记月亮。

第三节　阴阳合历之三：定正月的北斗历

太阳月亮之后，中华先贤还发现北斗的重要性，所以在太阳历、太阴历之后制定出了北斗历。

一、北斗历的记载

（一）《易经》的记载

"日中见斗"一语，先后在《易经》经传中出现了3次。

《易经》六十四卦，第五十五卦为丰卦。丰卦六二、九四两爻的爻辞中两次出现了"日中见斗"，《易经·象传》诠释丰卦又一次出现了"日中见斗"。斗，北斗也。三次出现"日中见斗"，说明此时的中华先贤已经认识斗——北斗。

这里的"日中"一词，历史与现实出现了两种解释：一是解释为中午，二是解释为春分。

"日中"一词，当然可以解释为中午。《周髀算经·陈子模型》："日中立竿测影，此一者，天道之数。"这里的"日中"，指的就是中午。

"日中"一词，还有一种意思——春分。《尚书·尧典》："日中，星鸟，以殷仲春。"这里的"日中"，指的是春分。仲春，春三月的第二个月。仲春，春分的代名词。春分之日见到了北斗星，此时的北斗星，斗柄应该指向空间的正东方。

《易经》谈"日中见斗"，可以理解为春分之日看到了北斗星。

一定要记住"日中"一词的双重意义——既可以论中午，也可以论春分。

（二）《诗经》的记载

《诗经》两次出现了北斗星。《诗经·小雅·大东》：

"维南有箕，不可以簸扬。维北有斗，不可以挹酒浆。

"维南有箕，载翕其舌。维北有斗，西柄之揭。"

[译文] 南天有那簸箕星，不可用之扬米糠。北天有那北斗星，不能用它舀酒浆。南天有那簸箕星，缩着舌头口大张。北天有那北斗星，西举斗柄向东方。

《诗经》之中含有丰富的天文常识。不懂天文，不可能读懂《诗经》。

（三）《鹖冠子》的记载

斗柄是循环的！

斗柄循环有东西南北四指之变，节令有春夏秋冬四时之变。

日影长度变化可以定四时，斗柄循环的指向同样可以定四时。

《鹖冠子》记载了斗柄循环与四时循环之间的对应关系。以北斗星定四时，如此清晰的记载，先秦诸子中唯此一家。

"物极则反"之哲理，是斗柄循环的自然而然。斗柄循环的归纳，则是《鹖冠子》的贡献。

（四）《淮南子》记载的北斗历

完整的北斗历，是在《淮南子·天文训》出现的。

以斗柄指向论二十四节气，这是北斗历的第一特征。以二十四节气对应十二律，这是北斗历的第二特征。十天干与十二地支表达的是空间大圆的空间方位。

详细内容如下：

"斗指子，则冬至，音比黄钟。

加十五日指癸，则小寒，音比应钟。

加十五日指丑，则大寒，音比无射。

加十五日指报德之维，则越阴在地，故曰距日冬至四十六日而立春，阳气冻解，音比南吕。

加十五日指寅，则雨水，音比夷则。

加十五日指甲，则雷惊蛰，音比林钟。

加十五日指卯中绳，故曰春分则雷行，音比蕤宾。加十五日指乙，则清明风至，音比仲吕。

加十日指辰，则谷雨，音比姑洗。

加十五日指常羊之维，则春分尽，故曰有四十六日而立夏，大风济，音比夹钟。

加十五日指巳，则小满，音比太蔟。

加十五日指丙，则芒种，音比大吕。

加十五日指午，则阳气极，故曰有四十六日而夏至，音比黄钟。

加十五指丁，则小暑，音比大吕。

加十五日指未，则大暑，音比太蔟。

加十五日指背阳之维，则夏分尽，故曰有四十六日而立秋，凉风至，音比夹钟。

加十五日指申，则处暑，音比姑洗。

加十五日指庚，则白露降，音比仲吕。

加十五日指酉中绳，故曰秋分雷臧，蛰虫北向，音比蕤宾。

加十五日指辛，则寒露，音比林钟。

加十五日指戌，则霜降，音比夷则。

加十五日指蹄通之维，则秋分尽，故曰有四十六日而立冬，草木毕死，音比南吕。

加十五日指亥，则小雪，音比无射。

加十五日指壬，则大雪，音比应钟。

加十五日指子。故曰：阳生于子，阴生于午。阳生于子，故十一月日冬至，鹊始加巢，人气钟首。"

《淮南子》告诉后人，斗柄循环的轨迹是天体大圆。天体大圆中的方位，可以用干支来表达。

斗柄循环，起于北终于北。子，北方也。斗柄循环，转折点在正南方。午，南方也。斗柄循环的依次方位是：北方—东北—东方—东南—南方—西南—西方—西北—北方。空间方位可以用十二支表达，其顺序是：子丑寅卯辰巳午未申酉戌亥。空间方位还可以用十天干来表达，其顺序是：壬癸，北方；甲乙，东方；丙丁，南方；庚辛，西方。

二十四节气之中，含天籁之音阴阳十二律。

《淮南子》是淮南王刘安门客集体创作的成果。这里的北斗历，不是源于实际观测，而是源于资料整理。

文中出现的"四维"——"报德之维""常羊之维""背阳之维""蹄通之维"，指的是空间中的四个方位——东北、东南、西南、西北。"东北为报德之维也，西南为背阳之维，东南为常羊之维，西北为蹄通之维。"《淮南子·天文训》有如此解释。

十天干中的戊己，表达的是中央，斗柄循环不可能指向中央，所以斗柄指向中没有出现戊己。十二地支、八天干，再加上东北、东南、西南、西北四维，一共二十四个空间方位。斗柄指向二十四个方位，分出二十四节气。

节气之间的时间间距大于 15 日，这是《周髀算经》记载的测量数据。所以，《淮南子》中的数据只有参考意义。但是，中华大地上的确有过北斗历。北斗历与太阳历基本吻合。云南天文台李维宝先生，在其大作《云南少数民族天文历法研究》一书中，介绍了古羌族的北斗历，也介绍了彝族北斗历。彝族北斗历，以斗柄指向南北定寒暑。

二、《黄帝内经》中的北斗历

北斗的斗柄，一直在做圆周循环运动。

运动中有八个指向——正北正南、正东正西、东北东南西南西北，八个指向区分出八种正风、八种邪风。

斗柄指向何方，风从何方来，如此者正风也。例如，斗柄指向正北，风从北方来，如此即正风。

斗柄指向何方，风从相反的方向来，如此者邪风也。例如，斗柄指向正北，风从南方来，如此即邪风。

正风养人养万物，邪风伤人伤万物。

一种邪风一种病，八种邪风八种病。

详细的讨论之后进行，此不赘述。

三、北斗历对中华文化的四大贡献

（一）准绳之绳

《淮南子·天文训》："日冬至则斗北中绳。"又："日夏至则斗南中绳。"北斗星斗柄下指，犹如一条垂直的绳子。北斗星斗柄上指，亦如一条垂直的绳子。准绳之绳，是北斗历的贡献。

（二）"十"字坐标

《淮南子·天文训》："子午、卯酉为二绳。"子午者，南北也。南北的连线为一条绳。卯酉者，东西也。东西的连线为一条绳。中华大地上的北斗历，为平面几何贡献出了一个"十"字坐标。法国哲学家笛卡儿画出平面上的十字坐标，是近代的事。几何学在西方，是人的智慧；而东方的几何学则是人的智慧与天文智慧的结合。

（三）"物极则反"之成语

北斗星斗柄循环，是《鹖冠子·环流》篇的核心内容。在《鹖冠子·环流》篇的结尾之处，出现了"物极则反"这一成语。斗柄循环，起于北又终于北。原点与终点，是同一个点。

（四）正月的确定

定正月，是北斗历的贡献。

《淮南子·天文训》："天一元始，正月建寅。"

建，斗柄指向也。《太平御览·历》："斗纲所建。"又："晦朔合离，斗建移辰谓之朔。"

中华先贤将天体大圆划为十二等份，分别用十二地支子丑寅卯辰巳午未申酉戌亥来表达。此时的十二地支，将空间的十二方位，时间中的十二月融合在一起。

十二月，十一月为子。为什么？因为冬至在十一月。十一月，斗柄指向了正北方。

斗柄圆周循环，斗柄旋转从子位开始，由东而南，又由南而西，再由西而北，斗柄指向空间方位中的哪一支，就称之为"建 X"。

十一月建子，十二月建丑，正月建寅，二月建卯，三月建辰，四月建巳，五月建午，六月建未，七月建申，八月建酉，九月建戌，十月建亥。如此，称之为"十二月建"。

细心的朋友一定会发现这样一个事实，这就是：立春有时立在春节前，有时立在春节后，有时与春节重合。是这样！为什么这样？

因为立春与春节属于不同的历。

立春属于太阳历，正月则属于北斗历，初一则属于太阴历。寅月，则是斗柄指向寅位决定的。所以，正月的确定属于北斗历。春节，大年初一属于太阴历。初一，是由月亮圆缺决定的。

夏商周三代，定哪一月为正月，有不同的定位。《史记·历书》："夏正以正月，殷正以十二月，周正以十一月。"夏朝以寅月为正月，殷商以十二月为正月，周朝以十一月为正月。今天采用的是夏历。

为何夏历有如此常青的生命力？因为夏历以寅月为正月，春夏秋冬四时的秩序能够得到合理的安排。

颜回问如何治国？孔夫子回答的第一条就是"行夏之时"，即使用夏朝的历。这一问答记载在《论语·卫灵公》。

道法自然，法在斗柄指向中。

今天过正月，还会想到斗柄指向吗？

今天过春节（大年初一），还会想到月亮圆缺吗？

过节，还会想到人文法于天文的原则吗？

四、北斗历简评

斗柄是动态的，斗柄之动是圆周循环运动。

以斗柄循环为依据，智慧的中华先贤创建了北斗历。

在远古、中古时期，斗柄循环一周，其时间长度重合于太阳回归，例如，斗柄北指恰恰是太阳历的冬至，斗柄南指恰恰是太阳历的夏至，斗柄东指恰恰是太阳历的春分，斗柄西指恰恰是太阳历的秋分。

所以，远古中古时期的北斗历，与太阳历相重合。而在今天，两者之间重合关系已经结束——太阳历的冬至，斗柄并没有指向正北方。

第四节　　闰月

大于 360 日，这是太阳回归一次即一岁的时间。

小于 360 日，这是月亮圆缺十二次即一年的时间。

为了使太阴历与太阳历协调一致，中华先贤以置闰的方法将太阴历与太阳历融合在一起。

闰，有闰日与闰月之别。

闰日是太阳历。太阳历四年一闰，置一闰闰一日。

闰月是阴阳合历。阴阳合历三年一闰，十九年七闰，置一闰闰一月。

置闰，本文讨论的是阴阳合历的闰月。

一、置闰的记载

一个"闰"字，源头的经典之中均有出现。

《尚书·尧典》有"以闰月定四时，成岁"的记载。

《逸周书·周月解》有"闰无中气，指两辰之间"的记载。

《周礼·春官》有"闰月"的记载。

《易经·系辞上》有"五岁再闰"的记载。

对于一个"闰"字在实际生活中的重大意义，《左传·文公六年》有如下解释："闰以正时，时以作事，事以厚生，生民之道于是乎在矣。"一个"闰"字关乎着"生民之道"。部部经典，都有"闰"字的记载。试问：不懂一个"闰"字，能读懂一部部经典吗？读不懂经典，能读懂中华文化吗？

二、置闰的原则

置闰的原则，《易经·系辞上》有"五岁再闰"。

详细的置闰原则，是在《汉书》中出现的。《汉书·律历志下》有"三岁一闰，六岁二闰，九岁三闰，十一岁四闰，十四岁五闰，十七岁六闰，十九岁七闰"的记载。

为何三岁一闰？又为何十九岁七闰？

总的来说是因为年与岁之间的时间差。

太阳历的一岁 365.25 日，太阴历的一年 354.37 日，一年与一岁相差 10.88 日：

$$365.25 - 354.37 = 10.88（日）$$

积三岁，两者的时间差有 10.88×3=32.64（日）。

积六岁，两者的时间差有 10.88×6=65.28（日）。

积九岁，两者的时间差有 10.88×9=97.92（日）。

积十一岁，时间差有 10.88×11=119.68（日）。

积十四岁，时间差有 10.88×14=152.32（日）。

积十七岁，时间差有 10.88×17=184.96（日）。

积十九岁，时间差有 10.88×19=206.72（日）。

三岁积 32.64 日，近一个月的天数，所以三岁设一个闰月。

六岁 65.28 日，近两个月的天数，所以六岁设两个闰月。

……

十九岁 206.72 日，近 7 个月的天数。所以十九岁设 7 个闰月。

三、2012 与 31920 比较

还记得美国电影《2012》吗？

2012 年，被谣传为世界毁灭年。美国导演以"2012"为主题拍摄一部电影，给整个世界开了个大玩笑。全世界都知道玛雅文明的 2012，但是，有几人知道中华文明的 31920。

2012，实际上是玛雅人改历的时间。

全世界都推崇玛雅文明，玛雅文明改历的时间是 2012 年。可是有几个人知道，中华文明改历的时间是 31920 年？

《周髀算经·日月历法》："故月与日合，为一月。外衡冬至，内衡夏至，六气复返，皆谓中气。阴阳之数，日月之法，十九岁为一章。四章为一蔀，七十六岁。二十蔀为一遂，遂千五百二十岁。三遂为一首，首四千五百六十岁。七首为一极，极三万一千九百二十岁。生数皆终，万物复始。天以更元作纪历。"

这一论断讲的是阴阳合历，讲的是阴阳合历的融合。"外衡冬至，内衡夏至"，指的是太阳回归于南北回归线。"日月之法"，指的是太阳历与太阴历的融合。"十九岁为一章"，揭示的是太阳月亮在某一月处在同一起跑线上。"四章为一蔀"，揭示的是太阳月亮在某一天处在同一起跑线上。关于这一论断，后面会有详细讨论，此不赘述。

弄懂弄通这一论断，就会打开三扇大门：中华文化的大门、中医文化的大门，百子百科的大门。

玛雅文明的 2012 值得尊重，中华文明的 31920 该不该尊重？

今天的世界稍有常识的人都知道 2012，但是全世界有几人知道 31920 呢？包括中华先贤的子孙在内。

四、年与岁的五大差别

年与岁之间的差别，前面已有解释。这里重新进行一次系统的解释，希望对热爱中

医的朋友，尤其是青年朋友有所帮助。年与岁之间，一共有五大差别，细论如下：

其一，太阳历论岁。太阳回归一次是一岁。

其二，太阴历论年。月亮圆缺十二次是一年。

其三，岁的起始点在冬至，年的起始点在春节。

其四，岁的时间长度为 365.25 日，年的时间长度为 354.37 日。

其五，岁的坐标在太阳，年的坐标在月亮。

正是这年和岁，界定出天道，界定出阴阳；正是这年和岁，区分出时间与空间；正是这年和岁，奠定了中华文化、中医文化的基础，奠定了诸子百家与自然百科的理论基础。不知道年岁之差的国学大师，是不是等同于不知道释迦摩尼的大和尚？！

"三不知"不可以为工，其中的"一不知"就是"年之所加"。不知"年之所加"，不知年岁之差，中医能得以延续吗？

月亮圆缺，初一十五，确定于太阳地球月亮三点一线的对应关系之中。道法自然，法在月亮圆缺之中。

八月十五，这是月亮节。每年，我们过一次月亮节。道法自然，法在月亮正圆之时。

天上的月亮圆缺一次，女同胞月信一次。多一次是病，少一次也是病。月亮论月信之永恒坐标也。明代李时珍《本草纲目·人部·妇人月水》："月有盈亏，潮有朝夕，月事一月一行，与之相符，顾谓之月水、月信、月经。" 道法自然，验证在女子月信正常秩序中。

月亮圆缺，决定着江河大潮的起落，这是众所周知的自然常识。月亮圆缺，同时决定着人体气血的虚实，这是众所不知的中医常识。道法自然，验证在中医常识之中。

月亮圆缺，在时间上具有严格的规定性。所以，在先秦诸子里，有"月信死信生"之说。信，信在时间中的一定之时。信，信在空间中的一定之规。月亮圆缺为"如何为人"提供出一个永恒坐标。道法自然，验证在为人诚信的品德之中。

月亮圆缺，演化出《黄帝内经》中的虚实理论——月圆为实，月缺为虚。

月亮圆缺，演化出《黄帝内经》中的补泻原则——月圆不补，月缺不泻。

观测月亮圆缺，中华先贤创造出太阴历，创造出一系列的人文成果与自然科学成果。

天上的月亮还在，中华先贤的后人应该创造出什么呢？

还应该记住的是，月亮光实际上是太阳光，论月亮一定不能忘记背后的太阳。

五、年岁背后的智慧

岁，太阳历也。年，太阴历也。要把年和岁亦即太阳太阴两种历融合在一起，这需要高超的智慧。中华先贤用一个"闰"字，将两种历融合在一起。又用寅月定春节的方法将太阳历、太阴历、北斗历三种历融合在一起。融合得是那样的完美，是那样的精确。只要错一点，哪怕是一点点，十五的月亮就不会圆。初一月亮缺，十五月亮圆，上下几千年不变，这里体现的是数学上的严密性与准确性。

中医医生，《黄帝内经》称之为"工"。如何为工？《素问·六节藏象论》界定出三大标准："不知年之所加，气之盛衰，虚实之所起，不可以为工矣。""年"，是天文历法概念。太阳可以论年，日影长短循环一次论出的是一个太阳回归年。月亮可以论年，月亮圆缺十二次即十二个朔望月即是一个阴历年。年，天文历法也。"所加"，历法推算也。"不知年之所加，不可以为工"，这一论断是不是强调天文历法在中医文化的基础性与重要性？为工为医者是不是首先要明白天文历法？！

今天的中医药大学，还有天文历法的教材吗？

第五节　表达阴阳合历的河图

河图与洛书，位于中华文化的源头，因为得不到正确的解释，千百年来一直被视为是千古之谜。

在民族大家庭中，保留河图只有汉族和彝族，但只有彝族文化能够以自然法则解释河图。千古之谜的谜底，揭示于阴阳合历之下。

一、记载

在中原华夏文化中，最早记载河图的是《易经》。《易经·系辞上》："河出图，洛出书，圣人则之。"图书是什么？圣人为何要则图书？《易经》并没有做出基本的解释。

记载河图洛书的彝族典籍不止一部，但能以天文历法解释图书的唯有《土鲁窦吉》。

二、图形

河图由一个虚心圆〇和一个实心圆●所组成。

两个圆既可以解读为阴阳，又可以解读为奇偶：●为阴，〇为阳；〇为奇，●为偶。

〇分布于东西南北四方与中央，●居东北东南西南西北四隅，阴阳分居，这是洛书。

〇●结合分布于东西南北中五方，阴阳联合，这是河图。

解读河图图形，彝汉两族出现了"奇偶之数之歌"。彝族的歌词为：

天一地六水，地二天七火，

天三地八木，地四天九金，

天五地十土，立天地根本。

天数二十五，地数有三十，

五十五数中，象征天和地。

汉族的歌词为：

一六北方水，二七南方火；

三八东方木，四九西方金；

五十中央土。

三、河图中的阴阳合历（图4-2）

河图中的一二三四五六七八九十，五奇五偶分五组，一奇一偶如此结合在了一起，这就是彝族文化解释的奇偶联姻。奇偶即阴阳，奇偶联姻即阴阳联姻。河图中五组奇偶联姻，一可以表达春夏秋冬四时，二可以表达东西南北中五方：

一六表达四时之冬，四方之北。

二七表达四时之夏，四方之南。

三八表达四时之春，四方之东。

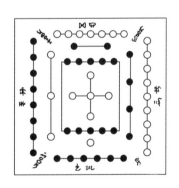

图4-2　彝族文化保存的"付托"图

彝族文化中的"付托"，汉语意思为"阴阳联姻"或"奇偶联姻"，表达的是太阳历、太阴历、北斗历三历合一的十二月阴阳合历。付托音近河图。阴阳合历分春夏秋冬四时，四时对应东西南北四方。河图以奇偶之数构筑起了一个时空物一体、无限循环的时空模型

四九表达四时之秋，四方之西。

五十表达中央，统帅四时与四方。

河图中的奇偶联姻、阴阳联姻，表达的是时令中的四时，表达的是空间五方。

联姻的两个奇偶之数，有生、成两种含义：

一六的含义是一月生物六月成；

二七的含义是二月生物七月成；

三八的含义是三月生物八月成；

四九的含义是四月生物九月成；

五十的含义是五月生物十月成。

阴阳联姻，前者是生数，后者是成数。

四、特征

差五，是河图的特征。

四方之数相减，其差为 5；中央之数相减，其差仍然为 5，计算公式如下：

$$6-1=5$$

$$7-2=5$$

$$8-3=5$$

$$9-4=5$$

$$10-5=5$$

五、变化与保留

（一）四大变化

从洛书到河图，同是由〇●两个圆组成的画面，但是图形结构发生了变化。

图形的变化，内容也发生了四大变化：

一是五行改革为四时，即五季历变成了四季历。

二是十个月改革为十二月，十月历变成了十二月历。

三是二十个节气改革为二十四节气。

四是干支功能发生了变化，十天干由纪月变革为纪日，十二地支由纪日变革为纪月。

（二）四大保留

有变化也有保留，洛书中的四大基本内容保留在了河图之中：

一是仍然以冬至为太阳回归的起始点，仍然以夏至为太阳回归的转折点。

二是冬至夏至的空间位置得到了保留，仍然是下冬至上夏至。

三是五方时空在河图中得到了延续。河图表达的是春夏秋冬四时，四时本来对应东西南北四方，这是四方时空。但是，四时之末又分出 18 日归属中央，这是五方时空的延续。

四是基本成分得到了保留，与洛书相比，河图的图形发生了变化，但基本成分仍然是阴阳两种成分，基本成分的表达仍然是○●两个圆。

六、延续

河图中表达时空的奇偶之数，在《黄帝内经》与先秦诸子之中得到了延续。

《黄帝内经》中有河图之数，《素问·金匮真言论》在论述四时五方时出现了"其数八""其数七""其数五""其数九""其数六"五个奇偶之数。只有明白了河图，才能明白这五个奇偶之数的时空意义。

一时对应一方，一时一方有一种对应的颜色，有一种对应的味道，有一种对应的天文，有一种对应的天籁之音，有一种对应的时间病与空间病。简单的奇偶之数将这些五彩缤纷的自然现象联系到了一起。自然界有自然组合的功能，用时间空间将天文地理、万物与人联系在一起，这是开创于洛书、延续于河图的系统论。

《礼记》《管子》《吕氏春秋》《淮南子》中同样有河图之数，其内容与《黄帝内经》相同。

奇偶之数的延续，说明中华先贤所创建的时空一体的时空观得到了延续。一切从时空中来，时空可以论一切，这是图书的基本点。这一基本点，无论如何也不能忘记。

七、河图、洛书简评

书表太阳！观测太阳，中华大地上产生了第一部书——洛书。

图表日月星！观测日月星，中华大地上产生了第一张图——河图。

中华大地上的第一部书表达的是十月太阳历。

中华大地的第一张图表达的是十二月阴阳合历。

从天文到人文，产生了中华大地上的图与书。

"河出图，洛出书。"从《易经·系辞上》开始，中华大地上有"图"与"书"这两个单音词。

"河洛出图书。"从《汉书·五行志》开始，中华大地上有"图书"这个双音词。

千千万万的莘莘学子，几乎天天进图书馆，有几人知道图书起于天文？

千千万万的读书人，有人天天都离不开书，有几人知道书起于太阳历？

先秦时期，由文字组成的书并不多，可是，中华大地上为什么会产生出诸子百家？

孕育先秦诸子的教材为何？正确答案是：太阳历，阴阳合历也。总而言之，言而总之，是天文历法孕育出了诸子百家。

先秦诸子论证问题，其理论依据不是这本书与那本书，不是这个人与那个人，而是天道阴阳、四时五行。

天道出于何处？

阴阳出于何处？

五行出于何处？

四时出于何处？

统统出于太阳历！

太阳历是中华文化的根本！

太阳历是中医文化的根本！

太阳历是诸子百家的根本！

先秦诸子论证问题，哪一个不是以天道阴阳、四时五行为依据？！子子论天道论阴阳，家家论四时论五行，先秦诸子所受的教育是不是天文历法教育，首先是太阳历的教育？！

《礼记·月令》中有河图之数，《管子·幼宫》中有河图之数，《吕氏春秋·十二纪》中有河图之数，孔子、管子、杂家是不是受到了阴阳合历的教育？！

关于《礼记》《管子》《吕氏春秋》中的河图之数，后面还会涉及，此不赘述。

第 五 章

具有坐标意义的二十八宿历

观测地面上的物体运行，必须有一个参照坐标。那么，观测宇宙间的星体运行，同样需要一个参照坐标。

观测太阳月亮以及金木水火土五星的运行，中华先贤找到了一个参照坐标，这个参照坐标就是二十八星宿。

第一节　　二十八宿历简介

仰观天文的中华先贤，在赤道与黄道两侧，发现28颗恒星，然后以东西南北空间方位为基准将其分成四组——每组七星，再以形象的动物命名，东方天文史从此留下了"东青龙，西白虎，南朱雀，北玄武"[1]的二十八星宿（图5-1）。

宿，宿舍也。星星在天上，宿舍是居住的地方，星星与宿舍怎么能联系在一起？

不了解这28座宿舍，不可能真正了解中华元文化。

28座宿舍分布在东西南北四方，具体对应关系如下。

东七宿（青龙）：角、亢、氐、房、心、尾、箕。

西七宿（白虎）：奎、娄、胃、昴、毕、觜、参。

南七宿（朱雀）：井、鬼、柳、星、张、翼、轸。

北七宿（玄武）：斗、牛、女、虚、危、室、壁。

这就是中华先贤所认识的二十八星宿。

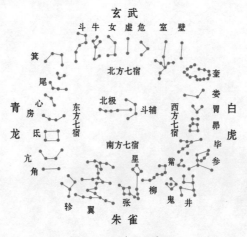

图5-1　二十八星宿图

---

1 《礼记》《尸子》《鹖冠子》中均有此说。

第二节　二十八星宿的坐标意义

28 颗星，28 个参照坐标。

中华先贤很有形象化、趣味化的能力，把 28 颗星解读为 28 座宿舍。

晚上的太阳到哪里去了？太阳落山时，看东方地平线上升起的是哪一颗星？确定是哪一颗星时，就可以下出结论：啊！太阳宿在此处了。

为什么日落于西，而其休息的宿舍定位于东？这涉及一个天文学常识——日躔。日躔，研究的是太阳的踪迹。白天的太阳，其踪迹举目可见，那么晚上的太阳在哪里？中华先贤以二十八星宿为坐标，创建出二十八座宿舍来定位太阳的踪迹，这就是日躔的基本含义。几何意义上的日躔，是一条直线定位的两个点。直线，是假设的一条穿过地心的直线。直线的两端，一个端点是太阳，另一个端点是二十八星宿中的某颗星。夕阳刚刚西下，二十八宿中的一宿在正东方恰恰冉冉升起，两点之间构成一条直线；中华先贤正是利用这条直线，界定出黄昏时节太阳的踪迹。夜半如何观察？夜半时分，看看二十八星宿中的哪一颗星出现在南中天（即正南方），这颗星称之为夜半中星。以夜半中星为端点，画出一条通过地心、连接上下（正南正北）的一条直线，地下（正北方）的另一端就是太阳的位置。

关于日躔，请看下面两个论断。

其一，《文选·颜延之》："日躔胃维，月轨青陆。"吕向注："躔，次也。胃，星名。维，畔也……言日次胃星之轨行畔也。"

其二，《元史·历志一》："列宿著於天，为舍二十有八，为度三百六十五有奇。非日躔无以校其度，非列舍无以纪其度。"

一条直线两个点，日躔揭示的是太阳与二十八宿之间的对称性与对应性。

夜间观测二十八宿常用方法有四种：

一是日落黄昏后，夜幕初降之时，观测东方地平线上升起的星宿，如此观测，称之为"昏见"。

二是日落黄昏后，夜幕初降之时，观测南中天上的星宿，如此观测，称之为"昏中"。

三是黎明时节，夜幕将落之时，观测东方地平线上升起的星宿，如此观测，称之为"晨见"或"朝觌"。

四是黎明时节，夜幕将落之时，此时观测南中天上的星宿，如此观测，称之为"旦中"。

二十八星宿的坐标意义，记载在以下几个论断中。

其一，《周髀算经·天体测量》："立二十八宿，以周天历度之法。"

此论断告诉后人，二十八宿在天体中的发现，其目的是确立一个定量标准——在天体中分出定量的度数。

其二，《周髀算经·日月历法》："日月俱起建星。"

此论断告诉后人，观测日月的运行，中华先贤确定了标志星。日月从 A 星出发，到 B 星会合，A 星 B 星就是建星。建星者，标志星也。二十八宿中具体的恒星，就有标志星的作用。

其三，《素问·六节藏象论》："天度者，所以制日月之行也。"

此论断告诉后人，天体是有度数的。天体度数，是用来定量日月之行的。

综合三个论断可以知道，二十八宿者，28 颗标志星也。标志星与太阳的对应，白天是看不到的，只有在晚上观测。晚上如何观测？黄昏时节，二十八宿中的哪一颗恒星出现在东方，就可以得出结论：这颗恒星，就是太阳踪迹标志星。黄昏的太阳在此间宿舍休息了。夜半时节，二十八宿中的哪一颗恒星出现在南方，就可以得出结论：这颗恒星，就是太阳踪迹标志星。夜半时节的太阳在此间宿舍休息了。一颗星一间宿舍。二十八宿，二十八间宿舍。——这就是二十八宿的来源。

其四，《浑天仪》："天如鸡子，地为中黄，居其天内。天大地小，表里有水，天地各乘气而立，载水而浮，日月星辰绕地下，故二十八宿半见隐，天转如车毂之运。"

此论断告诉后人，到了张衡时代，中华大地上的宇宙观已经完全成熟。天体是一个犹如鸡蛋一样的大椭圆，地球就是鸡蛋中的蛋黄。天体大，地球小。日月星辰围绕地球而转，二十八星宿犹如运转的车轮一样，一半上一半下，夜显昼隐——半显半隐（图5-2）。

天体大圆，循环不已；地球公转，循环不已；循环一周，即是一岁。

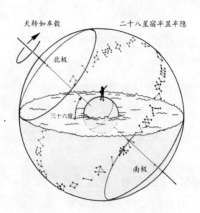

图 5-2　二十八星宿半显半隐图

二十八宿，即是观测日月五星的标志星，其本身也是历。

第三节　二十八宿历的记载

二十八宿历，记载在两个地方：一是地下文物，二是文字之中。

一、地下文物记载的二十八宿历

新文化运动中，出现了一个非常特别的派别——疑古派。这个派别所有的研究，就是证明中华文化中"这个也没有，那个也没有"，其中包括二十八宿。对二十八宿到底"有没有"的质疑，销声于地下文物的发现。地下古墓中有两处发现二十八宿：史前颛顼墓；战国时期的曾侯乙墓。

实际上，二十八宿在中华大地上，不但中原华夏有，四周的少数民族同样有，例如，苗族、彝族、水族。

（一）颛顼墓中的第一龙、第一虎

1987年夏，考古学家在濮阳仰韶遗迹中发现一座距今6460±135年的古墓（编号为M45），其形状为南圆曲而北方正，墓主人头南脚北，东西两侧有蚌壳组成的龙、虎——龙东虎西（图5-3）。龙，被称之为"中华第一龙"。这里的"龙虎图"，被考古、天文两界的学者解释为天象图——龙为春龙，虎为秋虎。即二十八宿中的青龙、白虎两宿。

墓主人为谁？学界的共识为颛顼。

颛顼为谁？黄帝之孙也。

《史记·五帝本纪第一》："黄帝崩，葬桥山。其孙昌意之子高阳立，是为帝颛顼也。帝颛顼高阳者，黄帝之孙而昌意之子也。静渊以有谋，疏通而知事；养材以任地，载时以象天，依鬼神以制义，治气以教化，絜（jié）诚以祭祀。北至于幽陵，南至于交趾，西至于流沙，东至于蟠木。动静之物，大小之神，日月所照，莫不砥属。"

这段文字，分四个层次介绍了颛顼。

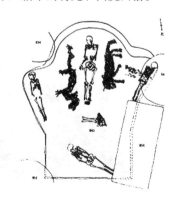

图5-3　濮阳出土的颛顼墓

一是身世。颛顼乃昌意之子，黄帝之孙。

二是品质。沉静稳练而有机谋，通达而知事理。

三是贡献。利用地理种植养殖，参照天象以划分四时，依顺鬼神以制定礼义，理顺天时以教化万民，洁身诚心以祭祀鬼神。

四是教化范围。北至幽陵，南至交趾，西至流沙，东至蟠木。各种动物植物，大神小神，凡是日月照临的地方，全都平定，没有不归服的。幽陵、交趾、流沙、蟠木，这是颛顼教化所涉及四方领域。

以上关于颛顼内容，悉数出现在彝族学者龙正清先生的大作中，龙正清先生在其大作《彝族先天八卦历法简析》一文介绍，彝族继承的天文历法是颛顼历。——彝族以颛顼为先贤，以继承颛顼文化为荣。

"帝高阳之苗裔兮，朕皇考曰伯庸。"这是屈原在《离骚》开篇处写下的一句话，现代汉语的意思是："我是帝高阳的后代子孙，我伟大的父亲名字叫伯庸。"帝高阳，就是颛顼。——屈原以颛顼为祖先，以颛顼后裔为荣。

（二）曾侯乙墓中的二十八宿

二十八宿的图像与文字，是在曾侯乙墓中发现的。1978年，在湖北省随县发现并挖掘一座战国早期的古墓。古墓的主人为诸侯小国曾国，国君名字叫乙，所以这座墓被称之为曾侯乙墓。墓中出土一件漆箱盖面上，中心位置上是大"斗"字，环绕"斗"字一圈的是二十八宿的名称，箱盖面两端绘有青龙、白虎的图像。这里既有文字记载，也有形象的龙虎图形（图5-4、图5-5）。

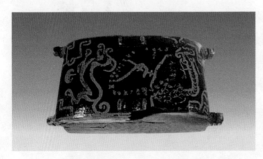

图5-4 曾侯乙墓中的漆箱箱盖

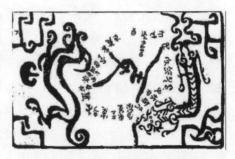

图5-5 漆箱箱盖描绘图

曾侯乙墓中的漆箱告诉世人这样一个重大事实：中华大地上有二十八宿。

二、文字记载的二十八宿历

文字典籍中的二十八宿历记载在两个地方：一是中原华夏文化，二是少数民族的文化。

（一）华夏文化中的二十八宿历

中原华夏文化中有二十八宿历，经典中有记载，先秦诸子也有记载。

1.《尚书》的二十八宿

《尚书·尧典》："星鸟，以殷仲春。星火，以正仲夏。星虚，以殷仲秋。星昴，以正仲冬。"

《尚书·尧典》中，实际上已经出现了二十八宿：

确定仲春的鸟星，是南方朱雀七宿的简称。

确定仲夏的火星，是东方苍龙七宿之一。

确定仲秋的虚星，是北方玄武七宿之一。

确定仲冬的昴星，是西方白虎七宿之一。

确定四仲（春分秋分，冬至夏至），太阳是第一坐标，二十八宿是第二坐标。

《尧典》中的四仲星有两大作用：一是坐标，二是定节令。

《尚书·洪范》中还有"星有好风，星有好雨"之说。这两颗星，被东汉学者马融解释为二十八宿中的箕星与毕星。箕星，是大风的标志星；毕星，是磅礴大雨的标志星。

2.《周礼》的二十八星

一部《周礼》，两次出现了"二十八星"之说，而且是和历法并列出现的。请看以下几个论断。

其一，《周礼·春官》："冯相氏掌十有二岁，十有二月，十有二辰，十日，二十有八星之位，辨其叙事，以会天位。"

其二，《周礼·秋官》："䂣蔟（chè cù）氏掌覆夭鸟之巢。以方书十日之号，十有二辰之号，十有二月之号，十有二岁之号，二十有八星之号……"

其三，《周礼·冬官考工记》："弓二十有八，以象星也。"

《周礼》中的"二十有八星"，实际上就是二十八宿。十二岁、十二月、十二辰、十日，显然是指岁、月、日、时的历法。二十八星与历法并列出现，显然关乎历法。

一系列的"十二"，与二十八宿之间有什么关系？苗族文化中保留的八十四甲子，可以解答这一谜团。华夏文化60年一甲子。60，源于十天干与十二地支的五次对应。苗族八十四甲子，根源在于二十八宿与十二地支的最小公倍数。与84这个数字相关的历，汉族已经失传，但苗族同胞还有保留，后面会有介绍。

3.《诗经》中的二十八宿

《诗经·豳风·七月》："七月流火，九月授衣。"

流火之火，亦称大火，指的是二十八宿中的心星。从地球上观测，心星一直处于运动状态，春天在东，夏天在南，秋天在西，冬天在北。心星之动，实际原因在地球之动，在地球的公转与自转。农夫一旦发现心星西移，就知道应该准备御寒的衣服了。农夫以心星为坐标所进行的天气预报，是中长期天气预报。

《诗经·小雅·渐渐之石》："月离于毕，俾滂沱矣。"

月，月亮也。毕，毕星也。毕星，西方白虎七宿中的第五宿。离，有靠近之义。当月球靠近毕星时，地球上观测区内就会出现大雨滂沱的天气。《渐渐之石》之诗，出于一位戍卒之口。戍卒，守边关的战士。滂沱之雨，大雨也。能预报出滂沱大雨，属于精确的天气预报。战士以毕星为坐标的天气预报，是短期内的精确预报。

《诗经》中的二十八宿，一有节令的作用，二有预报天气的功能。

4.《逸周书》中的二十八宿

《逸周书·周月》："唯一月既南至，昏，昴、毕见，日短极，微阳动于黄泉，阴降惨于万物。"

《逸周书》中的一月，是今天冬至所在的十一月。周历以十一月为正月。这句话的意思是：一月冬至过后，黄昏时，二十八宿中的昴星、毕星现于中天，一年之中这一天的白昼短到了极点。地下阳气微微发动，阴气开始从根部离开万物，而地表阴气依然惨烈。

二十八宿在天上，阴阳（寒暑）二气在地表，但是两者之间的变化存在着对应关系。天文变化决定着地面上的寒暑变化。一朵小花的开放与枯萎，一个小蚯蚓的睡眠与苏醒，小鱼、小虾的繁殖与成长，均与天文变化有着密切的关系。

《逸周书》中的二十八宿有两大功能：一是可以确定哪一天是冬至，二是可以确定地下阳气初生。

在《逸周书》中，昴、毕两宿是确定冬至的标志星。

5.《礼记》中的二十八宿

《礼记·曲礼》："前朱鸟而后玄武，左青龙而右白虎。"

《礼记》中的二十八宿，进入了旌旗。

6.《鹖冠子》中的二十八宿

《鹖冠子·天权》："春用苍龙，夏用赤鸟，秋用白虎，冬用玄武。"

春夏秋冬四时，二十八宿四象；四时与四象对应，显然，这里的二十八宿历对应的是太阳历。

7.《孙子兵法》中的二十八宿

《孙子兵法·火攻》："发火有时，起火有日。时者，天之燥也。日者，月在箕、壁、翼、轸也。凡此四宿者，风起之日也。"

"火烧新野""火烧博望""火烧赤壁""火烧藤甲兵"，这是《三国演义》中的故事。诸葛亮善用火攻。

火攻，必须借助风！

风在大地上，但是大风的决定因素在天上，具体在二十八宿中的箕、壁、翼、轸四颗星。

8.《吕氏春秋》中完整的二十八宿

在华夏文化中，完整二十八宿，是在《吕氏春秋》中出现的。

《吕氏春秋·有始》："何谓九野？中央曰钧天，其星角、亢、氐；东方曰苍天，其星房、心、尾；东北曰变天，其星箕、斗、牵牛；北方曰玄天，其星婺女、虚、危、营室；西北曰幽天，其星东壁、奎、娄；西方曰颢天，其星胃、昴、毕；西南曰朱天，其星觜嶲（zī guī）、参、东井；南方曰炎天，其星舆鬼、柳、七星；东南曰阳天，其星张、翼、轸。"

稍加整理，可以理出二十八宿与空间九野的对应关系（图5-6）：

中央钧天对应角、亢、氐三宿。

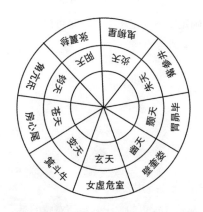

图 5-6　二十八宿九州分野

东方苍天对应房、心、尾三宿。

东北变天对应箕、斗、牵牛三宿。

北方玄天对应婺女、虚、危、营室四宿。

西北幽天对应东壁、奎、娄三宿。

西方颢天对应胃、昴、毕三宿。

西南朱天对应觜巂、参、东井三宿。

南方炎天对应舆鬼、柳、七星三宿。

东南阳天对应张、翼、轸三宿。

中央钧天、东方苍天、东北变天、北方玄天、西北幽天、西方颢天、西南朱天、南方炎天、东南阳天，天体中的九天，空间中的九野，上有九天，下有九野；天体空间与大地空间的对应是中华文化的基本点。

"南昌故郡，洪都新府。星分翼轸，地接衡庐。襟三江而带五湖，控蛮荆而引瓯越。"不理解二十八宿与大地九州的对应关系，无法读懂王勃的《滕王阁序》。

与九州的对应，这是其一。与四方的对应，这是其二。

二十八宿这个椭圆可以将月球圆周运动定量化。《吕氏春秋·圆道》有如下记载："月躔二十八宿，轸与角属，圜道也。"

躔，日月运行的专用词。日躔、月躔，指的是日月在天体中运行轨迹或运行对应点。《吕氏春秋》论躔，论的是月亮与二十八宿某一宿的对应。

（二）少数民族保留的二十八宿历

二十八宿，彝族典籍中有记载，水族典籍中有记载，苗族古歌里有记载。

研究二十八宿，少数民族的先贤留下了极其重要的成果。二十八宿一可以用于纪时（纪年、纪月、纪日、纪时），二可以用于预报天气，三可以预报丰年与灾年。

篇幅有限，这里只能介绍与华夏文化不同的特别之处。

1. 苗族二十八宿

中原有六十甲子，苗族有八十四甲子；六十甲子母源在太阳，八十四甲子的母源在二十八星宿。

此处特别介绍的是，黔东南苗族同胞保留的二十八宿历。二十八宿配十二物像，是黔东南苗族的口头历。十二物像，即汉族的十二生肖。苗族二十八宿以雷宿为序首，苗族十二物像以鼠为序首。星宿与物象相配为历。岁月日时之历法，苗族称之为"诶进"。贵州苗族学者李国章先生告诉笔者：苗族公鸡称"诶"，"进"苗语中有慢慢爬行之义。太阳中的黑影，苗族解释为母鸡。地上的公鸡一叫，太阳中的母鸡才会出来。太阳出来了，慢慢在天上爬行。苗语"诶进"有三重意思："公鸡叫母鸡才会出来"为第一重意思；"公鸡叫太阳才会升起"为第二重意思；隐喻天文历法是其第三重意思。

十二物像与二十八宿对应之历法如下：

（1）虎进雷；（2）猫大龙；（3）龙竹鼠；（4）蛇狸猫；（5）蚕蝴蝶；（6）羊进虎；（7）猴进豹；（8）鸡螃蟹；（9）狗水牛；（10）猪进女；（11）鼠进鼠；（12）牛进燕；（13）虎进猪；（14）猫小龙；（15）龙螺蛳；（16）蛇进狗；（17）蚕进雉；（18）羊进鸡；（19）猴进鹰；（20）鸡猿猴；（21）狗水獭；（22）猪天鹅；（23）鼠进羊；（24）牛蚂蜂；（25）虎进马；（26）猫蜘蛛；（27）龙进蛇；（28）蛇蚯蚓；（29）蚕进雷；（30）羊大龙；（31）猴竹鼠；（32）鸡狸猫；（33）狗蝴蝶；（34）猪进虎；（35）鼠进豹；（36）牛螃蟹；（37）虎水牛；（38）猫进女；（39）龙进鼠；（40）蛇进燕；（41）蚕进猪；（42）羊小龙；（43）猴螺蛳；（44）鸡进狗；（45）狗进雉；（46）猪进鸡；（47）鼠进鹰；（48）牛猿猴；（49）虎水獭；（50）猫天鹅；（51）龙进羊；（52）蛇蚂蜂；（53）蚕进马；（54）羊蜘蛛；（55）猴宿蛇；（56）鸡蚯蚓；（57）狗进雷；（58）猪大龙；（59）鼠竹鼠；（60）牛狸猫；（61）虎蝴蝶；（62）猫进虎；（63）龙进豹；（64）蛇螃蟹；（65）蚕水牛；（66）羊妇女；（67）猴进鼠；（68）鸡进燕；（69）狗进猪；（70）猪小龙；（71）鼠螺蛳；（72）牛进狗；（73）虎进雉；（74）猫进鸡；（75）龙进鹰；（76）蛇猿猴；（77）蚕水獭；（78）羊天鹅；（79）猴进鬼；（80）鸡蚂蜂；（81）狗进马；（82）猪蜘蛛；（83）鼠进蛇；（84）牛蚯蚓。

二十八宿历，苗族同胞用三字排的表述方式：虎进雷鸟宿，简写为虎进雷；猫进大龙宿简写为猫大龙。其他如此类推。虎进雷、猫大龙，按苗语亦可记为寅进雷、卯大龙。

凡"a进b"或"c进d"这种句式，所讲的都是两者的对应关系，即"a对应于b"或"c对应于d"。苗族文化中的"虎进雷"，与《诗经》中的"月离于毕"相同相似。苗族十二物象中的猫，汉族十二属相中的兔。汉族十二属相以鼠为首，苗族同胞十二物象以虎为首。

物像（生肖）一十二，宿二十八，一个生肖对应一宿是一天，问题是朔望月大月30日，小月29日，大小月的对应构不成整数，苗族先贤创造出一种特殊的二十八宿历——"八十四诶进"。十二物像循环七轮，二十八宿循环三轮，这样形成完整而完美的配合。

12与28的最小公倍数为84。

苗族的"诶进"，华夏之甲子也。华夏文化60年一个甲子，苗族文化84年一个甲子。甲子，揭示的是天体循环规律。

找出84这一最小公倍数，说明了什么？说明苗族先贤高超的求证能力。

苗族学者李国章先生说，"八十四诶进"可以表述太阳历，也可以表述月亮太阴历。表述太阳历，苗族诶进可以揭示出十二物像、二十八宿、地球与太阳运行在空间构成递进三角空间变化。表述月亮历，同样可以揭示出十二物、二十八宿、地球亦与月亮运行在空间构成递进三角空间变化。

"虎进雷"的起始点对应的是立春。

在苗族文化中，二十八宿的功能是多方面的：其一，观测太阳、月亮运行的坐标；其二，确定春夏秋冬四时的坐标；其三，预报天气、天灾的坐标；其四，纪年、纪月、纪日的历。

2. 彝族二十八宿历

彝族文化中有二十八宿！

彝族文化中的二十八宿有五个特别之处，分述如下。

特别之一：二十八宿像一个动物园。天上的二十八宿，地上的一个动物园，以飞禽走兽名字命名二十八宿，彝族与中原华夏完全一致，其特别之处在于一宿一动物，一宿一飞禽。

《彝族源流·第七卷》中有一篇专论《论二十八宿》。请看原文：

二十八宿星，在眼前今天，

跟随明月亮，普照在地上。

凡间的人们，结婚要测它，

造屋推算它，样样都顺利；

祭祀要测它，凡事都如意，人们这样说。

二十八宿星，一旦说出来，各有其名称：

时首星，名叫金画眉；

丰满星，名叫猫头鹰；

日头星，名叫青豹子；

日手星，名叫萤火虫；

日腰星，名叫红豹子；

日尾星，名叫青狼子；

停雪星，名字叫蟋蟀；

晒雪星，名字叫蚂蚱；

雪树枝星，名字叫蜗牛；

雪树果星，名叫白蝴蝶；

长颈星，名字叫白鹤；

露丛星，名字叫红牛；

露群星，名叫白獐子；

豹角星，名字叫青狐；

豹眼星，名叫红蝙蝠；

豹嘴星，名叫青蝙蝠；

豹腰星，名字叫红豺；

豹脊星，名叫青杜鹃；

豹尾星，名字叫黑鼠；

有记星，名叫红獐子；

雄刺猬星，名叫灰老鹰；

龙曲星，名叫黑獐子；

神树枝星，名字叫白猿；

神树果星，名叫公绵羊；

神树干星，名叫红猴子；

天风星，名字叫玄鸟；

太阴星，名叫黄獐子；

山羊眼星，名叫花獐子。

二十八宿星，颗颗有名称。

《彝族源流》中的二十八宿，以金画眉为第一宿。第一宿定为时首星。

《彝族源流》中的二十八宿，是不是堪称动物园？

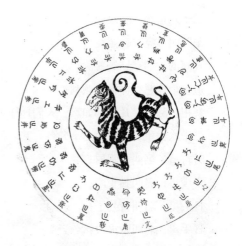

图 5-7 彝族典籍《爨文丛刻》中的二十八宿图

彝族多部典籍中都有二十八宿的记载，大同小异。

特别之二：特别的二十八宿图。

《爨文丛刻·玄通大书·下卷》出现了一幅彝族二十八宿图（图5-7），这幅图在中原是看不到的。摘录如下，供读者鉴赏。

二十八宿呈圆周状，一只老虎位于中央。虎为什么会出现在二十八宿大圆的中央？彝族崇尚虎。虎推动着宇宙，虎推动着天体，虎推动着地球，这是彝族神话的解释，所以二十八宿大圆的中央，出现了一只生动的斑斓虎。

二十八宿的名字，出现了两种文字：一是汉字；二是彝文。为什么会同时出现两种文字？因为在甲骨文阶段，彝文与甲骨文还是一种文字。

特别之三：一宿纪一日，一周纪一月。

月亮运行，每日会与二十八宿中的一宿发生对应关系。以月亮对应昴宿（昴日鸡）为第一日。昴宿，云南彝族同胞称之为鸡窝星。月亮对应昴宿为一月的第一日，这是一月的起点。然后，月亮做圆周运动，每一日对应一宿，与二十八宿对应。对应一宿是一日。纪日之标志，这是二十八宿的第一作用。

纪月，一周纪一月。从昴宿到胃宿（云南彝族同胞称胃宿为时尾星），一共二十八宿。二十八宿，一个天体大圆。月亮每晚对应一宿，运行一周，需要 28 日。以二十八宿这个天体大圆标志，出现了 28 日（27 日）的恒星月。纪月之标志，这是二十八宿的第二作用。恒星月长短变化的规律，彝族文化有如是记载：两个 27 日，一个 28 日，如此循环，恒星月平均 27.32 日。此处应该记住的是：恒星月不同于朔望月。

特别之四：纪年。

彝族学者阿苏大岭先生，在其大作《破译千古易经——兼论彝汉文化的同源性》中，有关于彝族二十八宿的专论。专论中提到二十八宿可以作为标志性纪年：

甲子年，岁值星为 A 宿；

乙丑年，岁值星为 B 宿；

丙寅年，岁值星为 C 宿；

丁卯年，岁值星为 D 宿；

……

以此类推，一直推到一个甲子周期。

一个甲子 60 年。28 与 60 的最小公倍数是 420，二十八宿与甲子周期的完美对应，需要 420 年。

特别之五：中长期天气预报。今天气象台，只能进行短期的天气预报；而彝族的二十八宿，可以进行中长期的天气预报。不但可以预报天气，而且可以预报丰年与灾年。在《爨文丛刻·玄通大书》中可以看到以下的内容：

某宿出现时，冬月天雨；

某宿出现时，牛马满山；

某宿出现时，财富粮足；

某宿出现时，稼穑枯萎；

某宿出现时，宜于栽树……

显然，二十八宿有预报天气的功能，有预报丰年、灾年的功能。

某宿出现时，宜于建屋；某宿出现时，宜于栽树……

显然，二十八宿介入了生活领域，成了"应该做什么，不应该做什么"的判断标准。

3. 水族二十八宿历

水族人口 40 余万，90% 居住在黔南、黔东南的"十万大山"之中，饮食习惯为"食稻羹鱼"。

水族尊盘古、牙娲（女娲）远古祖先，尊豨韦氏为上古祖先。豨韦氏，《庄子·大宗师》中有记载。《庄子》中的豨韦氏，位列伏羲氏、黄帝之前。

水族有自己的语言。水语，为中古华夏语音。水族有自己的文字。水族同胞的解释，水族文字与汉字是"同祖不同宗"的关系。

水族保留了《连山易》。《连山易》中的八卦称"八山"，八山表达的是太阳历八节。

水族有严格的时间观念，一切活动都强调"合时不合时"。"合不合时"的推算，是按照八山原理、干支与年月日时的配合推算的。

"鸟鸣春，雷鸣夏，虫鸣秋，风鸣冬。"这是《连山易》中对四季的气候变化特征的描述。

《连山易》以收获水稻的八月为年终之月，以九月为正月，笔者认为，正月如此安排，与中原的生产秩序相冲突，这大概是《连山易》在中原失传的原因。

水族学者韦章炳在其大作《中国水书探析》一书中详细介绍了水族文化中的二十八宿历（图 5-8）。

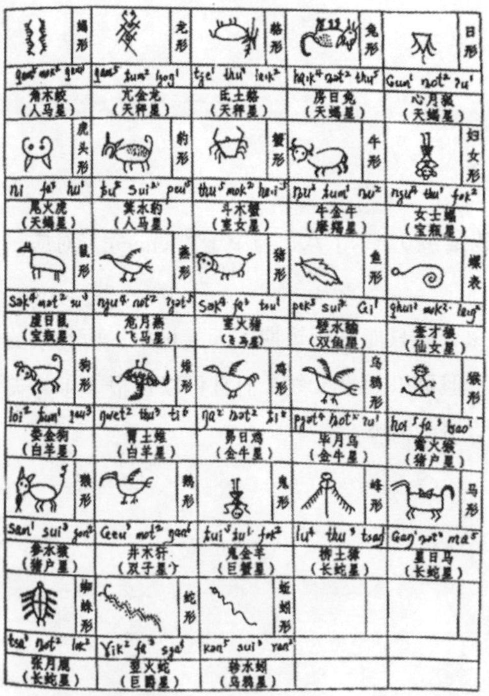

图 5-8　水族二十八星宿图
（韦章炳，《中国水书探析》，第 455 页）

二十八宿历有四大功能：纪年、纪月、纪日、记时。四大功能，在今天已经完全失去使用价值，所以，本文此处不再摘录，不再介绍。

但是，我们应该记住以下几点：

其一，远古或中古时期的中华大地上，中华先贤创建过二十八宿历。

其二，二十八宿历地下有，例如河南濮阳颛顼墓中有，湖北曾侯乙墓中有，湖南长沙马王堆汉墓中有；二十八宿历书中同样有，例如，《尚书·尧典》中有，《周髀算经·天体测量》中有，《礼记·月令》中有，《吕氏春秋·十二纪》中有；汉代典籍《史记》《汉书》《淮南子》中同样有。

其三，二十八宿历中原有，边陲同样有；换言之，汉族有，彝族有，苗族有，水族同样有。

其四，二十八宿历不是"舶来品"，而是中华先贤仰观天文后的创造。

其五，二十八宿今天并没有消失，所以其作用有必要重新认识，研究天灾的规律性与规定性，不能忘记二十八星宿。《诗经·小雅·渐渐之石》："月离于毕，彼滂沱矣。"这句诗揭示的是一种天气预报方法，《诗经》时代的先贤发现，月球与二十八星宿中的毕宿对应，观测区会有暴雨。今天可以继续追问两个问题：

其一，月球与其他二十七宿一一对应时地球上会发生什么呢？

其二，五大行星分别与二十八星宿发生对应时地球上会发生什么呢？

第四节　二十八宿与《黄帝内经》

二十八宿与《黄帝内经》相关吗？

答：息息相关！

经典与诸子之中皆有二十八宿，兄弟民族文化里皆有二十八宿，如果《黄帝内经》没有二十八宿，那就不正常了。

二十八宿在《黄帝内经》有什么作用呢？二十八宿有五大贡献：

一、从天体大圆到气血运行大圆

二十八宿，28 颗恒星，手拉手在天体中组成一个大圆环。这个大圆环，在《周髀算经》里，是观测日月运行的坐标。这个大圆环，在《黄帝内经》中则是论证气血圆周运动的坐标。

《灵枢·五十营第十五》："天周二十八宿，宿三十六分，人气行一周，千八分。"

二十八宿在天体之中，气血在人体之中；天体中的二十八宿为椭圆，人体中的气血实际上也是椭圆；天体运动为圆运动，气血运动同样为圆运动。两个大圆之间，有对应关系。

"宿三十六分"，宿与宿的间距也。（说明：宿与宿之间的间距不是一个平均数，三十六分是先贤所取的一个近似值。）"千八分"这一数据，源于三十六分与二十八宿两数的乘积：36×28=1008。一昼一夜太阳沿着二十八宿这个椭圆运行一周，人体之中的气血同样也运行了一周。日行一周，实际上是地球自转一周。地球自转一周，周历了二十八宿。地球自转一周，人体气血运行一周，真的有如此对应关系吗？有！气血运行，白昼入阳，夜间入阴；气血入阳，人随太阳而动；气血入阴，人随月亮而静（睡眠）。动静循环，这就是气血圆周运动的标志。

日行，圆运动；地球自转，圆运动；气血，圆运动。圆运动认识的基础就是二十八宿这个椭圆。

二、从天体大圆到经脉大圆

《灵枢·五十营第十五》："日行二十八宿，人经脉上下、左右、前后二十八脉，周身十六丈二尺，以应二十八宿。"

天体中有二十八宿，人体中有二十八脉。二十八宿，首尾相连，如环无端；经脉，首尾相连，如环无端。

需要说明的是，《灵枢》记载的经脉只有 20 条，即十二经脉与奇经八脉。

十二经脉，即手太阴肺经，足太阴脾经；手少阴心经，足少阴肾经；手厥阴心包经，足厥阴肝经；手太阳小肠经，足太阳膀胱经；手少阳三焦经，足少阳胆经；手阳明大肠经，足阳明胃经。

奇经八脉，即督脉，任脉；冲脉，带脉；阴跷脉，阳跷脉；阴维脉，阳维脉。

$$28-20=8$$

还有 8 条脉，《灵枢》中没有介绍。所以，此处应该看出"绝对"与"相对"之分。大圆环是绝对的，圆周运动是绝对的。两个"绝对"，既适用于论天体，也适用于论人体。相对的是 28 这一数据，人体之中至今没有发现 28 条经脉，所以，不能把 28 这一数据绝对化。

天体中有二十八宿，人体中有二十八种脉象。脉象二十八，这是整个中医界所接受的数字。

二十八病脉，中医教材有如下介绍：浮、沉、迟、数、滑、涩、虚、实、长、短、洪、微、紧、缓、弦、芤、革、牢、濡、弱、散、细、伏、动、促、结、代、疾。

实际上 28 并不是定数。以晋王叔和名义留下的《脉经》中的脉象有 24 种。24 种脉象细分为：七表（浮、芤、滑、实、弦、紧、洪），八里（微、沉、缓、涩、迟、伏、濡、弱），九道（长、短、虚、促、结、代、牢、动、细）。

《中国大百科全书·中国传统医学》卷中出现的脉象是 30 种而不是 28 种。具体分为：平、病、浮、沉、迟、数、虚、实、洪、细、长、短、滑、涩、弦、紧、濡、缓、微、弱、散、芤、革、牢、伏、动、代、结、促、怪。

《素问》以春夏秋冬四时为依据论脉象，论出了春脉弦，夏脉洪，秋脉浮，冬脉沉 4 种脉象。

论证脉象的数字先后出现了 24、28、30、4 四个数据，所以，28 这一数据，只能是参考数，而不是绝对数。

三、又一个"十"字坐标

北斗历给后人留下了一个"十"字坐标，二十八宿也为后人留下了一座"十"字坐标。

《灵枢·卫气行第七十六》："岁有十二月，日有十二辰，子午为经，卯酉为纬，天周二十八宿，而一面七星，四七二十八星，房昴为纬，虚张为经，是故房至毕为阳，昴至心为阴，阳主昼，阴主夜。"

太阳历的十二个月，可以用十二地支来表达。十二地支，不仅可以表达时间，而且还可以表达空间。空间十二方与时间十二月，被十二地支巧妙地融合在一起。子午两支，时间表冬至夏至，空间表北方南方。卯酉两支，时间表春分秋分，空间表东方西方。子午连线，平面上的一维，卯酉连线平面上的一维。子午卯酉，"十"字坐标在此成立。"十"字坐标又巧妙地把二十八宿分配在空间四个象限中。子午对应的虚张二宿，卯酉对应的房昴二宿。虚星，北方玄武七宿中的第四宿；张星，南方朱雀中的第五宿；虚星居北方子位，张星居南方午位，两宿之间连出的直线为经线。房星，东方苍龙七宿中的第四宿；昴星，西方白虎七宿中的第四宿；房宿居东方卯位，昴宿居西方酉位，两宿之间连出的直线为纬线。"十"字坐标的出现，其意义在于定量性的对应：一是与空间中东西南北的对应；二是与时令中的冬至夏至、春分秋分的对应；三是与十二支中的子午卯酉对应。

天体大圆中建立"十"字坐标，是一件极其重要的大事。这应该视为二十八宿的一大贡献。

四、解释睡眠与苏醒的奥秘

人为什么会睡眠，又为什么会苏醒？

解释人的睡眠与苏醒，同样是二十八宿的大贡献。二十八宿摆布形式为椭圆，椭圆一分为二，一半为阴一半为阳，是昼夜形成的参照坐标。"是故房至毕为阳，昴至心为阴，阳主昼，阴主夜。"卫气运行，昼入阳经，夜入阴经。卫气入阴入阳的标志在眼睛。卫气入阴，眼睛开始犯困，这就是晚上睡眠的原因。卫气入阳，眼睛开始睁开，这就是早上苏醒的原因。二十八宿大圆一分为二，是论证卫气"如何入阴，如何入阳"的坐标。睡眠的奥秘在卫气入阴，苏醒的奥秘在卫气入阳。

"十"字坐标，可以定量一岁中的春夏秋冬四时，可以定量一天中旦昼夕夜，可以定量营卫二气的运行，可以定量"何时苏醒"与"何时睡眠"。

五、"如环无端"之成语

阴阳相贯，如环无端；经脉相贯，如环无端；脏腑相贯，如环无端。如环无端，这一成语是中医文化的贡献，具体是针经《灵枢》的贡献。

追根溯源，"如环无端"这一成语，是仰观天文的中华先贤在二十八宿空间排布时的发现。

六、简评二十八宿历

二十八宿，在天体中，占有非常重要的位置。中华先贤仰观天文，绝对不会忽略二十八宿。

观测二十八宿，定位二十八宿，是让其发挥作用的。

定位日月运行的坐标，这是二十八宿第一个作用。

定岁定月定日，这是二十八宿第二个作用。

定风定雨预测天气变化，这是二十八宿第三个作用。

预测灾年丰年，这是二十八宿第四个作用。

贡献"如环无端"这一成语，同样是二十八宿的作用。

历史中作用巨大，现实中是否还有新的作用呢？

今天，以太阳历为基础，重新认识二十八宿，一定会认识天灾的规律性与规定性。

今天，以太阳历为基础，重新认识二十八宿，会不会在人体之中有新的发现呢？

儒家、兵家、杂家记载的阴阳合历

详细传承阴阳合历的，首先是儒家的《礼记》，其次是杂家的《吕氏春秋》，两者的内容极其相近。所以，本文对《礼记》详细介绍，对《吕氏春秋》只作简要介绍。《孙子兵法》开篇于太阳历、中间有太阴历，火攻用二十八宿历，所以孙子也有必要简要介绍。

第一节 《礼记》传承的阴阳合历

一、《礼记·月令》简介

《礼记·月令》是一篇阴阳合历专著。阴阳合历，以十二月太阳历为基础，融合太阴历、北斗历与二十八宿历。介绍阴阳合历，首先介绍的是春夏秋冬四季。四季每季三个月，三个月分别命名为：孟春仲春季春，孟夏仲夏季夏，孟秋仲秋季秋，孟冬仲冬季冬。

以孟春为起始点，即以立春之月为元月，如此定位，揭示出此历是阴阳合历。

所以然者何？

春夏秋冬四时，太阳历也。

以立春之月为元月，太阴历、北斗历也。

黄昏与拂晓时，两次观测南中天出现的是二十八宿中的哪一颗星，二十八宿历也。

由此观之，《礼记·月令》传承的是阴阳合历。

二、《礼记·月令》的精髓

"以四时为本"的因天之序，是《礼记·月令》的精髓。

不同的天文，有不同的时序；不同的时序，有不同气候与物候。气候有正常与异常之分。异常气候会引起万物与人的疾病。"春行夏令""春行秋令""春行冬令"的气候异常，是本文关注的重点。

以时序论政，是《礼记·月令》中天子行政的特色。天子以十二月为依据发布政令，不同时令发出不同政令，这些内容本文省略，不作摘录与介绍。

三、《礼记·月令》原文与译文介绍

春夏秋冬四时，每一时分孟、仲、季三个月。春季三个月依次称之为孟春、仲春、季春，夏季三个月依次称之为孟夏、仲夏、季夏，秋冬两季以此类推。每个季节，先介绍"孟X"。

[原文]孟春之月，日在营室，昏参中，旦尾中，其日甲乙，其帝大皞，其神句芒，其虫鳞，其音角，律中大蔟，其数八，其味酸。

[译文]孟春正月，太阳对应于营室；黄昏时，参星出现在南中天（正南方）；拂晓时，尾星出现在南中天。春天干属甲乙，五行属木。尊崇的帝王是太皞，对应的神是木官句芒，动物对应鳞虫，五声对应角声，十二律对应是太蔟，对应的成数是八，对应的五味是酸。

《圣经》中的正月是上帝规定的。《圣经·旧约·出埃及记》："你们要以本月为正月，为一年之首。"中华大地上的正月，是由天文决定的。以立春之月论正月，这是太阳历、太阴历与北斗历融合的结果。太阳历是以冬至所在月论正月的。孟春之月，太阳夜宿营室。营室，星名，二十八宿之一。《周礼·考工记·辀（zhōu）人》："龟蛇四旒（liú），以象营室也。"郑玄注："营室，玄武宿，与东璧连体而四星。"营室，确定的是太阳的位置。太阳与二十八星宿的对应关系，是决定孟春之月的根本要素。孟春之月，正月也。

"孟春之月，日在营室。"营室，不是一颗星，而是四颗星。营室，定的是"月"。开春第一月，太阳对应营室。

参星与尾星，是二十八宿的两宿。奎、娄、胃、昴、毕、觜、参七宿，构成西方白虎。参，西方白虎第七宿。角、亢、氐、房、心、尾、箕七宿，构成东方苍龙。尾，东方苍龙第六宿。昏，黄昏也。旦，拂晓也。所谓"昏参中"，就是黄昏时参星出现在南中天。所谓"旦尾中"，就是拂晓时尾星出现在南中天。参星与尾星，其坐标意义在"日"上。早晚两次观测"哪一颗星宿在南中天"，显然二十八宿中的这两颗星定位的是"一日"。

春夏秋冬四时，一时对应十天干中的两干，春对应甲乙。

春夏秋冬四时，一时对应五帝中的一位先贤，春对应太皞。太皞，伏羲氏后人，东夷先贤。五帝之中，主管东方的天帝。抽象的时空难以记忆，用人物将其形象化，使其易于记忆，易于普及，是中华先贤化难为易、化繁为简的一种奇妙的方法。

春夏秋冬四时，一时对应一个时令神，春对应句芒。句芒，春神，主管草木发芽，辅佐的是东方天帝太皞。

春夏秋冬四时，一时对应一类动物，春对应鳞虫。鳞虫是鱼类、穿山甲之类的动物。

春夏秋冬四时，一时对应一种颜色，春对应青色。

春夏秋冬四时，一时对应一种味道，春对应酸味。

春夏秋冬四时，一时对应河图中的一个成数，春对应八。三月生物八月成（熟），这就是生成之数的基本含义。万物的生命有周期性。生成之数，表达的就是从生到死的周期性。

春夏秋冬四时，一时对应五音中的一音，春对应角音。

四时十二个月，每月对应十二律中的一律，孟春之月对应太蔟。

音律、颜色、味道，都有时间性与空间性；音律、颜色、味道，都与某种天文现象相关；中华先贤的这一认识具有无法超越的永恒性与常青性。

孟春之月是开端之月，开端之月上关乎天文，下关乎气候物候、天籁之音，中间关乎时空对应，人文关乎"五行属性""干支属性"与"奇偶之数"。希望读者，按照这个模式去理解春夏秋冬四时每个月的原文。记住"以天文论人文"的这一思路，才能轻松理解《礼记·月令》中四时十二月涉及的方方面面。

[原文] 东风解冻，蛰虫始振，鱼上冰，獭祭鱼，鸿雁来。

[译文] 春风吹起，冰雪解冻，蛰伏的动物开始苏醒。鱼儿游到尚未解冻的冰层下。水獭将捕到的鱼排列在岸边，如同祭祀一样。鸿雁从南方飞来。

水里游的，天上飞的，地下冬眠的，在初春之月开始苏醒。开春第一月的物候，是这一段的核心。

太阳决定节令，节令决定天气，节令决定物候，节令决定天籁之音，如果读懂了这一含义，那就读懂了中华先贤创造人文的思路与方法。

[原文] 孟春行夏令，则雨水不时，草木蚤落，国时有恐。行秋令，则其民大疫，猋风暴雨总至，藜莠蓬蒿并兴。行冬令，则水潦为败，雪霜大挚，首种不入。

[译文] 孟春时节，如果出现了夏季的气候，是"春行夏令"。例如，立春时节的风向应该是东北风，刮夏季的南风，这就是典型的"春行夏令"。春行夏令，毛毛细雨会变成倾盆大雨且雨水过多，草木会过早凋零，都市中会有火灾发生。

孟春时节，如果出现了秋季的气候，是"春行秋令"。例如，立春时节的风向应该是东北风，刮秋季的西风，就是典型的"春行秋令"。春行秋令，会发生流行性瘟疫，暴风暴雨会突然来到，羡黎、芳草、蓬蒿等野草会疯狂生长。

孟春时节，如果出现了冬季的气候，是"春行冬令"。例如，立春时节的风向应该是东北风，刮冬季的北风，就是典型的"春行冬令"。春行冬令，会导致水涝、雪霜成灾，无法下种。

时令错乱会引起气候异常，气候异常会引起万物异常，会引起人体异常。以气候异常论疾病和疫病，是中华先贤独特的贡献。

[原文]仲春之月，日在奎，昏弧中，旦建星中，其日甲乙，其帝大皞，其神句芒，其虫鳞，其音角，律中夹钟，其数八，其味酸。……始雨水，桃始华，仓庚鸣，鹰化为鸠。

[译文]仲春二月，太阳对应奎宿；黄昏时，弧星位于南中天，拂晓时，建星出现在南中天。春二月天干属甲乙，五行属木，尊崇的帝王是太皞，辅佐太皞的神是木官句芒，动物对应鳞虫，五声对应角声，十二律对应夹钟，对应的成数是八，对应的五味是酸。仲春二月，雨水时节，梧桐开始开花，黄鹂开始鸣叫，鹰变化为布谷鸟。

[原文]仲春行秋令，则其国大水，寒气摅，至寇戎来征。行冬令，则阳气不胜，麦乃不熟，民多相掠。行夏令，则国乃大旱，暖气早来，虫螟为害。

[译文]仲春二月，节令在春分。春分时节的风向应该是东风，如果出现秋分时节的西风，是"春行秋令"。春行秋令，会发生大水灾，寒气会突然降临，敌寇就会前来侵犯。如果出现冬至时节的北风，是"春行冬令"。春行冬令，阳气衰阴气盛，麦子不能结穗，百姓中会发生劫掠之事。如果出现夏至时节的南风，是"春行夏令"。春行夏令，会引发大旱，炎热天气会提前到来，会引发虫螟危害庄稼的灾害。

[原文]季春之月，日在胃，昏七星中，旦牵牛中，其日甲乙，其帝大皞，其神句芒，其虫鳞，其音角，律中姑洗，其数八其味酸。……桐始华，田鼠化为鴽，虹始见，萍始生。

[译文]季春三月，太阳对应胃宿；黄昏时，七星宿出现在南中天；拂晓时，牵牛星出现在南中天。季春三月天干属甲乙，五行属木，尊崇的帝王是太皞，辅佐太皞的神是木官句芒，动物对应鳞虫，五声对应角声，十二律对应姑洗，对应的成数是八，对应的

五味是酸。……梧桐开始开花，田鼠化为小鸟，彩虹开始出现，水中始生浮萍。

[原文] 季春行冬令，则寒气时发，草木皆肃，国有大恐。行夏令，则民多疾疫，时雨不降，山林不收。行秋令，则天多沈阴，淫雨蚤降，兵革并起。

[译文] 季春三月风向偏向东南。刮北风，这是"春行冬令"。春行冬令，会出现寒流，草木会枯萎，国都会发骚乱。季春三月刮南风，这是"春行夏令"。春行夏令，会发生疫病，该下的雨不下，山林果木无收。季春三月刮西风，这是"春行秋令"。春行秋令，天气多阴沉，秋雨连绵，会发生战乱。

[原文] 孟夏之月，日在毕，昏翼中，旦婺女中，其日丙丁，其帝炎帝，其神祝融，其虫羽，其音徵，律中中吕，其数七，其味苦。……蝼蝈鸣，蚯蚓出，王瓜生，苦菜秀。……

孟夏行秋令，则苦雨数来，五谷不滋，四鄙入保。行冬令，则草木蚤枯，后乃大水，败其城郭。行春令，则蝗虫为灾，暴风来格，秀草不实。

[译文] 孟夏四月，太阳对应毕宿；黄昏时，翼宿出现在南中天；拂晓时，婴女星出现在南中天。孟夏四月天干属丙丁，五行属火，尊崇的帝王是炎帝，辅佐炎帝的神是火官祝融，动物对应羽虫，五声对应徵声，十二律对应中吕，对应的成数是七，对应的五味是苦。……蝼蝈开始鸣叫，蚯蚓从土里钻出，王瓜开始生长，苦菜开花。……

孟夏四月风向应该是东南风，刮西南风，是"夏行秋令"。夏行秋令，大雨就会连绵不断，五谷不能正常生长，边境会有外敌入侵，民众躲进城堡。孟夏四月，刮北风，是"夏行冬令"。夏行冬令，草木会提前枯萎，还会发生洪水，毁坏城郭。孟夏四月，刮东风，是"夏行春令"。夏行春令，蝗虫为灾，暴风袭来，草木开花而不结实。

[原文] 仲夏之月，日在东井，昏亢中，旦危中，其日丙丁，其帝炎帝，其神祝融，其虫羽，其音徵，律中蕤宾，其数七，其味苦。……

小暑至，螳螂生，鵙始鸣，反舌无声。……

仲夏行冬令，则雹冻伤谷，道路不通，暴兵来至。行春令，则五谷晚熟，百螣时起，其国乃饥。行秋令，则草木零落，果实早成，民殃于疫。

[译文] 仲夏五月，太阳对应东井；黄昏时，亢星出现在南中天；拂晓时，危星位于南中天。仲夏五月天干属丙丁，五行属火。尊崇的帝王是炎帝，辅佐炎帝的神是火官祝融。动物对应羽虫，五声对应徵声，十二律对应蕤宾，对应的成数是七，对应的五味

是苦。……

小暑来到，螳螂出生，伯劳开始鸣叫，而百舌鸟却不叫了。……

仲夏五月风向应该是偏南的东南风，刮北风，是"夏行冬令"。夏行冬令，冰雹会冻伤庄稼，道路会阻塞不通，容易引发盗贼。仲夏五月刮东风，是"夏行春令"。夏行春令，会导致五谷晚熟，引发各种害虫，饥荒会随之而来。仲夏五月刮西风，是"夏行秋令"。夏行秋令，会导致草木凋零，草木提前结实，会引发流行性疫病。

[原文] 季夏之月，日在柳，昏火中，旦奎中，其日丙丁，其帝炎帝，其神祝融，其虫羽，其音徵，律中林钟，其数七，其味苦。……

温风始至，蟋蟀居壁，鹰乃学习，腐草为萤。……

季夏行春令，则谷实鲜落，国多风欬，民乃迁徙。行秋令，则丘隰水潦，禾稼不熟，乃多女灾。行冬令，则风寒不时，鹰隼蚤鸷，四鄙入保。

[译文] 季夏六月，太阳对应柳宿；黄昏时，火星出现在南中天；拂晓时，奎星出现在南正天。季夏六月天干属丙丁，五行属火。尊崇的是炎帝，辅佐炎帝的神是火官祝融。动物对应羽虫，五声对应徵声，十二律对应林钟，对应的成数是七，对应的五味是苦。……

热风开始吹起，蟋蟀移居墙壁之下，雏鹰开始学习飞翔，腐草化为萤火虫。……

季夏六月风向应该是正南风，刮东风，是"夏行春令"。夏行春令，谷子未熟先落，会引发伤风咳嗽，百姓就会迁移搬家。

季夏六月刮西风，是"夏行秋令"。夏行秋令，会发生水灾，庄稼不能成熟，怀孕的妇女容易流产。

季夏六月刮北风，是"夏行冬令"。夏行冬令，会发生寒潮，鹰隼提前搏击，四境有外敌入侵，居民会躲入城内。

[原文] 中央土，其日戊己，其帝黄帝，其神后土，其虫倮，其音宫，律中黄钟之宫，其数五，其味甘。

[译文] 四时每一时的最后18日归属中央，中央五行属土，天干属戊己。尊崇的帝王是黄帝，辅佐黄帝的神是土官后土。动物对应倮虫，五声对应宫声，十二律对应黄钟，对应的成数是五，对应的五味是甘。

[原文]孟秋之月，日在翼，昏建星中，旦毕中，其日庚辛，其帝少皞，其神蓐收，其虫毛，其音商，律中夷则，其数九，其味辛。……

凉风至，白露降，寒蝉鸣，鹰乃祭鸟，用始行戮。

……孟秋行冬令，则阴气大胜，介虫败谷，戎兵乃来。行春令，则其国乃旱，阳气复还，五谷无实。行夏令，则国多火灾，寒热不节，民多疟疾。

[译文]孟秋七月，太阳对应翼星；黄昏时，建星出现在南中天；拂晓时，毕星出现在南中天。孟秋七月天干属庚辛，五行属金。尊崇的帝王是少皞，辅佐少皞的神是金官蓐收。动物对应毛虫，五声对应商声，十二律对应夷则，对应的成数是九，对应的五味是辛。……

孟秋之月，凉风开始吹，露水开始降，寒蝉开始鸣，老鹰开始祭鸟（把捕捉到的鸟一起排放，犹如祭祀一般），开始处决犯人。

……孟秋之月风应该是西南风，刮北风，是"秋行冬令"。秋行冬令，阴气过盛，会引发危害庄稼的甲虫之灾，外敌入侵。孟秋之月刮东风，是"秋行春令"。秋行春令，会发生旱灾，阳气再次复返，五谷不能结实。孟秋之月刮南风，是"秋行夏令"。秋行夏令，会发生水灾，寒暑失序，疟疾流行。

[原文]仲秋之月，日在角，昏牵牛中，旦觜觿中，其日庚辛，其帝少皞，其神蓐收，其虫毛，其音商，律中南吕，其数九，其味辛，其臭腥，其祀门，祭先肝。

盲风至，鸿雁来，玄鸟归，群鸟养羞。

仲秋行春令，则秋雨不降，草木生荣，国乃有恐。行夏令，则其国乃旱，蛰虫不藏，五谷复生。行冬令，则风灾数起，收雷先行，草木蚤死，

[译文]仲秋八月，太阳对应角宿；黄昏时，牵牛星出现在南中天；拂晓时，觜觿星出现在南中天。仲秋八月天干属庚辛，五行属金。尊崇的帝王是少皞，辅佐少皞的神是金官蓐收。动物对应毛虫，五声对应商声，十二律对应南吕，对应的成数是九，对应的五味是辛。

仲秋八月，开始刮大风，大雁南飞，燕子也南飞，此月可以猎取鸟兽。

仲秋八月风向应该是正西风，刮东风，是"秋行春令"。秋行春令，该下的秋雨不下，不该开花的草木又重新开花，会发生火灾。仲秋八月，刮南风，是"秋行夏令"。秋行夏令，会发生旱灾，蛰虫不入洞穴藏身，各种草木又重新生长。仲秋八月，刮北风，

是"秋行冬令"。秋行冬令，会导致风灾频繁发生，雷声提前消失，草木会提前枯黄。

[原文]季秋之月，日在房，昏虚中，旦柳中，其日庚辛，其帝少皞，其神蓐收，其虫毛，其音商，律中无射，其数九，其味辛。……

鸿雁来宾，爵入大水为蛤，鞠有黄华，豺乃祭兽戮禽。……

季秋行夏令，则其国大水，冬藏殃败，民多鼽嚏。行冬令，则国多盗贼，边竟不宁，土地分裂。行春令，则暖风来至，民气解惰，师兴不居，

[译文]季秋九月，太阳对应房宿；黄昏时，虚星出现在南中天；拂晓时，柳星出现在南中天。季秋九月天干属庚辛，五行属金。尊崇的帝王是少皞，辅佐少皞的神是金官蓐收。动物对应毛虫，五声对应商声，十二律对应无射，对应的成数是九，对应的五味是辛。……

季秋九月，大雁继续南飞，雀入大海变为蛤蜊，秋菊开黄花，豺祭捕获的猎物。……

季秋九月风向西北，刮南风，是"秋行夏令"。秋行夏令，会发生大水灾，过冬的粮食蔬菜会腐烂，会引发伤风感冒。季秋九月刮北风，是"秋行冬令"。秋行冬令，多盗贼，边境不宁，叛者割据土地。季秋九月刮东风，是"秋行春令"。秋行春令，暖风吹来，导致人体精神懈怠，边境有战争发生。

[原文]孟冬之月，日在尾。昏危中，旦七星中，其日壬癸，其帝颛顼，其神玄冥，其虫介，其音羽，律中应钟，其数六，其味咸。……水始冰，地始冻，雉入大水为蜃，虹藏不见。……

孟冬行春令，则冻闭不密，地气上泄，民多流亡。行夏令，则国多暴风，方冬不寒，蛰虫复出。行秋令，则雪霜不时，小兵时起，土地侵削。

[译文]孟冬十月，太阳对应尾宿；黄昏时，危星出现在南中天；拂晓时，七星出现在南中天。孟冬十月天干属壬癸，五行属水。尊崇的帝王是颛顼，辅佐颛顼的神是水官玄冥。动物对应介虫，五声对应羽音，十二律对应应钟，对应的成数是六，对应的五味是咸。……孟冬十月，水开始结冰，地开始上冻，野鸡潜入淮水化为蛤蜊，天空中不再出现彩虹。……

孟冬十月，应该刮西北风，刮东风，是"冬行春令"。冬行春令，冰封地冻不严不密，地下阳气外泄地面，会发生百姓流亡。孟冬十月刮南风，是"冬行夏令"。冬行夏令，会频繁出现暴风，冬不寒冷，本来冬眠的蛰虫又会钻出地面。孟冬十月刮西风，是

"冬行秋令"。冬行秋令，则霜雪失序，边境会发生战争，国土会被外敌占领。

[原文]仲冬之月，日在斗，昏东壁中，旦轸中，其日壬癸，其帝颛顼，其神玄冥，其虫介，其音羽，律中黄钟，其数六，其味咸。……冰益壮，地始坼，鹖旦不鸣，虎始交。

仲冬行夏令，则其国乃旱，氛雾冥冥，雷乃发声。行秋令，则天时雨汁，瓜瓠不成，国有大兵。行春令，则蝗虫为败，水泉咸竭，民多疥疠。

[译文]仲冬十一月，太阳对应斗宿；黄昏时，东壁星出现在南中天；拂晓时，轸星出现在南中天。仲冬十一月天干属壬癸，五行属水。尊崇的帝王是颛顼，辅佐颛顼的神是水官玄冥。动物对应甲虫，五声对应羽音，十二律对应黄钟，对应的成数是六，对应的五味是咸。……仲冬十一月，冰层更深更厚，地开始被冻裂，鹖旦不再鸣叫，老虎开始交配。

仲冬十一月风向正北，如果刮南风，是"冬行夏令"。冬行夏令，会发生旱灾，大雾弥漫，雷声又起。仲冬十一月刮西风，是"冬行秋令"。冬行秋令，下雪时与雨混杂，瓜瓠不结实，国有大兵之灾。仲冬十一月刮东风，是"冬行春令"。冬行春令，会发生蝗虫之灾，泉水会枯竭，会发生各种皮肤病。

[原文]季冬之月，日在婺女，昏娄中，旦氐中，其日壬癸，其帝颛顼，其神玄冥，其虫介，其音羽，律中大吕，其数六，其味咸。……雁北乡，鹊始巢，雉雊，鸡乳。

季冬行秋令，则白露蚤降，介虫为妖，四鄙入保。行春令，则胎夭多伤，国多固疾，命之曰逆。行夏令，则水潦败国，时雪不降，冰冻消释。

[译文]季冬十二月，太阳对应婺女宿；黄昏时，娄星出现在南中天；拂晓时，氐星出现在南中天。天干属壬癸，五行属水。尊崇的帝王是颛顼，辅佐颛顼的神是水官玄冥。动物对应甲虫，五声对应羽音，十二律对应大吕，对应的成数是六，对应的五味是咸。……季冬十二月，大雁北归，鹊开始筑巢，野鸡开始鸣叫，鸡开始下蛋。

季冬十二月，风向正北偏东，如果刮西风，是"冬行秋令"。冬行秋令，白露又降，甲虫为祸，四面边境要注意御敌。季冬十二月刮东风，是"冬行春令"。冬行春令，会伤及尚未出生的和刚刚出生的小动物，会发生不易治愈的疾病，这种现象被称作"逆"。季冬十二月刮南风，是"冬行夏令"。冬行夏令，会导致水灾为害，该下雪时反而不下，冰冻过早融化。

四、关于《月令》所属权的讨论

《逸周书》中有《月令》之篇名，却无《月令》之内容，那么，《月令》的内容哪里去了？《礼记》之中有一篇《月令》，毫无疑问，这篇《月令》应该属于《逸周书》。

也许有读者会提出疑问：凭什么作出这个结论？

理由只有一个，那就是：制定天文历法，颁布天文历法，用今天的话说，是政府行为。

孔夫子一个人，无法制定出天文历法。儒家一家，没有实力制定出天文历法。

第二节 《吕氏春秋》传承的阴阳合历

一、基本原则的延续

《吕氏春秋》开篇之作是十二纪，十二纪记载的是十二月太阳历。在基本问题上，《吕氏春秋》与《礼记》的记载完全一致，择其要者介绍如下：

其一，以太阳回归定四时，两者完全一致。

其二，以太阳回归定十二律，两者完全一致。

其三，以北斗历指向寅位定正月，两者完全一致。

其四，对河图的继承，两者完全一致。

其五，以春分秋分论阴阳平分，两者完全一致。

其六，以天文论人文的思路，两者完全一致。

详细的内容，敬请读者去阅读《吕氏春秋》，此不赘述。

二、对图书的继承

对图书的继承，体现在两个方面：一是五行的继承，二是奇偶之数的继承。

（一）五行的继承

十二月太阳历分春夏秋冬四时，四时分属金木水火土五行，这是十二月太阳历对洛书（十月太阳历）时空模型的完整继承。四时与五行的具体对应关系如下：

东方甲乙木，应春。

南方丙丁火，应夏。

西方庚辛金，应秋。

北方壬癸水，应冬。

中央戊己土，应四时之末十八日。

金木水火土，东西南北中，五行对应五方，这就是时空一体的时空模型。这一时空模型，源头在表达十月太阳历的洛书。这一时空模型，被十二月太阳历全盘继承。时空一体，这是至关重要的基础性问题。没有这一基础，人文与自然百科的高楼大厦就会坍塌。现代物理学，至今都没有解答这一问题。所以，美国科学院院士、美国物理学会主席、美国哲学会副主席惠勒教授，在中国演讲时给出了"物理学的基础结构注定要坍塌"的结论。[1]

研究中医文化，研究诸子百家，千万不要忽略中华先贤所创建的时空一体的时空观。

（二）奇偶之数的继承

春夏秋冬四时，每一时的孟仲季三个月分别对应一个数字，具体的对应关系如下：

东方孟春仲春季春，其数八。

南方孟夏仲夏季夏，其数七。

西方孟秋仲秋季秋，其数九。

北方孟冬仲冬季冬，其数六。

中央四时之末之数，其数五。

这五个数，是河图之数。

八、七、九、六、五这五个数，不仅仅是简单的、冰冷的数字，而是具有深厚文化含义的时空表达。这五个数，表达的是时间与空间：时间为春夏秋冬四时，空间为东西南北四方。八表四时之春，四方之东；七表四时之夏，四方之南；九表四时之秋，四方之西；六表四时之冬，四方之北。奇数五，表达的是运枢四方的中央与四时之末的十八日。

一六、二七、三八、四九、五十，这十个奇偶之数组成河图。河图表达是以十二月

---

1 惠勒：《物理学和质朴性》，合肥．安徽科学技术出版社，1982年版，第43页。

太阳历为基础的阴阳合历。一月生物六月成，一、六两个数前者是生数，后者是成数。其他以此类推。《礼记·月令》中出现的是四方之数是成数，中央之五是生数。

这五个数，被中医文化所继承，用来表达时间与空间（四时与五方），详细的讨论在后面进行，此不赘述。

第三节　　《孙子兵法》传承的阴阳合历

以道论兵，这是兵家的基本特征。

凡是兵法，其开篇之处必然出现一个"道"字。

道从何处来？

一来自太阳，二来自昼夜；太阳，纯阳也。昼夜，阴阳之合也。

孙子写兵法之前带过兵吗？没有！

孙子写兵法之前打过仗吗？没有！

没有带过兵、没有打过仗的孙子为什么会写出超越时空的兵法？

因为孙子是以道论兵的，是以天文历法首先是太阳历论兵的。

"一曰道"，这三个字是在《孙子兵法》第一篇《始计》第二段出现的。论兵先论道，论礼先论道，论德先论道，论医先论道，这一论证方式，早期的中华大地上，是一种具有普遍意义的论证方式。

道，不在书中而在书外。道在天理中，道在昼夜中、在寒暑中、在时间中。《孙子兵法·始计》："天者，阴阳、寒暑、时制也。"寒暑，只有一个出处：太阳回归。阴阳，有两个出处：太阳回归与日月往来。——天文历法是不是孙子兵法的理论基础？太阳历是不是孙子兵法的理论基础？

《孙子兵法·兵势》："终而复始，日月是也。死而更生，四时是也。"四时，有两个出处：一是立竿测影，一是斗柄循环。"终而复始，日月是也"，描述的日出日落，月圆月缺。——太阳历是不是孙子论证问题的理论依据？阴阳合历是不是孙子论兵的理论依据？

《孙子兵法·兵势》："声不过五，五声之变，不可胜听也；色不过五，五色之变，不可胜观也；味不过五，五味之变，不可胜尝也；战势不过奇正，奇正之变，不可胜穷也。"五声、五色、五味，统统出于五行。五行，十月太阳历之五季也。——太阳历是不是孙子论证问题的理论依据？

《孙子兵法·兵势》："奇正相生，如循环之无端，孰能穷之哉！"立竿测影的竿下日影，长极而短，短极而长。一寒一暑，循环无端。一阴一阳，循环无端。循环无端的"一奇一正"，是不是由此而来？太阳历是不是孙子论兵的理论依据？

《孙子兵法·虚实》："故五行无常胜，四时无常位，日有短长，月有死生。"金木水火土五行，一行接一行，如此者，五行相生也。相生有一定的时间性，如此者，"五行无常胜"也。五行之论，十月太阳历也。四时者，春夏秋冬也。春夏秋冬运转，犹如车轮循环，如此者，"四时无常位"也。四时之论，十二月太阳历也。冬至日短，夏至日长，"日有短长"之论，太阳历也。月缺为死，月出为生。"月有死生"之说，原则上指的是月圆月缺。月圆月缺，太阴历也。——十月太阳历、十二月太阳历、太阴历是不是孙子论兵的理论依据？

《孙子兵法·火攻》："发火有时，起火有日。时者，天之燥也。日者，月在箕、壁、翼、轸也。凡此四宿者，风起之日也。"火攻，是冷兵器时代战胜敌人的一种重要方法。火攻，有一定之时；火攻，有一定之日。一定之时，一定之日，由二十八宿历所界定。箕、壁、翼、轸，二十八宿之四星宿也。月亮与箕、壁、翼、轸四星宿对应之日，是火攻之好时机。——太阴历、二十八宿历是不是孙子论证问题的理论依据？

两千多年前的兵法为什么会一直延续至今？太平洋西岸的兵法为什么会流传到太平洋东岸？试想一下，没有坚实的理论基础，没有永恒而常青的理论依据，会产生出如此兵法吗？中外身经百战的将军不可胜数，为什么不能像孙子一样写出一部千古常青的兵法，是经验不足还是理论功底不够？

这里引用《吴子兵法》中的一句话作为结束：

"夫道者，所以反本复始。"

论兵先论道，吴子的论证方式与孙子完全一致。以道论兵，是孙子、吴子的共同点。

第七章

书中的道理在书外，人文的根本在太阳

仰观天文，是中华文化形成的第一步。

认识中华文化，也必须从认识天文开始。认识天文，中华先贤是从观测太阳开始的。太阳观测，中华先贤先后采用多种方法，最后选择的方法是立竿测影。

在中原周公观星台所在地，立竿测影之竿，被称之为『量天尺』。量天尺的作用就是定量。定量，严格的定量，是从量天尺即立竿测影之竿开始的。人文与自然科学的一系列重大基础性问题，也是从量天尺这根竿开始的。

书中的道理在书外，人文的根本在太阳，前面已有具体的诠释，这里仅做简要归纳。

第一节　　量天尺下的成果

一根杆与太阳结合，中华先贤创造出了累累硕果。

一、几何学

量天尺下所出的第一成果是几何学。古希腊的几何学始于纸上，中华大地上的几何学起始于日影下：

直线出现在量天尺之下。

直线长短变化的两个极点出现在量天尺之下。

直角三角形出现在量天尺之下。

椭圆出现在量天尺之下。

两维坐标出现在量天尺之下。

三维坐标出现在量天尺之下。

四维坐标出现在量天尺之下。

二、时间科学

岁、月、日、时，四大时间单位出现在量天尺之下。

四时春夏秋冬、二十四节气、七十二候，三大时间系统（时间体系）出现在量天尺之下。

干支纪年表，这一时间体系是在室内出现的。

三、算术

奇偶之数，是在太阳观测时出现的。

加减乘除，算术四则运算是在量天尺下出现的。

整数、分数、小数是在量天尺下出现的。

四、音律学

五音，界定于五行十月太阳历。

阴六吕、阳六律，是在量天尺下出现的。

五音，为音乐之音；十二律，为定音标准。音律的本源在书外，具体在太阳。

五、气候学

气候变化的规律在太阳回归。

一寒一暑，一热一寒，气候两分，是一种界定。

春夏秋冬，风霜雨雪，气候四分，是一种界定。

八节八风，气候八分，是一种界定。

二十四节气，气候二十四分，是一种界定。

五日一候，气候七十二分，是一种界定。

分而为多，合多为一。

六、物理学

升与降的区分，区分在量天尺之下。

颜色、气味、声音的区分，区分在量天尺之下。

不匀速运动的区分，区分在量天尺之下。

日影的自动与永动，界定在量天尺之下。

阴阳两分而一体的结构，界定在量天尺之下。

四维时空，成立于立竿测影；四维时空，与狭义相对论之基础冲突吗？

椭圆时空，成立于地球公转；椭圆时空，与广义相对论之基础冲突吗？

七、化学

写世界化学史，绝对不能忽略中国的《易经参同契》，因为世界上最早的化合与分解，是由《易经参同契》记载的。该书记载了三种化学反应：铅的氧化还原、硫化汞的分解化合、铅汞的互化。分解化合的理论基础为阴阳。

阴阳学说，在《易经参同契》中是分解与化合的理论基础。

阴阳两分而一体的成分，界定在量天尺之下。阴阳解释物质结构与成分，老子在《道德经·第四十二章》中留下的一个具有常青性的论断："万物负阴而抱阳。"请查阅一下门捷列夫化学元素周期表，周期表的化学元素哪一个不是阴阳两种成分？哪一个不是阴阳两分结构？

八、中医学

天道阴阳、四时五行，这是太阳法则。

昼夜阴阳，这是日月法则。

正是这两大法则构筑起了《黄帝内经》的理论基础。

九、哲学

种植，必须合于太阳历区分出的节令。人时合于天时，"天人合一"的哲学由此而生。

冬至过大年，夏至过小年。人间节日合于太阳回归的起始点与转折点，是最基础的天人合一。

"动静参于天地谓之文。"是长沙马王堆出土的帛书《黄帝四经》中对"文"的定义。文，文化之文也，人文之文也。

人的一举一动，一动一静，都要和谐于天地，都要吻合天地，如此者，文也——文化之文也，人文之文也。

参于天地，首先认识天地，其次是量化天地，将天地之动量化在一系列规律性、规定性的数字之中，这就是节令。

量天尺区分出的节令，必须遵循，不容商量！

量天尺规定出的数字，必须信守，不容商量！

"离离原上草，一岁一枯荣"的枯荣之序必须合于寒暑之序，不容商量！

万物的生长收藏的四大顺序，合于四时之序，不容商量！

种植与收获，必须合于节令之序，不容商量！

捕鱼与狩猎，必须合于节令之序，不容商量！

如此者，动静参于天地也。如此者，人文之文也。如此者，"天人合一"之哲学。

十、所有学

一阴一阳以简明自然的方法表示了所有科学原理，这是法国科学院院士、数学家、传教士白晋的认识与结论。

为何一阴一阳可以成为所有学的理论基础?

因为源于太阳的一阴一阳建立起了五大体系:天文历法体系、音律体系、时间空间体系、数理体系、哲学体系。以五大体系为基础,可以演化出过去学、现在学、未来学。以五大体系为基础,可以演化出所有学。

太阳法则与月亮法则中应有尽有,继续发现是中华先贤优秀子孙的基本责任。

第二节　　量天尺下的抽象与推理

天道,抽象于量天尺下。

阴阳,抽象于量天尺下。

岁,界定于量天尺下。

中午的日影就是天道,天道的两分变化就是阴阳。

这应该是人类文化宝库中最优秀、最优美、最简洁的抽象与归纳。

根据量天尺下的日影变化,中华先贤推理出"北极左右,夏有不释之冰",又推理出"中衡左右,冬有不死之草"。(《周髀算经·七衡六间》)北极,夏有不释之冰,众所周知,无需解释。中衡,今日之赤道也。赤道左右,冬有不死之草,这是今天的常识。立竿测影的中华先贤到过赤道吗?没有!到过北极吗?恐怕也没有。为什么会得出如此结论?推理!

推理,是中华文化与中医文化的基本方法。

重视推理,《周髀算经·陈子模型》留下了"问一类而以万事达者,谓之知道"的至理名言。

重视推理,《文子·九守》留下了"知一即无一不知"的至理名言。

重视推理,《庄子·天地》留下了"通于一而万事毕"的至理名言。

重视推理,《素问》留下了"言一而知百病之害"的至理名言。

由量天尺下的日影出发,可以推理于大大小小、方方面面、角角落落各个领域。

第三节　　量天尺之前的成果

量天尺之名，出于中原周公观星台。

量天尺之实，出于《周髀算经·天体测量》。

量天尺之前，中华先贤早就开始了仰观天文，早就开始了仰观太阳，而且产生了图与书这两大基础性成果。

观测书外的太阳，形成中华大地上的第一部书。

观测图外的日月星，形成中华大地上的第一张图。

中华文化、中医文化成熟于书，精美于图，这原则不可更改，这数据只能微调不能大动。

了解了太阳历，再看"观乎天文，以察时变；观乎人文，以化成天下"这一论断，是不是会有人文之本在天文，天文的落脚点在时间的感受？

了解了太阳历与阴阳合历，再看"河出图，洛出书，圣人则之"这一论断，是不是会有圣人则图书遵的是太阳法则、遵的是日月法则的感受？

阴阳五行出于书，书的原则是永恒的！

阴阳四时出于图，图的原则是永恒的！

第四节　　"以天为师"与"以太阳为纲"

一、"以天为师"

以天为师，中华先贤创造了中华文化与中医文化；以天为师，是中华先贤对后世子孙的谆谆教导。

（一）名句

以自然之天为榜样，从《易经》到诸子，留下了众多的名句，选录若干，供读者鉴赏：

其一，《易经·乾·象传》："天行健，君子以自强不息。"君子应该以天为师，是《易经》第一卦乾卦中的人文哲理。

其二，《易经·乾文言》："夫大人者，与天地合其德。"大人应该以天为师，同样是《易经》第一卦乾卦中的人文哲理。

其三，《易经·系辞上》："天地变化，圣人效之。"圣人应该以天为师，是《系辞传》中的人文哲理。

其四，《素问·上古天真论》："有贤人者，法则天地。"贤人应该以天为师，是《黄帝内经》中的人文哲理。

其五，《论语·泰伯》："唯天为大，唯尧则之。"尧为圣人之君，圣人之君应该以天为师，是《论语》中的人文哲理。

其六，《史记·太史公自序》："维昔黄帝，法天则地。"黄帝为人文之祖，人文之祖也要以天为师，是《史记》记载的人文哲理。

（二）归纳

法天则地的原则，庄子归纳出了简洁的四个字"以天为师"。

"以天为师"，出于《庄子·则阳》篇。

仰观天文，是中华先贤创造中华文化的第一步。以天为师，是中华先贤创造中华文化的基本思路。"以天为师"的归纳，结晶于庄子。

天，每时每刻都在变化，这里有自强不息的哲理。

天生万物，这里有生生不息的哲理。

天覆盖着大地与万物，这里有天无私覆的哲理。

天，每时每刻都在变化，这里有日新日日新的哲理。

以天为师，是中华先贤的思路，是庄子的精辟总结。

到了秦始皇时代，产生了"以吏为师"的提法。

这一提法的所有权属于秦始皇的幕僚、法家李斯。

吏与天，有可比因素吗？

从"以天为师"到"以吏为师"，属不属于文化变质？

二、"以太阳为纲"

种植必须信守节令之序，如此者以太阳为纲也。

起居必须信守日出日落之序，如此者以太阳为纲也。

冬至这一天是太阳回归年的起始点，以冬至为大年节，如此者以太阳为纲也。

夏至这一天是太阳回归年的转折点，夏至赛龙舟，如此者以太阳为纲也。

生产信守四时之序，生活信守四时之序，如此者以太阳为纲也。

诊脉信守四时之序，养生信守四时之序，如此者以太阳为纲也。

医病信守四时之序，针刺信守四时之序，如此者以太阳为纲也。

道之在天，日也！

四时者，不易之道也！

日影即天道！

太阳等于天道，以太阳为纲，等同于以道为纲。

"以君为纲"是西汉董仲舒的发明。

君与太阳，有可比因素吗？

君与道，有可比因素吗？

从"以太阳为纲"（以道为纲）到"以君为纲"属不属于文化变质？

三、简评

太阳在书外！

月亮在书外！

日月星辰在书外！

岁在书外！

年在书外！

气在书外！

虚风实风在书外！

书中的道理是不是在书外，中医的道理是不是在书外？！

为工为医者是不是要首先明白书外的太阳法则、月亮法则、北斗法则、气候变化法则？

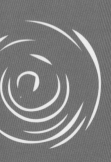

何谓文化？文化是化人之道！

文化是人与动物的分界线。以文化为大门，

门之外的人是两条腿的动物，门之内的两条腿

动物变成了人。同样是化人，东西方不同的先贤创造出了不同的文化。

以神理化人，这是古希腊、古希伯来文化。

以大梵之理化人，这是印度文化。以天理、道理化人，这是中华文化。

第

二

篇

太阳历与中医文化

TAIYANGLI YU ZHONGYI WENHUA

引论

谈中医文化，先从中华文化开始。谈中华文化，先从文化开始。

何谓文化？文化是化人之道！文化是人与动物的分界线。以文化为大门，门之外的人是两条腿的动物，门之内的两条腿动物变成了人。同样是化人，东西方不同的先贤创造出了不同的文化。以神理化人，这是古希腊、古希伯来文化。以大梵之理化人，这是印度文化。以天理、道理化人，这是中华文化。中华文化，就是中华大地的化人之道。不讲人格神，讲天理、讲道理，这就是中华文化与"两希文化"在源头处的基本差别。天理、道理在何处？在变化的时间，在时间的变化。"观乎天文，以察时变；观乎人文，以化成天下。"仰观天文，落脚点在"以察时变"。岁月日时，这是精确的时间单位。二十四节气、60岁一循环的甲子纪年是循环的时间系统。人文的根源在天文，人文的起始点在"以察时变"。时间的变化，变化的时间，是农民种植必须遵循的规矩，是牧民放牧必须遵循的规矩，是渔民打鱼必须遵循的规矩，是各行各业必须遵守的规矩。认识时间顺序，信守时间顺序，这就是规矩。《尸子》："伏羲氏画八卦，别八节而化天下。"天下，有序的人文世界，是太阳历化出来的。化人之道，起始于太阳历。太阳历八节，在伏羲氏时代，是用八卦表达的。在中华大地上，由中华先贤创造出的中华文化，其根本在天文，其源头在时间之时——变化的时间，时间的变化。文化是化人之道，化人之道体现在"原来如此，必须如此"的时序之中。"与四时合其序"，这是《周易》第一卦乾卦中所蕴含的哲理。《周易》位居群经之首，乾卦位于《周易》之首；在《周易》之首乾卦之中，强调的是时序。

——中医文化是养生之道！如果说文化是化人之道，那么，中医文化应该是化人之道与养生之道的融合体。

养生如何养？第一要素是什么？养生的第一要素是"因天之序"。因者，遵循也。"因天之序"，即遵循天之序。天之序在何处？一在天文法则中，二在历法规定中。天文法则，总而言之，是动态的天文，是动态的自然法则；细而言之，在太阳回归周期中，在月亮圆缺周期中，在北斗斗柄圆周循环周期中，在二十八宿圆周循环周期中，在金木水火土五大行星循环周期中。动态天文，被中华先贤用规定性的数字量化在太阳历、太阴历、北斗历、二十八宿历之中。太阳回归、斗柄循环、二十八宿圆周运动，均会分出寒暑、四时、八节、二十四节气、七十二候。种植、放牧、捕鱼、狩猎必须遵循寒暑之序、四时之序、八节之序、二十四节气之序、七十二候之序，养生同样必须遵循寒暑之序、四时之序、八节之序、二十四节气之序、七十二候之序，这就是"因天之序"。从中午日影长短两极的变化中，从春夏秋冬四时的循环中，中华先贤抽象出了天道。从一寒一暑的转换中，中华先贤抽象出了阴阳。以天道阴阳为基础，中华先贤创造出了中医文化的代表作《黄帝内经》。《黄帝内经》不是产生于实验室，而是产生于自然法则，最基础的法则是太阳回归。中医文化是养生之道，养生之道同样体现在"原来如此，必须如此"的时序之中。《黄帝内经》第二篇名为《四气调神论》，"四气"者，四时也；《周易》开篇第一卦强调"与四时合其序"，《黄帝内经》第二篇强调"调神与四时合其序"；重视时序，是《周易》与《黄帝内经》的共同特征，实际上也是中华文化与中医文化的共同特征。

《黄帝内经》中百分之九十五的问题是由太阳历解答的，所以拙作命名为《太阳与中医》。

天道统领着《黄帝内经》，天道的第一发源地在中午的日影，在循环的四时。日影的本源在太阳，四时第一本源在太阳。这里蕴含着《太阳与中医》命名的所以然。下面简要介绍太阳与《黄帝内经》的关系：

阴阳为《黄帝内经》的第一大理论基石，阴阳的第一发源地在太阳历的两个节令——冬至夏至。

五行为《黄帝内经》的第二大理论基石，五行的唯一发源地在十月太阳历。

四时为《黄帝内经》的第三大理论基石，四时有三个发源地——太阳历、北斗历、二十八宿历，太阳历三居其一，而且居于首位。

六气为《黄帝内经》的第四大理论基石，六气的唯一发源地在十二月太阳历。

八风为《黄帝内经》的第五大理论基石，八风之说有两个发源地——太阳历与北斗历，太阳历二居其一，而且居于首位。

十二月、十二律为《黄帝内经》重要的理论基石，十二月、十二律的发源地在十二月太阳历。

气与候是《黄帝内经》认识疾病、疫病的重要依据，气与候的唯一发源地在太阳历。

升降出入是《黄帝内经》认识万物变化，认识人体变化，认识疠疫与大疠疫的重要依据，升降出入的界定在十二月太阳历。

岁月日时是《黄帝内经》中的时间单位，时间单位的第一发源地在太阳历。

干支纪年是《黄帝内经》中的时间系统，干支的唯一发源地在太阳历。

太阳历分两种，即十月太阳历与十二月太阳历。《黄帝内经》的理论基础，首先是由十月太阳历奠定的，其次由十二月太阳历继承与发展。冬至夏至、阴阳五行、天干地支，全部是从十月太阳历出发的。不幸的是，十月太阳历在中原偏偏失传了。万幸的是，十月太阳历在彝族文化里还有完整的保留，在苗族文化里则有原则性的保留。

失去了十月太阳历，阴阳五行是无法解释的玄学；有了十月太阳历，阴阳五行是精美的自然法则。

"三知"，是为工者的三大基本条件。《素问·六节藏象论》："五日谓之候，三候谓之气，六气谓之时，四时谓之岁，而各从其主治焉。五运相袭，而皆治之，终期之日，周而复始，时立气布，如环无端，候亦同法。故曰：不知年之所加，气之盛衰，虚实之所起，不可以为工矣。"为工者是否扪心自问一下："三不知"都知道了吗？

《素问·阴阳应象大论》："阴阳者，天地之道也，万物之纲纪，变化之父母，生杀之本始，神明之府也，治病必求于本。"这一论断是《黄帝内经》的纲领，要理解《黄帝内经》必须先从理解这一论断入手。不用太阳历，不用中午日影长短两极循环，仅仅以书论书，根本无法理解这一论断。

《黄帝四经·经法·四度》："极而反，盛而衰，天地之道也。"《管子·重令》："天道之数，至则反，盛则衰。"天地之道极而反，天地之道盛而衰。这里值得追问的问题是：天地之道的极点在何处？天地之道的盛而衰的转换点又在何处？正确的答案是：极点在中午日影的最长点，盛而衰的转换点在中午日影的最短点。若以节令而言，冬至到夏至为气之盛，夏至到冬至为气之衰。

十月太阳历与《黄帝内经》◎

为什么脾主四时之末"72日"？只有十月太阳历

（洛书的结构）才能解释。

为什么用阴阳两分法认识一切？

为什么用五行五分法认识一切？

为什么天文地理人事三者合一而论？

为什么天地人物四者合一而论？

为什么升降之气解释万物的生死，解释人体疾

病与疫病？一系列问题背后的思路与方法，均始于

十月太阳历。

阴阳五行，之所以在新文化运动中被斥之为"玄学"，是因为中原大地上失传了十月太阳历。

失传了十月太阳历，阴阳五行是玄学。阴阳五行玄了，《黄帝内经》就玄了。

找回十月太阳历，阴阳五行是精美、精确的自然法则。阴阳五行不玄，《黄帝内经》就有了稳固的理论基础。

为什么脾主四时之末72日？只有十月太阳历（洛书的结构）才能解释。

为什么用阴阳两分法认识一切？

为什么用五行五分法认识一切？

为什么天文地理人事三者合一而论？

为什么天地人物四者合一而论？

为什么升降之气解释万物的生死，解释人体疾病与疫病？

一系列问题背后的思路与方法，均始于十月太阳历。

太阳回归一分为二是一寒一暑，一寒一暑被抽象为一阴一阳。一阴一阳之谓道。下面的讨论，从一个道字开始。

第一节　　"以道论之"简介

道在中华大地上，是论证一切问题的根本依据。

下棋论道，棋有棋道！

饮茶论道，茶有茶道！

舞剑论道，剑有剑道！

知道了这些常识，才弄明白为什么有下面这条哲理：

行医论道，医有医道！

今天的上学，古代称求学。求学求什么？求道！

"玉不琢不成器，人不学不知道。"这句至理名言是在《礼记·学记》开篇处出现的。求学者的终极目的，不是求书而是求道悟道得道。

重温《礼记》中的这一论断，目的是对比《素问》开篇处的一个论断。

"其知道者，法于阴阳，和于术数。"这句至理名言，是在《素问·上古天真论》开篇第一段出现的。这一论断告诉后人，道在术先，求医的终极目的，首先是求道得道悟道。

先秦诸子，一子论证一个问题；论证的问题不同，但是论证问题的依据却完全相同，就是"以道论之"。儒家以道论礼，道家以道论德，兵家以道论兵，法家以道论法……

知道了这些常识，才能真正理解《黄帝内经》的以道论医。

道——自然之道，《黄帝内经》论证一切问题的根本依据。

——医理从道！

——医术从道！

——用药从道！

——用针从道！

——医德从道！

——医圣是得道者！

——上工是得道者！

所以，学习与继承中医，必须认识道，弄懂道。

第二节　《黄帝内经》中的"以道论之"

养生，必须知道！

识病，必须以道论之。

医病，必须以道论治。

针刺，必须以道论刺。

用药，必须以道论之。

一、道论养生

道，是在《黄帝内经》开篇第一段出现的。

问答，是《素问》的基本形式，黄帝问岐伯答，一问一答，形成了中医经典《黄帝内经》。

黄帝第一问，问的是"如何养生"——"人生如何才能度过百岁"：

"上古之人，春秋皆度百岁，而动作不衰；今时之人，年半百而动作皆衰者，时世异耶？将失人之耶？"

岐伯第一答，答的是"如何养生"第一要素不是求神拜佛，不是服用保健品，而是如何"知道"：

"上古之人，其知道者，法于阴阳，和于术数，食饮有节，起居有常，不妄作劳，故能形与神俱，而尽终其天年，度百岁乃去。"

岐伯告诉黄帝，注意养生人人都能够"度百岁"而去。

养生需要攀登六个台阶，第一台阶就是"知道"。

"知""道"是两个单音词。知道，即认识道，弄懂道，明白道，遵循道。知道，就以道理做人，以道理做事，以道理养生。

养生的根本在知"道"。道在何处？

以一岁而论，道在寒暑中。

以一日而论，道在昼夜中。

寒暑是太阳法则，昼夜是日月法则。

寒暑，现象上的太阳回归，实质上的地球公转。昼夜，现象上的日往月来，实质上的地球自转。

以敬畏之态度，信守自然之序，就是知"道"。

以敬畏之态度，信守太阳之序，就是知"道"。

以敬畏之态度，信守日月之序，就是知"道"。

信守太阳之序、日月之序，实质上是自觉遵循地球公转自转之序。

一可以论养生；二可以论医病，是道在《黄帝内经》中的两大基础性作用。

根本是养生，其次才是治病，才是真正的《黄帝内经》。如果把《黄帝内经》主题理解为医病，就误解了《黄帝内经》。

知道，是养生的第一台阶。

法阴阳，是养生的第二台阶。周岁法寒暑，就是法阴阳。周日法昼夜，就是法阴阳。

和于术数，是养生的第三台阶。太阳历是术，太阳历节令的规定性是数。该吃什么？该穿什么？该做什么？四时该如何？八节该如何？就是和于术数。

食饮有节，是养生的第四台阶。该什么时候吃，就什么时候吃；适可而止，不暴饮暴食，就是食饮有节。饮食文化并不是体现在"什么都敢吃"的狂妄中，而是体现在"该不该吃""什么时候吃"以及"怎么吃"的规矩里。中华饮食文化里不包括珍禽野兽（入药是另外一回事），更不包括果子狸。"天上飞的不吃飞机，地上跑的不吃火车；四条腿的不吃桌子，两条腿的不吃爹妈；硬的不吃石头，软的不吃棉花。"有人如此赞美广东的饮食文化，这哪里是文化？分明是毫无规矩的饮食"乱化"。

起居有常，是养生的第五台阶。早上起床，晚上睡觉，就是起居有常。晚上不睡觉，早上不起床，就是起居无常。

不妄作劳，是养生的第六台阶。行路，不能过远；负担，不能过重；工作，不能超时。

天道在一阴一阳中，人道在一动一静、一张一弛中。

二、道论人生变化

人生是一个自然而然的变化过程。变化有一定的规律性。女子每七岁一个变化，男子每八岁一个变化，"女七七，男八八"，是《黄帝内经》所揭示的人生变化之基本规律。

"女七七"之变化规律如下：

女子七岁，肾气盛，齿更发长。

二七而天癸至，任脉通，太冲脉盛，月事以时下，故有子。

三七，肾气平均，故真牙生而长极。

四七，筋骨坚，发长极，身体盛壮。

五七，阳明脉衰，面始焦，发始坠。

六七，三阳脉衰于上，面皆焦，发始白。

七七，任脉虚，太冲脉衰少，天癸竭，地道不通（指女子绝经。）故形坏而无子也。

五七三十五岁，是女子人生的一个转折点。之前，一步步生长，每七岁一个变化；之后，一步步退化，仍然是每七岁一个变化。七七四十九，开始绝经。

"男八八"之变化规律如下：

丈夫八岁，肾气实，发长齿更。

二八，肾气盛，天癸至，精气溢泻，阴阳和，故能有子。

三八，肾气平均，筋骨劲强，故真牙生而长极。

四八，筋骨隆盛，肌肉满壮。

五八，肾气衰，发堕齿槁。

六八，阳气衰竭于上，面焦，发鬓斑白。

七八，肝气衰，筋不能动，天癸竭，精少，肾藏衰，形体皆极。

八八，则齿发去。

五八四十岁，是男子人生的一个转折点。之前，一步步生长，每八岁一个变化；之后，一步步退化，仍然是每八岁一个变化。八八六十四，停止生育。

"女七七，男八八"，只是一般规律，不包括特殊。岐伯告诉黄帝，得道之人百岁也能生孩子。

帝曰："夫道者年皆百数，能有子乎？"

岐伯曰："夫道者能却老而全形，身年虽寿，能生子也。"

真诚地希望，当今与未来，得道者越来越多。

三、道论知未病知未乱

人生在天地之间，人与天地是"一分为三合三为一"的关系，天文地理一旦出现异常，人体必然会出现异常。

春温夏热秋凉冬寒，是正常。春不温夏不热秋不凉冬不寒，是异常。四时气温的异常，一定会引起疾病或疫病。

春东风秋西风夏南风冬北风，是正常。春西风秋东风夏北风冬南风，是异常。四时风向的异常，一定会引起疾病或疫病。

认识疾病，认识在疾病发生之前，就是知未病。医治疾病，医治在疾病发生之前，就是治未病。强调治未病，治未乱，《素问·四气调神大论》留下如此至理名言："是故圣人不治已病治未病，不治已乱治未乱，此之谓也。"

《黄帝内经》中的这一哲理，不但可以用于治病，而且可以用于治国。《道德经·第六十四章》："为之于其未有，治之于其未乱。"相似的话语，相似的哲理，《道德经》论的是治国，《黄帝内经》论的是治病。实践证明，"不治已病治未病，不治已乱治未乱"的原则是正确的原则，是可以超越时空的原则。历史上有"不为良相，便为良医"之说，所指的就是，中医医理通于治国之理。

"不知天文，不足以为将为相。"这一常识从先秦诸子一直延续到罗贯中。罗贯中在《三国演义》中以诸葛亮的名义羞辱曹真，上不知天文，下不知地理，如何有资格为将为帅。

良相与良医，必须是天文历法的研究者，首先是太阳历的研究者。

治未病还有一重意义，即以五行相克的哲理治病。如《难经·七十七难》所言："所谓治未病者，见肝之病，则知肝当传之与脾，故先实其脾气，无令得受肝之邪，故曰治未病焉。"某一行有病，治在此行的相克之处，例如肝脏有病，治在脾脏处。知肝有病，不治肝而"先实其脾气"，何谓也？肝五行属木，在五行相克顺序中，木克土，脾五行属土。五行相生相克的哲理揭示，肝有病必然影响脾脏。所以，知肝有病，先实其脾气。

四、道论百病之治

知道可以知百病之害。《素问·标本病传论》：“夫阴阳逆从标本之为道也，小而大，言一而知百病之害，少而多，浅而博，可以言一而知百也。”

这一论断讲医病。

以症论病，可以认识一病之害。

以一论病，可以知道百病之害。

“言一”为何能够“知百病之害”？

因为，一就是道，道就是一。

一，是道的代名词。

《韩非子·扬权》：“道无双，故曰一。”

在《圣经》中，上帝是唯一的。《圣经》中没有第二个上帝。

没有与道相等同的东西，所以道可以称为“一”。

认识百病，不是依靠仪器而是明白道理。

“言一而知百病之害”讲究的是“以道论治”。“以道论治”，中医文化之最高境界也。

明白道理又有精密之仪器，道器并重，当今中医文化之最高目标也。

五、“以道论之”的经典论断

“以道论之”，在《黄帝内经》中有丰富的经典论断，选择几条导读如下，供读者鉴赏。

其一，《素问·四气调神大论》：“故阴阳四时者，万物之终始也，死生之本也，逆之则灾害生，从之则苛疾不起，是谓得道。道者，圣人行之，愚者佩之。”

其二，《素问·金匮真言论》：“故善为脉者，谨察五脏六腑，一逆一从，阴阳、表里、雌雄之纪，藏之心意，合心于精，非其人勿教，非其真勿授，是谓得道。”

其三，《素问·气交变大论》：“《上经》曰：‘夫道者，上知天文，下知地理，中知人事，可以长久。此之谓也。’帝曰：‘何谓也？’岐伯曰：‘本气位也。位天者，天文也。位地者，地理也。通于人气之变化者，人事也。故太过者先天，不及者后天，所谓治化而人应之也。’”

其四，《素问·徵四失论》："道之大者，拟于天地，配于四海。"

其五，《灵枢·根结》："天地相感，寒暖相移，阴阳之道。"

其六，《灵枢·根结》："九针之玄，要在终始，故能知终始，一言而毕，不知终始，针道咸绝。"

其七，《灵枢·终始》："凡刺之道，毕于终始，明知终始，五脏为纪，阴阳定矣。阴者主脏，阳者主腑，阳受气于四末，阴受气于五脏。故泻者迎之，补者随之，知迎知随，气可令和。和气之方，必通阴阳，五脏为阴，六腑为阳，传之后世，以血为盟，敬之者昌，慢之者亡，无道行私，必得夭殃。"

其八，《素问·六元正纪大论》："用凉远凉，用热远热，用寒远寒，用温远温，食宜同法。有假者反之，此其道也。"

强调自然之道的根本性与严肃性，是第一个论断的主题。阴阳，可以论天道；四时，可以论天道；阴阳四时所论的天道，即太阳回归法则。太阳回归，决定着寒暑，决定着四时，决定着万物的生死。人的生产与生活，必须与寒暑合其序，必须与四时合其序。合寒暑之序，合四时之序，人时合于天时，是"不容商量"的、必须信守的规矩。合时，《黄帝内经》称为"因天之序"。时，天道也。《尚书·大禹谟》："时乃天道。"合时就是信守天道，因天之序就是信守天道。只有这样，才能有健康的生活。愚蠢的人，会在寒暑之序、四时之序、昼夜之序面前肆意妄为。违背天道，一是疾病，二会猝死。于是有了"道者，圣人行之，愚者佩之"的结论。"以道论之"，第一个论断论的是因天之序的养生。

第二个论断讲得道者的标准与传道的准则。善诊脉者，即得道者。得道者，能够从脉象中判断出五脏六腑的正常与异常，判断出病因在阴在阳，病位在表在里，在脏在腑，并将精妙之理、精妙之法牢记于心，非真心求学之人不教，非诚心求学之人不传，如此方能称为"得道"。"以道论之"，第二个论断论的是精湛医术的掌握与有前提条件的传授。

第三个论断所论的是"问道三知"。"知道"知在何处？上知天文，下知地理，天地之间知人事；天文在上，地理在下，人文在之间，知天知地知人，如此三知即是知道。文化允许接着说，允许继续说。如果接着说、继续说，还有道在寒暑中，道在四时中，道在八节十二月二十四节气中。道在小花小草中，道在小鱼小虾中；道在洁净的荷花梅花中，道在肮脏的屎尿中；道在空间中，道在时间中。道无处不在，道无时不在！

第四个论断所论的是道之范围。"道之大者，拟于天地，配于四海。"大到无外，是第四个论断的核心。"以道论之"，论出的是如此大道。实际上，道不避大小。大，大到无外；小，小到无内；一大一小，是道在宏观微观两方面的基本特征。

第五个论断，论的是"道在哪里"。太阳与地球两点一线的对应，"天地相感"也。太阳回归，"寒暖相移"也。一寒一暑，一阴一阳也。一阴一阳之谓道，道在一寒一暑中。寒暑无限循环，阴阳无限循环，天道无限循环，尽在太阳回归中，尽在日影长短两极损益中。

第六个论断，论的是针刺之道。针刺，应该知道"终始"。循环的寒暑，有始有终，有终有始，终而复始。论太阳历八节之风的循环，论太阳历四时之气的更替，论万物的生长收藏，《素问》留下"终而复始"一个成语。论营卫之气的循环运动，《素问》留下"如环无端""终而复始"两个成语。天体是循环的天体，气血是循环的气血。循环有起点有终点，为什么《黄帝内经》论终始而不论始终。始终，论的是有始有终的一个过程。终始，论的是有终有始的无限循环。始终，论的是直线运动。终始，论的是圆周运动。终点之处就是一个新的起点，就是终始。气血运动，终则有始。认识气血的圆周循环的起点与终点，认识时间与气血的圆周循环的关系，是用针者必须明白的"用针之道"。以道论针刺，要在"终始"二字上。

第七个论断，分前、中、后三部分。前一部分的内容，与第五个论断的内容相似相同，强调的是针刺者必须明白圆周循环的"终始"二字。中间部分讲脏腑的阴阳属性与针刺者应知应会的补泻原则、针刺技巧与脏腑阴阳属性的把握。后一部分讲医道传承的严肃态度。"敬之者昌，慢之者亡，无道行私，必得夭殃"，如此16个字，讲医理从道、针刺从道的严肃性。中医文化不是从实验室出发的，而是从天道出发的。天道，抽象于日影之下，抽象于日月往来之中。太阳就是生命！地球上的一切生命，均与太阳法则相关，均与日月法则相关。从太阳法则到针刺法则，从太阳之道到医理医术之道，体现的是天人合一的哲学，体现的是道器并重、道术并重、道技并重的文化。"以道论之"，结论在对天道对医道的敬慎态度上。

第八个论断讲用药之道。寒气当令，不要用寒药；凉气当令，不要用凉药；热气当令，不要用热药；温气当令，不要用温药；时令反常，扶养正气。总之，应该依照四时之序确定用药之道。

六、天道的实质：地球的公转与自转

道论一切，是《黄帝内经》中的论证方式。

道论天文，道论地理，道论气候，道论万物，道论奇偶之数，道论五音六律，道论太阳回归，道论月亮圆缺，道论人体疾病，道论用针用药……

—— 一个"道"字，为什么有如此威力？

道，太阳回归也。

道，昼往夜来也。

道，太阳法则也。

道，日月法则也。

太阳回归，地球公转也。

昼夜往来，地球自转也。

地球公转，决定着寒暑的变化。

地球公转，决定着四时的变化。

地球公转，决定着五运的变化。

地球公转，决定着六气的变化。

地球公转，决定着八风的变化。

地球公转，决定着十二月、二十四节气、七十二候的变化。

地球公转，决定着五音六律的变化。

地球自转，决定着人体动静的变化。

地球自转，决定着万物动静的变化。

所有的变化，都体现在严格的规定性与规律性之中。

所有的变化，都体现在严肃的数学体系之中。

所有的变化，都体现在时间空间之中。

"时乃天道"，《尚书》如是说。

中午日影即天道，《周髀算经》如是说。

四时即天道，《逸周书》如是说。

昼夜即天道，《尸子》如是说。

万物即天道，小花小草即天道，屎尿即天道，《庄子》如是说。

地球公转即天道，地球自转即天道，时间空间即天道，笔者接着先贤如是说。

试想一下，在地球公转与地球自转中，还有遗漏的问题吗？还有不能论的问题吗？只有你想不到的，没有道不包含的。

总而言之，言而总之，道无处不在，无时不在。

以道论之，是《黄帝内经》论证问题的根本方式。

——道可以论病吗？

以一个太阳回归年为例。一寒一暑即是道，寒暑往来遵守正常之序就是正常之道。寒暑失序即非道。寒暑失序，该冷不冷，该热不热，一定会引起万物之病与人体之病。寒暑失序会引起疾病，《礼记·乐记》中有"寒暑不时则疾"的论断。

以道在四时中为例。春夏秋冬四时，一时有一时之气，四时有四时之气——春暖，夏热，秋凉，冬寒。如果春不暖，夏不热，秋不凉，冬不寒，就是气候反常，气候反常一定会引起疾病或疫病。

气候与物候，如影随形。春暖，野花发而幽香；夏热，佳木秀而繁阴；秋凉，风爽高洁；冬寒，水落石出。气候正常，万物正常；万物正常，人体正常。正常，就是健康。气候异常，万物异常；万物异常，人体异常。异常，就是疾病。

时间中的四时对应空间中的四方：春夏秋冬四时对应东南西北四方。一时有一时之病，四时有四时之病，是以时间坐标论病。一方水土养一方人，一方水土也生一方病，是以空间坐标论病。

——明白了道，是否可以论证百病之害？！

——明白了道，是否可以论证一切问题？！

以道论之，是《黄帝内经》论证问题的论证方式。

这里再介绍两条"以道论之"的格言。

其一，《庄子·天地》："通于一而万事毕。"

其二，《文子·九守》："知一即无一不知也。"

道，第一发源地在太阳，第二发源地在日月，知道了这一点，才能理解"以道论万"的奥秘。

道论一切，是《黄帝内经》的论证方式。

《黄帝内经》的论证方式，对吗？！

道论一切，也是先秦诸子的论证方式。

先秦诸子的论证方式，对吗？！

道在哪里？

道在定量的日影里！

道在日影长短两极循环回归里！

道在寒暑里！

道在四时里！

日影回归就是天道！

道，地球公转之道也。

道，地球自转之道也。

变化之天道，地球与太阳动态的对应关系也。

变化之天道，中华文化第一基石也。

变化之天道，中医文化第一基石也。

日影下的天道，是可道之道。

四时隐含的道，是可道之道。

太阳回归定位的天道，是可道之道。

中午日影在数字上的规定性与精确性，说明的是天道的规定性与精确性。在数理上具有规定性与精确性的天道，正是中医文化坚实的理论基础。

面对精确的数字，"玄虚之说"还成立吗？

第三节　　阴阳在群经之中

不懂阴阳，肯定读不懂《黄帝内经》！

不懂阴阳，肯定读不懂中华先贤创造的所有经典。

不懂阴阳，肯定无法理解中华文化与中医文化，进而言之，不懂阴阳，也无法理解诸子百家。

所以，谈阴阳不能仅从《黄帝内经》谈起。

一、阴阳在群经之首《易经》中

谈阴阳，必须从群经之首《易经》谈起。《易经》为群经之首，是历史的结论。

《易经》之首在何处？

在卦象！

卦象之首在何处？

在阴阳。

《易经》六十四卦，卦象在先而文字在后，是每一卦的结构。《易经》根本在卦象，卦象的成分为阴阳两爻。《易经》所有的文字，都是对卦象的诠释。卦象位于文字之前，卦象与文字相较，前者是根本，后者是枝叶。

阴阳两爻表达的是什么？总而言之，阴阳两爻表达的是自然之道。细而言之，阴阳两爻表达的是天之道、地之道、人之道。请看以下几个论断。

《易经·系辞上》："爻之动，三极之道也。"

《易经·系辞上》："爻者，言乎变者也。"

《易经·系辞下》："爻也者，效天下之动者也。"

《易经·系辞下》："道有变动，故曰爻。爻有等，故曰物。物相杂，故曰文。"

"三极之道"者，天之道、地之道、人之道也。第一个论断明确指出，简洁到极点的阴阳两爻表达的是天地人三才之道。

第二个论断明确指出，爻是表达变化变动的。

第三个论断明确指出，爻是表达"天下之动"的。

第四个论断明确指出，爻表达的是变动之道。人文之文，发源于爻。

六十四卦的基础是八卦，八卦的基本成分仍然是阴阳两爻（阴爻——，阳爻—）。阴阳两爻之前，还有组成河图洛书的○●。○●这两个圆，同样是一阴一阳。人文之文，源头在一阴一阳。

一阴一阳的重要性、根本性在何处？《易经·系辞上》给出的答案是："一阴一阳之谓道。"《易经》中的道，《圣经》中的上帝，《奥义书》中的大梵，是人类先贤所认识的具有根本意义、永恒意义的坐标。

一阴一阳的源头在何处？《易经·系辞上》给出的答案是："阴阳之义配日月。"是一个原则性的答案，而不是精确、精细、精准的答案。

一阴一阳的源头在何处？《周髀算经》给出的答案是：阴阳之义配寒暑。这既是一个原则性的答案，也是一个精确、精细、精准的答案。冬至寒，夏至暑。冬至夏至，确定在立竿测影的日影之下。精确、精细、精准答案的谜底，会在下面讨论。

讨论阴阳先讨论《易经》，是希望揭示阴阳的根本性。

二、阴阳在先秦诸子中

先秦诸子，子子论阴阳。老子以阴阳论物理，孔子以阴阳论人礼，管子以阴阳论政理，孙子以阴阳论兵理。

本文的主题，讨论的是中医。所以，关于诸子论阴阳，不展开讨论。仅展示老子以阴阳论物理的正确性与永恒性。

《道德经·第四十二章》："万物负阴而抱阳。"

万物者，宇宙间所有之物也。"负阴而抱阳"者，万物之成分，万物之结构也。以阴阳论物理，老子有如此论断。

老子的论断正确吗？

在今天，有两个地方可以验证：一是书中的《门捷列夫化学元素周期表》，二是脚下地壳的成分。

《门捷列夫化学元素周期表》中的元素，哪一个不是阴阳两种成分，阴阳两种结构？

组成地壳的硅酸盐、碳酸盐、硫酸盐、磷酸盐，以及氧化物、硫化物，哪一种盐、哪一种化合物不是阴阳两种成分，阴阳两种结构？

莘莘学子可以看一看，老子以阴阳论物理的结论是否具有正确性与永恒性？

讨论阴阳先讨论《易经》，又讨论诸子，是希望揭示阴阳的连续性与普遍性。

三、阴阳在《黄帝内经》中

阴阳，是《黄帝内经》论证一切问题的依据。

阴阳论寒暑，暑为阳寒为阴。

阴阳论气血，气为阳血为阴。

阴阳论脏腑，腑为阳脏为阴。

阴阳论表里，表为阳里为阴。

阴阳论动静，动为阳静为阴。

阴阳论经络，阴六经阳六经。

……

学习与继承中医，必须认识阴阳，必须弄懂阴阳。这如同和尚必须知道释伽牟尼，牧师必须知道上帝耶稣一样，否则就是笑话。

四、经典论断

以阴阳论证问题，《黄帝内经》留下丰富的论断，这里选择五条，供读者鉴赏。

其一，《素问·上古天真论》："法于阴阳。"

其二，《素问·四气调神大论》："春夏养阳，秋冬养阴。"

其三，《素问·阴阳应象大论》："阴阳者，天地之道也，万物之纲纪，变化之父母，生杀之本始，神明之府也，治病必求于本。"

其四，《素问·三部九候论》："无问其病，以平为期。"

其五，《素问·至真要大论》："谨察阴阳所在而调之，以平为期。"

第一个论断讲养生。养生，首先是"知道"，其次是"法于阴阳"。阴阳在何处？周岁的阴阳在寒暑，周日的阴阳在昼夜。法阴阳如何法？与寒暑合其序也，与昼夜合其序也。

第二个论断仍然是讲养生。春夏养阳，秋冬养阴，这里划出了养生的两个时间段。准确的养生顺序应该是：从冬至到夏至养阳，从夏至到冬至养阴。为什么？因为这符合太阳回归往来顺序。冬至一阳生！冬至是太阳回归年的起始点。阳气发生，是从冬至开始的。所以，养阳应该始于冬至。夏至一阴降！夏至是太阳回归年的转折点。阴气发生，是从夏至开始的。所以，养阴应该始于夏至。太阳回归，前后分两截，两截分阴阳：冬至到夏至为前一截，前一截为阳；夏至到冬至为后一截，后一截为阴。养阳养阴之说，符合太阳回归的南来北往的前后顺序。

第三个论断讲阴阳在天地之间的功能性作用。阴阳，为什么可以论天地之道？是必须回答的问题。只有弄懂了这个问题，才能继续讨论以下种种问题。太阳回归决定着一寒一暑，一寒一暑即一阴一阳。《易经·系辞上》："一阴一阳之谓道。"一寒一暑，满足了一阴一阳的条件。所以太阳回归决定的一寒一暑，可以论天地之道。寒暑决定着万物的生死，决定着"离离原上草，一岁一枯荣"。万物之纲纪，在此成立。风霜雨雪，小草的萌芽，小花的开放，小鱼小虾的交配繁殖，都取决于太阳历的节令。变化之父母，在此成立。枯荣点，取决于冬至夏至。生长收藏点，取决于春夏秋冬四时。荣，生也。枯，杀也。生长，生也。收藏，杀也。生杀之本始，在此成立。

马王堆出土的《黄帝四经》中有以阴阳论生杀，以四时论生杀的论断，引用如下四条，作为佐证：

其一，"天地之恒常，四时、晦明、生杀、（柔）刚。"

其二，"极阳以杀，极阴以生。"

其三，"日月星晨（辰）有数，天地之纪也。三时成功，一时刑杀，天地之道也。"

其四，"四时时而定……一立一废，一生一杀，四时代正，冬（终）而复始。"

生杀者，万物的生长收藏也。生杀者，小花小草的枯荣也。生杀者，以时而生，以时而死也。凡是生生之物，都会死去。生与死，或取决于寒暑，或取决于四时。一生一死，一死一生，均取决于太阳法则。

"神明"一词是在《黄帝内经》中出现。不少注释者把"神明"解释为"神的光明"，是不对的。马王堆出土的帛书中有《黄帝四经》一书，书中有"神明"之注释。《黄帝四经·经法·名理》曰："道者，神明之原也。"《黄帝四经》告诉人们，神明实际上是道的代名词。《庄子·天道》："天尊地卑，神明之位也；春夏先秋冬后，四时之序也。"天尊地卑，空间中的高下也。春夏先秋冬后，时间中的前后秩序也。庄子论神明，论的是空间中的高下位置，论的是时间中的前后秩序。"神明"不是"神的光明"，而是自然之道的代名词。道在时间空间中，道在自然秩序中。道之所在，神明之所在也。

——阴阳，可以论证天地之间的一切问题，最后落脚于治病之本上。

——阴阳，为什么可以论治病之本？在"天平模型"中讨论。

第四、第五个论断里出现"以平为期"一词。平者，平衡也。期者，目的也，终极目的也。

病有百病，医治百病有没有根本性的纲领？

有！

医治百病的纲领就是"以平为期"。

"以平为期"，在《素问》中反复出现。

"以平为期"平什么？

平衡阴阳！

"以平为期"建立了一个"天平模型"。天平的两端，一边是阴，一边是阳。

"以平为期"，平衡就是一阴一阳。

为什么平衡阴阳就可以医治百病？请看下面两个论断。

其一，《灵枢·邪客》："天有冬夏，人有寒热。"

其二，《素问·宝命全形论》："天有寒暑，人有虚实。"

太阳回归的一个周期，一分为二是一寒一暑，一分为四是春夏秋冬四时，一分为五是金木水火土五行，一分为六是风寒湿热燥火六气，一分为八是八风（何谓八风？后面详细介绍），一分为十是十月太阳历，一分为十二是十二月太阳历，一分为二十四为二十四节气，但是归根结底，最基础的是一寒一暑。弄懂了这些基本常识，才能理解、运用"天平模型"。

春夏秋冬四时，两个极点是一寒一暑，是一冬一夏。天地之间的千变万化是从冬夏这两个极点出发的。观象比类，即以太阳法则、自然景象论人体论疾病，论出了"天有冬夏，人有寒热"的结论。有百病无百因，归根结底，就是寒热两种因。风分寒热，湿分寒热，燥与火本身属于热。认识太阳历冬夏这两个极点，就认识人体疾病的两个基本病因。寒因病用热药治之，热因病用寒药治之。由此产生了"寒者热之，热者寒之"用药的两大原则。平衡寒热，即平衡阴阳。

太阳回归，反映在中午日影长短两个极点：长极而短，短极而长。日影长极，寒；日影短极，暑。观象比类，即以太阳法则、自然景象论人体论疾病，论出了"天有寒暑，人有虚实"的结论。有百病无百症，归根结底，就是虚实两种症。由此产生了"虚则补之，实则泻之"（《素问·至真要大论》）医病的两大原则。

寒热、虚实，都可以归结于阴阳范畴。平衡寒热，平衡虚实，都可以归结为平衡阴阳。"天平模型"，在此成立。

为了阐明"天平模型"，特将《素问·至真要大论》中的"八之"引用于下：

寒者热之，热者寒之；寒热平衡，以平为期。

虚则补之，实则泻之；虚实平衡，以平为期。

坚者软之，脆者坚之；坚脆平衡，以平为期。

衰者补之，强者泻之；衰强平衡，以平为期。

以上，全部在阴阳平衡、平衡阴阳的范畴之内。

阴阳，为什么如此论证一切问题？

平衡阴阳，为什么如此论证一切疾病？

答：因为阴阳的本源在太阳。

五、阴阳的两个发源地

阴阳的第一发源地在太阳！

请看苗族文化、彝族文化对阴阳的解释。

（一）以太阳论阴阳

彝族、苗族两个民族皆有以太阳论阴阳的论断。分别介绍如下：

1. 苗族太阳历论阴阳

善于种植水稻的苗族，保留了远古时期的太阳历。苗族保留的太阳历，可以合理地解释阴阳。

"冬至阳旦，夏至阴旦。"[1]

以太阳历论阴阳，《苗族古历》有如此论断。

冬至夏至，确定于立竿测影的太阳观测。所以抽象于冬至夏至的阴阳本身就源于实证。

2. 彝族十月太阳历论阴阳

彝族文化保留了一种中原早已失传的十月太阳历。十月太阳历可以完美地解释阴阳五行。《易经》留下的千古之谜，先秦诸子留下的千古之谜，用十月太阳历10分钟之内就可以得到清晰的谜底。

"一年分两截，两截分阴阳。"[2]

从冬至到夏至，是太阳回归年的前一截，前一截论阳。从夏至到冬至，是太阳回归年的后一截，后一截论阴。

以太阳论阴阳，涉及两点两线。两点，冬至点与夏至点，是太阳历的两个节令。这两个节令，界定在日影之下：冬至，日影最长点；夏至，日影最短点。

两线，南北回归线。现代天文学告诉人们，冬至太阳相交（直射）于南回归线；夏至太阳相交（直射）于北回归线。

阳旦之阳，阳气也。阳旦之旦，第一天也。元旦，新年的第一天。阳旦，阳气萌芽的第一天。阴旦，阴气萌芽的第一天。

冬至夏至之至，是一个界限。日影至于此处也止于此处之后，一刻也不会停留，马上就会循环性地回归。

冬至夏至去年有，今年有，明年有，年年有，冬至夏至具有无限循环性。日影最长

1　吴心源：《苗族古历》，北京．民族出版社，2007年版，第1页。

2　李维宝、李海樱：《云南少数民族天文历法研究》，昆明．云南科技出版社，2000年版，第88页。

点有数字上的定量，日影最短点有数字上的定量，发源于冬至夏至的一阴一阳本身就可以严格定量。

苗族太阳历解释的阴阳，是太阳法则。源于太阳法则的阴阳，是那样的精准，是那样的精密，是那样的精美。源于太阳的阴阳可以实证，可以重复，可以测量，可以定量，与玄学毫无关系。

彝族十月太阳历解释的阴阳，同样涉及两点两线。

阴阳源于太阳，是苗族、彝族两个民族文化的共同点。有共同也有差异。苗族文化以太阳论阴阳，论出两个精确的点，而彝族文化以太阳论阴阳，论出两条精确的线。

发源于太阳的阴阳，是周岁的阴阳。

周岁的阴阳，抽象于一寒一暑。寒暑本身是两种气候，两种气候决定万物的生死，决定着"离离原上草，一岁一枯荣"。一寒一暑，一阴一阳。一阴一阳之谓道。一寒一暑，天道也。明白了这些常识，才能理解阴阳为什么可以论"天地之道"，为什么可以论"万物之纲纪"，为什么可以论"生杀之本始"。

阴阳的第一发源地在太阳。

发源于太阳的阴阳，构成了《黄帝内经》的坚实基础。只要天上的太阳还在，中医就不会过时。

（二）日月论阴阳

阴阳还有第二个发源地，就是太阳与月亮。日月论阴阳，昼夜论阴阳，集中在以下三个论断中。

《易经·系辞上》："阴阳之义配日月。"[1]

《素问·阴阳离合论》："日为阳，月为阴。"[2]

《周髀算经·陈子模型》："昼者阳，夜者阴。"[3]

日往月来，形成的是昼夜。昼夜，是周日的一阴一阳。

---

1 苏勇：《〈易经〉点校》，北京．北京大学出版社，1989 年版，第 82 页。

2 南京中医学院：《〈黄帝内经素问〉译释》，上海．上海科学技术出版社，1991 年版，第 56 页。

3 张苍：《周髀算经》，重庆．重庆大学出版社，2006 年版，第 293 页。

昼夜，可以实证，可以重复，可以测量，可以定量。同理，由昼夜抽象出的阴阳，同样具有"四可以"的基本特征。

阴阳的第二发源地在日月。

发源于日月的阴阳，构成了《黄帝内经》的坚实基础。只要天上的太阳月亮还在，中医就不会过时。

六、阴阳的几个基本特征

彝族、苗族两个民族解释的阴阳，首先是太阳法则。源于太阳法则的阴阳，是那样的精准，是那样的精密，是那样的精美。源于太阳的阴阳可以实证，可以重复，可以测量，可以定量，与玄学毫无关系。

发源于太阳的一阴一阳，具有规定性、循环性、永恒性、常青性四大特征。分述如下：

（一）规定性

一阴一阳的第一特征是规定性。规定性，体现在五个方面：

1. 空间中的规定性

中午的日影，一岁之中变化在长短两极。影长一丈三尺五寸，是日影长极的长度。一尺六寸，是日影短极的长度。极者，定也。极点之极，规定也。日影的长短两极，就是一阴一阳在空间中的严格规定性！

2. 时间中的规定性

从冬至到夏至为 6 个月，从夏至到冬至同样是 6 个月，6 个月的时间长度，《周髀算经·七衡六间》的记载是 $182\frac{5}{8}$ 日。[1] 太阳回归的两截之分，是一阴一阳在时间中的严格规定性！

3. 节令定名之中的规定性

日影最长点，冬至。日影最短点，夏至。至者，止也。日影至于此处，也止于此处。冬至夏至中的一个"至"字，体现的是严格的规定性！

1　张苍：《周髀算经》，重庆．重庆大学出版社，2006 年版，第 298 页。

4. 两线的规定性

冬至，太阳直射于南回归线；夏至，太阳直射于北回归线。太阳与两条回归线之间两点一线的对应关系，不会出现一丝一毫、一分一秒的差错。南北两条回归线，体现的是不是严格的规定性？从两条回归线抽象出的阴阳，是不是具有严格的规定性？

5. 日出方位的规定性

日出东方，是一日的规定性。日出变化在东南、东北两个方位上，是一岁的规定性。"日一南而万物死，日一北而万物生。"是汉代扬雄在《太玄·玄摛（chī）》留下的论断。[1] "日一南"，指的是日出方位由东北向东南的变化。"日一北"，指的是日出方位由东南向东北的变化。日出东南，冬至；日出东北，夏至。从冬至到夏至万物生，从夏至到冬至万物死。万物随太阳的回归而变化，变化体现在万物一生一死上。从日出方位中抽象出的阴阳，具有严格的规定性！

（二）循环性

无限循环性，是一阴一阳的第二特征。第二特征，体现在两个地方：

寒暑的循环性。冬至，寒；夏至，暑。一寒一暑，是循环变化的。"寒往则暑来，暑往则寒来，寒暑相推而岁成焉。"描述寒暑的循环性，《易经·系辞下》留下如此至理名言。[2] 一寒一暑的循环，是无限循环。无限循环，亘古不变。从寒暑抽象出的阴阳，是不是具有无限循环性？！

日出方位的循环性。太阳回归，除了日影长短两极循环，还有日出方位东南、东北两方位之间的循环。[3] 日出两方位之间的循环，是无限循环。无限循环，亘古不变。从日出方位抽象出的阴阳，是不是具有无限循环性？！

七、西方学者、科学家对阴阳的评价

西方学者、科学家知道阴阳吗？

1　彭文辑：《百子全书》，长沙．岳麓书社，1993 年版，第 2098 页。

2　苏勇：《〈易经〉点校》，北京．北京大学出版社，1989 年版，第 87 页。

3　张苍：《周髀算经》，重庆．重庆大学出版社，2006 年版，第 322 页。

西方学者、科学家怎么看待阴阳？

这里，介绍几个现代与当代敬重阴阳的西方学者、科学家：

其一，法国传教士、法国科学院院士、数学家白晋高度评价阴阳。白晋认为："中国古老哲学体现在《易》图之中，它以阴阳简明自然的方法表示了所有科学原理。"[1]

其二，量子物理学大家、诺贝尔物理学奖获得者玻尔崇拜阴阳。1937年春，玻尔访问中国。这次访问使玻尔有一个重大发现：他所倡导的并协性原理，竟然在中国古文明中就有其先河；玻尔认为"阴阳"图是并协性原理的最好标志。后来，玻尔把太极图放在了自己家族的族徽上。[2]

美国科学院院士、美国物理学学会主席、美国哲学学会副主席惠勒教授1981年访问中国，演讲中每次都谈到了玻尔与太极图的故事。[3]

其三，诺贝尔物理学奖获得者卡普拉崇拜阴阳。卡普拉著《物理学之道》一书，书中太极、八卦、六十四卦悉数出现。卡普拉还有这样一句值得深思的话："我觉得东方的思想家对一切已经了然，如果能够将他们的答案翻译成我们听得懂的语言，那么所有的问题就有解答了。"

其四，惠勒教授崇拜阴阳。惠勒教授1981年访问中国的演讲，集为《物理学与质朴性》一书，太极图赫然出现在第一页。[4]

其五，英国李约瑟博士高度评价阴阳。李约瑟博士著《中国古代科学思想史》，书的第六章为《中国科学之基本观念》，在此章开篇处，李约瑟博士明确指出，中国古代科学的三大基本观念在五行、阴阳、卦象符号。[5]

其六，生理医学家敬重阴阳。1957年美国学者厄尔·维尔伯·萨瑟兰发现环磷酸腺苷（cAMP）。这个发现，使萨瑟兰荣获了1971年的诺贝尔医学奖。1963年，波利斯分

1 胡阳、李长铎：《莱布尼茨二进制与伏羲八卦图》，上海．上海人民出版社，2006年版，第2页。

2 杨维增、何洁冰：《易经基础》，广州．花城出版社，1994年版，第1页。

3 惠勒：《物理学和质朴性》，合肥．安徽科学技术出版社，1982年版，第1页。

4 同上。

5 李约瑟：《中国古代科学思想史》（陈立夫译），南昌．江西人民出版社，1999年版，第259-381页。

离出了环磷酸鸟苷（cGMP）。1973 年，纳尔逊·戈尔德伯格提出了细胞增殖调控中的"阴阳学说"，认为 cAMP 与 cGMP 这对矛盾物与东方医学的阴阳学说有相似之处。[1]

八、阴阳太极图

为表达阴阳，中华先贤创造了简洁、优美、具有循环动态感的太极图。

太极图首先是在地下陶罐、陶器、玉器上出现的，之后才出现在书中；太极图汉族有，彝族有，苗族有，傈僳族同样有。

（一）陶器上的太极图（图 8-1~ 图 8-3）

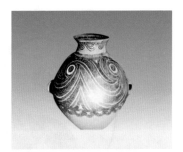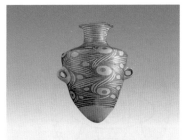

图 8-1　甘肃吕家坪彩陶（仰韶文化的代表作）上的两种太极图

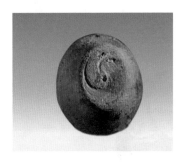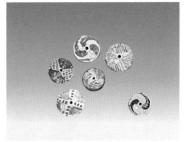

图 8-2　湘西陶罐上的太极图　　　　图 8-3　屈家岭陶片上的太极图

1　余海若：《实用中医内科表典》，北京．中国科学技术出版社，1993 年版，第 3 页。

（二）书中的太极图（图8-4~图8-8）

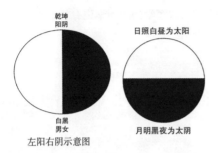

图 8-4　《中国彝族通史》中的太极图

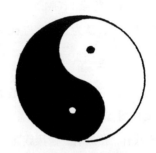

阴阳——被玻尔用来作为并协性的象征

图 8-5　美国科学院院士、物理学会主席惠勒
《物理学和质朴性》中的太极图

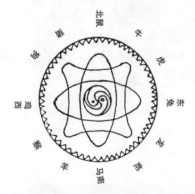

图 8-6　《云南少数民族天文历法研究》中的
傈僳族太极、十二生肖图

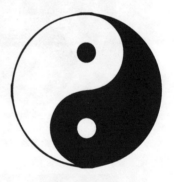

图 8-7　《不列颠简明百科全书》中的中国太极图

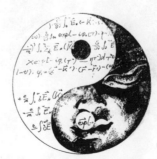

图 8-8　诺贝尔物理学奖获得者、美国物理学家卡普拉《物理学之道》中的太极图

（三）美圆歌

明代《易经》研究大家来知德所作的《太极美圆歌》，用形象的手法刻画出了阴阳之间的合和关系：

"我是一丸，黑白相和。

虽是两分，还是一个。

大之莫载，小之莫破。

无始无终，无右无左。"

丸者，圆太极也。黑白者，一阴一阳也。

相和者，合和之和也。

"虽是两分，还是一个。"阴阳之间一分为二又合二为一的合和状态也。

"大之莫载，小之莫破。"大到无外，小到无内；宏观与微观两个世界的基本内容，均为一阴一阳也。

"无始无终，无右无左。"阴极生阳，阳极生阴，无限循环也。无限空间，无处不在也。

（四）面对太极图的思考

面对优美、简洁、具有圆周循环运动动态感的太极图，有一系列值得深思的问题：

其一，太极图之前有相同相似的图吗？

其二，中华先贤凭借着什么创造出太极图？

其三，通过太极图，中华先贤希望表达什么？

其四，太极图为什么会跨越空间在各地出现？

其五，太极图为什么会跨越历史，从远古到今天？

其六，太极图为什么会跨越民族，会出现在多个民族的文化里？

其七，古老的太极图为什么会赢得一流物理学家的敬重？

其八，古老的太极图为什么稍加变形，就会设计出今天艺术非凡的商标？

其九，古老的太极图是否隐藏有无穷无尽的奥秘？

（五）看太极图的体会

看太极图，笔者有以下几点体会：

其一，本源。书中的道理在书外，人文的道理在天文。太极图的本源来自于无限循环的寒暑，来自于无限循环的昼夜。

其二，相反相成。一阴一阳截然相反，但两者不是矛盾关系，而是相反相成关系。

其三，相互推动。一阴一阳，相互推动，不是一阳独动。"寒往则暑来，暑往则寒来，寒暑相推而岁成焉。"寒论阴暑论阳，《易经·系辞下》这一论断告诉后人，阴阳之间是相互关系，而不是"阳为阴纲"。

其四，圆运动。一阴一阳的圆周运动，在太极图里得到了充分的展示。了解这一点，对于学习《黄帝内经》非常重要。了解圆运动，才能明白"从阴引阳，从阳引阴，以右治左，以左治右，以我知彼，以表知里"的合理性与高明性，才能明白"上有病治于下，左有病治于右"的合理性与高明性。

其五，六种力。太极含有六种力：原动力与恒动力、相互吸引力与相互排斥力、旋转力与平衡力。

太极自动恒动，自动需要原动力，恒动需要恒动力；原动力与恒动力均源于太极自身。

一阴一阳永不分离，需要相互吸引力；一阴一阳永不重合，需要相互排斥力。相互吸引力与相互排斥力均源于太极自身。

太极循环，需要旋转力；阴阳平衡，平衡需要平衡力，旋转力与平衡力均源于太极自身。

一个太极，能够合理地解释六种力。

其六，八种世界。先天世界与后天世界；有形世界与无形世界；宏观世界与微观世界；物质世界与精神世界。

一个太极，可以合理地解释这八种世界。

了解了这些，才能明白阴阳为什么会在中华元典与诸子百家中无处不在，才能明白阴阳为什么会赢得当代一流科学家的敬重。

九、阴阳的实质

一阴一阳，第一发源地在一寒一暑。

一阴一阳，第二发源地在一昼一夜。

地球与太阳距离的由远而近，天气越来越热，这里抽象出寒暑之暑，阴阳之阳。地球与太阳的距离由近而远，天气越来越寒，这里抽象出寒暑之寒，阴阳之阴。寒暑之变亦即阴阳之变，决定着气候的变化，决定着万物的生死变化，决定着小花小草的枯荣变化。一岁如此，岁岁如此。

地球与太阳的相向变化，有早晨、中午、夕阳西下之变，这里抽象出昼夜之昼，阴阳之阳。地球与太阳的相背变化，有黄昏、子夜、凌晨之变，这里抽象出昼夜之夜，阴阳之阴。昼夜之变亦即阴阳之变，决定着黑白之变，决定着万物的动静变化，一天如此，天天如此。

简言之，地球公转的大圆一分为二即周岁的一阴一阳，地球自转的大圆一分为二即周日的一阴一阳。

一阴一阳，人文开端于此。

一阴一阳，中医开端于此。

一阴一阳，算术开端于此。

一阴一阳，音律开端于此。

一阴一阳，自然百科开端于此。

一阴一阳，诸子百家开端于此。

第四节　　五行在《黄帝内经》中

五行，不是玄学！

五行，十月太阳历的五个季节。

五行，建立了动态的时空模型。

五行，建立了相互联系、相互制约的一幅自然简图。

五行，建立了五脏之间的相互联系与相互制约。

一、五行为何会成为千古之谜

五行在中原，早已成了千古之谜。

千古之谜的形成，根本原因在文化的失传。文化失传，失传在两部根本经典中。

如果说，《易经》为群经之首，那么可以说，文化的失传，实际上是从《易经》开始的。

（一）《易经》的责任

一部《易经》，从始至终，没有出现"五行"二字。谈阴阳不谈五行，是《易经》的特点。

五行之谜的形成，始于《易经》。

长沙马王堆出土的《帛书易经》中出现"五行"二字。《帛书易经·二三子》："德与天地始，必顺五行。"以天德论人德，结论在"必顺五行"上。顺者，顺从也。人德始于天德。有德无德，其标准在"顺不顺五行"。由此可见五行的重要性。问题是：五行具体是什么？五行从何而来？《帛书易经》并没有给出应有的解释。

身为群经之首的《易经》，没有对五行的本源作出应有的解释，千古之谜在此形成。

天干地支，《易经》同样没有作出解释，这里又留下一个千古之谜。

河图洛书，《易经》仍然没有作出解释，这里再留下两个千古之谜。

一系列千古之谜始于《易经》。千古之谜的形成，《易经》有没有责任？

（二）《尚书》的责任

《尚书》中出现五行，但没有作出解释。

五行很重要！是《尚书》的结论。

"有扈氏威侮五行"，是夏启讨伐有扈氏的理由。因为"威侮五行"，而引发了一场战争，是《尚书·甘誓》的记载。五行，是不是很重要？！五行为什么很重要？《甘誓》没有起码的解释。

夏启之所以讨伐有扈氏，涉及天文历法。以子为正，即建子，是有扈氏采用的历。以寅为正，即建寅，是夏启采用的历。改正朔，是王权的象征。有扈氏，一方诸侯也，一方族群也，不能采用另一种历，所以引发了战争，是苗族学者田彬、吴心源两位先生在《苗族九卦》一文中的解释。

以《尚书·甘誓》内容为基准解释，有扈氏可能采用了与五行历不同的历。——五行是历！

《尚书·洪范》是一篇重要的历史文献，史称"洪范九畴"。洪，大也；范，法也。九畴，九条治理天下的大法也。九条大法，主讲者为殷商贤哲箕子，听讲的对象是刚刚取得胜利的周武王。"五行"就是在《洪范》一文中出现的。

九条治理天下的大法，五行位列第一。

"五行：一曰水，二曰火，三曰木，四曰金，五曰土。水曰润下，火曰炎上，木曰曲直，金曰从革，土爰稼穑。润下作咸，炎上作苦，曲直作酸，从革作辛，稼穑作甘。"

以上是箕子所论五行的全部内容。

箕子谈五行，首先解释了五行的名称——水火木金土；然后解释的是五行的五种特性抑或五种功能——润下、炎上、曲直、从革、爰稼穑；第三解释的是五行的五种味道——咸、苦、酸、辛、甘。

五行之性何以有上有下，有曲有直？

火，南方夏之象，阳也。火苗向上升，性也。

水，北方冬之象，阴也。水往低处流，性也。

木，东方春之象，属少阳，故木可言曲。

金，西方秋之象，属少阴，故金可言直。

土，中央之象，万物生长之地，万物归藏之地，故曰土爰稼穑。

一行一味，五行五味，木酸火苦土甘金辛水咸，《洪范》如此区分，《黄帝内经》亦是如此区分。

五行从哪里来？箕子没有解释。

五行为什么可以治理天下？箕子同样没有解释。

五行成为千古之谜，《尚书》有没有责任？

《易经》谈阴阳不谈五行，《尚书》谈五行不谈阴阳，阴阳与五行的关系为何？这里又是一个千古之谜。一个个千古之谜的形成，两部经典有没有责任？！

二、五行出处的解释

五行，只有一个发源地，就是十月太阳历。

彝族文化保留的十月太阳历，可以将《易经》《尚书》留下的一系列千古之谜一一揭秘。

彝族十月太阳历，民间有保留，典籍中有保留。

十月太阳历分五季，五季分别命名为金木水火土，五行就源于此处。

（一）彝族典籍《土鲁窦吉》论五行

五行，发源于十月太阳历。十月太阳历分五季，五季称五行。一季一行，五季五行。五行命名为金木水火土。

五行的顺序。五行以木为始，以水为终；具体顺序是：木、火、土、金、水。

五行相生问题。五行相生的顺序是：木生火，火生土，土生金，金生水。一行生一行，接连不断，循环不休，如环无端。五行相生的哲理源于太阳回归年循环不休的顺序。五行在平面上状如圆环，运动状态是周而复始、原始反终。——一行生一行，五行相生的哲理源于此。

五行相克问题。一切物皆有生命周期。在五行节令中，木行生物金行熟，金行生物火行熟，火行生物水行熟，水行生物土行熟，土行生物木行熟，成熟就是走到了生命的尽头。万物生命的周期性衍化出五行相克的哲理：木克土，土克水，水克火，火克金，金克木。——隔行相克，五行相克的哲理源于此。

五行的规定性。五行一行一季72日，五行360日。十月太阳历中的五行，是太阳回归年的时间长度去尾数，一分为五的结果：

$$（365-5）÷5=72（日）$$

$$（366-6）÷5=72（日）$$

剩余的5~6日如何安排？彝族十月太阳历用于大小两个年节：大年过三日，小年过两日。四年一个闰年，闰年的年节不分大小均过三日。

冬至过大年！大年，是太阳回归的起始点；夏至过小年！小年，是太阳回归的转折点。大小两个年节，合于太阳回归的基本规律。太阳回归之规律，千古不变，万古不易。大年小年的安排，其合理性就在于符合这一规律。

十月太阳历是由鲁素（洛书）表达的，是《土鲁窦吉》的解释。这一解释，前面已有详细讨论，此不赘述。

（二）《彝族创世纪》论五行

《彝族创世纪·艺文志》中有五行之专论：

地体有五方，五方主五门，管大地诸事。

甲乙木行青，青帝管东方，虎兔来伴随，管七十二日。林木萌芽青，春花开遍地。

丙丁火行赤，赤帝管南方，蛇马来伴随，管七十二日。林木青幽幽，花谢幼果结。

庚辛金行白，白帝管西方，猴鸡来伴随，管七十二日。果子成熟落，谷熟需收获。

壬癸水行黑，黑帝管北方，猪鼠来伴随，管七十二日。高原和平原，飞雪树叶落。

中央土行黄，黄帝管中央，狗牛与龙羊，管七十二日。四方归中央，本来是这样。

狗方 18 日，鸡和猪供给。牛方 18 日，鼠和虎供给。龙方 18 日，兔和蛇供给。羊方 18 日，马和猴供给。

这一论断讲五行与五方五色的对应，讲五行对干支（十二支是用十二属相表达）的对应，金木水火土每一行 72 日。具体对应关系如下：

五行之木，对应青色、东方、甲乙、虎兔（寅卯），主管 72 日。

五行之火，对应赤色、南方、丙丁、蛇马（巳午），主管 72 日。

五行之金，对应白色、西方、庚辛、猴鸡（申酉），主管 72 日。

五行之水，对应黑色、北方、壬癸、猪鼠（亥子），主管 72 日。

五行之土，对应黄色、中央、戊己、狗龙牛羊（戌辰丑未），主管 72 日。

金木水火土五行、东西南北中五方、青帝赤帝白帝黑帝黄帝五帝、十天干十二地支，在彝族典籍中完美地融合在了一起。

五行之土所管的 72 日，是四方每一方抽出 18 日（18×4）的总和。

（三）云南天文专家制出的平面图

云南天文台李维宝先生在《云南少数民族天文历法研究》一书中将《彝族创世纪·艺文志》的五行专论绘制成了一张平面图（图 8-9）。

图中的时空对应。金木水火四行分布东西南北四方，土居中央，时间五行对应空间五

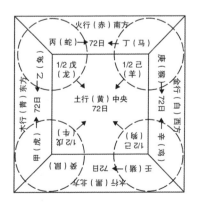

图 8-9 李维宝先生绘制的五行、干支对应图

方。五行图，一幅时空对应图。

图中有干支对应。木对应甲乙两干，火对应丙丁两干，金对应庚辛两干，水对应壬癸两干，土对应戊己两干；木对应寅卯（虎兔）两支，火对应巳午（蛇马）两支，金对应申酉（猴鸡）两支，水对应亥子（猪鼠）两支，土对应戌辰丑未（狗龙牛羊）四支，五行与十天干十二地支十二生肖的对应，在此完成。五行图，是文化基本要素完美组合图。

图中有万物生息。木行万物生，火行万物长，金行万物熟，水行万物藏。

图中有中央统帅四方。狗方（西北方）、牛方（东北方）、龙方（东南方）、羊方（西南方）每一隅的 18 日，是由四方供给；四隅之和 72 日统属于中央。四隅 18 归属中央，李维宝先生以图表形式解释"播五行于四时"。

图中的核心是：五行与五方的对应。具体对应关系是：木对应甲乙两干、寅卯两支，火对应丙丁两干、巳午两支，金对应庚辛两干、申酉两支，水对应壬癸两干、亥子两支，土对应戊己两干、戌辰丑未四支。

弄懂了这张图，可以轻松地阅读与理解《素问》中的《金匮真言论》与《五常政大论》这两篇文章。这两篇文章，表达的就是一个时空模型。时空模型是一个自然组合，其内容就是自然世界的内容。

弄懂了这张图，可以轻松地理解脾主四时之末的四个 18 日。

弄懂了这张图，可以轻松理解《黄帝内经》理论基础的自然属性。

（四）《管子》记载的五行历

在先秦诸子百家中，只有《管子·五行》篇记载了五行历。五行历说明了五行源于太阳历。

五行之名。木行，火行，土行，金行，水行，共五行，是五行之名。

五行顺序。木行为首，水行为终。依次顺序是：木—火—土—金—水。

五行之数。木行 72 日，火行 72 日，土行 72 日，金行 72 日，水行 72 日，五行一共 360 日，是五行之数。

在《史记·历书》中，"建立五行"是黄帝的一项伟大功绩。《管子·五行》指出，黄帝时代的五行历是蚩尤帮助创建的。蚩尤，是苗族先贤。"黄帝得蚩尤而明于天道。"这句话在《管子·五行》篇中两次出现，说明黄帝时代民族间的相互学习。在今天，追溯中医文化之源，解答历史难题，仍然离不开兄弟民族的文化。

（五）五行历延续于四时历

五行十月太阳历之后，中华大地上采用的是四时十二月太阳历。

四时十二月太阳历全盘继承了五行十月太阳历的时空观。时空一体，时空对应，五行对应五方，就是十月太阳历建立起来的时空观。

1. 神话继承

彝族神话中以五个兄弟分家为例，合理地解释了十月太阳历时空观的延续。彝族学者龙正清先生在《彝族历史研究文集》中记载了一则神话：五个兄弟分家。

先分空间。五兄弟分空间，大哥得东方，二哥得南方，三哥得西方，四哥得北方，小弟得中央。

后分时间。五兄弟又分四时，大哥得春季 90 日，二哥得夏季 90 日，三哥得秋季 90 日，四哥得冬季 90 日，小弟没得分，四个哥哥每个均给他 18 日，于是五兄弟每人各管 72 日，合起来共 360 日。

这个神话，用形象的故事解释了五行与五方的对应，合理地解释五行与四时的对应。最为关键的是，合理地解释了四时历保留了五行结构。从五行历到四时历是一种改革，一种完善，而不是抛弃。

"五兄弟分家"的故事，可以形象地解释脾主四时之末 72 日。金木水火四行 72 日，土一行（4×18）72 日。四时仍然分五行。五行历的基本结构，仍然在四时历得到了保留。

四隅 18 日归属中央，彝族文化用神话的形式解释"播五行于四时"。

2. 图形继承

前面已经介绍过一幅"罡煞图"，罡煞图以数字解释了五行结构的延续。

东西南北分布着的四个 18，可以形象地解释脾主四时之末 72 日。

四隅 18 日归属中央，彝族文化用数理数字之形式解释"播五行于四时"。

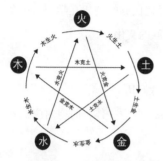

图8-10 中原五行生克图

三、五行生克图（图8-10）

中原五行生克图，用几何图形合理地解释了自然世界的相互联系与相互制约。

外圆，由五个曲线线段所组成。五个线段，代表金木水火土五行。五行一行接一行，顺时针旋转，表达的是五行生生不息。相生循环，表达的是时间上的连续性。

内五角，由五个直线线段所组成。五个线段，代表金木水火土五行。五行一行克一行，隔一行克一行，表达的是五行克克不息。相克循环，表达的是时间上的制约性。相生，有连续性。相克，有间隔性。

万物有生死！生，有一定之时；死，有一定之时。五行生克图，可以简洁地表达万物的生死周期。

病会移动！移动，一有时间性，二有空间性。空间性，体现在五脏上；时间性，体现在时辰的变化上。

生生不息，克克不止，表达的是自然界新旧更替的无限循环，犹如"离离原上草，一岁一枯荣"那样的无限循环。

一个圆环，圆周一分为五，金木水火土五行各占其一。

圆环，有时间空间两重意义：空间意义表达的是太阳视运动的黄道大圆，时间意义表达的是一个完整的太阳回归年。需要说明的是，太阳视运动即地球公转的轨迹不是一个正圆，而是一个椭圆。

四、五行在《黄帝内经》中

（一）五行所论证的问题

五行，是《黄帝内经》论证问题的重要依据，其重要性与阴阳并列并重。

五行可以论五个季节，金木水火土。

五行可以论五个方位，东西南北中。

五行可以论五种声音，角徵宫商羽。

五行可以论人体五脏，肝心脾肺肾。

五行可以论五种颜色，青赤黄白黑。

五行可以论五种味道，酸苦甘辛咸。

五行可以论五种家畜，鸡羊牛马猪。

五行可以论五种粮食，麦黍稷稻豆。

五行可以论五种水果，李杏枣桃栗。

五行可以论五种蔬菜，韭薤葵葱藿。

五行还对应五个数字……

时间、空间、气候、声音、颜色、味道、动物、谷物、水果、蔬菜、数字，天地之间的一切，以五行为纽带，将一系列自然要素串成了一条优美的项链，形成了丰富而有序的自然组合。

学习与继承中医，必须认识五行，必须弄懂五行。

（二）关于五行的经典论断

以五行论证问题，《黄帝内经》留下丰富的论断，选择九条导读如下，供读者鉴赏。

其一，《素问·阴阳应象大论》："天有四时五行，以生长收藏，以生寒暑燥湿风。人有五脏化五气，以生喜怒悲忧恐。故喜怒伤气，寒暑伤形。暴怒伤阴，暴喜伤阳……喜怒不节，寒暑过度，生乃不固。"

其二，《素问·六节藏象论》："五日谓之候，三候谓之气，六气谓之时，四时谓之岁，而各从其主治焉。五运相袭，而皆治之，终期之日，周而复始，时立气布，如环无端，候亦同法。故曰：不知年之所加，气之盛衰，虚实之所起，不可以为工矣。"

其三，《素问·移精变气论》："色脉者，上帝之所贵也，先师之所传。上古使僦贷季，理色脉而通神明，合之金木水火土四时八风六合，不离其常，变化相移，以观其妙，以知其要。欲知其要，则色脉是矣。"

其四，《素问·脉要精微论》："微妙在脉，不可不察，察之有纪，从阴阳始，始之有经，从五行生，生之有度，四时为宜，补泻勿失，与天地如一，得一之情，以知死生。是故声合五音，色合五行，脉合阴阳。"

其五，《素问·脏气法时论》："五行者，金木水火土也，更贵更贱以知死生，以决成败，而定五脏之气，间甚之时，死生之期也。"

其六，《素问·天元纪大论》："天有五行，御五位，以生寒暑燥湿风。人有五脏，化五气，以生喜怒思忧恐。论言五运相袭而皆治之，终期之日，周而复始。"

其七，《素问·天元纪大论》："夫五运阴阳者，天地之道也，万物之纲纪，变化之父母，生杀之本始，神明之府也，可不通乎！"

其八，《素问·天元纪大论》："形有盛衰，谓五行之治，各有太过不及也。"

其九，《素问·五运行大论》："黄帝坐明堂，始正天纲，临观八极，考建五常。"

第一个论断论证问题，开篇先谈四时五行。以四时五行为依据论证问题，实质是以太阳历为依据论证一切问题，涉及中华先贤论证问题的思路与方法，涉及《黄帝内经》论证问题的思路与方法。所以，必须详细讨论。

先谈四时五行，再谈万物生长收藏的四种状态，三谈气候的五种变化，四谈人体五脏、五情，最后落脚于医病与养生，是第一个论断的基本内容。

四时五行，涉及两种太阳历。十二月太阳历分四时，十月太阳历分五行；四时五行均发源于太阳。同时以两种太阳历论证问题，是《黄帝内经》的文风，也是春秋时期的文风。下面选摘几条，供读者鉴赏：

[原文]《逸周书》将四时五行一体而论。《逸周书·武顺》："地有五行，不通曰恶。天有四时，不时曰凶。"

[译文]五行失序为凶，四时错乱为恶。

[原文]《礼记》将四时五行一体而论。《礼记·礼运》："播五行于四时。"

[译文]将五行历融合于四时历。

[原文]《管子》分别论四时五行。《管子·四时》："唯圣人知四时。不知四时，乃失国之基。"《管子·五行》："昔黄帝……立五行以正天时……人与天调，然后天地之美生。"

[译文]是圣人必须知道四时的重要性。黄帝立五行历以合天时。人时合于天时，然后自觉地耕种，人种植的五谷与天地所生的万物一起共生。

[原文]《文子》将四时五行并列而论。《文子·道原》："和阴阳，节四时，调五

行，润乎草木。"

[译文] 和于寒暑，节符四时，序合五行，草木更生。

[原文]《鹖冠子》将四时五行分属天地。《鹖冠子·王斧》："天用四时，地用五行。"

[译文] 天用春夏秋冬四时，地用东西南北中五方。

太阳历成熟于五行十月太阳历，精美于四时十二月太阳历；成熟的标志是时间空间的对应，精美的标志是节令的永恒。

五行对应五方，是五行十月太阳历的时空观。时空两位一体的时空观，是中华文化成熟的标志。

四时对应四方，是四时十二月太阳历的时空观。与五行历相较，四时历在空间中缺失了中央一方，所以五行历的空间五方原封不动地延续到四时历之中。在时间上，四时如何与五行对应，中华先贤在四时之末分出 18 日归属中央。"长夏"一词，是在《素问·金匮真言论》中出现的。"长夏"一词，表述的夏季之末的 18 日。

以此类推，春季之末的 18 日，应该称为"长春"；秋季之末的 18 日，应该称为"长秋"；冬季之末的 18 日，应该称为"长冬"。至此，五行历的时空观完整完美地延续于四时历之中。"播五行于四时"，就是把五行历的五方时空观完美地融合于四时历之中。

十二月太阳历建立了二十四节气。二十四节气，沿用上下几千年，至今仍然在沿用。不可改动的节令，是中华文化精美的标志。

万物生长靠太阳！太阳历的春夏秋冬四时，决定着万物生长收藏的四种状态。四时循环，万物生长收藏循环，就是"天有四时五行"一语之后紧随"生长收藏"的所以然。

四时分四种气候，温热凉寒；五行分五种气候，寒暑燥湿风；两种太阳历分出两种气候，太阳与天气两位一体，是每一个先贤都明白的基本常识。

太阳历可以分季，天气可以分类，人的情绪同样可以分类。

金木水火土，是十月太阳历的五个季节。

东西南北中，是十月太阳历的五个方位。

寒暑燥湿风，是十月太阳历的五种气候。

喜怒悲忧恐，是参照五行历分出的五情。

天有寒暑，人有喜怒。寒暑，日影长短两极也。喜怒，情绪两极也。论证天地之间的一切，离不开太阳这一根本依据。论人的情绪，当然也离不开太阳这一根本依据。

"寒暑伤形，喜怒伤气。"穷困潦倒的范进，接到中举的喜讯之后马上昏厥，所以然者何？[1] 大喜伤气，大喜伤心也。心气一乱，人马上昏厥。

"周郎妙计安天下，赔了夫人又折兵。"周瑜一听到蜀兵的高声嘲讽，便大喝一声，金疮迸裂，跌倒于船上。[2] 所以然者何？大怒伤气，大怒伤肝也。肝气一乱，人马上昏厥。

"暴怒伤阴，暴喜伤阳。"阴阳，人体之外的寒暑；阴阳，人体之内的气血。暴怒伤阴，暴喜伤阳。形，阴也。气，阳也。暴怒之人五官会变形，暴喜之人言语会错乱，"暴怒伤阴，暴喜伤阳"之具体表现也。

黄河两岸，民谚有云："该冷不冷，人要断种；该热不热，五谷不结。"《礼记·乐记》："天地之道，寒暑不时则疾，风雨不节则饥。"夫子之言与黄河两岸的民间谚语共同告诉后人，寒暑失度的气候异常，一会伤人，二会伤及五谷。再看《素问》中的"喜怒不节，寒暑过度，生乃不固"之论，就会明白中华先贤以太阳历为依据论证问题的一惯性。

"寒暑过度"，天气异常也。"喜怒不节"，人气异常也。寒暑过度，万物生病；喜怒不节，人体生病。以气候异常论万物异常，以情绪异常论人体异常，是中华先贤论证问题的基本方法。把人放在天地之间、寒暑之下来认识，是中华先贤论证问题的基本思路。论证问题，认识问题，实验室、仪器之外还有思路与方法，这一思路与方法，就是：以太阳历论之，以气候异常论之。实验室、仪器认识问题，认识的是精细；以太阳历为依据认识问题，以气候异常认识疾病，认识的是规律与永恒。

第一个论断中的"四时五行"，是太阳历的代名词。《黄帝内经》之外的"四时五行"，也都是太阳历的代名词。"四时五行"为何并列而用？言四时，意义集中在时间中；言五行，意义集中在空间中。"四时五行"是太阳历的代名词，也是时间空间的代名词。

---

1 《儒林外史》。

2 《三国演义》。

以四时五行为坐标，论证气候、论证万物、论证人体、论证一切问题，就是中华先贤论证问题的思路与方法。以"四时五行"论之，实际上是"以太阳论之"。太阳在万物之上，但与万物息息相关。太阳在人体之上，但与人体息息相关。太阳与万物的关系，永恒不变。太阳与人体的关系，永恒不变。一切从时空中来，所以时空可以论一切。四时五行之所以在《黄帝内经》中无处不在，奥秘就在于四时五行的时空属性。同理可证诸子百家，同理可证《史记》《汉书》《淮南子》。

"三不知不可以为工"，是第二个论断的核心。

何谓候？何谓气？何谓时？何谓岁？这四个基本概念，全部在太阳历的范畴之内。这四个基本概念的解释，是第二个论断的第一层铺垫。气候，气候，气与候在《黄帝内经》中是有区别的，是有严格定量的。今天，还有多少人知道气与候的区别？

时论四时，运论五运。四时循环，周而复始，如环无端。四时循环一周，为一岁。五运循环，周而复始，如环无端。五运循环一周，亦是一岁。五运，五种运行的天气也。五运与五行，名异而质同。四时五运，为四时五行的另一种表述。黄帝立五行，圣人知四时；五行是太阳历，四时同样是太阳历。四时五行，两种太阳历的融合。四时五行是中华文化的基础，是中医文化的基础。谈四时五行，是第二个论断的第二层铺垫。

"三不知不可以为工"，是第二个论断的核心与落脚点。"三不知不可以为工"之语，在针经《灵枢》中又完整地出现一次。"三不知不可以为工"是"能不能为工"的根本标准。

为什么不说"不懂望闻问切不可以为工"，而是说"不知年之所加，气之盛衰，虚实之所起，不可以为工矣"？强调的是天文历法的根本性与严肃性。年者，历也。年，凉山彝族解释为：回转、返回、循环一周。年，实质上指的是太阳回归年。年之所加，历之推演也，干支纪年表就是具体的推演。懂不懂历，能不能推演历，是为工者的第一标准。望闻问切，术也，技也。历者，道也。医理从道，医术从道，"问道知道得道"，对于为工者来说最为根本。

农民不懂历，种植而没有收获！

渔民不懂历，下网而没有收获！

元帅不懂历，出兵而没有胜利！

医生不懂历，医术只是无道之雕虫小技！

明白了这些常识，才能真正理解"不知年之所加"的为工标准为什么会出现在"三不知不足以为工"的第一位？善为工者，一定要知道"今年是何年"，一定要知道"今年天文之旱涝"。

知"气之盛衰"，是能不能为工的第二标准。论盛衰，第一坐标在太阳，第二坐标在月亮。

太阳回归，形成一寒一暑。寒极生热，热极生寒。寒与热，有盛衰之变。从冬至到夏至，天气一步步热，由寒而热；从夏至到冬至，天气一步步寒，由热而寒。

一寒一暑，抽象出一阴一阳。阳极生阴，阴极生阳。阴与阳，有盛衰之变。从冬至到夏至，阳气一步步盛，阳盛而阴衰；从夏至到冬至，阴气一步步盛，阴盛而阳衰。

朔望月中的月亮，圆而缺，缺而圆；一圆一缺，一缺一圆；月亮圆缺，有盛衰之变。月圆为盛，月缺为衰。

人体气血，有盛衰之变；人体脉象，有盛衰之变。"气之盛衰"者，脉象虚实也。

太阳论气之盛衰，一岁一变。月亮论气之盛衰，一月一变。盛衰之论，第一参照坐标在太阳，第二参照坐标在月亮，落脚点在人体气血在人体脉象。

知"虚实之所起"，是能不能为工的第三标准。"虚实"之论，第一坐标在太阳，第二坐标在月亮。

《素问·宝命全形论》："天有寒暑，人有虚实。"寒暑的界定，在日影两极。由天之寒暑，论人之虚实。气有虚实，脉有虚实，脏腑有虚实。——虚实之论，第一坐标在太阳。

月亮论虚实，《黄帝内经》留下两个重要论断。

其一，《素问·八正神明论》："月郭满，则血气实，肌肉坚；月郭空，则肌肉减，经络虚，卫气去，形独居。是以因天时而调血气也。"

其二，《灵枢·岁露论》："故月满则海水西盛，人血气积……。至其月郭空，则海水东盛，人气血虚。"

月亮圆，钱塘江大潮起，人体气血像大潮一样充实；月亮缺，钱塘江大潮落，人体气血像大潮一样下落。所以，用针用药，有"月生无泻，月满无补"的原则。

为工者一要弄懂弄通太阳回归,二要弄懂弄通月亮圆缺,三要弄懂弄通正风邪风的判断标准。如此才能真正认识天道,如此才能真正认识阴阳,如此才能真正弄懂弄通中医。如果接着先贤的话语继续说,那么可以对"三不知不可以为工"作出一个让人过目不忘的新界定:"不知太阳回归,不知月亮圆缺,不知风向之正邪,不可以为工。"

第三个论断导读。论病,首先论"色"与"脉"。观色切脉重要到何种程度?重要到"上帝之所贵"与"先师之所传"。

观色与切脉为上帝所重视,为先师所重视,后世为工者能不重视吗?

观色,居"望闻问切"四诊之首。切脉,居"望闻问切"四诊之尾。观色如何观?切脉如何切?其妙其要既在为工者的目视、手指之下,更在人体之外的四时五行六合八风之中。

四时春夏秋冬,属十二月太阳历;五行金木水火土,属十月太阳历。为工者必须弄懂弄通这两种太阳历。六合,四方上下也,三维空间也。八风,八节之风也,八节虚实之风也,八种正风八种邪风也。这一论断中出现的所有要素均源于太阳历。

人生活在太阳之下,人的一切与太阳息息相关;人生活在时间空间之中,与时间空间息息相关;观色与切脉,首先要看人体之外的时间空间,首先要看人体之外的节令与八风。把人放在太阳背景下来认识,把人放在时间空间来认识,就是《黄帝内经》所建立起的独特而永恒的认识论。认识人与人体疾病,不认识人之外的自然因素,显然是有局限性的。

色有空间性!欧美人色白,亚洲人色黄,非洲人色黑。色有体内体外的相应性,内有病必映于外。肺有病,脸色白。肝有病,脸色青。肾有病,脸色黑。心有病,脸色赤。脾有病,脸色黄。五脏之病色,可以从面部观测。

脉象有时间性!春夏秋冬四时不同,脉象也不同。《素问·阴阳别论》:"春脉弦,夏脉洪,秋脉浮,冬脉沉。"脉象应时,就是"因天之序"。脏象亦应时,同样是"因天之序"。"因天之序"者,因四时、五行之序也,因六气、八节之序也。

"因天之序"者,基础的辨别时序也。辨别时序之后,再以时序辨别气候的正常与异常,辨别风向的正邪,最后落脚点,落在"以时论治"的方法上。

为工者,在"望闻问切"之前,一定要知道"此地何地,今时何时,今时何风"。

以时间论脉，以空间论色，如此者，其妙其要也。

第四个论断导读。脉之动，动在人体之内。脉动之妙，妙在人体之外。

脉之动，一合寒暑之序。合寒暑，合阴阳也。

脉之动，二合四时之序。合四时，合天道也。

脉之动，三合五行之序。合五行，合天道也。

阴阳、五音、五行，全部出于十月太阳历。"声合五音，色合五行，脉合阴阳。"这里的"三合"，合的就是太阳法则。

第五个论断导读。利用五行进行"知死生""决成败"的预测，是这一论断的核心所在。"知死生""决成败"的前提是五行的"更贵更贱"。

金木水火土五行，在太阳回归年周期之中，具有同等重要性，为何会出现贵贱之说？贵贱之说，有三重意思：

其一，贵贱者，当令与不当令也。当令者为贵，不当令者为贱。

其二，贵贱者，盛衰之变也。盛者为贵，衰者为贱。

其三，贵贱者，生克之变也。相生之时相生之行为贵，遇相克一行为贱。

例如，木行，在木一行的时间段为贵，在其他四行的时间段为贱，在相克一行即金一行的时间段为最贱。火，在火一行的时间段为贵，在其他四行的时间段为贱，在相克一行即水一行的时间段为最贱。其他以此类推。

明白了"更贵更贱"的真实含义，就可以有病情轻重的预测。

——同一种病，一天之内早晚有轻重之变，为什么？

——同一种病，一岁之内春秋有轻重之变，为什么？

病在肝，肝属木，木行当令病情变轻，金克木，遇金行病情加重。其他四脏，以此类推。

"间甚之时"者，轻重之变也。间，病之轻也。甚，病之重也。《灵枢·顺气一日分为四时》："病时间时甚者，取之输。"

知道了五行每一行在时间上的规定性，知道了五行每一行相克的哪一行，就可以预测"知死生""决成败",就可以预测"间甚之时",就可以预料"死生之期"。

一岁之内有四时之变,一日之内同样有四时之变;一岁之内有五行之变,一日之内同样有五行之变;知道了这两点,就可以进行规律性的预测。

《素问·六节藏象论》:"五日谓之候。"一候五日,五日之五从何而来?《苗族古历》指出,五日之五从金木水火土五行来。金木水火土,循环一次,即是一候。金木水火土,循环三次,即是一气。知道了这一基础性常识,就可以预测疾病的病愈之期。

五行圆周循环的原理,五行在时间规定性的原则,可以预测疾病轻重转换,可以预测病愈之期与死亡之期。预测,任何仪器都无法完成。

第六个论断导读。五行,分管5个时间段,就是"五行御五位"。五行从太阳来,所以称为"天有"。"天有五行御五位,以生寒暑燥湿风"这句话,与《易经·乾·象传》中的"大明终始,六位时成,时乘六龙以御天"相似相通,异曲同工。五行五位,属于十月太阳历。六时六位,属于十二月太阳历。

五行五位五种天气,寒暑燥湿风。五气,属于十月太阳历。五运,五种循环的天气。五运,随太阳回归一岁一循环。终期之日,周而复始。

天气有正常异常之分。天气正常,人体正常。天气异常,人体异常。正常是健康,异常是疾病。天有病人必然有病,天人合一,合在天气的正常与异常上,就是《黄帝内经》传承五运的根本原因。

天有五气,人有五情;五气寒暑燥湿风,五情喜怒思忧恐。五气失常,天有病;五情失常,人有病。大喜伤心,大怒伤肝,思虑过度伤脾,忧虑过度伤肺,惊恐过度伤肾。

论天必论人,论人必论天,如此天人合一而论,是《黄帝内经》的基本论证方式。这种论证方式,完全不同于实验分析。

一定要记住的是,五行(五运),出于十月太阳历。五行(五运)之后,还有六气。六气,出于十二月太阳历。为工者必须弄懂弄通这两种太阳历,这如同农民下种必须懂节令一样,只能信守,不容商量。

第七个论断导读。《素问·天元纪大论》中的"夫五运阴阳者,天地之道也"之论,与《素问·阴阳应象大论》中的"阴阳者,天地之道也"之论相较,"阴阳"之前多出了"五运"二字。

一阴一阳，第一发源地在太阳，太阳回归决定的一寒一暑即一阴一阳。五运，唯一的发源地在太阳，太阳回归周期一分为五即五运。阴阳五运，均发源于太阳。

"夫五运阴阳者，天地之道也。"不是简单的一句话，而是涉及中华文化的大根大本，涉及中医文化的大根大本，"可不通乎？"

第八个论断导读。太阳回归的循环，寒往暑来，阴尽阳来，周而复始，如环无端。循环圆周一分为五，即金木水火土五行。

五行相生，生出五段不同气温的天气。不同温度，盛衰之变也。一行主管一定时间段的天气，五行主管五段不同气温的天气，"五行之治"也。

五段天气一段一段地有序而来，有序而去，是正常。五段天气出现无序，不该来而来，该去而不去，是非常。

该来不来，不及！

该去不去，过！

该暖不暖该热不热，不及！

该凉该寒之时而燥热，过！

天气的过与不及，疾病、疫病之源也。中华先贤以五行为坐标，疫病分木疫、火疫、金疫、土疫、水疫。[1]以天气异常论人体疾病，是一个永恒而常青的参照坐标。天气的过与不及，一言而蔽之，时令错乱也。

"春行秋令，其民大疫。"《礼记》与《吕氏春秋》中均有这一判断标准。何谓春行秋令？从风向上可以判断：立春，风向应该是东北风，如果刮西南风，即是春行秋令。春分，风向应该是正东风，如果刮西风，即是春行秋令。

"春行秋令，其民大疫。"那么，夏行冬令呢？秋行春令呢？冬行夏令呢？

今天，天气异常成了常态。重新研究《黄帝内经》所重视的异常天气，有着十分重要的现实意义。

第九个论断导读。"黄帝坐明堂"，明堂为何？明堂，一种按照五行十月太阳历建

---

1 《素问·刺法论》。

立起来的宫室也。明堂，出政令出教化的地方。

《逸周书》解释，明堂是宣讲天道，宣讲自然法则的地方。《逸周书·大匡》："明堂所以明道，明道惟法。"

《礼记》解释，明堂是天子居住的地方。明堂内部分设左右、中央的宫室，天子按照不同的季节居住不同的宫室。《礼记·月令》："孟夏之月……天子居明堂左个。仲夏之月……天子居明堂太庙。季夏之月……天子居明堂右个。"

如此明堂，《吕氏春秋》有完全相同的记载。

明堂也是宣讲教化的地方。《礼记·月令》："明堂也者，明诸侯之尊卑也。"《礼记·祭义》："祀乎明堂，所以教诸侯之孝也。"

《尸子》中专门有"明堂"一节。

明堂结构的解释，在《大戴礼记》。《大戴礼记·明堂》："明堂者古已有也。凡九室，二九四，七五三，六一八。"明堂，有九室。九室，九宫也。表达九室九宫的九个数字，洛书之数也。

明堂九宫，出政令出教化的宫室。针经《灵枢》中表达八节八风的九宫，即明堂之模型。

"黄帝坐明堂"，即居住于九宫之中。"始正天纲，临观八极，考建五常"者，确定天文大纲，区分空间八方，建立五行历也。天纲之中主要内容有以下几项：首先是太阳回归；其次是月亮圆缺；第三是北斗斗柄的圆周循环；第四是金木水火土五星循环周期以及日月的汇合周期；第五是太阳、月亮与二十八星宿的对应关系。

五常，五行历之代名词也。将五行历归功于黄帝，是《黄帝内经》《管子》与《史记》的共同结论。

《管子·五行》："昔黄帝以其缓急作五声，以政五钟。……五声既调，然后作立五行以正天时，五官以正人位。人与天调，然后天地之美生。"

《史记·历书》："盖黄帝考定星历，建立五行，起消息，正闰余。"

从天文到人文，历是第一落脚点。从天文到人文，最重要的标志，是五行历的出现。黄帝，人文始祖也。所以，史册将五行历记载在了黄帝名下。如果洛书记载的是五行历，那么，五行历应该远远早于黄帝。

阴阳五行、天干地支，脾主四时之末72日的数据，均是从五行历出发的。《黄帝内经》，凡是以"五"开头的内容，例如五方、五星、五音、五色、五味、五脏、五果、五Ａ五Ｂ五Ｃ五Ｄ五Ｘ五Ｙ，全部出于五行历这一坐标之下。不懂五行历，五Ａ五Ｂ五Ｃ五Ｄ五Ｘ五Ｙ是一颗颗珍珠，弄懂弄通了五行历，所有"五"开头的内容串成一条项链。"知其要者，一言而终；不知其要，流散无穷。"[1] 信哉斯言！

（三）五行模型的简要述评

眼睛中的太阳，是动态的，就是视运动。太阳是恒星，恒星是不动的。太阳视运动，实质是地球的公转和自转。地球公转一周，即一个太阳回归年。太阳回归的时间周期，一分为十，即是十月太阳历。太阳回归的时间周期，一分为五，即是金木水火土五个季节。

十月太阳历的五个季节，构筑起了一个模型——圆周运动五行模型。

五行，在天言五种循环的气候。

五行，在地言东西南北中五个方位。

五行，在人言肝心脾肺肾五脏。

五行，在天地之间言五音、五谷、五果、五菜、五畜、五Ｘ、五Ｙ。

五种气候，首尾相连，无限循环，如环无端。

五种方位，具体位置固定，整体循环，如环无端。

人体五脏，具体位置固定，整体循环，如环无端。

五行，这个圆周循环模型，可以与太极图相媲美。

五行圆周循环模型，是太阳历制定过程中的一个重大成果。

五行圆周循环模型，表达的是太阳之道，表达的是时空一体的时空观。

一切从时空来，时空可以论一切。这是五行模型可以论证一切问题的奥秘。

（四）五行在医药中

五行哲理，在医药两个领域建立起了两个模型，叙述如下：

---

1 《灵枢·九针十二原》。

1. 论药之模型

药分百草！有百草无百味！百草分出五味——酸、苦、甘、辛、咸。五味之分，始于五行！

五行分五味，木酸火苦土甘金辛水咸，《素问·金匮真言论》与《尚书·洪范》中有如此之分，《礼记·月令》与《吕氏春秋·十二纪》中同样有如此之分。

2. 治未病之模型

《素问·四气调神大论》："圣人不治已病治未病，不治已乱治未乱。"

治未病，具体如何治？

一是未发生疾病时的预防，二是疾病发生时的巧妙医治。

先谈疾病与疫病的预防。五行，五种循环的气候也。循环的气候有一定之时，有一定之序。一旦时序错乱，该冷不冷，该热不热，轻者会引起疾病，重者会引起大面积的疫病。凡大寒大热大湿大雾大燥之反常，一定会引起疾病或疫病。此时为工者一定要会作出判断，采取预防措施。

再谈疾病与疫病的医治。疾病发生时，如何治未病？答案在五行相克哲理中。

《难经·第七十七难》："经言上工治未病，中工治已病者，何谓也？然。所谓治未病者，见肝之病，则知肝当传之与脾，故先实其脾气，无令得受肝之邪，故曰治未病焉。中工者见肝之病，不晓相传，但一心治肝，故曰治已病也。"

实，补泻之补也。

见肝之病，先治之以脾，就是"治未病"的正确答案。

工，医生也。工有上中之分。上工，治病治在病前头。中工，治病治在病本身。肝有病直接治肝，中工也。肝有病先治之以脾，上工也。

——见肝之病，为何先治之以脾？

——是五行模型决定的！

肝属木，脾属土，五行相克哲理指出，木克土。见肝之病，先治之以脾，就是治病治在病前头，具体治在此行相克的那一行。

见肝之病，先治之以脾！如此，即治未病。

接着说，继续说，会有以下答案：

见脾之病，先治之以肾。

见肾之病，先治之以心。

见心之病，先治之以肺。

见肺之病，先治之以肝。

简言之，肝有病，补脾；脾有病，补肾；肾有病，补心；心有病，补肺；肺有病，补肝。五行相克，是大道。治未病，是医术。医术，源于大道。

仪器，精密的仪器，只能发现已有之病，但发现不了未病之病。发现未病之病，医治未病之病，是中医的优秀之处。

治未病，是中医文化的骄傲。

治未病的具体方法，出于五行生克。

（五）五行的实质

五行的实质，是地球公转大圆365°一分为五的结果。

地球公转的大圆，是一个365°~366°的椭圆。中华先贤把5°~6°的尾数减去，剩下360°的正圆一分为五，即72°。在天为度，在历为天。日行一度，历中一日。在天72°，在历72日。就是五行历一行72日的奥秘。

金木水火土五行，东西南北中五方；五行属时间，五方属空间。五行融合了时间与空间，时空一体对于自然科学来说是至关重要的。

（六）五行与阴阳关系

阴阳五行，在十月太阳历中是一个体系。阴阳与五行分两种关系：

1. 五行在阴阳体系之中

太阳回归，首先分的是一寒一暑（一阴一阳）。一寒一暑去掉尾数之后，再一分为五，即是金木水火土五行。由此而论，五行在阴阳体系之中。

2. 五行之内又分阴阳

一行含俩月，一奇一偶：偶数月为阴，奇数月为阳。一行分一阴一阳，五行分出五阴五阳。如此，即五行之内又分阴阳。

五、循环的时空模型：笔者眼中的五行

（一）地球公转与五行

五行，从现象上看，是十月太阳历的五个季节；从实质上看，五行是地球公转大圆一分为五的五等分。

地球公转，无限循环也。

地球公转大圆，无限循环之大圆也。

几何学中的圆，形成于太阳历的表达。

地球公转大圆，不是 360° 的正圆，而是 365°～366° 的椭圆。

去掉 5°～6°，再一分为五，即五行每一行的度数。

（二）时空一体的时空模型

十月太阳历中的五行，一行 72 日；地球公转大圆中的五行，一行 72°。72 日与 72°，完全吻合，间不容发。如此者，时空一体也。

五行中的每一行，对应一定的时间，对应一定的空间。

时间是动态的时间，空间是动态的空间。

五行，动态的时空模型也。

五行，循环的时空模型也。

（三）五行的对应性

在这个循环的时空模型之中，上至天文，下至地理，中间的气候、万物与人，自然而然地联系到一起：

木一行，对应一定的天文。

火一行，对应一定的天文。

土一行，对应一定的天文。

金一行，对应一定的天文。

水一行，对应一定的天文。

——行对应一定的天文，是绝对的！

但是，拿金木水火土五行与金木水火土五星的对应，是不对的。因为五行在地球公转大圆之内，在一个太阳回归年之中，而五星有地内行星，有地外行星，五星围绕太阳公转有不同的周期，例如，木星的公转周期是 11.86 年，木一行的 72 日不可能在这一时间段年年都对应木星。

太阳与地球，永远是两点一线的对应关系。冬至夏至，是太阳与地球对应的两个基本点，如此两点一线，如此两个基本点，是一岁的常态。如此常态，决定着万物的生死，决定着小花小草的"一岁一枯荣"。

月亮两次出现太阳与地球对应的直线上，形成了三点一线的对应，就是月圆月缺的初一十五。初一十五，是天文大潮的原因。如此三点一线，如此月圆月缺，是一月的常态。如此常态，决定着江河大潮的起落。

金木水火土五星，从理论到实践，都有可能出现在太阳与地球之间的连线上，形成四点一线、五点一线、六点一线、七点一线、八点一线的对应关系，如此对应是非常之态，非常之态一定会引起地球上的异常——气候异常，物候异常，人体异常。

五行对应天文的意义，就在此处。

一定的时间，一定的空间，对应一定的气候，是绝对的！

木一行，对应一定气候。

火一行，对应一定气候。

土一行，对应一定气候。

金一行，对应一定气候。

水一行，对应一定气候。

"一定"如果变成了"否定"，本来应该"这样的气候"变成了"完全不是这样的气候"，疾病或疫病就要发生了。

五行对应气候的意义，就在此处。

一定的时间，一定的空间，对应一定的物候，是绝对的！

木一行，对应一定物候。

火一行，对应一定物候。

土一行，对应一定物候。

金一行，对应一定物候。

水一行，对应一定物候。

"一定"如果变成了"否定"，本来应该"这样的物候"变成了"完全不是这样的物候"，疾病或疫病就要发生了。

五行对应物候的意义，就在此处。

一定的时间，一定的空间，对应一定的天籁之音，是绝对的！

木一行，对应一定天籁之音——角音。

火一行，对应一定天籁之音——徵音。

土一行，对应一定天籁之音——宫音。

金一行，对应一定天籁之音——商音。

水一行，对应一定天籁之音——羽音。

"一定"如果变成了"否定"，本来应该"这样的音"变成了"完全不是这样的音"，疾病或疫病就要发生了。"冬至有雷声，十个牛栏九个空。"冬至的雷声，为非时之声。如此非时之声，会引起牛的死亡。另一种非时之声，也会引起猪的死亡。

五行对应五音的意义，就在此处。

同样的道理，一定的时间，一定的空间，对应一定的气味、颜色、谷物、水果、动物，就是《黄帝内经》出现五味、五色、五谷、五果、五畜的所以然。

（四）循环性

最为关键的是，一定的时间，一定的空间，对应一定脏腑：木一行对应肝胆，火一行对应心小肠，土一行对应脾胃，金一行对应肺大肠，水一行对应肾膀胱。

地球公转，无限循环。从这一基点出发，一切都是循环的：

天文是循环的！

气候是循环的！

物候是循环的！

颜色是循环的！

气味是循环的！

音律是循环的！

谷物是循环的！

果物是循环的！

节令是循环的！

小草枯荣是循环的！

小花枯荣是循环的！

脏腑之气是循环的！

一切都有循环性，所以，病也有循环性。

（五）生克的循环性与奇妙的医病之术

—— 一切都有循环性！

生生有循环性！一行接一行的相生性，演化出《黄帝内经》中"补母救子"的医术。

生者为母，被生者为子！

木生火！木为母，火为子。肝属木，心属火，肝为心之母。补母救子：心有病，可以补肝治之。

火生土！火为母，土为子。心属火，脾属土，心为脾之母。补母救子：脾有病，可以补心治之。

土生金！土为母，金为子。脾属土，肺属金，脾为肺之母。补母救子：肺有病，可以补脾治之。

金生水！金为母，水为子。肺属金，肾属水，肺为肾之母。补母救子：肾有病，可以补肺治之。

水生木！水为母，木为子。肾属水，肝属木，肾为肝之母。补母救子：肝有病，可以补肾治之。

"补母救子"之术，为中医文化所独有。

克克有循环性！隔行的相克性，演化出《难经》中"治未病"的医术。

《难经》中有何谓"治未病"与何谓"治已病"的区分。

此行有病，补在此行相克的一行，如此者治未病也。

木克土！肝属木，脾属土，见肝之病应实之以脾。

土克水！脾属土，肾属水，见脾之病应实之以肾。

水克火！肾属水，心属火，见肾之病应实之以心。

火克金！心属火，肺属金，见心之病应实之以肺。

金克木！肺属金，肝属木，见肺之病应实之以肝。

"治未病"之术，为中医文化所独有。

（六）重新认识五行

五行，在"科玄之争"中被斥为玄学。

诸子百家，家家论证问题依据的五行，为什么在当代沦落为不堪？

原因何在？

正确的答案是：五行本义的失传与曲解。

五行本义的失传，前面已有讨论，这里讨论对五行的曲解。

对五行的曲解，始于汉代。

从个人讲，曲解五行的，首在董仲舒。

从学界讲，曲解五行的，首在白虎观会议。

董仲舒著《春秋繁露》一书，书中有五行相生之专论。专论之论，是"以我论之"的人文之论，而不是"以太阳论之"的天文之论。

"天地之气，合二为一，分为阴阳，判为四时，列为五行。行者行也，其行不同，列入五行。五行者，五官也，比相生而间相胜也。故为治，逆之则乱，顺之则治。"是《春秋繁露·五行相生》的开篇之论。读者可以认真看一看，董仲舒所说的五行与十月太阳历有关系吗？

"东方者木，农之本。"是《春秋繁露·五行相生》的木行之论，木一行有严格的定量吗？与十月太阳历有关系吗？

"南方者火也，本朝。"是《春秋繁露·五行相生》的火行之论，火一行有时间上的严格定量吗？与十月太阳历有关系吗？

"中央者土，君官也。"是《春秋繁露·五行相生》的土行之论，土一行有时间上的严格定量吗？与十月太阳历有关系吗？与十月太阳历的其他四行有关系吗？

"西方者金，大理司徒也。"是《春秋繁露·五行相生》的金行之论，金一行有时间上的严格定量吗？与十月太阳历有关系吗？

"北方者水，执法司寇也。"是《春秋繁露·五行相生》的水行之论，水一行有时间上的严格定量吗？与十月太阳历有关系吗？

董仲舒对五行的解释，远离了十月太阳历，典型的"以我论之"，典型的"我论五行"。

整个学界曲解五行的，发生在东汉皇宫之内的白虎观会上。79年，汉章帝刘炟召集大夫、博士、议郎、郎官和诸生在白虎观召开了一次讨论儒家经典的学术会议，班固将会议结果撰写成《白虎通德论》，又称《白虎通义》。书中有"五行"之专论，专论洋洋洒洒长达三千多字。《白虎通义·五行》有"五行是什么"与"五行多么重要"的大篇幅论述，但是没有一句"五行从何而来"的基本介绍。

"罢黜百家，独尊儒术。"是董仲舒对汉武帝刘彻的建议。"罢黜百家，独尊儒术"改变了中华先贤的思路与方法，

将"以天文论人文"的思路，引入"以书论书""以人论人"。"以太阳论之"的方法则完全被遗忘了。

——"独尊儒术"与"以太阳论之"，孰轻孰重？
——"独尊儒术"与"以天文论人文"，孰轻孰重？

笔者提出"重新认识五行"，目的是重新认识太阳，重新认识"以天文论人文"的思路与"以太阳论之"的方法。

在中华文化起源的源头，有孔夫子吗？有儒家吗？

在中华文化起源的源头，有什么呢？有"仰观天文，俯察地理"的先贤，有光芒四射的太阳，有圆缺转换的月亮，有无限循环的斗柄，是不是中华文化的根本？是不是中华文化的灵魂？太阳月亮北斗，先秦诸子可以超越吗？孔夫子可以超越吗？

世界上有多种宗教，真可谓教外有教；每一个宗教内部又有派别之分，真可谓教内

有派，但太阳只有一个。

教与教争，派与派斗，为什么？理论、教义上有分歧也。太阳会引起分歧吗？太阳会引起争斗吗？

世界上的所有宗教，有反对太阳的吗？

阴阳是从太阳出发的！五行是从太阳出发的！中华文化、中医文化的理论要素，百分之九十五都是从太阳出发的！只要天上的太阳还在，中华文化、中医文化的理论基础就不会过时！问题是，"独尊儒术"之后的两千年来，还有人研究太阳与人文的关系吗？还有人研究太阳与中医的关系吗？

重新认识中医，重新认识阴阳五行，从重新认识太阳开始。

第五节　　干支在《黄帝内经》中

一、时间系统：干支的根本意义

岁月日时，时间单位也。

天干地支，时间系统也，时间体系也。

岁月日时，有具体意义，有现实意义。

天干地支，有系统意义，有历史意义。

确定时间单位，是人类先贤的基本责任。所以，在全世界范围内，每一种文明，每一种文化，都有岁月日时或年月日时的区分。

但是，创造时间系统（干支纪年）的，在全世界范围内，唯有我中华先贤。

数字纪年，显示不出规律性与循环性！

干支纪年，一可以显示出规律性，二可以显示出循环性。

《辞海》《大辞典》后面都附录有《干支纪年表》，干支纪年，60 年一循环。

循环，首先是时间循环。时间循环中包括天文循环、气候循环、天灾循环、疫病循环。

天干地支，起源于十月太阳历。

起源于十月太阳历的天干地支，首先表达的是时间单位，最终表达的是时间系统。

二、规律性：干支在《黄帝内经》中

没有时间单位，人的所有行为就是一笔无法计算的糊涂账。

有了时间单位，一切就有了明确的定量。

有了时间系统，一切就有了清晰的规律性。

（一）甲子的规律性

干支在《黄帝内经》中，首先揭示的是时间上的规律性。请看以下论断。

《素问·六节藏象论》："黄帝问曰：'余闻天以六六之节以成一岁，人以九九制会，计人亦有三百六十五节，以为天地久矣。不知其所谓也？'"

黄帝请教岐伯，首先出现"六六之节"之问，其次出现的是"九九制会"之问。

何谓"六六之节"？

六十日为一个甲子，六个甲子为一年，凡三百六十日，六六之节也。

何谓"九九制会"？

《吕氏春秋·有始》有"天有九野，地有九州"之论，实际上，《吕氏春秋》缺少了"书有九宫"之论。表达十月太阳历，中华先贤创造了洛书。洛书，是九宫的发源地。

天有九野，地有九州，书有九宫，人有九窍，如此"九九制会"将天体与人体联系到一起。

太阳回归年有 365 日，人体有 365 个骨节，有 365 个穴位。人体与太阳历的对应，《黄帝内经》如此解答。这一解答，有时出于岐伯之口，有时直接出于文字。岐伯回答这一问题时，是用太阳历给出答案的。

"六六之节"者，甲子之代名词也。

"天以六六为节，地以九九制会，天有十日，日六竟而周甲，甲六复而终岁，三百六十日法也。"这是岐伯的答案。

天干有十，地支有十二，两者的最小公倍数是六十。十天干与十二地支配合，六次重复，形成甲子。如此者，"日六竟而周甲"也。六六三十六，六个甲子，天之大数三百六十也。如此者，"三百六十日法也"。

这里的甲子，是不是时间系统？时间系统，是不是时间规律？

（二）春夏秋冬的规律性

阅读《黄帝内经》《礼记·月令》与《吕氏春秋·十二纪》，首先发现的十天干可以表达四时的规律性。

甲乙，表达的是四时之春。

丙丁，表达的是四时之夏。

戊己，表达的是中央。

庚辛，表达的是四时之秋。

壬癸，表达的是四时之冬。

天干配四时，五行配四时，四时五行容纳在了十天干之中。

四时，区分于十二月太阳历；五行，区分于十月太阳历；十天干既可以表达十月太阳历，又可以表达十二月太阳历。

（三）气候的规律性

《素问·天元纪大论》："甲己之岁，土运统之；乙庚之岁，金运统之；丙辛之岁，水运统之；丁壬之岁，木运统之；戊癸之岁，火运统之。"

五行即五运，五运即五行。五行五运，名字不同，意思一样，表达的是五种循环不息的五种气候。

五种气候的循环性与规律性，"两性"可以容于十天干。

这里有两个问题需要质疑：一是十天干的分组问题；二是十天干的五行属性问题。

十天干分五组甲乙、丙丁、戊己、庚辛、壬癸，是历史上众所周知的分法，也是《黄帝内经》《礼记》《吕氏春秋》《淮南子》中的分法。一奇一偶的配合分出五组数字一二、三四、五六、七八、九十，这种分法合于《易经·系辞上》中的天地之数："天一，地二；天三，地四；天五，地六；天七，地八；天九，地十。"

如此天地之数的顺序，如此五组的分组方法，体现在了《素问·脏气法时论》与《灵枢·顺气一日分为四时》中；两篇大论之中，十天干分五组均为甲乙、丙丁、戊己、庚辛、壬癸。

甲己、乙庚、丙辛、丁壬、戊癸，如此五组的分组方法，仍然是按照一奇一偶的原则，但顺序变成了一六、二七、三八、四九、五十。这种分法仅见于《素问·天元纪大论》。如此五组之数，应该是河图之数的特征。

天干与五行对应，两种分法也发生了变化。具体变化如下：

甲乙木，丙丁火，戊己土，庚辛金，壬癸水。

甲己土，乙庚金，丙辛水，丁壬木，戊癸火。

按照第一种方法：甲乙之岁，木运统之；丙丁之岁，火运统之；戊己之岁，土运统之；庚辛之岁，金运统之；壬癸之岁，水运统之。

十天干与五行的两种对应方法，同时存在于《黄帝内经》，谁对谁错呢？

一六北方水，二七南方火，三八东方木，四九西方金，五十中央土，是彝族典籍《土鲁窦吉》的解释，也是多部彝族典籍的解释。

《灵枢·阴阳系日月》："五行以东方为甲乙木王春。"

非常明确，甲乙五行的属性属木。

以"五行以东方为甲乙木王春"为基础，加以引申，马上就可以得出下列的结论：

五行以南方为丙丁火王夏。

五行以西方为庚辛金王秋。

五行以北方为壬癸王冬。

五行以中央为戊己土王四时。

显然，十天干与五运的配合，其配合的正确顺序应该是：甲乙之岁，木运统之；丙丁之岁，火运统之；戊己之岁，土运统之；庚辛之岁，金运统之；癸壬之岁，水运统之。

一行一种气候，五行五种气候；五种气候运行不已，也循环不已；如此即永恒之原则，如此即不变之根本。五运规律是太阳法则，太阳法则决定的气候变化是有规律的。规律，不能以书论之，而应该以书外的自然论之。

（四）疾病与疫病的规律性

五运的过与不及，会引起疾病或疫病。

"风气流行，脾土受邪。民病飧泄食减，体重烦冤，肠鸣腹支满。"

"岁火太过，炎暑流行，肺金受邪。民病疟，少气咳喘，血溢血泄注下，嗌燥耳聋，中热肩背热。"

"岁土太过，雨湿流行，肾水受邪。民病腹痛，清厥意不乐，体重烦冤。"

"岁金太过，燥气流行，肝木受邪。民病两胁下少腹痛，目赤痛眦疡，耳无所闻。肃杀而甚，则体重烦冤，胸痛引背，两胁满且痛引少腹。"

"岁水太过，寒气流行，邪害心火。民病身热烦心躁悸，阴厥上下中寒，谵妄心痛，寒气早至，上应辰星。甚则腹大胫肿，喘咳，寝汗出憎风，大雨至，埃雾朦郁。"

风过伤脾，火过伤肺，土过伤肾，金过伤肝，水过伤心，一行太过伤及一脏，五行太过伤及五脏，是《素问·气交变大论》所论的五运太过所引起的疾病。

同样的道理，五运不及也会引起五种疾病。

阳升阴降，是自然，也是必然。

升降不前，是异常，也是疫病之源。

该升不升，该降不降；寒暑失序，阴阳失常；久而久之，一定会引起疫病。

按照五运顺序，疫病分为木疫、火疫、土疫、金疫、水疫；按照疫病的严重程度，疫病分为木疠、火疠、土疠、金疠、水疠；疠与疫会在"再出发"一节详细地讨论，此不赘述。

（五）死亡的规律性

五行相克的哲理与十天干相结合，可以预测生死。

《素问·平人气象论》："肝见庚辛死，心见壬癸死，脾见甲乙死，肺见丙丁死，肾见戊己死，是谓真藏见皆死。"

"真藏"者，脉无胃气，无胃气之脉也。无胃气之脉，到相克"这一脏"的日子，患者就会死亡：

肝脏脉无胃气，庚日辛日死。

心脏脉无胃气，壬日癸日死。

脾脏脉无胃气，甲日乙日死。

肺脏脉无胃气，丙日丁日死。

肾脏脉无胃气，戊日己日死。

《素问·刺热》篇中的五脏，在发生热病之时，遇到兴旺本脏的日子会出大汗，遇到相克本脏的日子会死亡：

肝热病者……庚辛甚，甲乙大汗，气逆则庚辛死。

心热病者……壬癸甚，丙丁大汗，气逆则壬癸死。

脾热病者……甲乙甚，戊己大汗，气逆则甲乙死。

肺热病者……丙丁甚，庚辛大汗，气逆则丙丁死。

肾热病者……戊己甚，壬癸大汗，气逆则戊己死。

十天干合于五行，五行对应五脏；五行之间有生有克，五脏之间同样有生有克。

十天干在此体现的是时间上的相互制约性。

三、时空对应：干支的根本意义

五行，第一重意义是时间，是十月太阳历的五个季节。

五行对应五方，是时间与空间融合。

时空一体，又被十天干所容纳。

甲乙表东方，表木一行。

丙丁表南方，表火一行。

戊己表中央，表土一行。

庚辛表西方，表金一行。

壬癸表北方，表水一行。

图8-11巧妙地把六项文化要素融合在了一起：河图、五行、八卦、十天干、十二生肖（十二地支）、二十四节气。

这张图把十天干的时空属性表达得淋漓尽致。

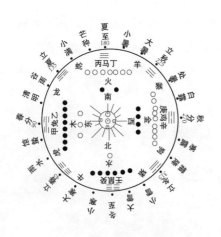

图8-11　彝族的二十四节气图

河图洛书，彝族有自己的文字，有自己的发音，但是，二十四节气则全部用的汉字汉语。以二十四节气为标志，可以看出中原文化对边陲的孕育。

四、干支简评

纪月，中华先贤已经创造出十个奇偶之数一、二、三、四、五、六、七、八、九、十，为什么又创造出了十天干甲、乙、丙、丁、戊、己、庚、辛、壬、癸？

纪日，中华先贤已经创造出十二个奇偶之数一、二、三、四、五、六、七、八、九、十、十一、十二，为什么又创造出了十二地支子、丑、寅、卯、辰、巳、午、未、申、酉、戌、亥？

是多余吗？

非也！

数字最确切的功能是定量，干支的功能则有三项：一是定量；二是表达时间与空间；三是表达天文与气候。

前面已经谈过干支的时间属性：干支既是时间单位，更是时间系统。时间单位是定量的，时间系统是循环的。一日之中分十二时辰，十二时辰是用十二地支表达的。中午子夜，是时间单位的定量。干支纪年表，是时间系统的循环。

这里还要介绍干支的空间属性：子午线界定出的南北，卯酉线界定出的东西。南北为经，东西为纬。

一定的时间之内，对应一定气候，所以《黄帝内经》是以干支纪年法表达气候变化的。

中午子夜，这里有子午两支，只要"中午子夜"之辞还在日常生活中延续，地支的意义就没有过时。

子午线，这里有子午两支，只要"子午线"之辞还在地图上延续，地支的意义就没有过时。

前几年，蛇口创造了一个口号"时间就是金钱"，这个口号以其新颖性传遍了整个中华大地。其实，"时间就是金钱"，只有传统性而没有新颖性。

"日中为市"之市，据《易经·系辞下》记载，是由伏羲氏所创建。"交易"一词，也是与"日中为市"一体出现的。"交易"一词的近义词是"贸易"。"贸易"之"贸"，就隐含有"时间就是金钱"之义。

贸，上下结构，上卯下贝。卯，表达的是时间，表达的是一日中的早晨。贝，表达的是金钱。要到"日中为市"的市场去贸易，必须在早晨的卯时出发，如此才能按时交易，各得其所，交换货物或赚得金钱。

卯时之卯，十二支之一也。子丑寅卯，卯在十二支中排位第四。

——时空具有永恒性，表达时空的干支有没有永恒性？

明白了干支的时空属性，才能真正理解《黄帝内经》。

还需要记住的两点是：干支发源于十月太阳历，延续于十二月阴阳合历。在十月太阳历中，天干用于纪月，地支用于纪日；在十二月阴阳合历中，干支作用发生了转换，天干用于纪日，地支用于纪月。

第六节　　一个基本数据与一个基础性问题

这里的讨论，原则上是回顾，具体上是重申。

一、一个基本数据

这个基本数据就是七十二。

要想弄懂这一基本数据，先请看下面三个论断。

其一，《素问·太阴阳明论》："帝曰：'脾不主时何也？'岐伯曰：'脾者土也，治中央，常以四时长四脏各十八日寄治，不得独主于时也。'"

其二，《素问·刺要论》："脾动则七十二日，四季之月。"

其三，《素问·阴阳类论》："春甲乙，青，中主肝，治七十二日。"

三个论断，一个主题：五脏的时间属性。

一问一答，黄帝问岐伯答，仍然是第一个论断的基本形式。脾为什么不主一时？是黄帝的问题。

脾，五行属土，位居四方之中央。中央统领四方土一行运枢木火金水四行，春夏秋冬四时每一季季末的十八日由脾所主管，脾不单独主一时却系于四时。在自然界，土是生养万物的；在人体中，脾布达水谷精气于全身。——脾主四时而不独主于一时，是岐伯的答案。"长四脏"之长，掌管也，主管也。

第二个论断明确指出，脾主七十二日。但是，七十二这个数不是一个完整的整数，而是四个十八的相加之和。四个十八，是春夏秋冬四时之末的十八日。

第三个论断，明确了一个数字，隐含着三个数字。明确的数字是：肝主四时之春的七十二日。隐含着三个数字是：心主四时之夏的七十二日，肺主四时之秋的七十二日，肾主四时之冬的七十二日。

七十二（72），这一数据发源地在十月太阳历。

十月太阳历分五行（季），一行七十二日，五行一行的天数，是七十二这一数据的发源地。

这一数据进入文学名著，孙悟空有了七十二变，梁山好汉有了七十二地煞。

这一数据进入日常生活，民间有了七十二行。

这一数据进入道教，名胜有了七十二福地。

这一数据进入人体，五脏有七十二日的时间属性。

五脏的时间属性，经得起数学的验证。

五脏的空间属性，经得起数学的验证。

五脏的时空属性，经得起数学的验证。

《黄帝内经》中的每一个基本问题，例如，阴阳五行，统统经得起数学的验证。

二、一个基础性问题

升降即阳升阴降问题，是《黄帝内经》中的基本问题。

《素问·阴阳应象大论》："左右者，阴阳之道路也。"

阴阳，首先是天地之间的寒暑。左右，寒暑往来之道路也。直接谈的是阴阳，实际上谈的是升降。《黄帝内经》谈升降，是从这一论断开始的。

《素问·六微旨大论》："帝曰：'其升降何如？'岐伯曰：'气之升降，天地之更用也。'帝曰：'愿闻其用何如？'岐伯曰：'升已而降，降者谓天；降已而升，升者谓地。天气下降，气流于地；地气上升，气腾于天。故高下相召，升降相因，而变作矣。'"

气是如何升降的？是黄帝的问题。

气之升降，是天地的相互作用。是岐伯的答案。

黄帝要求进一步的详细解释，岐伯作出了如下解释：地气上升，升到极点转为下降，下降始于天——从天而降；天气下降，降到极点转为上升，上升始于黄泉。天气下降，气流布于地；地气上升，气上腾于天。天地之气相互感召，升降互为因果，因而变化就产生了。

《素问·天元纪大论》："物生谓之化，物极谓之变。"

万物的变化取决于阴阳升降，阳升而物生，阴降而物死。万物的生死，由阴阳升降决定，就是阴阳升降的功用。

自然界的阴阳升降为寒暑的往来，人体中的阴阳升降为气血的循环，用药用针的阴阳升降为一补一泻；寒暑之左往右来，阴阳之左升右降，演化出医理，演化出医术。

——阳升阴降的升降点在何处？

在冬至夏至。

《素问·脉要精微论》："是故冬至四十五日，阳气微上，阴气微下；夏至四十五日，阴气微上，阳气微下。"

冬至点，是阳气上升点；夏至点，是阴气下降点。阳升阴降，是原则。冬至一阳升，夏至一阴降，是精确。

解释升降，是冬至夏至的伟大贡献。

区分两至，是十月太阳历的伟大贡献。

左往右来，是中华先贤对天地之动的认识与解释。

左右之说，不仅仅是《黄帝内经》的一家之言。《黄帝四经》与《逸周书》中也有相同论断。

其一，《黄帝四经》："天地之道，有左有右，有牝有牡。"

牝牡者，雌雄也，阴阳也。天地之动，分左分右，分雌分雄，分阴分阳。

其二，《逸周书·武顺》："天道尚左，日月西移；地道尚右，水道东流。"

天道以左为上，所以日月向西移动；地道以右为上，所以河川向东流动。

左右之说，可以体现在一条直线的长短两极上，可以体现在一个大圆一分为二的两个半圆上。

立竿测影，寒暑二气往来在一条直线上。直线上的阴阳，区分于长短两极。

地球公转，寒暑二气往来在一个大圆中。直线分两端，大圆分左右。大圆中的阴阳，区分于左右两个半圆上。

左往右来，一寒一暑。左往右来，一阴一阳。一阴一阳，阳升阴降。

升降的近义词是盛衰。一升一降，由日影长短两极决定。一盛一衰，同样是由日影长短两极决定。

"极而反，盛而衰，天地之道也。"中午的日影就是天道。日影长极而短，短极而长的变化，就是盛衰之变化。实际上，盛衰之变就是阴阳升降之变。

"三不知不可以为工"的三大标准中，第二个标准就是"不知气之盛衰"。盛衰者，升降也，太阳回归所界定出的寒暑也。

日影长短两极循环在《黄帝内经》之外，升降循环运动在《黄帝内经》中。

日影长短两极循环在《黄帝内经》之外，盛衰无限循环在《黄帝内经》中。

如果说，十月太阳历是《黄帝内经》的第一大基石，那么，完全可以说，十二月太阳历是《黄帝内经》的第二大基石。

支撑起半壁江山，如此形容十二月太阳历在《黄帝内经》中的作用，一点也不过分。

四时，出于十二月太阳历。《素问》第二篇题目为《四气调神大论》。四气者，春夏秋冬四时也。四时可以论疾病，四时可以论医病，四时可以论养生，四时可以论脉象，四时可以论A，四时可以论B，四时可以论C，四时可以论D……"以四时论之"，是《黄帝内经》论证问题的基本方式。

六气，出于十二月太阳历。六气者，风寒湿热燥暑也。六气可以论正常的气候，六气可以区分异常的气候。气候正常，万物正常，人体正常；气候异常，万物异常，人体异常。"以六气论之"，是《黄帝内经》论证问题的基本方式。

八风、十二月、十二律均出于十二月太阳历，所以，《黄帝内经》中有"以八风论之""以十二月、十二律论之"论证问题的基本方式。

太阳历，无论是十月太阳历还是十二月太阳历，本身就是严密的时空体系，就是严密的数理体系。所以，这里的一切都能经得起时空的验证，都能经得起数学的验证。

不懂十二月太阳历，根本无法进入《黄帝内经》这座文化圣殿。

十二月太阳历，产生太阳观测之下。

太阳观测，经历了漫长的岁月，经历了多种观测方法。立竿测影，是中华先贤最终的选择。

第九章

十二月太阳历与《黄帝内经》

不懂十二月太阳历，根本无法进入《黄帝内经》这座文化圣殿。

十二月太阳历，产生于太阳观测之下。

太阳观测，经历了漫长的岁月，经历了多种观测方法。立竿测影，

是中华先贤最终的选择。

本文这里，以立竿测影的方法为基准，介绍十二月太阳历的基本要素。

第一节　四时

春夏秋冬四时，源于十二月太阳历。春夏秋冬四时，是《黄帝内经》论证问题的重要依据。

一、四时的确定

观天文以确定春夏秋冬四时，中华先贤采用了多种方法：观测太阳；观测北斗；观测二十八星宿。

（一）立竿测影，确定四时

春夏秋冬四时，确定于日影之下，这种方法是由《周髀算经》记载的。《周髀算经·天体测量》告诉后人，"四立"立春立夏立秋立冬，确定于中午的日影之下。

《周髀算经》告诉后人，四时的本源在太阳。

（二）斗柄循环，确定四时

以斗柄四个指向确定四时，这种方法是由《鹖冠子》记载的。

《鹖冠子·环流》："斗柄东指，天下皆春；斗柄南指，天下皆夏；斗柄西指，天下皆秋；斗柄北指，天下皆冬……物极则反，命曰环流。"

《鹖冠子》告诉后人，北斗星斗柄的指向，同样可以确定四时。

（三）黄昏中星，确定四时

所谓"黄昏中星"，就是黄昏时分，二十八星宿中的某一宿出现在南中天（头顶上）。以黄昏中星确定四时，这种方法是由《尧典》记载的。

确定冬至、夏至、春分、秋分这4个节令，《尚书·尧典》中的坐标是两种天文现象：一是太阳；一是二十八星宿。观测太阳，观测的是日出方位。观测中星，观测的是二十八星宿。这里仅介绍"黄昏中星"，请看原文：

日中星鸟，以殷仲春。厥民析，鸟兽孳尾。

日永星火，以正仲夏。厥民因，鸟兽希革。

宵中星虚，以殷仲秋。厥民夷，鸟兽毛毨。

日短星昴，以正仲冬。厥民隩，鸟兽鹬毛。

日，白昼也。宵，黑夜也。

日中，昼夜平均也，这一天是春分。

日永，昼长夜短也，这一天是夏至。

宵中，夜昼均分也，这一天是秋分。

日短，夜长昼短也，这一天是冬至。

春分秋分，昼夜长度平均。夏至冬至，昼夜长度偏颇。

星鸟即二十八星宿的南方朱雀七宿。

星火即二十八星宿的东方青龙七宿。

星虚即二十八星宿的北方玄武七宿。

星昴即二十八星宿的西方白虎七宿。

星鸟、星火、星虚、星昴，黄昏时节出现在南中天的这四颗标志星，是界定四大节令的标志星。

观象，白天观太阳，夜间观星宿。太阳与二十八星宿两个坐标，确定了冬至、夏至、春分、秋分，这四个重要节令。仲春即春分，仲夏即夏至，仲秋即秋分，仲冬即冬至。

太阳可以确定四时，北斗斗柄可以确定四时，二十八星宿同样可以确定四时，总之，四时是由天文决定的，首先是由太阳决定的。

二、四时在《黄帝内经》之外

《黄帝内经》之外的部部经典都有关于四时的经典论断，先秦诸子子子都有重视四时的格言，了解这些，有助于理解《黄帝内经》为什么会以四时为依据论证问题。下面选录三十条中华元典与先秦诸子中的经典论断与格言，供读者鉴赏。

《易经·乾文言》："与四时合其序。"

《易经·系辞上》："变通配四时。"

《易经·系辞上》："变通莫大乎四时。"

《尚书·尧典》："以闰月定四时。"

《周礼·天官》："四时皆有疠疾。"

《逸周书·武顺》："天有四时，不时曰凶。"

《逸周书·周月解》："凡四时成岁，岁有春夏秋冬，各有孟仲季，以名十有二月。"

《逸周书·周月解》："万物春生、夏长、秋收、冬藏。天地之正，四时之极，不易之道。"

《周髀算经·盖天模型》："凡日月运行，四极之道。……故曰运行处极北，北方日中，南方夜半；日在极东，东方日中，西方夜半；日在极南，南方日中，北方夜半；日在极西，西方日中，东方夜半。凡此四方者，天地四极四和。昼夜易处，加四时相及。然其阴阳所终，冬夏所极，皆若一也。"

《黄帝四经·国次》："天地无私，四时不息。"

《黄帝四经·四度》："日月星辰之期，四时之度。"

《礼记·礼运》："播五行于四时。"

《礼记·孔子闲居》："天有四时，春秋冬夏，风雨霜露。"

《礼记·聘礼》："凡礼之大体，体天地，法四时，则阴阳，顺人情，故谓之礼。"

《论语·阳货》："子曰：'天何言哉！四时行焉，百物生焉；天何言哉？'"

《管子·四时》："唯圣人知四时。不知四时，乃失国之基。"

《管子·四时》："四时者，阴阳之大经也。"

《孙子·兵势》："终而复始，日月是也。死而更生，四时是也。"

《尸子·君治》："正四时之制，万物咸利，故谓之神。"

《文子·道原》："和阴阳，节四时，调五行，润乎草木。"

《文子·道原》："以天为盖，以地为车，以四时为马，以阴阳为御，行乎无路，游乎无怠，出乎无门。"

《庄子·在宥》："阴阳并毗，四时不至，寒暑之和不成，其反伤人之形乎！"

《庄子·在宥》："天气不和，地气郁结，六气不调，四时不节。"

《庄子·天道》："春夏先，秋冬后，四时之序也。"

《鹖冠子·王斧》："天用四时，地用五行。"

《鹖冠子·王斧》："天始于元，地始于朔，四时始于历。"

《吕氏春秋·去私》："天无私覆也，地无私载也，日月无私烛也，四时无私行也。"

《吕氏春秋·圆道》："精行四时，一上一下，各与遇，圜道也。"

《吕氏春秋·明理》："寒暑则不当，阴阳失次，四时易节，人民淫烁不固，禽兽胎消不殖，草木庳小不滋，五谷萎败不成。"

《大戴礼记·曾子天圆》："圣人慎守日月之数，以察星辰之行，以序四时之顺逆，谓之历。"

看到这三十条关于四时的论断与格言，笔者有以下几点感受：

其一，思路与方法问题。部部经典谈四时，直接说明的是：部部经典皆重视四时；间接说明的是：部部经典的创造者所受的教育是天文历法的教育，首先是太阳历的教育。子子谈四时，直接说明的是：先秦诸子皆重视四时；间接说明的是：先秦诸子所受的教育是天文历法的教育，首先是太阳历的教育。以天文论人文，是部部经典论证问题的思路；"以太阳论之"，是先秦诸子论证问题的方法。

其二，人天关系问题。人序必须合于四时之序，人则必须合于自然法则，是"应该如此，必须如此，不容商量"的原则。人天关系，是和谐关系。人天和谐关系，首先是和谐于太阳法则，是不是部部经典谈四时，先秦诸子子子谈四时的奥秘所在？！

其三，地球与太阳的动态对应关系。四时的界定，一界定在日影下，二界定在斗柄指向中，三界定在黄昏时节出现在南中天的二十八星宿的某一宿。不同的界定，一个结论：四时界定在地球与天文的对应关系中。

中华先贤还有一个认识，即"日游四极"。《周髀算经·盖天模型》所谈的"日游四极"，实际上是地球公转的四个极限。东西南北，四个极限。地游四极，球体的一半是白天，一半是黑夜：

地游北极，北方日中，南方夜半。

地游东极，东方日中，西方夜半。

地游南极，南方日中，北方夜半。

地游西极，西方日中，东方夜半。

地游四极的四个极点，区分出春分秋分、冬至夏至四个节令；地球自转向日面与背日面，有了白昼黑夜之分。地球公转决定着寒暑，寒暑即周岁的阴阳。地球自转决定着昼夜，昼夜即周日的阴阳。

四时阴阳，源于太阳与地球的对应关系，源于地球与太阳的动态对应关系。明白了《周髀算经·盖天模型》中的四时阴阳，再明白了《周髀算经·天体测量》中的四时阴阳，毫无疑问，会有助于理解《黄帝内经》。

其四，抽象与归纳。一昼一夜，为一阴一阳。一寒一暑，为一阴一阳。一阴一阳，源于从天文到人文的归纳，源于从天文到人文的抽象。

其五，形影关系。春秋冬夏，太阳决定四时。风雨霜露，四时决定四种天气。天文与天气，如影随形。

春生夏长秋收冬藏，四时决定着万物的四种状态。天文与物候，如影随形。

四时之下，人体状态会发生什么变化？"春脉弦，夏脉洪，秋脉浮，冬脉沉。"（《素问·阴阳别论》）一时有一时之脉象，四时有四时之脉象。天体变化与人体变化，如影随形。

其六，人德的参照坐标。大道行矣，天下为公。儒家文化，推崇大公无私。大公无私的参照坐标在何处？在天地在日月。"天无私覆，地无私载，日月无私照，四时无私行。"是《礼记》与《吕氏春秋》记载的"四无私"。天德无私，地德无私，日月之德无私，四时之德无私，"四无私"之中两处涉及太阳。人德应该合于天德，是不是隐含有太阳法则？！

其七，人礼的参照坐标。儒家讲礼！但是，礼并不是出于儒家，而是出于阴阳四时，归根结底，礼仪之礼出于太阳。礼尚往来：来而不往非礼也，往而不来亦非礼也。"往来"之说的参照坐标在何处？在日月在寒暑。《易经·系辞下》："日往则月来，月往则日来，日月相推而明生焉。寒往则暑来，暑往则寒来，寒暑相推而岁成焉。"礼仪之礼，相关于太阳，相关于月亮，相关于四时。

其八，异常即病因。天气异常与万物异常，天气异常与人体异常。寒寒暑热，是正常的自然之序。寒期不寒，暑期不热，是自然之序的异常。春温夏热秋凉冬寒，是正常的自然之序。春不温夏不热秋不凉冬不寒，是自然之序的异常。正常的自然之序，有万物的正常，有人体的正常。自然之序的异常，有万物的异常，有人体的异常。异常即病因！异常之气候，病因也，疾病之因也，疫病之因也。气候的异常，异常的气候，是疾病疫病的总根源。这一认识，是孔子的认识，是庄子的认识，是杂家的认识，也是《黄帝内经》的认识。

其九，系统中的独立体。阴阳、四时、五行、六气，形式上似乎是各自独立、互不相干的独立体，实际上是相互联系、无限循环的整体。太阳回归的总长度一分为二即一寒一暑。一寒一暑即一阴一阳。太阳回归的总长度一分为四即春夏秋冬四时，一分为五即金木水火土五行，一分为六即风暑火湿燥寒六气，不同的名称表达的是同一个体系——太阳回归之法则。

需要特别关注两个论断：一是孔夫子的"播五行于四时"；二是鹖冠子的"天用四时，地用五行"。孔夫子的话，讲五行历被四时历所继承所融合。彝族的"五弟兄分家"的故事与"罡煞图"所表达就是"播五行于四时"。鹖冠子的话，讲历用春夏秋冬四时，而空间用东西南北中五方。在《黄帝内经》中，凡是谈四时的地方，一定会出现与五方的对应。时空一体，是十月太阳历所建立起的时空观。以时间为本，以空间为本，简言之，以时空为本，是中华文化、中医文化的精髓。一定要记住的是：从部部经典到先秦诸子，谈时间一定不会忘记空间，谈四时一定不会忘记五方。

崇尚四时，崇尚太阳法则，是部部经典的基本立场。崇尚四时，崇尚太阳法则，高度重视气候的异常变化，是先秦诸子的基本立场。明白了"这两个"基本立场，再看《黄帝内经》中的"以四时论之"，就会轻松愉快了。

三、四时在《黄帝内经》中

春夏秋冬四时，是《黄帝内经》论证问题的重要依据。

四时可以论气候！

四时可以论物候！

四时可以论脉象！

四时可以论五脏！

四时可以论疾病！

四时可以论针刺！

四时可以论养生！

……

"以四时论之"，在《黄帝内经》中，有专题之论，有分别之论。简要介绍如下：

（一）关于四时的专题之论

《素问》第四篇为《金匮真言论》。四气者，四时也。四时，对应着五方。《金匮真言论》以时空为主线将五方、五色、五脏、五官、五谷、五畜、五音、五数联系到一起。明白了《金匮真言论》中的四时五方一体而论时空观，就明白了《黄帝内经》论证问题的论证方式。时间空间相互联系，万物之间相互联系，人体内部与外部之间相互联系，自然而然的自然组合，体现在下面这段文字之中：

"东方青色，入通于肝，开窍于目，藏精于肝，其病发惊骇，其味酸，其类草木，其畜鸡，其谷麦，其应四时，上为岁星，是以春气在头也，其音角，其数八，是以知病之在筋也，其臭臊。

南方赤色，入通于心，开窍于耳，藏精于心，故病在五脏，其味苦，其类火，其畜羊，其谷黍，其应四时，上为荧惑星，是以知病之在脉也，其音徵，其数七，其臭焦。

中央黄色，入通于脾，开窍于口，藏精于脾，故病在舌本，其味甘，其类土，其畜牛，其谷稷。其应四时，上为镇星，是以知病之在肉也，其音宫，其数五，其臭香。

西方白色，入通于肺，开窍于鼻，藏精于肺，故病在背，其味辛，其类金，其畜马，其谷稻，其应四时，上为太白星，是以知病之在皮毛也，其音商，其数九，其臭腥。

北方黑色，入通于肾，开窍于二阴，藏精于肾，故病在溪（溪：肉之小会为溪。此指四肢肘、膝、腕、踝关节），其味咸，其类水，其畜彘。其谷豆，其应四时，上为辰星，是以知病之在骨也，其音羽，其数六，其臭腐。"

以东西南北中空间五方开篇，是《金匮真言论》的特色。

这一论断以空间五方为主线，将自然界的五色、五音，将天文中的五星，地面上的五谷，家庭中的五畜，时令中的四时，人体内部的五脏，人体外部的五官，人体疾病的五个部位，十月太阳历中的金木水火土五行，河图中的八、七、五、九、六的五个数，时令中的四时，一一联系在一起。

把如此众多的要素联系在一起，合适吗？

肯定！

独立之物，存在于一定时间、一定空间之中。看起来各自独立的独立之物，实际上与方方面面的事物存在着时空联系。

以时空为主线，将天地人物联系在一起而论，是中华先贤论证问题的基本方式。这一方式被《黄帝内经》所继承所延续。《黄帝内经》论证问题，从来不单独而论，而是以时空为主线将上上下下、方方面面的问题联系在一起来认识。请看下面两个论断。

其一，《素问·气交变大论》："《上经》曰：'夫道者，上知天文，下知地理，中知人事，可以长久。'"

其二，《素问·五常政大论》："故治病者，必明天道地理。"

第一个论断，引自《上经》。《上经》是何经典，《黄帝内经》没有介绍。依照常识而论，《上经》在时间上肯定早于《黄帝内经》。《黄帝内经》引用这一论断，延续与强调的是"以道论之"。道在哪里？道在天文地理中，道在时间空间中，道在万物中，当然亦在人体之中。"以道论之"是系统论，论证每一个问题，论证所有问题，必须有"上中下三知"的视野；天上日月星，地上的万物，天地之间的人体，有着必然的联系。有独立之物，独立之物并不能独立存在。此物一定与它物有必然的联系。天体人体一体而论，上中下一体而论，时间空间一体而论，万物与人一体而论，如此之论"以道论之"也。

德国数学家、哲学家莱布尼茨，1666 年出版《组合的艺术》一书，其中谈到一切推理，一切发现，不管是否用语言表达，都能归结为诸如数、字、声、色这些元素的有序组合。

对照《组合的艺术》中的数、字、声、色，《金匮真言论》中的时间、空间、色、音、味、数、谷、畜、人，等等，是不是创造《黄帝内经》的先贤的视野更为开阔？！组合的艺术，艺术的组合，现代计算机理论的模型也。

以四时五方为依据论证问题，论证天地之间的每一个问题，论证天地之间的一切问题，是《金匮真言论》论证问题的基本方式，是《黄帝内经》论证问题的基本方式。

"以四时五方论之"之前，还有"以阴阳五行论之"；"以四时五方论之"之外，还有"以六气论之""以八风九宫论之""以十天干论之""以十二月、十二律论之"，形式不同，实质完全相同，所有这些都在"以太阳论之"的范畴之内。

这里简要介绍三个名词：金匮，玉版，灵兰密室。金匮，又称金柜，保存重要文献的柜子。玉版，刻重要经典的玉片。灵兰密室，黄帝的藏书密室。

《黄帝内经》中的黄帝，凡是听到事关太阳历的常识，例如，阴阳、四时、五运、六气，就会把这些精妙之医道医理刻之于玉版，藏之于金匮，存之于灵兰密室。所谓《金匮真言论》，就是值得藏之于金匮之中的妙语真言。《黄帝内经》，起始于一个善于拜师学习的黄帝。

（二）四时论证的问题

以四时为依据，一部《黄帝内经》论证了方方面面、各个领域的问题。

1. 四时论气候

温热凉寒，中华先贤以春夏秋冬四时为依据论出了四种气候。《黄帝内经》之中，《四气调神论》与《金匮真言论》这两篇是四时论气候的专论。

温热凉寒，是《黄帝内经》论百病之因的依据。

温热凉寒，是《神农本草经》论百药之性的依据。

温热凉寒，可以论百病之因。

温热凉寒，可以论百药之性。

温热凉寒四性，属于物理性质；前面讨论过的百药的酸苦甘辛咸五味与青赤黄白黑五色，均属物理性质。用药，西药重视的是化学成分。用药，中医中药重视的是物理性质。重视化学成分，关注的是精微；重视物理性质，把握的是规律与永恒。

百药五味，抽象的依据是十月太阳历的五行；百药四性，抽象的依据是十二月太阳历的四时；归根结底，认识百药四性五味的根本坐标在太阳历。

2. 四时论物候

春，万物欣荣；夏，万物华实；秋，万物盛平；冬，万物伏藏；一时有一时之态，四时有四时之态；四时不同，物候亦不同；以四时论万物生长收藏的四种状态，《黄帝内经》中有如是之论，部部经典中均有如是之论。万物随四时变化而变化，四时之中，人体会处于静止状态吗？以四时为坐标论物候论人候，是中华先贤建立起的永恒坐标。

3. 四时论风向

四时不同，风向也不同。春，东风；夏，南风；秋，西风；冬，北风。四时春夏秋冬，风向东南西北。四时循环一周，风向循环一周。《圣经·旧约·传道书》："风往南刮，又向北转，不住地旋转，而且返回转行原道。"认识到风向圆周循环，是《圣经》与《黄帝内经》的共同之处，但《圣经》没有把风向循环与四时循环相联系。

4. 四时论五脏

《黄帝内经》从第二篇《四气调神大论》开始，一直将五脏与四时相对应。具体的对应关系为：

肝对应春。

心对应夏。

肺对应秋。

肾对应冬。

脾对应长夏。

实际上脾对应四时之末的十八日。夏季的最后十八日为长夏，以此类推，还应该有长秋、长冬、长春。

时间对应还联系着空间对应，具体的对应关系为：

肝对应东方。

心对应南方。

肺对应西方。

肾对应北方。

脾对应中央。

为什么五脏与时空之间有对应关系？

如此表达思路与方法始于表达十月太阳历的洛书，延续于表达十二月阴阳合历的河图。

仰观天文，俯察地理的中华先贤所认识到的太阳回归，实际上是地球公转。地球公转的时间变化与空间变化是一体的。"地游四极"，记载于《周髀算经》，其认识肯定远远早于《周髀算经》。

时空一体，时空物一体，时空人一体，时空人物一体，是中华先贤的时空观。如此时空观是中华大地上的第一部书（洛书）奠定的。

认识人，认识物，认识一物，认识万物，都与一定的时间空间相联系，是中华先贤的方法论。如此方法论是中华大地上的第一部书（洛书）奠定的。

至于为什么将肝对应春，心对应夏，肺对应秋，肾对应冬，脾对应长夏？时空观之外，可能还有解剖的实际观察。

5. 四时论疾病

四时与五脏疾病之间有对应关系。《素问·金匮真言论》的具体对应关系：

东风生于春，病在肝。

南风生于夏，病在心。

西风生于秋，病在肺。

北风生于冬，病在肾。

长夏、长秋、长冬、长春四时之末，病在脾。

四时之气会引起五脏之病，是"当时之因"与"当时之病"。

"当时之因"引起"当时之病"，是一种因果关系。还有一种因果关系，即"前一时之因"会引起"后一时之病"。

《素问·阴阳应象大论》："冬伤于寒，春必温病；春伤于风，夏生飧泄；夏伤于暑，秋必痎疟；秋伤于湿，冬生咳嗽。"

这一论断揭示的是前因后果——前时之因，后时之果。

"四时之气，更伤五脏。"

关于四时与五脏之病的关系，《素问·生气通天论》如此结论。这个结论，可以进一步精确为："四时之邪气，更伤五脏。"

《周礼》之中同样有以四时为坐标论疾病的思路。《周礼·天官》："四时皆有疠疾：春时有痟首疾，夏时有痒疥疾，秋时有疟寒疾，冬时有嗽上气疾。"

6. 四时论脉象

"野芳发而幽香，嘉木秀而繁阴，风霜高洁，水落而石出者，山间之四时也。"四时不同，山间的景象也不同。一时有一时之景象，四时有四时之景象，欧阳修在《醉翁亭记》中留下如此精美的话语。

四时不同，人体的脉象会相同吗？

春脉如弦，夏脉如钩，秋脉如浮，冬脉如石，是《素问·玉机真藏论》以四时为坐标论出的四种脉象。

何谓弦？弓弦一样。春应肝。肝之脉象正直而长，所以称为弦脉。

何谓钩？像钩一样。夏应心。心之脉象来时充盛，而去时反衰，所以称为钩脉。

何谓浮？如水浮物一样。秋应肺。肺之脉象来时轻虚而浮，而去时散漫，所以称为浮脉。

何谓石？水落石出之象。冬应肾。肾之脉象来时沉而搏指，所以称为石脉，

《素问·阴阳别论》篇中还有"春脉弦，夏脉洪，秋脉浮，冬脉沉"之说。

词语稍有不同，实质完全一样。脉象随四时而变。一时一种脉象，四时四种脉象。

7. 四时论养生

春养肝，夏养心，长夏养脾，秋养肺，冬养肾。这是《黄帝内经》中的养生原则。

养生如何养？一是法于阴阳；二是起居有时；三是饮食有节。

法于阴阳，首先是法于昼夜。昼动夜静，阳动阴静，是每一天都必须遵守的自然法则，昼不动夜不静，即"该睡不睡，该起床不起床"，要不了多久，铁打的人也会猝然死亡。

起居有时，首先是"该睡即睡，该起床即起床"，还有随四时而变的休息制度。春，夜卧早起；夏，夜卧早起；秋，早卧早起；冬，早卧晚起。

饮食有节，首先是节以制度。日有三餐，是规矩，不要随意加减。

8. 四时调五味

春多酸，夏多苦，秋多辛，冬多咸，酸苦辛咸四味之中再调之以滑甘，是《周

礼·天官》中以四时调五味的原则。

为什么春宜酸？因为春应肝，肝应春。四时调五味的根本原因在于五味与五脏的时间性。"酸入肝，辛入肺，苦入心，咸入肾，甘入脾，是谓五入。"五味入五脏，是《素问·宣明五气》篇中的答案。五脏应四时，《素问·金匮真言论》有答案。四时这一永恒坐标，被中华先贤引入饮食调味之中。

甘甜之甘，可以调入四时的任何一时，可以调入酸苦辛咸任何一味。为什么？因为甘入脾。脾，非一时之脏。春夏秋冬，无论哪一时必须以脾胃为本。

9. 四时论针刺

针刺为什么要循四时之序？原因有二：一是人体体内之气，其运行规律随四时变化而变化；二是人体五脏与四时有对应关系。

春夏秋冬，体内运行之气，有由浅而深的变化。《灵枢·终始》："春气在毛，夏气在皮肤，秋气在分肉，冬气在筋骨，刺此病者各以其时为齐。"春浅而冬深，冬深而春浅，气之深浅随四时循环而循环。

春取络脉，夏取经脉，秋取六腑之穴，冬季是封藏闭塞的季节，肌肤腠理闭塞，应该多用药而少用针。针刺循四时，如此原则是在《素问·通评虚实论》篇中出现的。

详细的深浅之论，是在针经《灵枢》中出现的。《灵枢·本输》："春取络脉诸荥大经分肉之间，甚者深取之，间者浅取之。夏取诸腧孙络肌肉皮肤之上。秋取诸合，余如春法。冬取诸井诸腧之分，欲深而留之。此四时之序，气之所处，病之所舍，脏之所宜。"春浅冬深，《灵枢》与《素问》完全一致。

用针取穴，为何要遵循四时之序？答：穴位对应五脏，五脏对应四时。《难经·七十四难》："经言春刺井，夏刺荥，季夏刺腧，秋刺经，冬刺合者，何谓也？然。春刺井者，邪在肝；夏刺荥者，邪在心；季夏刺腧者，邪在脾；秋刺经者，邪在肺；冬刺合者，邪在肾。"

10. 四时论升降出入

阴阳二气，四时之中有升降出入之变。升降出入之变，决定着万物的生长收藏之变。《素问·六微旨大论》："升降出入，无器不有。"这一论断的八个字，前四个字讲阴阳二气的变化，后四个字讲万物的繁衍生息。《易经·系辞上》："形乃谓之器。"《易经·系辞下》："形而下者谓之器。"两个论断，一个意思：有形之物即是器。一个"器"字，两重意义：一是自然之器，一是人工之器。自然之器就是生气勃勃的万物，人工之器就是人所发明的生产工具、生活器具，以及用于狩猎、战争的武器。"升降出入，无器不有"所谈的器，是有形之万物。

万物生息在阴阳二气升降出入四种变化之下。阴阳二气何时升？何时降？何时出？何时入？

冬至一阳升，万物开始萌芽。

春分三阳开泰，万物露出地面。

夏至一阴降，佳木秀而繁阴，果实挂满枝头。

秋分阳气沉入地下，万物开始成熟，开始枯黄。

阴阳二气升降出入的四种变化，具有严格的规定性：冬至，太阳直射于南回归线；夏至，太阳直射于北回归线；春分、秋分太阳直射于赤道线。

冬至夏至"两至"，春分秋分"两分"，在《黄帝内经》中被视为"天地之正纪"。《素问·至真要大论》："气至之谓至，气分之谓分，至则气同，分则气异，所谓天地之正纪也。"

冬至阴极，冬至点上只有一种气——阴气。夏至阳极，夏至点上只有一种气——阳气。如此"至则气同"。

"气同"点是变化点，是"阳极生阴，阴极生阳"的变化点。

"气同"之"同"，盛极之极也。冬至，阴气盛极；夏至，阳气盛极。极处生变，极处复返。

冬至为阴极，阴极生阳。夏至为阳极，阳极生阴。阳气由黄泉之下开始上升，阴气由九天之上开始下降。如此阳升阴降，才有阴阳和合。阴阳和合，才有生命的诞生和延续。

升降，演化出医理中的水火相济，演化出医术中的补泻原则。

分，两分之分也。春分秋分，昼夜平均两分。春分秋分点上，均匀地存在着阴阳两种气，"分则气异"的奥秘就在这里。春分秋分，昼夜平均。春分秋分，阴阳两分。

《礼记·月令》与《吕氏春秋·十二纪》里均有仲春"日夜分",仲秋"日夜分"的记载。《淮南子·天文训》中有"八月二月,阴阳气均,日夜分平"的记载。在人文中,"春秋"可以喻历史,所以然者何?公平之平也。

阴阳平衡,在《黄帝内经》中,是医治疾病的终极目标。请看下面三个论断。

其一,《素问·三部九候论》:"无问其病,以平为期。"

其二,《素问·至真要大论》:"谨察阴阳所在而调之,以平为期。"

其三,《汉书·艺文志》介绍《黄帝内经》,最后的结论中有八个字:"通闭解结,反之以平。"

中医的哲学,不是对抗,而是平衡。中医的终极目的,不是消灭细菌,而是争取寒热平衡,虚实平衡。

阴阳平衡,阴阳平均,演化出医理医术的终极目的——"以平为期"。

升降,方法也。平衡,目的也。方法与目的,都从天道来,亦即从"天地之正纪"中来。十二月太阳历的"两分两至",天地之正纪也。

这里要特别介绍一下脾胃在平衡点上的重要性。太阳法则(升降规律)的平衡点在春分秋分,人体的平衡点在脾胃。升降,应该重视脾胃的补泻。

饮食进入脾胃,化为气血,气血是后天之本。《素问·平人气象论》先有"人以水谷为本,故人绝水谷则死,脉无胃气亦死"的结论,后有反复强调春夏秋冬四时"皆以胃气为本"的告诫。"脾为后天之本"[1]。气血平衡,阴阳平衡,一定不能忘记脾胃这个中枢点。心肾相交,水火相交,如此是平衡;脾胃健康,是最基础的平衡。

(三)《黄帝内经》中关于四时的经典论断

以四时论证问题,《黄帝内经》留下丰富的论断,这里选择几条,供读者鉴赏。

[原文]《素问·阴阳应象大论》:"四时阴阳,尽有经纪。"

[译文]"经纪"者,秩序也,规律也,规定也。春夏秋冬四时,具有严格的秩序性、规律性与规定性。如此"三性",界定于日影长短两极变化之中。

1　李中梓:《医宗必读》。

冬寒夏热的变化即阴阳变化，春温秋凉的变化即阴阳变化。以四时论阴阳，先秦诸子与《黄帝内经》息息相通。摘录墨子、管子、文子、庄子的四条论断，供读者鉴赏：

《墨子·天志中》："四时调，阴阳雨露也时，五谷孰，六畜遂，疾菑、戾疫、凶饥则不至。"

《管子·四时》："是故阴阳者，天地之大理也；四时者，阴阳之大经也。"

《文子·道原》："和阴阳，节四时，调五行，润乎草木。"

《庄子·知北游》："阴阳四时运行，各得其序。……此之谓本根，可以观于天矣。"

将四时与阴阳一体而论，先秦诸子与《黄帝内经》的立场完全一致。

[原文] 《素问·诊要经终论》："春夏秋冬，各有所刺，法其所在。"

[译文] 春夏秋冬，四时不同，用针的方法也不同：一是以时序讲究浅深；二是要辨别认清"此时之脏"的穴位。如此者，"各有所刺，法其所在"也。

[原文] 《素问·阴阳离合论》："故生因春，长因夏，收因秋，藏因冬，失常则天地四塞。"

[译文] 万物生长收藏的四种状态，根本原因在于随时而变。春生夏长秋收冬藏，如此为正常之天地之道。春不生夏不长秋不收冬不藏，如此为失常之"天地四塞"。

中医经典为何谈万物？万物者，人之同胞兄弟也。四时气候正常，有万物正常；万物正常，有人体正常。四时气候异常，有万物异常；万物异常，人体必然异常。异常即疾病。如此方法，"援物比类"也，"引物比类"也。比类，分析之外的方法，实验之外的方法。在没有实验室、显微镜的远古时期，中华先贤所采用的方法就是比类。

将万物与人放在一起研究，以天地为父母，以万物为兄弟，是中华文化与中医文化的根本思路。天地人，为一分为三合三为一的关系，天地人物为一分为四合四为一的关系。天有病，人一定有病；地有病，人一定有病；万物有病，人一定有病。研究人体疾病，仅仅孤立地以人论人，不可能得出正确的结论。

[原文] 《素问·平人气象论》："春夏而脉瘦，秋冬而脉浮大，命曰逆四时也。"

[译文] 脉象随四时变化而变化。四时不同，脉象亦不同。随时正常之脉象，春夏浮大而秋冬瘦小。逆时非常之脉象，春夏瘦小而秋冬浮大。

【原文】《素问·至真要大论》："故阳之动，始于温，盛于暑；阴之动，始于清，盛于寒。春夏秋冬，各差其分。"

【译文】春夏，气候由温而热；秋冬，气候由凉而寒。四时不同，气温亦不同。温热凉寒，天气四维。天气变化与时令变化为形影关系，是创造中医文化先贤的基本认识。这一认识既具有永恒性，又具有常青性。

【原文】《素问·至真要大论》："《脉要》曰：'春不沉，夏不弦，冬不涩，秋不数，是谓四塞。'"

【译文】这里讲四种病态脉象。四时是论证问题的坐标，脉象分正常与非常。脉象随时，谓之四通；脉象逆时，谓之四塞。

【原文】《灵枢·本神》："故智者之养生也，必顺四时而适寒暑，和喜怒而安居处，节阴阳而调刚柔，如是则僻邪不至，长生久视。"

【译文】太阳在南北回归线之间的一来一往，形成了一年中的寒暑两截。寒暑即阴阳，是周岁的一阴一阳。太阳回归，时间总长度一分为四即春夏秋冬。昼夜可以论刚柔。《易经·系辞上》："刚柔者，昼夜之象也。"智者养生，一要顺从寒暑之序，二要顺四时之序。寒暑之序，四时之序，均属于太阳回归之序。智者养生，还必须顺从昼夜之序。昼夜之序，属于日往月来之序。总之，养生必须顺从太阳之序，必须顺从日月之序。

【原文】《灵枢·四时气》："四时之气，各有所在，灸刺之道，得气穴为定。故春取经血脉分肉之间，甚者深刺之，间者浅刺之；夏取盛经孙络，取分间绝皮肤；秋取经腧，邪在府，取之合；冬取井荥，必深以留之。"

【译文】人气随天气变，四时不同，人体之气所在位置也不同，引起的疾病不同，发病部位也不同，所以灸刺取经、取穴、深浅程度也不同。

【原文】《灵枢·寒热病》："春取络脉，夏取分腠，秋取气口，冬取经输，凡此四时，各以时为齐。"

【译文】春取 A，夏取 B，秋取 C，冬取 D，春夏秋冬四时不同，针刺取穴取经也不同。遵循四时之序，遵循寒暑之序，是针刺之纲纪。

针刺，辨证施治是基本方法。

针刺，辨时施治是根本方法。

[原文]《灵枢·五乱》："黄帝曰：'经脉十二者，别为五行，分为四时，何失而乱？何得而治？'岐伯曰：'五行有序，四时有分，相顺则治，相逆则乱。'"

[译文]四时，十二月太阳历的四季；五行，十月太阳历的五季。人体合于天体，首先合于太阳法则。合于四时，合于五行，说法不同，意思一样：人体养生，人体医病，必须合于太阳法则。

十二经脉合于四时五行，五脏六腑合于四时五行，气血运行脉合于四时五行，人体从整体到精细，一动一静均合于四时五行。

五脏之气顺应四时五行之序为顺，五脏之气逆于四时五行之序为乱。十二经脉之气顺应四时五行之序为顺，五脏之气逆于四时五行之序为乱。顺则治，逆则乱。治，健康也；乱，疾病也。

[原文]《灵枢·五乱》："黄帝曰：'何谓相顺？'岐伯曰：'经脉十二者，以应十二月。十二月者，分为四时。四时者，春秋冬夏，其气各异，营卫相随，阴阳已和，清浊不相干，如是则顺之而治。'"

[译文]黄帝的问题是："如何才能算是顺从四时五行？"

首先是合于寒暑之序。寒则添衣，暑则消暑；寒者热之，热者寒之；即是合于寒暑。合于寒暑即合于阴阳。如果"寒不添衣，暑不消暑"，肯定引起疾病。

其次是四时之序，生活安排必须合于春暖夏热秋凉冬寒的气候特征，否则就会引起疾病。

养生必须遵循四时五行之序。春养肝，夏养心，秋养肺，冬养肾，是养生之序。春以胃气为本，夏以胃气为本，秋以胃气为本，冬以胃气为本，长夏以胃气为本；胃属土，土位于中央，统帅于四方，是五行之序。

春三月，夏三月，秋三月，冬三月，一共12个月。月月都有四时之属性，月月都应该有"该干什么，该吃什么，该穿什么"的问题。这些问题的解答，必须以太阳回归法则为依据，即是"顺之而治"。

[原文]《灵枢·五乱》："黄帝曰：何谓逆而乱？岐伯曰：清气在阴，浊气在阳，

营气顺脉，卫气逆行，清浊相干，乱于胸中，是谓大悗。故气乱于心，则烦心密嘿，俯首静伏；乱于肺，则俯仰喘喝，接手以呼；乱于肠胃，则为霍乱；乱于臂，则为四厥；乱于头，则为厥逆，头重眩仆。"

[译文]生活如果违反了太阳回归法则，错乱寒暑之序，错乱四时之序，必然会引起体内的营卫之气错乱。营卫之气，营气内行行于经脉，卫气外行行于皮肤。如果营卫之气错乱，乱在何处，病在何处：乱于心，心有病；乱于肝，肝有病；乱于头，头有病；乱于臂，臂有病。其他以此类推。

[原文]《灵枢·顺气一日分为四时》："黄帝曰：'愿闻四时之气。'岐伯曰：'春生夏长，秋收冬藏，是气之常也，人亦应之，以一日分为四时，朝则为春，日中为夏，日入为秋，夜半为冬。朝则人气始生，病气衰，故旦慧；日中人气长，长则胜邪，故安；夕则人气始衰，邪气始生，故加；夜半人气入藏，邪气独居于身，故甚也。'"

[译文]日影长短变化所分出的四时，是一岁中的四时。昼往夜来的变化所分出的四时，是一日中的四时。一岁可以分四时，一日同样可以分四时：日出如春，日中如夏，日落如秋，夜半如冬。

一岁之中的四时，太阳之阳气决定着万物生长收藏的四种变化。

一日之中的四时，人体之阳气决定着病情轻重的四种变化。

春（朝），阳气始生；夏（午），阳气始长；秋（夕），阳气始衰；冬（夜），阳气始藏。阳气始生，病气则退；阳气始长，病体则安；阳气始衰，邪气始生；阳气始藏，病情加重。

一日之内，随着阳气生长收藏的四种变化，病情会随之发生轻重不同的四种变化。病情自行变化，只有气理论能够解释。西医没有气理论，所以解释不了一日之内病情的自行变化。

（四）四时之简要述评

在《黄帝内经》之中，源于太阳的四时可以论证一切问题。

为什么？

四时者，道也。

《逸周书·周月解》："万物春生、夏长、秋收、冬藏。天地之正，四时之极，不易之道。"

四时即道，所以，四时可以论一切。

（五）四时的实质

春夏秋冬四时，从现象上看，是立竿测影区分出来的，从实质上看，是地球公转大圆一分为四的结果。

地球公转大圆，一分为二是一阴一阳。

地球公转大圆，一分为四是春夏秋冬。

四时的实质源于地球与太阳的对应关系，源于地球与太阳动态的对应关系。

第二节　　六气

六气，是《黄帝内经》论证问题的重要依据。

六气与五运并列，称为"五运六气"。

六气，运用于《黄帝内经》，但是"六气"一词的源头并不在《黄帝内经》。

"六气"的出处在《周髀算经》。六气之本源在十二月太阳历。

六气，是四时之后的进一步细分。六气，是中华先贤对气候研究的成果。六气，研究的对象是气候的正常与异常，重点在异常。

关于六气，《素问》中有两篇大论，一篇是《六微旨大论》，一篇是《六元正纪大论》。实际上，《天元纪大论》有一半内容也是讨论六气的。论而称大者，《素问》之中一共有八篇，六气之论占据八分之三。六气在《黄帝内经》中的地位，可见一斑。

彝族文化同样有以太阳历论六气的论述，而且论述得形象生动，让人过目不忘。

一、六气的确定

六气，确定于立竿测影之下。换言之，六气的母源在太阳，在太阳回归。

《周髀算经·日月历法》："外衡冬至，内衡夏至，六气复返，皆谓中气。"

外衡，今天的南回归线；太阳直射于南回归线，这一天是二十四节气中的第一节——冬至。冬至，是太阳回归年的起始点，是阳气的萌芽点。

内衡，今天的北回归线；太阳直射于北回归线，这一天是二十四节气中的第十三节——夏至。夏至，是太阳回归年的转折点，是阴气的萌芽点。"两至"之循环，太阳回归也，六气复返也。详见"七衡六间图"。

从冬至到夏至，《周髀算经·天体测量》分出12个节气——冬至、小寒、大寒、立春、雨水、惊蛰、春分、清明、谷雨、立夏、小满、芒种。12个节气分为六气六节：冬至、大寒、雨水、春分、谷雨、小满为气，小寒、立春、惊蛰、清明、立夏、芒种为节。冬至，为二十四节气的第一气。

从夏至到冬至，《周髀算经·天体测量》分出12个节气——夏至、小暑、大暑、立秋、处暑、白露、秋分、寒露、霜降、立冬、小雪、大雪。12个节气分为六气六节：夏至、大暑、处暑、秋分、霜降、小雪为气，立冬、大雪、小暑、立秋、白露、寒露为节。夏至，为后半年的第一气。

二十四节气的时间长度与太阳回归年的时间长度相等，平均数据为365.25日。

论气不论节，从冬至到夏至有六气，从夏至到冬至有六气。太阳回归，一来有六气，一往有六气。"六气复返，皆谓中气"的所以然，就在此处。

从外衡到内衡，再从内衡到外衡，如此循环一次即一个太阳回归年。从南回归线到北回归线，再从北回归线到南回归线如此循环一次即一个太阳回归年。六气的母源，在太阳回归。

太阳回归，一来一往。一来有六气，一往有六气。一来一往实际上是十二气。十二气，即十二个太阳月。

太阳月的时间长度为：

$$365.25 \div 12 = 30.44（日）$$

一节一气的时间长度为：

$$30.44 \div 2 = 15.22（日）$$

六气为何又称"中气"？中，月中之中也。中气，月中之气也。节位于月初，气位于月中。月初为节，月中为气。

二、朔望月融合的"六气"

现实生活中的一年 12 个月，属于太阴历。太阴历界定出的月，为朔望月。朔望月，以月亮圆缺一次为基准。二十四节气，融入朔望月，形成了一月一节一气的格局。十二个朔望月中的节与气排布如下：

正月（寅）立春、雨水。

二月（卯）惊蛰、春分。

三月（辰）清明、谷雨。

四月（巳）立夏、小满。

五月（午）芒种、夏至。

六月（未）小暑、大暑。

七月（申）立秋、处暑。

八月（酉）白露、秋分。

九月（戌）寒露、霜降。

十月（亥）立冬、小雪。

十一月（子）大雪、冬至。

十二月（丑）小寒、大寒。

一个朔望月中含一节一气。月初为节，月中为气。

必须清楚的是，朔望月属太阴历，二十四节气属太阳历。朔望月的时间长度短于一节一气，一定的时间之后，就会出现一个奇怪的现象：这个月只有节而没有气。此时，就必须以多设一个闰月来恢复一节一气的正常局面。

三、闰月无中气

太阳回归分出的太阳月与月亮圆缺一次界定的朔望月，两者之间的时间长度是有差距的。

太阳月的时间长度为：

$$365.25 \div 12 = 30.44 \text{（日）}$$

朔望月的时间长度为：

$$27759 \div 940 = 29.53 \text{（日）}$$

两者之间的时间差为：

$$30.44 - 29.53 = 0.91 \text{（日）}$$

累积 33 个月，太阳月与朔望月的时间差就会积为：

$$0.91 \times 33 = 30.03 \text{（日）}$$

30.03 日，已经是一个月的时间长度。

调整太阳历与太阴历之间的时间差，此处此时要设置一个闰月。

闰月之月无中气，即闰月之月有节无气。

这一数据出于《周髀算经·日月历法》。原数据为分数 $29\frac{499}{940}$，换算成小数为 29.53085。

分母 940，是太阴历 76 年加 28 个闰月得出的总月数。太阴历的 76 年加 28 个闰月的总天数是 27759 日。只有在这一日，太阳与月亮两者才能会合在同一起跑线上。只有在这一天，太阳历与太阴历的时间差才会完全消除，即太阳历与太阴历的天数完全一致。

介绍这些数据的来源，是想说明一个问题，即朔望月时间长度的确定，节与气的区分与确定，太阳历与太阴历的融合，具有极其严密的规定性。天上的月亮，有圆缺之变。为什么？月亮圆缺之变，其决定因素并不在月亮本身，而在太阳、月亮、地球三者之间变动的对应关系。月亮运转到太阳与地球之间，月光消失的月缺；地球运转到太阳与月亮之间，月光满满的月圆。月缺定为朔望月的初一，月圆定为朔望月的十五，初一十五，是日月地三者两次三点一线对应关系决定的。天上的月圆月缺，会引起地球上江河潮汐的起落，会引起人体之内气血的虚实，这一规律被中华先贤所发现。月亮圆缺，化为中医文化中的虚实之哲理。百年来的文化批判者，一谈气就火冒三丈，一谈中医就斥之为玄学，实际上中医气理论的每一个基础性要素都具有严格严密的规定性。谓予不信，请看 76 年这一数据，请看看 27759 日这一数据，请看看初一月缺、十五月圆的规律性；在精益求精的先贤面前，是否应该感到羞愧呢？！

四、"六气"之名

风气、热气、湿气、火气、燥气、寒气，是《素问·天元纪大论》区分出的"六气"。

火气、热气、燥气、风气、寒气、湿气，是《素问·六微旨大论》区分出的"六气"。

火气、暑气、燥气、风气、寒气、湿气，是《素问·六元正纪大论》区分出的"六气"。

六气之名，三篇大论的原则是一样的。字面上小有差别，实质则完全一样。

如此六气，并非太阳回归年两截之分的前六气后六气，而是以两个月为单位，将12个月分为六气。

五、彝族文化中的六气

六气的这两种分法，可以在彝族文化里找到共鸣。

以十二月太阳历为依据分出前后两截，前一截为阳六气，后一截为阴六气，如此六气之说，是在彝族《宇宙人文论》这部典籍出现的。

《宇宙人文论》中有一篇《论闰年闰月和大月小月》，文章中有一幅"闰年闰月图"，这幅图的注释中出现六气之说：

十一月为天一气。

十二月为天二气。

正月为天三气。

二月为天四气。

三月为天五气。

四月为天六气。

五月为地一气。

六月为地二气。

七月为地三气。

八月为地四气。

九月为地五气。

十月为地六气。

需要解释几个问题：

（一）为何"天一气"开端于十一月

原则性的答案是：因为冬至在十一月。

详细的解答有以下几点：年首在冬至，气首在冬至，节首在冬至，岁首在冬至。

冬至，日影最长点。太阳回归年以冬至为第一天，年首在冬至。

从冬至这一天开始，太阳开始回归，日影开始变短，阳气在冬至萌芽，气首在冬至。冬至是阳气萌芽的第一天，就是《苗族古历》所定位的"冬至阳旦"。

二十四节气以冬至为第一节，节首在冬至。

太阳回归论岁，冬至为岁首。

年首、节首、气首、岁首，冬至具有多重"首先"意义。所以，天一气开端的端点在十一月。

（二）顺序性

以冬至为起点，一、二、三、四、五、六，6个月一月一气，天之气一共六气。天为阳，天之气为阳气。阳气有顺序性。

以夏至为转折点，一、二、三、四、五、六，6个月一月一气，地之气一共六气。地为阴，地之气为阴气。阴气有顺序性。

（三）规定性

冬至，太阳相交于南回归线；夏至，太阳相交于北回归线。两条回归线，具有严格的规定性。阳气的起点在冬至，终极点在夏至；阴气的起点在夏至，终极点在冬至。

（四）循环性

四时，无限循环；六气，无限循环。太阳回归下的四时与六气，其运行状态均为无限循环。

（五）六气异常：疾病与疫病的根本原因

无限循环的六气，有正常异常之分。异常之六气，是万物疾病的原因，是人体疾病与疫病的原因。异常，过也，不及也。

冬至所在月为十一月。这种太阳历为夏历。

彝族文化以太阳为坐标合理地解释了六气的来源。六气，实际上是十二月一分为二分出的阳六气、阴六气。

以两个月为单位，将一个太阳回归年分出六气。这种分法是在《中国彝族通史》中出现的（图9-1）。

《中国彝族通史·第二章》有一篇六气划分的文章。文中这样描述：

十一月鼠相月，为乾一气；

十二月牛相月，为乾二气；

十一月十二月，萌气掌时令。

一月为虎相月，为乾三气；

二月为兔相月，为乾四气；

一月和二月，生气掌时令。

三月龙为主，为乾五气；

四月蛇为主，为乾六气；

三月和四月，长气掌时令。

五月马为主，为坤一气；

六月羊为主，为坤二气；

五月和六月，沉气掌时令。

七月猴为主，为坤三气；

八月鸡为主，为坤四气；

七八两个月，收气掌时令。

九月狗为主，为坤五气；

十月猪为主，为坤六气；

九十两个月，藏气掌时令。

萌气、生气、长气、沉气、收气、藏气，两个月为一气，一个太阳回归年12个月一共分六气。

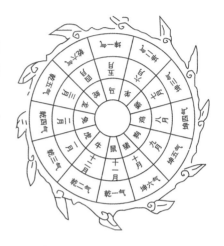

图 9-1　《中国彝族通史》中的天地（乾坤）六气图

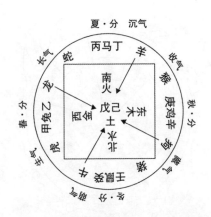

图 9-2 《中国彝族通史》中的六气升降循环图

六气六种状态，决定着万物的六种状态：

萌气，阳气初生，万物萌芽。

生气，阳气初盛，春生万物。

长气，阳气旺盛，夏长万物。

沉气，阴气初降，万物结果。

收气，阴气普降，万物成熟。

藏气，阴气旺盛，万物枯黄。

前三气，关乎万物生长；后三气，关乎万物收藏。彝族文化论六气，语言生动，定量准确，让人一目了然，过目不忘（图 9-2）。

《周髀算经》指出，六气的本源在太阳。

彝族文化同样指出，六气的本源在太阳。

六、六气在《黄帝内经》中

风寒湿热燥暑六气，是《黄帝内经》论证问题的重要依据。

六气可以论气候！

六气可以论物候！

六气可以论疾病！

六气可以论音律！

六气可以论天道！

……

（一）六气的专题之论

六气，《素问》中有八篇大论；八篇大论中，有三篇是六气的专题之论；这三篇大论是：第六十六篇的《天元纪大论》，第六十八篇的《六微旨大论》与第七十一篇的《六元正纪大论》。研究六气，必须通读这三篇大论。

以书论书，可能会觉得有些复杂。以太阳回归而论，六气只不过是寒暑、四时之后的进一步细分。

六气，太阳回归周期中的六种气候也。

（二）六气的具体之论

论六气，出现三分的阴阳——少阴、厥阴、太阴；少阳、阳明、太阳。

在河图洛书、太极八卦里，出现的是两分的一阴一阳。而在六气这里出现三分阴阳，即少阴、太阴之间又加了厥阴，少阳、太阳之间又加了阳明。阴与阳之间，又出现过渡性的厥阴、阳明。如此三分，有根本性的解释吗？

有！

在苗族文化里，一阴一阳之间还有一个不阴不阳。表示三分阴阳，苗族文化创造了三个符号○、●、☉。○表示阳，●表示阴，☉表示不阴不阳。

《苗族古历》作者、苗族学者吴心源先生解释，在太阳历中，阴阳代表寒暑两极，而不阴不阳则代表寒暑两极过渡地带的温暖季节。

三分阴阳与六气的关系，首先是在《素问·天元纪大论》篇中出现的：

厥阴之上，风气主之。

少阴之上，热气主之。

太阴之上，湿气主之。

少阳之上，相火主之。

阳明之上，燥气主之。

太阳之上，寒气主之。

所谓本也，是谓六元。

相同的论断，在《六微旨大论》篇中亦有出现。三分阴阳与六气的对应关系如下：

少阴对应热气，厥阴对应风气，太阴对应湿气。

少阳对应相火，阳明对应燥气，太阳对应寒气。

如此对应关系，值得重新讨论，重新认识。

对照日影揭示的寒暑之序、四时之序、五行之序、八节之序、二十四节气之序，三分阴阳与六气的对应关系，似乎"不应该这样"。

例如，太阳，三阳纯阳之阳，为什么对应的是寒气？

例如，太阴，三阴纯阴之阴，为什么对应的是湿气？

这一疑惑，将在下面讨论。

（三）因天之序

在黄帝的视野里，六气就是无限循环的"天之道"。黄帝希望岐伯能够详细解释，使之"令终不灭，久而不绝"。岐伯在详细解释之前，先有一个原则性的解释："明乎哉问天之道也！此因天之序，盛衰之时也。"

序，涉及天文历法，首先涉及的是太阳历。六气，在太阳回归之序中。要想弄懂六气，必须弄懂太阳回归之序。

因天之序，因的是太阳回归之序。《素问·八正神明论》："因天之序，盛虚之时，移光定位，正立而待之。""移光定位"者，立竿测影也。寒暑，界定于立竿测影之下；四时，界定于立竿测影之下；八节，界定于立竿测影之下；二十四节气，界定于立竿测影之下。因天之序，所因是太阳回归之序！

"因天之序"之外，还有"因时之序"；"因时之序"之外，还有"四时之序"；因天之序、因时之序、四时之序，说法不同，意思一样，强调的都是太阳回归之序。

因太阳之序，因的是寒暑之序、四时之序、五行之序、六气之序、八节之序、十二月之序、二十四节气之序。

因太阳之序，因的是盛衰之序。寒暑可以论盛衰。寒暑论阴阳，寒阴而暑阳；阳论盛，阴论衰；太阳回归周期一分两截，前一截论阳论盛，后一截论阴论衰。以太阳论之，阳为盛，阴为衰。《黄帝四经·经法·四度》中有"盛而衰，天地之道也"之论，《淮南子·泰族训》中有"天地之道，极则反，盈则损"之论；盛衰者，寒暑也。盛衰，还有一个出处，就是月亮圆缺。以月亮论之，圆为盛，缺为衰。"盛衰之时"，月亮圆缺的两种状态也。月亮圆缺论盛衰，《淮南子·地形训》中有"蛤蟹珠龟，与月盛衰"之论；《淮南子·说山训》中有"月盛衰于上，则蠃蛖应于下，同气相动，不可以为远"之论；盛衰者，月之圆缺也。

月亮圆缺与六气无关，与六气相关的是太阳回归。

（四）重新对应六气

《黄帝内经》所讲的六气，应该是两个月为一气的六气。从冬至到夏至 6 个月分出阳三气，从夏至到冬至分出阴三气。

阳气为上升之气。上升，应该是一步步地上升。上升的三部曲应该是：少阳—阳明—太阳。

阴气为下降之气。下降，应该是一步步地下降。下降的三部曲应该是：少阴—厥阴—太阴。

如果如此"因天之序"没有错，那么三阴三阳与六气就应该有一个重新对应关系：

少阳，对应的应该是初春之风。

阳明，对应的应该是初夏之热。

太阳，对应的应该是夏至之火。

少阴，对应的应该是初秋之湿。

厥阴，对应的应该是初冬之燥。

太阴，对应的应该是冬至之寒。

按照太阳回归的法则，六气应该如此对应！

如此对应，六气才真正符合"因天之序"。

（五）《难经》以两至论三阴三阳

《难经·第七难》："冬至之后，得甲子，少阳王，复得甲子阳明王，复得甲子太阳王，复得甲子太阴王，复得甲子少阴王，复得甲子厥阴王。王各六十日，六六三百六十日，以成一岁。此三阳三阴之王时日大要也。"

冬至之后的第一个甲子（60日），由少阳司令。

冬至之后的第二个甲子（60日），由阳明司令。

冬至之后的第三个甲子（60日），由太阳司令。

王者，司令也，主管也。"少阳王""阳明王"，讲的就是这一甲子的主管者。

冬至是太阳回归年的起始点。《苗族古历》将冬至定为阳旦。阳旦者，阳气萌芽的第一天也。冬至一阳生（升），然后一阳二阳三阳，少阳阳明太阳，三个甲子6个月，如此顺序，如此划分，显然符合太阳回归的自然法则。

夏至是太阳回归年的转折点。《苗族古历》将夏至定为阴旦。阴旦者，阴气萌芽的第一天也。夏至一阴生（降），然后一阴二阴三阴，少阴厥阴太阴，三个甲子6个月，如此顺序，如此划分，显然符合太阳回归的自然法则。

太阴者，纯阴三阴也。《难经》将夏至点定为太阴点，夏至之后阴气变化的顺序是三阴二阴一阴，太阴厥阴少阴，如此顺序，如此划分，显然不符合太阳回归的自然法则。

《难经》中出现的甲子，其功用在纪日。一个甲子60日，两个月。

冬至之后的60日（一个甲子），少阳为司令。

少阳之后的60日（一个甲子），阳明为司令。

阳明之后的60日（一个甲子），太阳为司令。

三个甲子，一共180日，太阳回归年的前半年。

冬至之后，三个甲子，一共180日，太阳回归年的后半年。

$$180+180=360（日）$$

$$360÷60=6（甲子）$$

六个甲子360日，由三阴三阳分别主管。主管者，司令也，王也。

从冬至到夏至，天气一步步变暖变热，阳气一步步兴旺，如此顺序演化出一阳二阳三阳。《难经》继承了这一顺序。

从夏至到冬至，天气一步步变凉变寒，阴气一步步下降，如此顺序演化出一阴二阴三阴。《难经》违背了这一顺序。

夏至点定为太阴点，是错误的。经典中的错误，尤其是明显的常识性错误，并不是先贤（经典创造者）的错误，而是传承过程中后人（经典继承者）的错误。

这一论断珍贵之处在于，其明确指出了三阴三阳划分基础在太阳历的冬至夏至。

（六）天籁之音

《六元正纪大论》篇中出现六气与角徵宫商羽五音的对应。因天之序的六气，因天之序中的五音，两者之间在此第一次展示出来同根同源的对应关系。

具体的对应关系，此处不再讨论。

本文介绍的是，律历同源，历律一体，中华先贤在制定太阳历的同时又区分出音律。历律同根同源，相生相伴。

历律一体，是孔子的认识。所以，《礼记·月令》中有十二月与十二律的对应。

历律一体，是杂家的认识。所以，《吕氏春秋·十二纪》中有十二月与十二律的对应。

五音，源于十月太阳历；六气，源于十二月太阳历。同是根植于太阳，但具体出处不同。五与六，两者差一。所以，五音必须有一个变音，才能配平六气之六。一是制历，二是制律。历律同根同源，相伴相生。知道了这一点，才能理解《黄帝内经》为什么将六气与音律一体而论，为什么将十二月与十二律一体而论。

《礼记·乐记》："大乐与天地同和。"

《礼记·乐记》："乐者，天地之和也。"

天地同和、天地之和，和于何处？和于太阳与地球的对应关系上。

《周髀算经·陈子模型》："冬至夏至，观律之数，听钟之音。"

黄钟大吕之声，源于太阳。天籁之音，源于太阳。五音六律，源于太阳与地球的对应关系。

太阳与地球不同的对应点，有不同的气候；不同的气候有不同的天籁之音。知道了这一常识，才能明白《黄帝内经》为什么在谈六气时又谈起了五音。

关于十二律，会在十二月一节中详细讨论，此不赘述。

（七）几个具有深厚意义的数字

五与六这两个数字，不但在《黄帝内经》中有意义，在先秦文献中这两个数字同样具有极其深厚的意义。请看下面两个例子。

其一，《国语·周语》："天六地五，数之常也。经之以天，纬之以地，经纬不爽（差），文之象也。"[1]

其二，《春秋左传·昭公元年》："天有六气，降五味，发为五色，徵为五声。"[2]

天六之六，指的是天气中的六种气候。天六之六，六气也。

地五之五，把握的是空间地理，区分的是东西南北中五方。地五之五，分出的是五方。

弄清五与六这两个数字的重要意义，不但有助于阅读《黄帝内经》，而且有助于阅

1　《国语》（秦峰译），南昌．江西高校出版社，1998年版，第94页。

2　许嘉璐：《文白对照十三经》下卷．广州、西安、南宁．广东、陕西、广西教育出版社，1995年版，第290页。

读先秦诸子的经典著作。

《国语》中还有三、六、十二这三个数字，如果弄懂弄通了三个数字，同样有助于阅读《黄帝内经》，有助于阅读先秦诸子的经典著作。

《国语·周语下·景王问钟律于伶州鸠》："纪之以三，平之以六，成以十二，天之道也。"[1]

三、六、十二这三个数字，一直到明朝，十二平均律的证明者朱载堉在其大作《律历融通·卷三·律数》中，才用天文历算对这三个数字作出了清晰解释：

"所谓'纪之以三'者，若三十度为一辰，三十日为一月，三百六十为一期，三十年为一世，三百年为一限之类是也。

所谓'平之以六'者，若六时为昼，六时为夜，六月为盈，六月为缩，六律配五声，合为六十调，六甲配五子合为六十日，六十年赤道退天一度之类是也。

所谓'成以十二'者，若黄钟之生十二律，而循环无端，以象之十二方位，日之十二躔次，月之十二盈亏，星辰之十二宫，斗杓之十二建，岁之十二月，日之十二时，如是之类，皆以律吕之数相符。"[2]

以30°为单位，如此者，"纪之以三"也。

将太阳回归年分为日影盈缩的阳六月阴六月，将一日分为阳六时阴六时，再配之五音，天干中的六甲与地支中的五子配合，形成一甲子的六十日、六十年，如此者，"平之以六"也。

以冬至为起始点的太阳历十二月，区分出十二律，十二月、十二律无限循环，如环无端。时间中的十二月对应空间中的十二方位，对应天体大圆中的太阳运行（实际上是地球公转）之十二躔次，对应天文十二宫，以及北斗星斗柄循环中所指的十二个方位，还象征月亮的十二次圆缺，还象征每天的十二时辰，如此者，"成以十二"也。

历数与律数，同根同源，整齐合一，间不容发。

---

1 《国语》（秦峰译），南昌．江西高校出版社，1998年版，第125页。
2 《律历融通》（刘勇、唐继凯校注），北京．中国文联出版社，2006年版，第175-176页。

（八）术数之本源

天文历法，称之为术。事关天文历法的数，即是术数。《素问》第一篇《上古天真论》强调养生要"和于术数"，所有涉及太阳历的数都在"术数"范围之内。

（九）六气的三种状态

六气之中的每一种，都有三种状态：平，不及，过。平气，为正常之气。过与不及，为异常之气。

不及，即该来不来之气，如该冷不冷，该热不热，如此为不及。过，即该走不走，不该来而来的气，如不该热而热，不该寒而寒。

平气，养人养万物。

异常之气，伤人伤万物。

异常之气，是诱发人体疾病的外因。

1. 风

春夏秋冬四时，风对应春。实际上，四时八节皆有风，有正风也有邪风。

三阴三阳，风对应的应该是少阳。

邪风，可以诱发百病。请看以下六个论断。

其一，《素问·生气通天论》："故风者，百病之始也。"

其二，《素问·玉机真藏论》："是故风者，百病之长也。"

其三，《素问·风论》："故风者百病之长也。"

其四，《灵枢·口问》："夫百病之始生也，皆生于风雨寒暑，阴阳喜怒，饮食居处，大惊卒恐。"

其五，《灵枢·五色》："雷公曰：'小子闻风者，百病之始也。'"

其六，《灵枢·百病始生》："夫百病之始生也，皆生于风雨寒暑，清湿喜怒。"

引起百病的风，是邪风。

和风细雨。与细雨相随相伴的和风，是不会引起疾病的。

金风送爽。与秋天随相伴的金风，是不会引起疾病的。

风的基本特征是随四时八节的变化而发生不同方向的变化。风向随时，正风。风向逆时，邪风。

"风淫于内，治以辛凉，佐以苦，以甘缓之，以辛散之。"医治外因之风引起的疾病，《素问·至真要大论》记载了如此用药原则。

风分寒热。医治热风引起的疾病，药用辛凉；而医治寒风引起的疾病，药应该用辛热。

2. 热

春夏秋冬四时，热对应春末夏初。

三阴三阳，热对应阳明。

六气论百病，热是病因之一。

《素问·阴阳应象大论》："热伤气……热胜则肿。"

《素问·至真要大论》："诸胀腹大，皆属于热。"

《素问·至真要大论》："诸病有声，鼓之如鼓，皆属于热。"

《素问·至真要大论》："诸转反戾，水液浑浊，皆属于热。"

《素问·至真要大论》："诸呕吐酸，暴注下迫，皆属于热。"

《灵枢·痈疽》："寒气化为热，热胜则腐肉，肉腐则为脓。"

"热淫于内，治以咸寒，佐以甘苦，以酸收之，以苦发之。"医治热因之病，《素问·至真要大论》介绍了如此方法。

"热者寒之。"医治热因之病，《素问·至真要大论》介绍了如此原则。

3. 火

春夏秋冬四时，火对应夏至与夏至前后。

夏至，阳极之点。以六气论，夏至为三阳之处；以十二月论，夏至为六阳之处。以阴阳转换而论，夏至点是阳极生阴点。

三阴三阳，火对应太阳。

火分两种：一是外因之火，一种是内因之火。

外因之火有三种状态：正常曰升明；不及曰伏明；太过曰赫曦。

过与不及，是疾病之因。

《素问·至真要大论》："夫百病之生也，皆生于风寒暑湿燥火，以之化之变也。"

六气可以论百病，火是病因之一。

关于火与疾病的关系，《素问·至真要大论》有以下五条具体之论：

"诸热瞀瘛，皆属于火。"

"诸禁鼓栗，如丧神守，皆属于火。"

"诸逆冲上，皆属于火。"

"诸躁狂越，皆属于火。"

"诸病胕肿疼酸惊骇，皆属于火。"

瞀（mào），目眩、昏闷，神志昏乱。瘛（chì），四肢抽搐。神志昏乱，四肢抽搐，如此诸病皆属于火。

正常之口，能言能语。异常之口，口噤不语。凡口噤不语，鼓颔战栗（下腭打颤，上下牙齿撞击），神志不安，如此诸病皆属于火。

正常之气，有升有降。异常之气，升而不降。凡逆气上冲，如此诸病皆属于火。

躁动不安，发狂越常，如此诸病皆属于火。

浮肿，酸楚疼痛，惊骇不宁，如此诸病皆属于火。

火有内外之分。外部之火，异常气候也。内部之火，体内阳盛也。外部邪火会引起疾病，内部邪火同样会引起疾病。《素问·至真要大论》："火气内发，上为口糜呕逆，血溢血泄。"

火因之病，如何医治？

"火淫于内，治以咸冷，佐以苦辛，以酸收之，以苦发之。"医治火因之病，《素问·至真要大论》介绍了如此方法。

热因病治之以寒，火因病更应该治之以寒。

4. 湿

六气之湿，对应的是长夏秋初。在广州、珠海、深圳，春夏两季，凡是走廊、地板、墙壁上出现黄豆大的水珠时，风一定是西南风。西南风，时令属于长夏。

夏至一阴降。长夏位于夏至之后，所以长夏在一阴的位置上。一阴即少阴。

三阴三阳，湿对应的应该是少阴。

六气论百病，湿是病因之一。

《素问·生气通天论》："因于湿，首如裹，湿热不攘，大筋緛短，小筋弛长，緛短为拘，弛长为痿。"

人受湿邪，头部像被布条缠裹；长期受湿热，大筋会收缩变短、小筋会松弛变长；大筋变短会形成拘挛，松弛变长会形成痿病。

《素问·生气通天论》："汗出见湿，乃生痤痱。"

痤，粉刺也。痱，小红疹。出汗又遇上湿气，就会产生痤痱。

《素问·生气通天论》："秋伤于湿，上逆而咳，发为痿厥。"

秋季受湿，冬季湿邪上逆而成咳嗽、痿病。

《素问·至真要大论》："诸痉项强，皆属于湿。"

凡是肌肉收缩、四肢痉挛及颈项强急诸病，皆属于湿。

《灵枢·小针解》："清气在下者，言清湿地气之中人也，必从足始。"

清湿之气在地在下，所以清湿之气侵入人体，必然从足部开始。

《灵枢·邪气脏腑病形》："身半已下者，湿中之也。"

下半身所发生的外因之病，是因为湿邪所致。

值得注意的是，湿气有寒热之分，即有热湿、寒湿两种湿气。

"湿淫于内，治以苦热，佐以酸淡，以苦燥之，以淡泄之。"医治湿因之病，《素问·至真要大论》介绍了如此方法。

【案例】笔者青年时期从军入川，驻军峨眉山下，被湿气所中，"首如裹"是主要症状之一，胃痛是主要症状之二。吃了十多年的西药，胃病（胃溃疡、十二指肠溃疡）仍然如影随形。后来，喝回民的八宝茶，20 日胃开始不痛。坚持喝半年，彻底告别了胃病。这个方法，医好好多人的胃病。

八宝茶配方：

大枣 2 枚，葡萄干 10 枚，龙眼肉 5 克，黑芝麻 5 克，枸杞子 5 克，核桃仁 1 枚，柿饼半枚，茶叶（一定要茉莉花茶或红茶，不能用绿茶）适量，红糖少许。

八宝茶工艺：

第一步，将茶具（大号的保温杯为宜）用开水烫热。

第二步，将前八味放在茶具中先用开水冲洗一下。

第三步，放入红糖。

第四步，冲入开水，闷五分钟即可饮用。

第五步，杯中水喝三分之一时，即续入开水。

第六步，泡一杯茶，喝一日。

八宝茶所用原料，均在甘温范围之内。所以，甘温祛湿，也应该是医治湿因病的方法。

5. 燥

气之燥，对应的应该是秋分前后。

三阴三阳，燥对应的应该是厥阴。

"燥淫于内，治以苦温，佐以甘辛，以苦下之。"

医治燥因之病，《素问·至真要大论》介绍了如此方法。

6. 寒

三阴三阳，寒对应的应该是太阴。

凡是疼痛的疾病，病因均因于寒。请看以下六个论断。

其一，《素问·痹论》："痛者，寒气多也，有寒故痛也。"

其二，《素问·长刺节论》："寒气至，名曰骨痹。"

其三，《素问·气交变大论》："岁水太过，寒气流行，邪害心火。"

其四，《灵枢·杂病》："厥而腹响响然，多寒气，腹中穀穀。"

其五，《灵枢·口问》："寒气客于皮肤，阴气盛，阳气虚，故为振寒寒栗，补诸阳。"

其六，《灵枢·水胀》："肤胀者，寒气客于皮肤之间。"

痛，皮痛、肌痛、骨痛、心痛、关节痛、颈椎痛，病因皆因于寒。

胀，皮胀、腹胀、肠胀、胃胀，病因皆因于寒。

疝，男人疝、女人疝、儿童疝，病因皆因于寒。

小便清，大便稀，病因皆因于寒。

"寒淫于内，治以甘热，佐以苦辛，以咸泻之，以辛润之，以苦坚之。"医治寒因之病，《素问·至真要大论》介绍了如此方法。

"寒者热之。"医治寒因之病，《素问·至真要大论》介绍了如此原则。

寒者热之！是医治寒因病的总原则。如何热，有各种方法。热药、热灸、热水、热气，以及各种物理热均可以医治寒因病。

7. 风寒湿

一种气会引起疾病，多种气合而杂至同样会引起疾病。

《素问·痹论》："风寒湿三气杂至，合而为痹也。"

痹，指颈椎、腰椎，以及各关节部位疼痛、麻木、屈伸不利等症状的疾病。

以疼痛为特征的痹病，西医西药无法医治。所以然者何？西医没有气理论，没有风寒湿理论。

理在事先！没有这个理，就处理不了这个事。

道在术先！没有这个道，就没有这个技，这个术。

以疼痛为特征的痹病，在中医面前同样是一道难题。所以然者何？中医把一个"寒"字丢失了。痹病之病因，被界定在"风湿"二字上。丢掉了一个"寒"字，就解答不了一个"疼"字。

（十）《左传》谈六气

《左传》中也有六气之说，一种气一种病，六气六种病。

《左传·昭公元年》："六气曰阴阳、风雨、晦明……过则成灾。阴淫寒疾，阳淫热疾，风淫末疾，雨淫腹疾，晦淫惑疾，明淫心疾。"

过则成灾！

过则成病！

《左传》的认识与《黄帝内经》完全相同。

（十一）关于六气的经典论断

六气，是天道，是天之纲纪，是一。六气，具有无限循环性与严格规定性，是二。六气与五运配合，合于甲子，是三。关于六气的经典论断，摘录六条，供读者鉴赏。

其一，《素问·天元纪大论》："帝曰：'上下周纪，其有数乎？'鬼臾区曰：'天以六为节，地以五为制。周天气者，六期为一备；终地纪者，五岁为一周。……五六相合而七百二十气，为一纪，凡三十岁；千四百四十气，凡六十岁，而为一周，不及太过，斯皆见矣。'"

天论六气，六气一个太阳回归年。如此者，"周天气者，六期为一备"也。如此者，十二月太阳历也。地论五行，五行循环一个太阳回归年。如此者，"终地纪者，五岁为一周"也。如此者，十月太阳历也。五行论甲，六气论子，甲子配合，30岁为一纪，60岁为一周。

$$720 \div 30 = 24（气）$$
$$1440 \div 60 = 24（气）$$

节气在一个太阳回归年中有严格的规定性，在30个与60个太阳回归年中有首尾相连的循环性。规定性一旦出现问题，异常就出现。

其二，《素问·六微旨大论》："升已而降，降者谓天；降已而升，升者谓地。天气下降，气流于地；地气上升，气腾于天。故高下相召，升降相因，而变作矣。"

冬至一阳升，夏至一阴降。升，从地下黄泉而升；降，从九天天上而降。升降有时，升降有序，升降循环。升降两分而一体，升降两分而互根。四时的变化，万物的变化，风霜雨雪的变化，统统包含在升降的转化之中。

其三，《素问·六微旨大论》："故非出入，则无以生长壮老已；非升降，则无以生长化收藏。是以升降出入，无器不有。"

《易经·系辞下》："形乃谓之器。"又："形而上者谓之道，形而下者谓之器。"

有形之物谓之器。万物有形，自然之器也。

自然之器，形成于无形之气。阴阳二气的升降，决定着万物的枯荣。万物的生长收藏，是由阴阳二气的升降出入决定。

"天地交而万物通也。"[1]"天地不交而万物不通也。"[2]天地者，阴阳也。天阳地

1　《易经·泰卦·象传》。
2　《易经·否卦·象传》。

阴，阳气在下而上升，阴气在上而下降，如此者天地交也。天地交而万物通（生）也。

其四，《素问·六元正纪大论》："（黄）帝曰：'天地之数，终始奈何？'岐伯曰：'悉乎哉问也！是明道也。数之始，起于上而终于下，岁半之前，天气主之，岁半之后，地气主之，上下交互，气交主之，岁纪毕矣。'"

数，严格规定性也。天道之数，实际上是天气地气之数。黄帝的问题是天地之气有没有数字上的规定性？岐伯首先赞扬是"明道之问"，然后解答了气在数字上的严格规定性：天地之气，开始于上，终结于下。

太阳回归年的前半年，天气（阳气）主之；太阳回归年的后半年，地气（阴气）主之。

阳升阴降，一上一下，上下互交，即一个太阳回归年完整过程。

阴阳二气的交接点，是阴阳二气的平分点。

冬至点，阳气开始上升；夏至点，阴气开始下降；春分秋分，阴阳平均；一上一下，一升一降；先升后降，升降有序；日影长短两极的中间点上，阴阳平均；阴阳二气变化的规律与规定性就在于此。如此者，"岁纪毕矣"。

其五，《素问·六元正纪大论》："风温春化同，热曛昏火夏化同，胜与复同，燥清烟露秋化同，云雨昏暝埃长夏化同，寒气霜雪冰冬化同，此天地五运六气之化，更用盛衰之常也。"

温风与春同行，热风火气与夏同行，云雨湿气与长夏同行，燥气、白露清霜与秋同行，寒气、冰雪冬同行，五运六气与四时相随相伴，同伴同行。

其六，《素问·六元正纪大论》："故知其要者，一言而终，不知其要，流散无穷。"

文言文惜字如金，但是，这一论断在《灵枢·九针十二原》原封不动又重复一次。为什么？研读《黄帝内经》，仅仅以字解字、以经解经，死读书读死书，就永远无法真正弄懂弄通《黄帝内经》。怎么办？奥秘在"知其要"。何谓"其要"之"要"？太阳历也！从太阳历入手，研究与阅读《黄帝内经》，会有一通百通的效果。阴阳五行、四时六气、五音六律、天干地支、奇偶之数，所有这些基础性要素，只有用太阳历才能融会贯通。太阳历，首先是十月太阳历，其次是十二月太阳历。弄懂了这两种太阳历，《黄帝内经》中的一道道基础性难题迎刃而解。

其七，《素问·六元正纪大论》："帝曰：'至哉圣人之道！天地大化运行之节，临御之纪，阴阳之政，寒暑之令，非夫子孰能通之？请藏之灵兰之室，署曰《六元正纪》，非斋戒不敢示，慎传也。'"

寒暑，界定在日影长短两极之下。阴阳，抽象于寒暑之中。这一论断，讲太阳历，讲地球与太阳动态的对应关系，讲黄帝对太阳历的敬慎态度。

地球绕太阳公转一周，日影发生一次长短两极变化，气候发生一次寒暑变化。一寒一暑，再进一步进两步进N步细分，可以分为寒温热、热温寒三季，可以分为春夏秋冬四季，可以分为金木水火土五行，可以分为风热火湿燥寒六气，可以分为八节、十二月、二十四节气、七十二候，如此者，天地之大化也。天地之大化，是圣人必须认识、必须敬重的自然之道。

七、六气的简要述评

太阳回归时间周期的一分为六，即风热火湿燥寒六气。

地球公转大圆的一分为六，即风热火湿燥寒六气。

六气区分的根本依据，是地球公转过程中与太阳对应关系的一分为六。

从冬至到夏至为前三气，即一之气二之气三之气；从夏至到冬至为后三气，即四之气五之气六之气。每一气两个月，六气首尾相连，如环无端。

天道循环，六气循环；循环过程中，一旦出现违背"因天之序"的气候异常，马上可以得出两个结论：万物会有病！人体会有病！

第三节　　八风

一、风

风，自然要素也。

微风、轻风、清风、晚风、金风、朔风，是文人笔下的风。

飓风、台风、暴风、龙卷风，是气象台预报的风。

正风、邪风、实风、虚风、和风、贼风，是《黄帝内经》记载的风。

《五十奥义书》研究风，《圣经》研究风，人类先贤均重视风。

先天八卦中有象征风的一卦，后天八卦中有象征风的一卦，六十四卦有象征风的一卦，从书里到书外，中华先贤一直重视风。

二、人类先贤对风的研究

（一）中华先贤对风的研究

《易经》《尚书》《周礼》部部经典均有风的记载，均有风的研究。

1.《易经》论风

《易经·系辞下》记载了两种排列形式的八卦，后人称为先天八卦与后天八卦。先、后天八卦中均有巽卦。巽，风也。风在两种八卦中，均占有极其重要的位置。

风，在先天八卦中是天体八大元素之一。《易经·说卦》："天地定位，山泽通气，雷风相薄，水火不相射。""天地定位"，定位的上南下北之位。天地两卦，分布一上一下，如此八卦是先天八卦。先天八卦的结构特点是两两相对、两两相应，即每一卦都有一个相对相应的卦，具体的对应关系是：天与地对，山与泽对，雷与风对，水与火对；与风相对相应的是雷。在先天八卦中，风是组成天体的八大元素之一。

风，在后天八卦中是孕育万物的八大元素之一。

天地定位的乾坤两卦，被坎离两卦所取代，具体位置是上离下坎。如此八卦，是后天八卦。

与先天八卦相较，后天八卦在位置上发生了变化。卦的位置无论怎么变化，巽卦的风意义没有任何变化。

《易经·说卦》："雷以动之，风以散之，雨以润之，日以煊之，艮以止之，兑以说之，乾以君之，坤以藏之。"一卦一种动能，八卦八种动能。雷动、风散、火燥、雨润、日煊、艮止、兑悦、乾君、坤藏。八种动能的依次作用，才有万物生长收藏的变化。风，为八大动能之一。

《易经·系辞上》："润之以风雨。"有风雨之润，才有万物与人的正常生长。

《易经》论风，是从天体大局出发的。换言之，是从宇宙演化这一角度出发的。

2.《尚书》论风

《尚书·洪范》："星有好风，星有好雨。"星，二十八宿之星宿也。

箕、壁、翼、轸，是好风之宿。二十八宿中的这四宿，一旦与月亮发生对应关系，就是风起之日，就是发起火攻的好时机。《孙子兵法·火攻》："发火有时，起火有日。时者，天之燥也。日者，月在箕、壁、翼、轸也。凡此四宿者，风起之日也。"

毕，是好雨之宿。二十八宿中的毕宿，一旦与月亮发生对应关系，就是大雨滂沱之日。《诗经·渐渐之石》："月离于毕，俾滂沱矣。"

在没有天气卫星的条件下，中华先贤是以天文为坐标预报天气的。

"星有好雨"之星，毕星也。

"星有好风"之星，箕星也。

《尚书》论风论雨，首先论出的是"以天文论天气"的原则，其次论出的是"以天文论天气"的具体方法。

3.《周礼》论风

《周礼·地官》："日至之景（影），尺有五寸，谓之地中，天地之所合也，四时之所交也，风雨之所会也，阴阳之所和也。"

日影 1 尺 5 寸，日影最短点也。日影最短点，夏至也。夏至点，在中华大地上是台风暴雨的起始点。

《周礼》论风论雨，所揭示的是风雨与太阳回归的规律性关系。

4. 彝族文化论风

描述四时之风的功能，描述四时之风的方向，诗一样的语言，生动活泼的内容，是彝族文化中所论述的风。《土鲁窦吉·天地人生象》：

东方木行青，春由东方管，

东风吹过后，万物有生气；

南方火行赤，夏由南方管，

南风吹过后，万物绿油油；

西方金行白，秋由西方管，

西风吹过后，万物皆萧瑟；

北方水行黑，冬由北方管，

北风吹过后，万物皆枯焦。

宇宙的四方，风雨的运行，

这样产生了，不说不知道。

春夏秋冬四季，一季一种风，四季四种风。一种风一种功能，四种风四种功能：春风万物生，夏风万物长，秋风万物熟，冬风万物藏。

风有严格的时间性，风向有严格的空间方向性。彝族文化论风，揭示了风的两种属性：一是时间属性；二是空间属性。

（二）印度、希伯来文化对风的研究

印度文化论风。印度先贤解释宇宙发生论，以大梵（宇宙精神）为起点：大梵生空，空生四大（地火水风），四大组成宇宙，四大组成人体，四大组成万物，四大组成生命。四大者，地火水风也。四大之中，风居其一。[1] 印度文化论风，首先是从宇宙的发生与演化这一根本问题出发的。

与中华文化相同的是，印度文化还从春夏秋冬四时这一角度论述了风。

《唱赞奥义书·第二篇·第三章》："'兴'声为起风。"

《唱赞奥义书·第二篇·第五章》："'兴'声为春季。"

风与音乐之声联系到一起。

风与四时之春联系到一起。

希伯来文化论风。《圣经·旧约·传道书》："风往南刮，又向北转，不住地旋转，而且返回转行的原道。"风，是循环的风。风，是圆周循环的风。风的循环，有起始的原点。风起始的原点，应该在北方。

播种之时要避开风，收割之时要避开雨。《圣经·旧约·传道书》如此告诫："看风的必不播种，望云的必不收割。"

三、风的区别：八风的出现

（一）八风之名

八风之名，最早是在《黄帝内经》出现的。

---

1 《五十奥义书》（徐梵澄译），北京·中国社会科学出版社，1995 年版。

《素问·上古天真论》："其次有圣人者，处天地之和，从八风之理……"

《素问·金匮真言论》："黄帝问曰：'天有八风，经有五风，何谓？'岐伯对曰：'八风发邪，以为经风（经风：即五脏之风）。'"

《素问·玉版论要》："八风四时之胜，终而复始。"

八风，在《黄帝内经》之外的先秦诸子中同样有记载。《礼记》《文子》《鹖冠子》中，均有八风：

《礼记·乐记》："八风从律而不奸，百度得数而有常，大小相成，终始相生，倡和清浊，迭相为经。故乐行而伦清，耳目聪明，血气和平，移风易俗，天下皆宁。"

《文子·自然》："古之得道者，静而法天地，动而顺日月，喜怒合四时，号令比雷霆，音气不戾八风，诎伸不获五度。"

《鹖冠子·泰鸿》："所谓四则，散以八风，揆以六合，事以四时，写以八极，照以三光，牧以刑德，调以五音，正以六律，分以度数……"

（二）八风的区分

以空间八方确定八风，这一标准记载在《吕氏春秋》中；以时令八节确定八风，这一标准记载在《黄帝内经》与《淮南子》之中。这里先介绍《吕氏春秋》与《淮南子》确定的八风：

《吕氏春秋》以空间方位为坐标确定的八风。《吕氏春秋·有始》："何谓八风？东北曰炎风，东方曰滔风，东南曰熏风，南方曰巨风，西南曰凄风，西方曰飉风，西北曰厉风，北方曰寒风。"

四方，一方一种风；四隅，一隅一种风。四方四隅与八风的具体对应关系如下：

东北，炎风。

东方，滔风。

东南，熏风。

南方，巨风。

西南，凄风。

西方，飉风。

西北，厉风。

北方，寒风。

一方一风，八方八风。显然，空间方位是《吕氏春秋》划分八风的标准。

风，始于东北，循环于东方、东南、南方、西南、西方、西北，终于北方。风，圆周运动也，圆周循环也。

《淮南子》以八大节令为坐标确定的八风。《淮南子·天文训》："何谓八风？距日冬至四十五日，条风至；条风至四十五日，明庶风至；明庶风至四十五日，清明风至；清明风至四十五日，景风至；景风至四十五日，凉风至；凉风至四十五日，阊阖风至；阊阖风至四十五日，不周风至；不周风至四十五日，广莫风至。"

八风之论，起始点在冬至。冬至，日影最长点。以冬至为起点论第一风，其论证坐标，毫无疑问是太阳历的节令。

二十四节气，十五天一个新节令（实际上是 15.22 日）。四十五日，含有三个节令。

$$24 \div 3 = 8（节）$$

太阳历的八节，是划分八风的基本标准。

以冬至为起点的八节，其顺序如下：

冬至之后四十五日，立春。

立春之后四十五日，春分。

春分之后四十五日，立夏。

立夏之后四十五日，夏至。

夏至之后四十五日，立秋。

立秋之后四十五日，秋分。

秋分之后四十五日，立冬。

立冬之后四十五日，冬至。

一节一种风，八节八种风。八节之名与八风之名，一一对应如下：

立春，条风。

春分，明庶风。

立夏，清明风。

夏至，景风。

立秋，凉风。

秋分，阊阖风。

立冬，不周风。

冬至，广莫风。

太阳回归，起始点在冬至，终结点仍然在冬至；从冬至到冬至，一个过程即是一岁。一岁之中，有八大节令。八大节令，一个节令一种风。太阳回归，即地球公转。地球公转一周，八风旋转一次。地球公转，无限循环；八风旋转，无限循环。

四、风在《黄帝内经》中

邪风论百病，前面已经谈过，所以不再展开讨论。此处希望读者朋友记住下面两个论断：

"故风者，百病之始也。"[1]

"是故风者，百病之长也。"[2]

能引起百病的风，是邪风！

病之外因，风是第一要素。

五、九宫八风图：正风邪风的判断标准

整个世界，唯我中华先贤认识风有正邪之分，并创造出一套判断正风与邪风的标准，唯中医文化所继承。这一标准，记载在《灵枢·九宫八风》篇。

（一）九宫

九，一加八之和也。宫，人文之空间也。九宫，是人文效法天文的一张简图。一个"井"字形，两组平行线，四周四条直线围起来，即人文九宫。九宫，中央一宫，周围八宫，九个小方块组成的一个方形简图。如此，九宫也。

（二）八风

中央之外的八宫，一宫代表一个节令；一个节令一种风，八个节令八种风。如此，

1　《素问·生气通天论》。

2　《素问·玉机真藏论》。

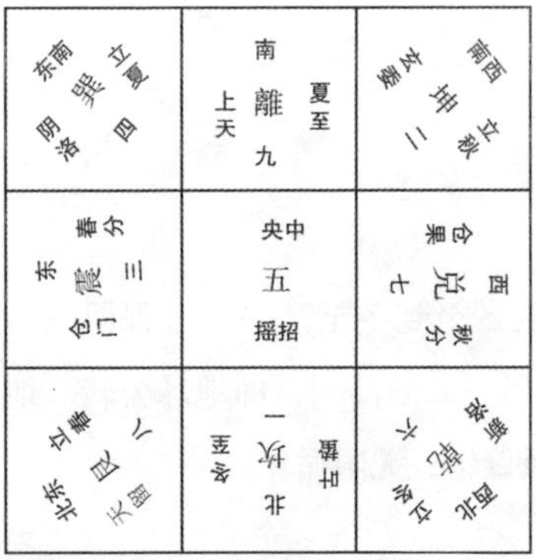

图9-3 九宫八风方图

东南 立夏 阴洛 四	南 离 上天 九 夏至	西南 立秋 玄委 二
东 春分 仓门 三	央中 五 招摇	西 秋分 仓果 七
东北 立春 天留 八	北 坎 叶蛰 一 冬至	西北 立冬 新洛 六

八风也。

（三）九宫八风图

八风正邪的判断，本来是一个异常复杂的问题，在中华先贤手下，化为一幅易于认识、易于记忆的简图（图9-3）。

（四）"九宫八风"解

九宫，其意义是丰富的，首先是天文历法意义。中央宫，是天文宫；周围八宫，是历法宫。天文，或北斗或太阳。历法，或北斗历或太阳历决定的八节。

九宫，巧妙地将时令八节与空间八方融合在了一起。

时令八节。冬至，立春，春分，立夏，夏至，立秋，秋分，立冬。

空间八方。北方，东北，东方，东南，南方，西南，西方，西北。

节令以冬至为首，空间以北方为首。时令之首与空间之首，是用叶蛰宫表达的。

叶蛰宫为八宫中的第一宫，空间方位位于正北方。第一宫含四十六日时间，含冬至、小寒、大寒三个节令。

天留宫为八宫中的第二宫，空间方位位于东北方，第二宫含四十六日，含立春、雨水、惊蛰三个节令。

第一宫与第二宫，两宫交接点上的节令是立春。

仓门宫为八宫中的第三宫，空间方位位于正东方。第三宫含四十六日，含春分、清明、谷雨三个节令。

第二宫与第三宫，两宫交接点上的节令是春分。

阴洛宫为八宫中的第四宫。阴洛宫，空间方位位于东南方，第四宫含四十五日，含立夏、小满、芒种三个节令。

第三宫与第四宫，两宫交接点上的节令是立夏。

上天宫为八宫中的第五宫，空间方位位于正南方，第五宫含四十六日，含夏至、小暑、大暑三个节令。

第四宫与第五宫两宫交接点上的节令是夏至。

玄委宫为八宫中的第六宫，空间方位位于西南方，第六宫含四十六日，含立秋、处暑、白露三个节令。

第五宫与第六宫，两宫交接点上的节令是立秋。

仓果宫为八宫中的第七宫，空间方位位于正西方，第七宫含四十六日，含三个节令秋分、寒露、霜降。

第六宫与第七宫，两宫交接点上的节令是秋分。

新洛宫为八宫中的第八宫，空间方位于西北方，含四十五日，含立冬、小雪、大雪三个节令。

第七宫与第八宫，两宫交接点上的节令是立冬。

叶蛰宫，终点宫。叶蛰宫，既是出发点又是终结点。终结点，又是一个新的出发点。

周而复始！

原始反终！

终则有始！

（五）八宫的时间长度

八宫之中，有六宫含四十六日，有两宫含四十五日，时间总长度为：

$$46 \times 6 + 45 \times 2 = 366（日）$$

366日，这一数据在《尚书》中出现过。《尚书·尧典》："期三百有六旬有六日，以闰月定四时，成岁。"

366日，在《周髀算经》中被精确为365.25日。

从366到365.25，反映出的是中华先贤精益求精的成果。

九宫，表达的是太阳回归年。先秦时期亦或更早，北斗历吻合于太阳历。所以，九宫可以视为是两种历的简图。

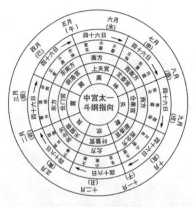

图 9-4　九宫八风圆图

（六）九宫圆图

日行一度，历中一日；斗柄旋转一度，历中一日；366 日，366° 的椭圆。后有人将九宫方图变为圆图，八节基础上又增添了八卦、十二月、十二地支与二十四节气，内容更加丰富，形式更加完善（图 9-4）。

（七）八种正风的判断标准

以八节而论，以北斗斗柄指向而论，八种正风的判断标准如下：

立春，斗柄指向东北，东北风为正。

立夏，斗柄指向东南，东南风为正。

立秋，斗柄指向西南，西南风为正。

立冬，斗柄指向西北，西北风为正。

春分，斗柄指向东方，东风为正。

秋分，斗柄指向西方，西风为正。

夏至，斗柄指向南方，南风为正。

冬至，斗柄指向北方，北风为正。

正风，亦称善风、实风。正风善风实风，是养人养万物的风。

正风有时间性，有方向性，方向性与时间性是统一的，即某一节令的风，必须是某一方向。

正风有无限循环性，八节循环一次，八风循环一周。

（八）八种邪风的判断标准

以八节而论，八种邪风的判断标准如下：

立春，斗柄指向东北，西南风为邪。

立夏，斗柄指向东南，西北风为邪。

立秋，斗柄指向西南，东北风为邪。

立冬，斗柄指向西北，东南风为邪。

春分，斗柄指向东方，西风为邪。

秋分，斗柄指向西方，东风为邪。

夏至，斗柄指向南方，北风为邪。

冬至，斗柄指向北方，南风为邪。

邪风，亦称虚风、恶风、贼风。邪风恶风虚风贼风是伤人伤万物的风。

与正风风向相差180°的风，是标准的大邪风。

与正风风向相差90°的风，属于严重的邪风。

与正风风向相差45°的风，属小邪风。

正风邪风的判断标准，极为准确。这个标准，稍有节令常识的普通人，都可以轻而易举地掌握。

（九）邪风与疾病疫病

"立夏吹北风，十个鱼塘九个空。"

"夏至西北风，菜园一扫空。"

这是两句广东的民间谚语。

立夏的正风为东南风，北风属于邪风。立夏的北风可以让鱼塘里的鱼全部死亡，邪风的危害由此可见一斑。

夏至的正风应该是南风，夏至的西北风属于邪风。夏至的西北风，可以让菜园里蔬菜全部死亡，邪风的危害由此可见一斑。

邪风会伤及鱼塘，会伤及蔬菜，会不会伤及男女呢？

《灵枢·九宫八风》告诉后人，邪风会伤及人体。一个节令，原则上会有一种邪风；八个节令，原则上会有八种邪风。一种邪风一种病，八种邪风可以引起八种病。邪风与疾病的对应关系，详细介绍如下：

冬至，南风为邪，名叫大弱风。大弱风伤害人体时，内则伤到人体心脏，外则伤害到血脉，其气主热性疾病。

夏至，北风为邪，名叫大刚风。大刚风伤害人体时，内则伤害到人体肾脏，外则伤害到人体的骨骼、肩背及脊柱两旁的大筋，其气主寒性疾病。

春分，西风为邪，名叫刚风。刚风内可伤害人体肺脏，外可伤害人体皮肤，其气主燥性疾病。

秋分，东风为邪，名叫婴儿风。婴儿风伤害人体时，内则伤害到肝脏，外则伤害到筋的相接处，其气主湿病。

立春，西南风为邪，名叫谋风。谋风伤害人体时，内则伤害到人体脾脏，外则伤害到肌肉，其气主衰弱性疾病。

立夏，西北风为邪，名叫折风。折风伤害人体时，内则伤害到人体小肠腑，外则伤害到手太阳经脉，若脉气败绝，则阴寒之气四溢，若脉气闭塞凝聚不通，就会出现突然死亡。

立秋，东北风为邪，名叫凶风。凶风伤害人体时，内则伤害到人体大肠，外则伤害到人体两胁肋、腋下、骨骼及肢节。

立冬，东南风为邪，名叫弱风。弱风伤害人体时，内则伤害到人体胃腑，外则伤害到人体肌肉，其气主身体沉重。

九宫八风的核心是如何辨别邪风，辨别邪风的目的首先是预防疾病，然后是医治疾病。这里的方法是"辨风施治"。

六、史前遗址中的八方八节图

九宫八风，集大成于《黄帝内经》。《黄帝内经》成书之前，中华先贤早就开始了对八节八风的研究，这个研究可能早于《黄帝内经》上千年，甚至上万年。下面介绍几个史前的八方图，供读者鉴赏：

（一）湖南汤家岗出土的八分方圆图（图9-5）

湖南汤家岗出土了距今7000年左右的八分方圆图。一个圆，被均匀地分出八等份。

内方外圆，这里有没有中华先贤的宇宙观？八角对应空间八方，八方是否对应太阳历的八节（冬至夏至，春分秋分，立春立夏立秋立冬）？如

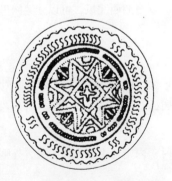

图9-5　湖南汤家岗出土的八分方圆图

此完美的八分方圆图，绝不会是漫无目的的创作。

文化研究，中医研究，一定要知道一个顺序：中华文明起于农业文明，农业文明最根本的标志是"有没有粮食"，随心所欲的种植绝对不会有收获。"非天时，虽十尧不能冬生一穗。"[1]笔者认为，汤家岗出土的八分方圆图，表达的是太阳历八节。八节对应八方，这里表达的是中华先贤时空一体的时空观！

此外再思考下列几个问题：

没有规会画出圆吗？

没有矩，会画出直线、平行线吗？

没有艺术构思，会设计出这么美的图形吗？

（二）安徽含山凌家滩出土的八角图（图9-6）

玉龙上大小两个圆之间，刻画着均匀平分360°的八角，八角的指向是空间八方，八方是否对应太阳历的八节？八角圆图，考古界界定在五千年前。

玉版上有大小两个圆（图9-7）。小圆之中有两组平行线，平行线相交于圆的顶端处，自然而然地界定出八个直角三角形，相似相通于湖南汤家岗的八分方圆图，但时间上晚于汤家岗。大小圆之间是射线，射线之中隐藏有指向四方的箭头。小圆之内有四面八方，大小之间有四面八方，四面八方仅仅有空间意义吗？有没有时间意义？有没有时空一体的寓意？

（三）内蒙古赤峰红山出土的八角形（图9-8）

内蒙古与湖南，南北距离相差几千里，但是出

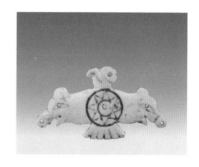

图9-6 凌家滩双猪玉龙上的"八角图"

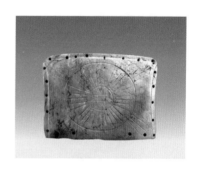

图9-7 凌家滩玉版上的八分方圆图

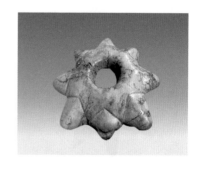

图9-8 红山玉器八角形

---

1 《韩非子·功名》。

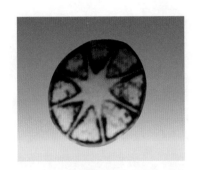

图9-9 金沙遗址出土的日行八方轮

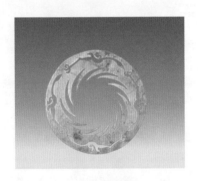

图9-10 成都金沙遗址中的太阳鸟

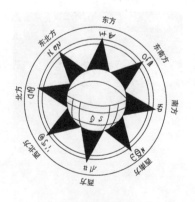

图9-11 彝族典籍中的八方轮

土文物却有着心心相通的相似性：湖南汤家岗有八角，内蒙古的红山同样有八角，所不同的是前者刻画在陶器上，后者打磨在玉器上。玉器八角中间有一个360°的圆洞，是否相似于九宫？为什么从南到北的中华先贤如此迷恋于八角形？八角形，仅仅是一个几何图形吗？

八角，角与角之间的度数平均均匀。

八角，中心之圆是360°的正圆。

角与圆，排布的是那样的合理，形式是那样的和谐。

太阳历将几何学与艺术融合在了一起。

换言之，中华大地上的方、圆、角、直线、射线全部与太阳历相关。艺术与几何学，全部是用来表达太阳历的。

（四）成都金沙遗址中的日行八方轮

成都金沙遗址中出土了丰富的金器与铜器，金器与铜器中有八方轮（图9-9）与金质太阳鸟（图9-10）。那么，八方轮表达的是什么呢？四川凉山彝族同胞的毕摩经书有与文物八方轮相似相同的太阳八方轮（图9-11）。

彝族文化解释，八方轮一可以表达空间八方，二可以表达时令八节。

云南晋宁石寨山出土了一面铜锣，铜锣的中心也有八角形。

东西南北中，中华大地上的各个地方，凡是史前遗址，均有八方图形的出现，原因何在？太阳历的普遍意义也，时令八节的普遍意义也。

七、水族保留的八山图（图9-12）

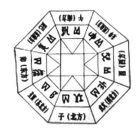

图9-12　水族同胞保存的《连山易》八山图 [1]

黔东南，有一个兄弟民族——水族。水族保留了《连山易》。《连山易》的基础是八卦，八卦水族称为八山。八山，太阳历的八节——冬至夏至、春分秋分、立春立夏立秋立冬。八节对应八方。这些基础性要素与伏羲先天八卦一模一样。同样的八卦，为何有《连山易》《周易》之别？差别在"以何月为正月"上。正月，新年开端的第一月。以哪一月为正月，涉及生产生活方方面面。水族《连山易》以九月为端月（正月），九月过大年。九月，中原的秋收大忙季节。此时停下生产，跳舞唱歌过大年，显然与生产秩序发生了冲突。大年节的不合理安排，应该是《连山易》在中原失传的重要原因。

把《连山易》八山图，解释为太阳历八节，是水族文化的重大贡献。

八卦，中原有，湘西苗族有，黔东南的水族有，云贵川的彝族同样有，八卦表达的是太阳历八节，是苗族、彝族、水族的共同解释。

八、八风简要述评

太阳回归时间周期一分为八，即是八节。

地球公转大圆一分为八，即是八节。

八节的界定，远远早于文字！

不同民族保存的八卦，形式上有差异，实质却完全相同——就是太阳历八节。

汉族保留的八卦，有先后天的不同，但太阳历八节的实质没有丝毫差异。

八卦之前，地下文物中的八角形，都是表达太阳历八节的。

风有方向性，风有时间性；一个节令一种风向，八个节令八种风向；风的方向性与时间性，是判断正风邪风的唯一标准。

1　韦章炳：《中国水书探析》，北京·中国文史出版社，2007年版。

八卦，在人类文化宝库中，具有唯一性。

八风正邪的判断标准，在人类文化宝库中，具有唯一性。

九宫八风的表达形式，在人类文化宝库中，具有唯一性。

正风养人养万物，邪风伤人伤万物，如此哲理，在人类文化宝库中，具有唯一性。

今天的气候越来越反常，禽流感、鸡流感、鸭流感，奇奇怪怪的流行性感冒越来越频繁。

把这些奇奇怪怪的流行性感冒的病因，归结在鸡鸭猪狗身上，是不合理的。禽为什么会感冒？鸡为什么会感冒？鸭为什么会感冒？

无因之果吗？

重新认识九宫八风所界定的邪风判断标准，有助于认识奇病怪病疫病的病因。中医文化所创建的邪风判断标准，一定会为人类的作出新的伟大贡献。

第四节　十二月（十二律）

从东半球到西半球，从北半球到南半球，在全球人类先贤中，唯我中华先贤发现十二经络。

仪器，越来越先进，越来越精密，可是无论如何也找不到经络在哪里。远古、中古时期，我中华先贤就发现与认识经络，没有先进的仪器，他们凭借的是什么呢？

凭借的是太阳历，具体凭借的是十二月太阳历。

一、十二月太阳历的出现

在中华大地上，十二月太阳历是在十月太阳历之后出现的。

十二月太阳历分四时，凡看到"四时"一词，就可以得出结论：是十二月太阳历。

十二月太阳历分八节，凡看到"八节"一词，就可以得出结论：是十二月太阳历。

"八节"可以表述为"分至启闭"，凡看到"分至启闭"一词，就可以得出结论：是十二月太阳历。

八节位于二十四节气之前。二十四节气属于十二月太阳历，凡看到二十四节气中的任何一个节气，就可以得出结论：是十二月太阳历。

经典记载的十二月太阳历，内容比较简要，《礼记》与《吕氏春秋》中有详细的记载。

二、十二月太阳历在先秦

诸子百家之前，中华大地上没有那么多的书，所以论诸子百家的产生，不能"以书论之"。

诸子百家因何而来？

正确答案是：天文历法孕育出了诸子百家，首先是太阳历！

诸子之中，凡是谈阴阳五行的，都受惠于十月太阳历；凡是谈四时的，都受惠于十二月太阳历。

十月太阳历、十二月太阳历、太阴历、北斗历，是先秦诸子论证问题的依据。《道德经》与《孙子兵法》之所以能够跨越上下几千年、东西十万里，其理论常青的奥秘就在于论证问题的依据是永恒的太阳月亮，首先是太阳。

详细传承十二月太阳历与二十八宿历的先秦典籍，首先是儒家的《礼记》，其次是杂家的《吕氏春秋》。天文历法与诸子百家的母源关系如何认识，这里做几点简要介绍：

其一，凡是谈阴阳五行的，均受过十月太阳历的教育。

其二，凡是谈五音五色的，均受过十月太阳历的教育。

其三，凡是谈四时阴阳的，均受过十二月太阳历的教育。

其四，凡是谈十二律的，均受过十二月太阳历的教育。

其五，凡是谈奇偶之数的，均受过河图洛书的教育。

其六，凡是思路是以天文论人文的，均受过天文历法的教育。

在先秦诸子之中，精美、精致、精确的十二月太阳历得到了全面继承。非常遗憾的是，十月太阳历诸子百家都在沿用，但没有一家详细解释。

现在，先以《礼记·月令》和《吕氏春秋·十二纪》为基础介绍先秦时期的十二月太阳历，然后再详细讨论《黄帝内经》中的十二月太阳历。

三、十二月太阳历对洛书的继承

十二月太阳历分春夏秋冬四时，四时分属金木水火土五行，是十二月太阳历对洛书

（十月太阳历）时空模型的完整继承。

金木水火土，东西南北中，五行对应五方，就是时空一体的时空模型。这一时空模型，源头在表达十月太阳历的洛书。这一时空模型，被十二月太阳历全盘继承。时空一体，是至关重要的基础性问题。没有这一基础，人文与自然百科的高楼大厦就会坍塌。现代物理学，至今都没有解答这一问题。所以，美国科学院院士、美国物理学会主席、美国哲学会副主席惠勒教授，在中国演讲时得出了"物理学的基础结构注定要坍塌"的结论。

研究中医文化，研究诸子百家，千万不要忽略中华先贤所创建的时空一体的时空观。

四、十二月太阳历对河图的继承

春夏秋冬四时，每一时分孟、仲、季3个月，每一时的孟、仲、季3个月分别对应一个数字，具体的对应关系如下：

东方孟春仲春季春，其数八。

南方孟夏仲夏季夏，其数七。

西方孟秋仲秋季秋，其数九。

北方孟冬仲冬季冬，其数六。

中央四时之末之数，其数五。

这五个数，是河图之数。

八、七、九、六、五这五个数，不仅仅是简单的、冰冷的数字，而是具有深厚文化含义的时空表达。

一六、二七、三八、四九、五十，这十个奇偶之数组成河图。河图表达是以十二月太阳历为基础的阴阳合历。一月生物六月成，一、六两个数前者是生数，后者是成数。其他以此类推。

这五个数，被中医文化所继承，用来表达时间与空间（四时与五方）。

五、十二月在《黄帝内经》中

以十二月为坐标认识十二经络，是十二月太阳历在中医文化中最伟大的贡献，也是中医文化对全人类的伟大贡献。

（一）以十二月为依据论经络

以太阳历的十二月为依据，论证十二经络，重要的论断有三。

其一，《素问·阴阳别论》："十二月应十二脉。"

其二，《灵枢·经别》："六律建阴阳诸经而合之十二月。"

其三，《灵枢·五乱》："经脉十二者，以应十二月。"

十二月、十二律、十二经络，三者之间，十二月排在首位，这一排列方式说明，十二月是论证问题的基础。第二个论断的六律，即阴六吕阳六律。阴阳诸经，即人体中的阴阳十二经脉。十二律分阴分阳，十二经脉同样分阴分阳。十二经络的阴阳属性，具体如下：

手太阴肺经，手阳明大肠经。

足阳明胃经，足太阴脾经。

手少阴心经，手太阳小肠经。

足太阳膀胱经，足少阴肾经。

手厥阴心包经，手少阳三焦经。

足少阳胆经，足厥阴肝经。

一阴一阳谓之道。庄子云，道在万物中，道在屎尿中。[1] 笔者云，道在脏腑中，道在经脉中。

脏腑的阴阳属性，具体是脏为阴腑为阳；同样的道理，经脉的阴阳属性亦是脏经为阴，腑经为阳。脏腑经脉的阴阳属性，具体划分如下：

肝胆互为表里，肝经属阴，胆经属阳。

脾胃互为表里，脾经属阴，胃经属阳。

肺与大肠互为表里，肺经属阴，大肠经属阳。

心与小肠互为表里，心经属阴，小肠经属阳。

1　《庄子·知北游》。

肾与膀胱互为表里，肾经属阴，膀胱经属阳。

心包三焦互为表里，心包经属阴，三焦属阳。

太阴历同样分 12 个月，为何说论证十二经络的依据是太阳历？因为阴六吕阳六律是出于十二月太阳历，而不是出于十二月太阴历。

时间无形，岁月无形，以时间为坐标认识的十二经络也是无形的。时间的确存在，看得见吗？看不见！经络的确存在，看得见吗？看不见！所以，仪器再先进再精密也发现不了经络。宇宙有有形的一面，有无形的一面，是中华先贤对宇宙与人体的基本把握。死死地以有形一面的"真不真"论之，无论如何也认识不了经络。

（二）人气通于天气

《文子·自然》："十二月运行，周而复始。"十二月运行是圆周循环运动，圆周运动，终则有始，周而复始。

时间变化，天气变化；天气变化，人气同样也发生变化。天气人气之间的关系，如影随形。人气通于天气，人气随天气变化，揭示在以下四个论断中。

其一，《素问·诊要经终论》："正月二月，天气始方（放），地气始发，人气在肝。三月四月，天气正方，地气定发，人气在脾。五月六月，天气盛，地气高，人气在头。七月八月，阴气始杀，人气在肺。九月十月，阴气始冰，地气始闭，人气在心。十一月十二月，冰复，地气合，人气在肾。"

[意译]一岁 12 个月，人气在五脏之中循环一周：

正月二月，人气在肝。

三月四月，人气在脾。

五月六月，人气在头。

七月八月，人气在肺。

九月十月，人气在心。

十一月十二月，人气在肾。

人气变化，随阴阳二气的变化而变化，随四时气候的变化而变化，这是永恒而常青的原则，应该坚信，而不应该质疑。应该质疑的是"九月十月，人气在心"之说。心气通于夏，是《黄帝内经》的基本立场、九月十月属于深秋初冬，与心的时间属性不符，所以此说应该是传抄过程中的错误。《黄帝内经太素》之中，也没有这一说法。

按照《四时调神论》与《金匮真言论》所揭示的内容，正确的对应关系应该是：

正月二月三月，人气在肝。

四月五月六月，人气在心。

七月八月九月，人气在肺。

十月十一月十二月，人气在肾。

四时之末的四个十八日，人气在脾。

其二，《灵枢·阴阳系日月》："寅者，正月之生阳也，主左足之少阳；未者六月，主右足之少阳。卯者二月，主左足之太阳；午者五月，主右足之太阳。辰者三月，主左足之阳明；巳者四月，主右足之阳明，此两阳合于前，故曰阳明。申者七月之生阴也，主右足之少阴；丑者十二月，主左足之少阴。酉者八月，主右足之太阴；子者十一月，主左足之太阴。戌者九月，主右足之厥阴；亥者十月，主左足之厥阴，此两阴交尽，故曰厥阴。"

[意译]阴阳十二经脉，阴阳十二月，两者之间有着对应关系。具体对应关系如下：

寅者正月，主左足之少阳。

未者六月，主右足之少阳。

卯者二月，主左足之太阳。

午者五月，主右足之太阳。

辰者三月，主左足之阳明。

巳者四月，主右足之阳明。

申者七月，主右足之少阴。

丑者十二月，主左足之少阴。

酉者八月，主右足之太阴。

子者十一月，主左足之太阴。

戌者九月，主右足之厥阴。

亥者十月，主左足之厥阴。

其三，《素问·脉解》："十二月阴气下衰，而阳气且出，故曰得后与气则快然如衰也。"

[意译]冬至在十一月,冬至一阳生;十二月已经是二阳升了,阴气一步步衰退,此时的病人会随阳气上升的变化而变化,病情会一步步减轻,人体会感到舒适。

其四,《灵枢·五乱》:"十二月者,分为四时。四时者,春秋冬夏,其气各异,营卫相随,阴阳已和,清浊不相干,如是则顺之而治。"

[意译]十二经脉,与12个月相应。12个月分为四时,四时就是春、夏、秋、冬,其气候各不相同。人体营气与卫气,是内外相随,阴阳互相协调的,清气与浊气不致互相干扰,如此者顺应四时而治也。

十二月分春夏秋冬四时,时序诞生矣。《易经·乾文言》中有"与四时合其序"之说,生产必须合于四时之序,否则只有劳动的艰辛而没有丰收的喜悦。此处讲四时之序,讲人体气血、营卫之气与四时之序的自觉配合。万物的生长收藏会自觉合于四时之序,人体之内的气血、营卫之气同样自觉合于四时之序,那么养生与治病是否应该自觉合于四时之序?《灵枢·卫气行》中有"失时反候者,百病不治"的结论。严格遵循时序,随时关注气候的正常与异常,《黄帝内经》与《易经》有着一致的立场。"顺之而治"者,顺应太阳回归法则而治也。"顺之而治"揭示的方法是"以时论治"。

人气通于天气,最好的例子在哪里?在关节病身上。冷空气到达,气象台尚未预报,关节病非常准确地宣布:"冷空气到了!"

(三)人体同于天体

以十二月为依据论人体十二节,《灵枢·邪客》中有如下论断:"岁有十二月,人有十二节。"

《圣经·创世纪》告诉后人,上帝按照自己的模样创造了人。就是说,人的模样相同于上帝。

《灵枢》告诉后人,人体结构相通于太阳。太阳回归分四时,人体有四肢;太阳回归分12个月,人体有十二节;太阳回归有365日,人体有365个穴位。没有太阳就没有生命,没有太阳就没有男女、雌雄、牝牡,中华先贤认识并揭示了太阳与生命之间的母源关系,所以有了以太阳法则为依据论证人体结构的例证。

（四）空间"十"字坐标

《灵枢·卫气行》："岁有十二月，日有十二辰，子午为经，卯酉为纬。"

子午南北，卯酉东西；南北为经，东西为纬；东西南北，一经一纬，构成了平面上的十字坐标。几何学中的平面两维坐标，功劳记在法国的笛卡儿名下，有几个人知道，《黄帝内经》中就有了平面上的两维坐标？又有几个人知道，《黄帝内经》平面两维坐标出于太阳历？

立竿测影产生的太阳历，实际上是几何学的鼻祖。点、线、面，直角三角形、圆、两维坐标、三维坐标、四维坐标，全部产生于太阳历。太阳与几何学的关系，本文不展开讨论。本文此处要说明的一点是，中华大地上的几何学发源于太阳历，中医文化与几何学之间的关系为自然自洽关系。

六、十二月太阳历简要述评

确定十二月，中华先贤采用了多种方法。

方法之一：以太阳与二十八星宿的对应关系确定十二月。

方法之二：立竿测影。日影长短两极的时间长度一分为十二即十二月。

方法之三：观测日出方位。日出东南方，冬至；日出东北方，夏至。从冬至到夏至6个月；从夏至到冬至6个月。日出方位的南北回归，可以划分12个月。

十二月构筑起了两个论证问题的模型：四时模型与十二月模型。

四时论养生，四时论脉象，四时论针刺，四时论人体四肢，四时论A，四时论B，四时论C，四时论D……是《黄帝内经》之内的四时模型。

十二月模型，在中华文化与中医文化中是极其重要的模型。以十二月这一模型为坐标，中华先贤解答了一系列重大问题，简要回顾与介绍如下：

一岁十二月，一天十二辰，如此十二表达的是时间。

天下十二州[1]，平面十二方位，如此十二表达的是空间。

十二地支，子丑寅卯辰巳午未申酉戌亥，如此十二表达的是时间与空间的对应。

1　《尚书·舜典》记载，舜划十二州；《尚书·禹贡》记载，大禹划九州。

十二律，如此十二表达的是定音标准。

十二经络，如此十二表达的是人体江河。

在掌握有现代仪器的今天，中华先贤的子孙能解答什么新问题呢？

第五节　　三线四点与升降出入

升降，是十月太阳历解答的问题。

升降出入，是十二月太阳历解答的问题。

两种太阳历解答的问题，都被引入《黄帝内经》之中。

"离离原上草"为什么有"一岁一枯荣"截然相反的两大变化，因为有阴阳二气的升降。

万物为什么会有生长收藏之变，因为有阴阳二气的升降出入之变。

升降点在何处？

在冬至夏至。冬至阳气升，夏至阴气降。

出入点在何处？

在春分秋分。春分阳气出，秋分阳气入。出，露出地面；入，沉入地下。

站在今天天文学的立场上，可以用"三线四点"来诠释升降出入的空间与时间上的规定性。

三线者，南北回归线加赤道线也。

四点者，冬至夏至、春分秋分4个节令也。

冬至夏至两至点，是阴阳二气的气至点。

春分秋分两分点，是阴阳二气的平分点。

三线，是空间线。四点，是时令点。

三条空间线，展示在地图或地球仪上。

四个时令点，从古至今，已经沿用了几千年。

升降出入的本源，在地球公转过程中与太阳不同的对应关系：由远日点到近日点，有升有出；由近日点到远日点，有降有入。

地球公转，公转轨迹属于空间。地球公转，公转周期属于时间。所以，升降出入本身就是一个严密的时空体系。所以经得起时空的验证。升降出入，本身就是严密的数理体系，所以也经得起数学的验证。

弄懂了这些常识，才能真正理解"气至之谓至，气分之谓分，至则气同，分则气异，所谓天地之正纪也"这一论断。

一种气的至于点，称为至。两种气的平分点，称为分。至于点上，只有一种相同的气；分之点处，存在两种不同的气。至于点，气同；分之点，气异。如此者，天地之正纪也。

研究分至点上的阴阳状态，不只是《黄帝内经》，先秦诸子以及汉代学者同样在研究、在叙述、在继承。举例如下：

其一，《礼记》与《吕氏春秋》的记载。仲春、仲秋之月，日夜分，是《礼记·月令》《吕氏春秋·十二纪》的共同记载。所谓"日夜分"，字面意思是昼夜平分，哲学意义是阴阳平分。

其二，《文子》的记载。"天地之气，莫大于和。和者，阴阳调，日夜分，故万物春分而生，秋分而成，生与成，必得和之精。故积阴不生，积阳不化，阴阳交接，乃能成和。"是《文子·上仁》篇中的一个论断。阴阳之和，和在春分秋分两天。阴阳合和，万物生成。万物春分生，秋分成，是《文子》的诠释。

其三，《淮南子》的记载。昼夜平分即阴阳平分，《淮南子·天文训》在两者之间画出了一个恒等号："八月、二月，阴阳气均，日夜分平。"

自然界有阴阳二气的升降之变，人体之内有气血的升降之变，升降运动既在人体之外又在人体之中。天体运动与气血运动，在升降这里融合在了一起。

升降，在现代科学中属于物理学概念，有谁会料到，中华先贤研究升降的理论早已记载于中医学经典《黄帝内经》之中。

因此，有必要回顾几个关于升降的论断。

其一，《素问·五运行大论》："阴阳之升降，寒暑彰其兆。"

阴阳二气的升降，其征兆在何处？

答：在寒暑变化之中。

冬至寒，夏至暑。一寒一暑，一阴一阳。冬至阳旦，夏至阴旦。

地球公转一周，寒暑循环一次。

从冬至点到夏至点，天气越来越热，寒暑之暑、阴阳之阳、升降之升也。

从夏至点到冬至点，天气越来越寒，寒暑之寒、阴阳之阴、升降之降也。

其二，《素问·阴阳应象大论》："阴阳者，血气之男女也；左右者，阴阳之道路也。"源于太阳回归的阴阳论及天体，论及男女，由天体物理论及人体气血。

其三，《素问·六微旨大论》："帝曰：'其升降何如？'岐伯曰：'气之升降，天地之更用也。'帝曰：'愿闻其用何如？'岐伯曰：'升已而降，降者谓天；降已而升，升者谓地。天气下降，气流于地；地气上升，气腾于天。故高下相召，升降相因，而变作矣。'"

阳气升到极点开始下降，阴气降到极点又开始上升。上升从地下而升，下降由天而降。阳升阴降，相反相成。阳升阴降，相互为根。气候的变化，万物的变化，根源就在于阴阳二气的一升一降变化、转化之中。

其四，《素问·六微旨大论》："升降出入，无器不有。"这八个字讲万物生成与升降运动的母源关系。这里的器，是自然之器，是有形之万物。《易经·系辞上》："形乃谓之器。"《易经·系辞下》："形而下者谓之器。"两个论断，一个意思：有形之物即是器。一个"器"字，两重意义：一是自然之器，一是人工之器。自然之器就是生气勃勃的万物，人工之器就是人所发明的生产工具、生活器具，以及用于狩猎、战争的武器。"升降出入，无器不有"所谈的器，是自然之器，是有形之万物。

其五，《素问·刺法论》："升降不前，气交有变，即成暴郁。"升降不前者，该升不升，该降不降也。暴郁者，今日急性传染性疫病也。传染性极强的疫病，病源不在鸡鸭、禽鸟，也不在老鼠、蚊子，而在于气候的异常，异常的气候。

阳气冬至升，阴气夏至降，是太阳法则。太阳法则一旦出现异常，阳气该升不升，阴气该降不降，天气该冷不冷，该热不热，如此条件就是疫病产生的温床。

疫病在今天，已经成了世界性难题。难题，难在两个地方：一是多发性；二是难以克制。疫病的预防与医治，中医有独特的优秀之处。

中医之优秀，体现在三个地方：一是能够预测与发现疫病，二是能够预防疫病，三是能够医治疫病。

疫病之疫，《黄帝内经》有多处记载，《逸周书》有多处记载，《礼记·月令》有多处记载，《管子》与《吕氏春秋》均有记载，之所以发生疫病，根本原因在时令错乱之气候异常。——认识时令错乱与疫病的关系，是中华先贤的伟大贡献。

苹果落地，牛顿发现万有引力。万有引力解释了有形之物的下落。但是，万有引力并不能解释火苗、水蒸气为什么会上升。

《黄帝内经》以阴阳二气的转换合理地解释了升降。升与降，表达的是太阳回归决定的阴阳二气转换。

关于升降出入，简要小结如下：

从节令上看，冬至一阳升，夏至一阴降；春分阳气出，秋分阳气入。升，升于黄泉之下；降，降于九天之上；出，露出地面；入，沉入地下。

从空间中看，太阳相交于南回归线，北半球一阳升；太阳相交于北回归线，北半球一阴降；太阳南来相交于赤道，阳气露出地面，太阳北往相交于赤道，阳气沉入地下。

升与降，是一个不可分割的圆周运动。升降出入，同样是一个不可分割的圆周运动；圆周运动表达的是太阳与地球的动态对应关系。

升降，演化为中医医病补泻的两大原则。

——地球还在转动，冬至夏至还在转换，补泻的原则会过时吗？

太阴者，月亮也。日为太阳，月为太阴。

《素问·阴阳离合论》："日为阳，月为阴。"

《周髀算经·日月历法》："阴阳之数，日月之法。"

太阳主昼主动，月亮主夜主静。有昼有夜，有动有静，形成了完美和谐的自然世界。

观测太阳，中华先贤创造出了太阳历。观测月亮，中华先贤创造出了太阴历。如果说，十月太阳历是《黄帝内经》的第一大基石，十二月太阳历是《黄帝内经》的第二大基石，那么，太阴历则是《黄帝内经》的第三大基石。

太阴历与《黄帝内经》

太阳主昼主动，月亮主夜主静。有昼有夜，有动有静，形成了完美和谐的自然世界。

第一节　太阴历简介

月亮，史称太阴星。月亮历即太阴历。

月亮会圆会缺。月缺为朔，月圆为望。

《后汉书·律历下》："日月相推，日舒月速，当其同所，谓之合朔。"日月都是动态的。日月之动，日行慢而月行速。当日月处于同一经线上，就是合朔。换言之，当日月地三点一线时，即为合朔。——朔，朔望月的起始点——初一。

《后汉书·律历下》："（日月）相与为衡，分天之中，谓之望。"日月处于同一经线上，分布于地球两侧，如此三点一线时，即为望。——望，朔望月的中间点——十五。

由朔到望，再由望到朔，即一个朔望月。12个朔望月为一年。一年12个月，六大六小，大月30日，小月29日，一年354日。太阴历，是以月亮圆缺为依据制定出来的。

月亮的圆缺，奥秘在三点一线的几何学。月亮—地球—太阳，如此三点一线时，月圆。地球—月亮—太阳，如此三点一线时，月缺。日月同经同纬，发生月食日食。日食在初一，月食在十五。

全世界范围内，只有伊斯兰教采用的是纯太阴历。以月亮圆缺计月，以月牙初现为第一日，十二月为一年。月分单双，单月为大，双月为小。大月30日，小月29日。大小相间，一年354日。由于月亮圆缺十二次真正时间是354日8小时48分34秒，所以每年多出8小时有余，三年就多出一日。所以，伊斯兰教历每三十年置闰十一日，在三十年中，第2、5、7、10、13、16、18、21、24、26、29年为置闰之年，闰日放在12月。

第二节　　《周髀算经》中的太阴历

月亮运行的方向是东方。

日出于东落于西，月出西落于东。

月亮每天运行的度数是十三度十九分之七（13.368°）。

一个朔望月的时间长度为 $29\frac{499}{940}$（29.53085）日。

十二个朔望月，即一年的时间长度为 $354\frac{348}{940}$（354.37）日。

这几个数据，全部由《周髀算经·日月历法》所记载。

演算太阴历，《周髀算经·日月历法》出现三位数的分母，出现五位数的分母，这说明了什么？是不是说明了太阴历的精确性？！

太阴历本身，就是一个精美、精准、精确的数理体系。正是这一数理体系构成了《黄帝内经》的理论基础。

第三节　　月亮留下的成语、诗句与术语

月亮，给中华民族留下一系列富有哲理性的成语，留下优美的诗句，也留下一系列术语。这些成语、诗句与术语，有些仍然具有青春活力，有些则已经"死"了——失传了。但是，不知道失传了的术语，根本无法读懂源头的中华文化。

一、具有鲜活意义的成语

月亮在天上，优美的成语在书中。天上一个月亮，演化出书中一系列优美的成语与诗句。

（一）月满则亏

这一成语的源头在《易经》。《易经·丰·象传》："日中则昃，月盈则食。"由

此演化出历史与现实都还在沿用的"月满则亏"这一成语。

曹雪芹把"月满则亏，水满则溢"引入《红楼梦》。[1]

（二）花前月下

唐白居易写《老病诗》一诗，诗中留下"花前月下"这一成语。

（三）月地云阶

唐牛僧孺写《周秦行纪》一诗，诗中留下"月地云阶"这一成语。

（四）月晕而风

苏洵写《辩奸论》，留下"月晕而风"这一成语。月晕之晕，指月亮外围出现的光环。黄河两岸的中原地区，形象地称这种现象为"月亮戴草帽"。凡是看见"月亮戴草帽"，就可以作出"明天有风"的天气预报。月晕而风，这一成语可以预测天气。

（五）月白风清

苏轼写《后赤壁赋》，留下"月白风清"这一成语。

"风吹月影动，疑是玉人来。"是元代《西厢记》留下的优美唱词。

"千江水有千江月，千江水月一月摄。"是中国化的佛教禅宗留下的"以一统万，万法归一"的偈语。

哲学中有月亮，文学中有月亮，医学会忘记月亮吗？

文人研究月亮，留下优美的诗句；出家人研究月亮，留下深邃哲理；为医者研究月亮，应该留下什么呢？

二、已经失传了的词语

（一）初吉、吉日、吉月

打开《诗经》《周礼》《国语》《礼记》这些经典与先秦文献，随处可以发现的与"吉"字相联系的双音词——初吉、吉日、吉月。

---

1 《红楼梦·第十三回》。

《诗经·小雅·小明》："二月初吉，载离寒暑。"

《周礼·地官》："及四时之孟月吉日，则属民而读邦法，以纠戒之。"

《礼记·月令》："季春之月……择吉日大合乐。"

《礼记·月令》："取女有吉日。"

《论语·乡党》："吉月，必朝服而朝。"

——何谓初吉？何谓吉月？何谓吉日？

贵州大学张闻玉教授在《古代天文历法讲座》一书解释，初吉、吉月、吉日，三个不同的名词，实际上是一个意思，即朔望月每月的第一日。

朔望月每月的第一日，亦称朔日。

月亮进入太阳与地球之间，月光完全消失，这一日中华先贤定位为朔日。如此日月交会之日，中华先贤称为吉日。

古时结婚需要选择吉日，原则上是道法自然，具体上是合于日月之序。

（二）既生霸、既死霸、旁生霸、旁死霸、哉生霸

A霸B霸C霸D霸，这几个词主要是在青铜器上出现的，事关月相的名词。

三国杨泉《物理论》："月，阴之精，其形也圆，其质也清。秉日光而见其体，日不照则谓之魄。"魄通霸。A霸B霸C霸D霸，也可以视为A魄B魄C魄D魄。

既生霸，十五月圆也。

旁生霸，十六月圆也。

既死霸，初一月缺也，月食之日也。

旁死霸，初二也。

哉生霸，初三也。

（三）望、既望

十五为望，十六为既望。

杨泉《物理论》："月望之日，日月相望。"

（四）晦、朔、朏

朔日前一天为晦，初一为朔，初三为朏。

杨泉《物理论》："晦朔之日，日照其表，人在其里，故不见也。"

月亮圆周循环，循环到太阳与地球正中间，这一天中华先贤定之为朔。朔，初一。初一，地球看到的是月亮的背面，所以，月亮不见了。

初一的前一天是月尾。月尾，为晦。《后汉书·律历下》："（月）以速及舒，光尽体伏，谓之晦。"月尾这一天晚上，同样看不到月亮。

上弦月与下弦月，太阳照到了月亮的侧面。所以在地球上看到的是月之半圆。

研究月亮，中华先贤曾经耗费了多少的心血。有关月亮的众多名词，充分证明了这一点。

部部经典中有月亮，先秦诸子中有月亮，《黄帝内经》会避开月亮吗？

面对与月亮相关的诗句、成语、名词，对于中医文化的继承者来说，有何启示意义呢？

第四节　太阴历与《黄帝内经》

月亮太阴历，在《黄帝内经》中的基础性作用，体现在以下几个方面：以月圆缺论虚实；以月圆缺论补泻；以月圆缺论针刺；以月圆缺论猝死。分述如下：

一、以月圆缺论虚实

《素问·八正神明论》："月始生，则血气始精，卫气始行；月郭满，则血气实，肌肉坚；月郭空，则肌肉减，经络虚，卫气去，形独居。是以因天时而调血气也。"

大潮月圆而来，月缺而去，非常有信用，所以大潮又称信潮。月亮对地球的钱塘江有作用，月亮对地球上的一切江河有作用。血脉，人体中的江河也。月亮圆缺对人体中的血脉有作用吗？

有！

月亮初生之时，人身血气开始充盈，卫气也随之畅行；月亮圆之时，人身血气旺盛，肌肉坚实；月亮完全无光之时，人身肌肉削减，经络空虚，卫气也随之空虚，唯有形体独存。所以，应当顺应天时的变化调养血气。

月牙初生，人身血气开始充盈；月圆之时，人体气血旺盛；月缺之时，血气开始空虚。气血的虚实，随月亮圆缺而变化。所以，必须"因天时而调血气"。

"因天时而调血气"，这强调的是"以时论治"。时的坐标在何处？在月亮圆缺。

二、以月圆缺论补泻

《素问·八正神明论》："月生无泻，月满无补，月郭空无治，是谓得时而调之。"

月亮圆缺可以论虚实，月亮圆缺也可以论补泻。月亮初生之时，不要用泻法；月圆之时，不要运用补法；月亮完全无光之时即月缺之时，暂停治疗；如此者，顺应天时而调治也。

"得时而调之"，时之坐标在何处？答：在月亮圆缺。

月圆不补，月缺不泻，是用针用药的基本原则。

三、两大坐标论针刺

《素问·八正神明论》："法往古者，先知针经也。验于来今者，先知日之寒温，月之虚盛，以候气之浮沉，而调之于身，观其立有验也。"

"日之寒温"者，日影长短两极也。"月之虚盛"者，月圆月缺两极也。一岁之内的气之浮沉，在日影长短两极；一月之内的气之浮沉，在月圆月缺两极。气，人之根本者也。养生与医病，必须先着眼于调气。调人体之气，必须合于天气。合于天气，合在何处？合于太阳回归，合于月亮圆缺。

日之寒暑、月之圆缺，是论证针刺的两大坐标。

四、以月亮圆缺之日数定针刺之数

《素问·刺腰痛》："腰痛引小腹控䏚，不可以仰，刺腰尻交者，两踝肿上，以月生死为痏数，发针立已，左取右，右取左。"

腰痛牵引小腹上连季胁，身体不能后仰，当针刺腰骶骨交会处的下髎穴，穴位在腰下两旁胯骨上坚肉处，以月亮的圆缺作为计算针刺的次数，一针刺就可以见效，并采用左痛刺右，右痛刺左的针刺方法。《素问·缪刺论》："凡痹往来行无常处者，在分肉间痛而刺之，以月死生为数，用针者，随气盛衰，以为痏数，针过其日数则脱气，不及日数则气不泻，左刺右，右刺左，病已止；不已，复刺之如法，月生一日一痏，二日二痏，渐多之，十五日十五痏，十六日十四痏，渐少之。"

痹，病症为痛为麻为木，病因在风寒湿三气。《素问·痹论》："风寒湿三气杂至，合而为痹也。"痹，分三种：行痹，痛痹，著痹。《缪刺论》所讲行痹。行痹，往来行无常处。《缪刺论》论行痹医治，一是讲明针刺的部位在分肉之间的疼痛处，二是讲明针刺之数的坐标在月亮生死之数，即上半月与下半月的天数。上半月的针刺，以月亮初生之日为起点，一日一针，二日二针，三日三针，逐日递增；下半月的针刺，以月圆之日为起点，十五日十五针，十六日十四针，十七日十三针，逐日递减。左刺右，右刺左，病愈止针；病未愈，继续用针。强调针刺的次数和原则：如果针刺的次数超过了天数，就会伤损正气；如果没有达到天数，邪气便不能清除掉。朔望月上半月与下半月的天数，是针刺行痹的用针之数。

《灵枢·岁露论》："人与天地相参也，与日月相应也。故月满则海水西盛，人血气积；肌肉充，皮肤致，毛发坚，腠理郄，烟垢著。当是之时，虽遇贼风，其入浅不深。至其月郭空则海水东盛，人气血虚，其卫气去，形独居，肌肉减，皮肤纵，腠理开，毛发残，膲理薄，烟垢落。当是之时，遇贼风则其入深，其病人也卒暴。"

人与天地相参，与日月相应，是《黄帝内经》的基本观点。"人与天地相参"这句话，先后在《黄帝内经》中出现三次。

身体变化随天地自然变化而变化，随日月交替变化而变化，是变化的原则。月圆月缺变化会引起身体的相应变化，是变化的具体。

当月亮满圆的时候，海水西盛，人的血气也相应充实。血气充实，人体有三大特征：肌肉充盛、皮肤致密、毛发坚固。此时，腠理闭塞，皮脂多而表固。此时此刻，即使遇到了贼风的侵袭，邪气也只能入浅而不能入深。

月亮亏缺的时候，海水东盛，人的气血相应较虚。气血虚，人体有几大特征：卫气衰退；形体虽然如常，但肌肉消减、皮肤纵缓；腠理开泄，毛发摧残，肌肤的纹理疏薄，皮脂剥落。此时此刻，遇到贼风则邪气就会深入于里，其人发病也急速。

体虚之人，一定要注意朔望月的月缺之日的邪风贼风。

《灵枢·岁露论》："乘年之衰，逢月之空，失时之和，因为贼风所伤，是谓三虚。故论不知三虚，工反为粗。"

岁有岁气。四时有四时之气，四时之气即岁气。春暖、夏热、秋凉、冬寒，为正常之四时之气。春不暖、夏不热、秋不凉、冬不寒，为非常之四时之气。四时之气非常，即为虚岁。虚岁者，"乘年之衰"也。

贼风，虚风也。春之西风，夏之北风，秋之东风，冬之南风也。贼风虚风者，如此非时之风，

五脏之虚，气血之虚，可称之以虚人。

虚岁、虚风、虚人，三虚相搏，会出现暴病猝死。如果三虚中只犯一虚，也会出现困倦，寒热相间的疾病。如果雨湿之气伤害筋骨，便会出现痿病。

如果三虚相逢，就会偏中邪风，出现突然晕倒，不省人事，清醒后则半侧肢体瘫痪。

人虚，为内部之因。虚岁、虚风，为外部天气异常之因。所以，三虚可以精简为二虚。两虚者，内部之虚与外部之虚也。体虚之人相遇外部邪风恶风，就会形成半侧肢体瘫痪之疾病。换言之，内虚相遇外虚，瞬间形成半身瘫痪。

预防此疾病，第一关键在于善补内虚，第二关键在于善防虚邪之风。

《灵枢·岁露论》："逢年之盛，遇月之满，得时之和，虽有贼风邪气，不能危之也。"

岁气旺盛，月圆有光，当日当时之气正常，此地此时，虽有贼风邪气也不能侵袭。

五、"十三度有余"：一个数字背后的复杂过程

"十三度有余"，这一数字出于《黄帝内经》。

数字出于《黄帝内经》，这一数据的计算却在《周髀算经》。了解这一过程，会加深对《黄帝内经》严密数理性的理解。

"十三度有余"的出处。《素问·六节藏象论》："天为阳，地为阴；日为阳，月为阴。行有分纪，周有道理，日行一度，月行十三度而有奇焉。故大小月三百六十五日而成岁，积气余而盈闰矣。"

"天为阳，地为阴；日为阳，月为阴。"以天地论阴阳，以日月论阴阳，如此阴阳看得见、感觉得到。

"行有分纪，周有道理。"行，讲日月运行；分纪，讲日月运行各自有一定的轨道，有一定的时间。周，讲圆周运动的周期。道，讲圆周运动的轨道。理，讲法则、规律。

"日行一度"，指太阳在天每日运行一度。《后汉书·律历下》："在天成度，在历成日。""日行一度，历中一日"的定量，华夏文化中有，彝族文化中有，苗族文化有，水族文化中同样有。

"月行十三度而有奇"，指月行一日的度数。

"十三度有奇"，即十三度多一点。这个数字是怎么求出来的呢？

《周髀算经·日月历法》公布了以下两种求法。

第一种求法原文："置章月二百三十五，以章岁十九除之，加日行一度，得十三度十九分度之七，此月一日行之数。"

翻译及其运算过程如下：

"章月二百三十五"，即以19个回归年的235个朔望月的月数（12×19 + 7 = 235）为被除数；"以章岁十九除之"，即以19为除数。

$$235 \div 19 = 12.368（度）$$

加上太阳日行的1度，得出十三度有奇的结果：

$$12.368+1 = 13.368（度）$$

以上是第一种求法。

公式中所加的7从何而来？从"三岁一闰，十九岁七闰"中来——19年有7个闰月。

第二种求法原文："于是日行天七十六周，月行天一千零一十六周，及合于建星，置月行后天之数，以日后天之数除之，得十三度十九分度之七，则月一日行天之度。"

中华先贤天文观测发现，太阳与月亮每76年才能在一个点（某一星座）上会合，然后重新同时出发。76年，太阳在天球上运行76周，月亮运行1016周；以1016为被除数，以76为除数，同样会得出十三度有奇的结果：

$$1016 \div 76 = 13.368（度）$$

以上是第二种求法。

"十三度有奇"，一个简单的数据，涉及 76 年的天文观测。这说明中华先贤在制定阴阳合历时的认真与艰辛。

更值得深思的是，这一数据为什么会出现在《黄帝内经》之中？面对这一数据时，会作如何感想？严肃而精确的数据，严肃而精确的数理体系，构成了中华文化与中医文化的基础。不懂阴阳合历，不知年之所加，会读懂中医文化吗？

第五节　　太阴历简评

中华先贤先研究太阳，继而研究月亮。

月亮研究的成果，以月亮圆缺为依据确定了朔望月。

月亮研究的成果，确定了十二个朔望月为一年。

初一十五，是太阴历的伟大贡献。

每个月有初一十五，成年人都知道初一十五，但是有几人知道初一十五的几何意义？

太阳与地球，永远是两点一线的对应关系。月亮围绕地球旋转，30 日之内，会两次出现在这条直线上。

有了月亮的介入，两点一线变成三点一线。

太阳—月亮—地球，如此三点一线时，初一。

太阳—地球—月亮，如此三点一线时，十五。

初一月缺，为朔望之朔。十五月圆，为朔望之望。

朔，江河潮落，人体气血虚。此时用针用药应该用补法。

望，江河潮起，人体气血盛。此时用针用药应该用泻法。

初一十五，现象上是月亮本身的圆缺变化，实质上是由月亮与太阳的对应关系决定。所以，谈太阴历不能孤立地论月亮，必须把月亮放在太阳与地球两点一线的连线上来认识。

年，是太阴历的贡献。十二个朔望月为一年。

"过一年又一岁。"年岁有别，前面已有诠释，这里再作简要回顾：

其一，依据有别。太阳论岁，月亮论年，年与岁的根本依据不同。

其二，时间长度不同。岁之大数三百六十五，年之大数三百五十四，年与岁相差 11 日。

其三，起点不同。岁首在冬至，年首在春节。

其四，岁含十二月，月的时间长度大于 30 日；年含十二月，月的时间长度小于 30 日。

岁的坐标在太阳，年的坐标在月亮，是最根本的差别。年岁，既是时间单位，又是时间系统；时间单位与时间系统本身就是一个数理体系。如何确定年和岁，是中华先贤创造中华文化的起点。年和岁，必须用精确、精密、精致的数理体系来表达。年和岁，和算术的关系是自洽关系。年和岁，和时空关系是自洽关系。不懂年和岁，谈中华文化；不懂年和岁，谈中医文化，均属于门外汉的"以我论之"。

月亮旋转，轨迹是椭圆。太阳、月亮、地球三者的对应关系是直线。太阴历之中不但有严肃的数据，还有精美的几何学。

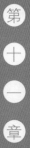

第十一章

北斗历与《黄帝内经》

今天，太阳历的夏至，北斗星斗柄并没有指向正南方。说明北斗历与太阳历之间已经有了误差。但是，太阳历的八节还在，八节仍然可以作为风向正邪的判断标准。

在《黄帝内经》中，北斗历位列两种太阳历、太阴历之后，为第四大基石。

北斗历在《黄帝内经》中，伟大的贡献只有一个：就是正风邪风的判断标准。在人类文化宝库中，唯有我中华文化里有风向正邪的判断标准。

正风邪风的判断标准，记载在《灵枢·九宫八风》篇，前面已有详细讨论，此处只作简要回顾。

斗柄圆周循环，其指向有八方之变。斗柄指向何方，风向就应该这个方向，如此风向的风，就是正风。与正风风向相反180°的风，就是邪风。

正风邪风的判断标准，希腊、希伯来文化中没有，印度文化中也没有，这一判断标准是中华先贤的独特贡献。

今天，太阳历的夏至，北斗星斗柄并没有指向正南方。说明北斗历与太阳历之间已经有了误差。但是，太阳历的八节还在，八节仍然可以作为风向正邪的判断标准。

为清晰表达八节八方八风，中华先贤创造了九宫图。

北斗星在天上，北斗历在书中，春节在生活中，准绳在法律中，九宫八风在图画中，正风邪风的判断标准在《黄帝内经》中，"物极则反"的成语在哲理中，一个北斗星，中华先贤创造出这么多的永恒成果。

今天，北斗星还在，中华先贤的子孙会创造出什么呢？

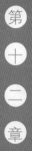

第十二章

阴阳合历与《黄帝内经》

阴阳合历者，太阳历（十月太阳历与十二月太阳历）、太阴历、北斗历三历合一之历也。

第一节　　阴阳合历简介

日复一日，白驹过隙。

年复一年，逝者如斯。

关得住的门窗，留不住的时光。

一日又一日，一月又一月，一年又一年，一岁又一岁。从远古至今天，从今天到明天，从明天到永远。

日、月、年、岁，如此四大要素的巧妙组合，阴阳合历也。

一日又一日，由太阳决定。《周髀算经·日月历法》："日复日，为一日。"——日复日，旦复旦兮。昨天的太阳又见到了今天的太阳，就是一日。这一论断告诉后人，"日"属于纯太阳历。

一日又一日，也可以由太阳和月亮决定。《周髀算经·日月历法》："日主昼，月主夜，昼夜为一日。"《易经·系辞下》："日往则月来，月往则日来，日月相推而明生焉。"——太阳主昼，月亮主夜，日月主昼夜，昼夜循环一次即是一日。这一论断告诉后人，"日"也可以属于纯阴阳合历。

一月又一月，由太阳和月亮决定。《周髀算经·日月历法》："故月与日合，为一月。"月与日合，如何合？三点一线也。日月地两次三点一线的对应，一朔望月也。月亮位于太阳与地球之间，第一次对应也。地球位于太阳与月亮之间，第二次对应也。完成两次对应，一朔望月也。三点一线，几何学基础也。

年，由月亮圆缺 12 次决定。年，纯太阴历也。

岁，由太阳回归决定。岁，纯太阳历也。

岁，以冬至为首。年，以春节为首。春节在正月初一，正月由北斗星斗柄指向十二支的寅位决定，初一由太阴历决定。将太阳历、太阴历、北斗历三历完美地融为一体，形成精密、精确、精美的阴阳合历，在整个世界范围内，唯我中华先贤达到了这一高度。

我们所过的每一天，既属于太阳历，也属于太阴历。

我们所过的每一个月，既属于太阴历，也属于阴阳合历。

我们所过的每一年，属纯太阴历。

我们所过的每一岁，属纯太阳历。

寒暑、春夏秋冬四时，二十四节气，属纯太阳历。

我们所过的春节，属于北斗历、太阴历两种历。

一日含十二时辰，时辰具有严格的规定性。

时间与空间，被阴阳合历完美地融合在了一起。阴阳合历，异常精美的时空体系也。

中华文化、中医文化，就是从这个异常精确的数理体系、时空体系出发的。时间与空间，自然科学的基础也。

从1915年新文化运动开始至今，一百多年了，在这一时间段，痛斥中华文化为玄学的批判者大有人在，试问：批判者之中，有几人弄懂了天文历法？有几人弄懂了年和岁的差别？

从1917年余云岫发表《灵素商兑》开始至今，整整一百年了，在这一时间段，痛斥中医文化为玄学的批判者大有人在，试问：批判者之中，有几人弄懂了天文历法？有几人弄懂了年和岁的差别？

从1923年"科玄之争"至今的九十多年间，痛斥阴阳五行为玄学的批判者大有人在，试问：批判者之中，有几人弄懂了天文历法？有几人弄懂了年和岁的差别？

——不懂天文历法读不懂中华文化！

——不懂天文历法读不懂中医文化！

"仰观天文"，是中华文化与中医文化的起始点。"仰观天文"，《易经》《周髀算经》的记载始于伏羲氏。笔者的研究结果证明，中华大地上"仰观天文"的天文观测，远远早于伏羲氏。后世子孙，后世贤哲，后世的文化研究者与文化批判者，是不是应该知道与记住"仰观天文"这一基本点？！

第二节　　日月并列而论的论断

在中华文化的初创时期，中华先贤首先认识太阳的根本性，很快又认识月亮与北斗星的重要性，所以有了表达纯太阳历的第一部书（洛书），所以有了表达太阳历、太阴历、北斗历的第一张图（河图）。

之后的经典，延续了日月并列或日月星并论的思路，所以部部经典都有日月并列或日月星并论的论断。

再之后的诸子百家，同样延续了日月并列或日月星并论的思路。所以先秦诸子之中都有日月并列或日月星并论的论断。

经典与诸子之中日月并列而论的经典之论，依次简要介绍如下：

一、经典中日月并列而论的十大论断

经典中日月并列而论的论断，这里摘录十条，供读者鉴赏。

其一，《易经·乾文言》："与日月合其明。"

其二，《易经·系辞下》："日往则月来，月往则日来，日月相推而明生焉。"

其三，《易经·离·象传》："日月丽乎天。"

其四，《尚书·尧典》："历象日月星辰，敬授民时。"

其五，《尚书·洪范》："日月之行，则有冬有夏。"

其六，《诗经·小雅·十月之交》："日月告凶，不用其行。四国无政，不用其良。彼月而食，则维其常；此日而食，于何不臧。"

其七，《周礼·春官》："凡日月食……令去乐。"

其八，《逸周书·周月解》："日行月一次，而周天历舍于十有二辰，终则复始，是谓日月权舆。"

其九，《周髀算经·七衡六间》："凡为日月运行之圆周，七衡周而六间，以当六月，节六月为百八十二日八分日之五。"

其十，《周髀算经·日月历法》："阴阳之数，日月之法。"

——经典之前没有经典!

中华大地上的一部部经典不是抄书抄出来的,而是"以天文论之,以太阳论之,以月亮论之,以北斗论之,以日月星论之,以日月星辰论之"论出来的。没有太阳历,没有太阴历,没有北斗历,没有阴阳合历,绝对产生不了一部部经典。《圣经》崇尚的是万能之神,中华大地上一部部经典崇尚的是太阳,崇尚的是月亮,崇尚的是日月星辰。

部部经典论日月,论在两重意义上:首先是天文历法的意义,其次是人文意义。定岁定月定日定时定昼夜,定春秋冬夏定节令,是天文历法,是"观乎天文,以察时变"[1]。"与日月合其明",顺应寒暑之序,顺应昼夜之序,顺应日月之序,像日月那样光明正大,像日月那样大公无私,像日月那样诚信,像日月那样美丽,是以天文论人文,是"观乎人文,以化成天下"[2]。

没有日月就没有中华大地上的一部部经典,细而言之,没有日月就没有中华文化与中医文化。

二、诸子中日月并列而论的十大论断

诸子中日月并列而论的论断摘录十条,供读者鉴赏。

其一,《礼记·檀弓》:"日月有时。"

其二,《礼记·孔子闲居》:"日月无私照。"

其三,《论语·阳货》:"日月逝矣!岁不我与!"

其四,《管子·六亲五法》:"如月如日,唯君之节!"

其五,《管子·侈靡》:"故日月之明,应风雨而种。"

其六,《文子·自然》:"天致其高,地致其厚,日月照,列星朗,阴阳和,非有为焉,正其道而物自然。"

其七,《庄子·天道》:"日月照而四时行。"

---

1 《易经·贲·彖传》。
2 《易经·贲·彖传》。

其八，《孟子·公孙丑下》："古之君子，其过也，如日月之食，民皆见之；及其更也，民皆仰之。"

其九，《鹖冠子·王斧》："日诚出诚入，南北有极。……月信死信生，终则有始。"

其十，《吕氏春秋·察今》："有道之士，贵以近知远，以今知古，以益所见知所不见。故审堂下之阴，而知日月之行，阴阳之变；见瓶水之冰，而知天下之寒。"

诸子之前没有诸子，百家之前没有百家！

诸子百家是中华民族的骄傲。诸子论证问题有两个依据：一是日月，二是经典。没有日月所形成的太阳历、太阴历的孕育，不可能产生诸子百家。

日月，是先秦诸子论证问题的依据。诸子论日月，重点落脚于人文。日月诚信人诚信，日月无私人无私，以日月之理论人理，是先秦诸子论证问题的基本方式。从文风上可以看出，先秦诸子所受的教育是天文教育。换言之，是天文教育孕育出诸子百家。

三、日月在《黄帝内经》中

日月，是《黄帝内经》论证问题的基本依据。《黄帝内经》中的日月之论，需要一一解释。

其一，《素问·上古天真论》："其次有贤人者，法则天地，象似日月……"

[意译] 以境界而论，《黄帝内经》将人分为真人、至人、圣人、贤人四种人。四种人都不是死读书、读死书的人，而是认识自然法则且遵循自然法则的人。《庄子》之中，同样有真人、至人、圣人、贤人之分。不同称呼，不同的境界也。境界者，自然境界也，人生境界也。凡是人，都要效法天地，都要效法日月。这一基本点，道家文化与《黄帝内经》完全一致。

其二，《素问·六节藏象论》："天度者，所以制日月之行也。"

[意译] 天度者，天体大圆也。天体大圆360°，用以定量日月的运行速度与所在位置。

其三，《素问·移精变气论》："中古之治病，至而治之，汤液十日，以去八风五痹之病。十日不已，治以草苏草荄之枝，本末为助，标本已得，邪气乃服。暮世之治病也则不然，治不本四时，不知日月，不审逆从，病形已成，乃欲微针治其外，汤液治其内，粗工凶凶，以为可攻，故病未已，新病复起。"

[意译]"中古"者，之前也，早期也。"暮世"，者，眼下也，当世也。"中古"与"暮世"，两个时代也。两个时代，两种医病的方法。岐伯赞扬的是中古，批评的是暮世。中古医生治病，首先要别八节，辨别八方风向之正邪，然后再以时间为坐标辨别邪风侵入五脏的哪一脏。如果一种药十日之内治不好，再用枝、叶、根、茎合煎治疗。今世医生治病，不辨四时，不辨寒暑，不辨月亮盈亏，不审疾病真实之因，就敢于用针用药，其结果往往是旧病没有治好，却又增添了新病。

其四，《素问·八正神明论》："凡刺之法，必候日月星辰，四时八正之气，气定乃刺之。"

[意译]针刺之法则在哪里？不在书中而在书外。在日月星辰，在春夏秋冬四时，在八方之风。针刺之法，强调的是"以时论刺"，强调的是"辨风施治"。

其五，《素问·八正神明论》："星辰者，所以制日月之行也。"

[意译]"星辰"者，二十八宿也。二十八宿，二十八颗恒星。二十八颗恒星，组成一个椭圆。这个椭圆，是观测日月运行的空间坐标。二十八宿本身也是历。"如环无端"一词，也与二十八宿相关。

其六，《素问·五运行大论》："夫变化之用，天垂象，地成形，七曜纬虚，五行丽地。地者，所以载生成之形类也。虚者，所以列应天之精气也。形精之动，犹根本之与枝叶也，仰观其象，虽远可知也。"

[意译]天体之中有七曜。七曜者，日月加金木水火土五星也。五行者，金木水火土五季也，东西南北中五方也。七曜运行于天，五行附丽于地，如此两大要素决定着有形之物的生成与变化。虚亦称太虚，空间也。日月星辰在太虚中运行，万物在大地上形成。天体中的天文是根本，大地的万物是枝叶。天文有一定的规律性，所有以天文为基准，可以彰往察来，即可以推测以往，也可以推测未来。

其七，《灵枢·逆顺肥瘦》："圣人之为道也，明于日月，微于毫厘……"

[意译]此处论道，论在针刺之道上。圣人所认识的针刺之道，比日月还要光明，比毫厘还要精细。

其八，《灵枢·外揣》："日与月焉，水与镜焉，鼓与响焉。夫日月之明，不失其影，水镜之察，不失其形，鼓响之应，不后其声，动摇则应和，尽得其情。"

[意译]外揣，是一种推测方法，是一种度量方法。这种方法可以由外部推测内部，由已知度量未知。换言之，这种方法可以由看得见的现象推测看不见的根本，可以由看得见的病象推测看不见的病因。

为了解释外揣之法，岐伯举了三个形象的比喻：日月与影；水镜与形；鼓与响声。

日月之下，肯定有影。看到影子，无论是人影、树影还是动物影，肯定会追溯到日月。——是由下及上的追溯法。

水中镜中，会照出人形、物形、草形、花形，看到水中镜中之形，肯定会追溯到水镜之外的真实物体。——是由内及外的追溯法。

鼓槌下落，响声即起。鼓槌在眼前，响声在遥远。遥远的人，按照鼓的响声，肯定会追溯鼓与擂鼓的人。——是由远及近的追溯法。

一物一理，千真万确，毫无问题。但物物之间，具有相似相通之理，同样是千真万确的，同样毫无问题。知道了这一点，就会真正弄懂外揣之法。外揣之法的对面就是内揣之法。真正弄懂了外揣之法，自然而然就弄懂了内揣之法。

三个形象的比喻讲述的是一个道理：任何事物都不会单独存在，事物与事物之间肯定会有"一体两面"的联系，肯定会有"根本与枝叶"的联系，肯定会有"源与流"的联系。抓住了这一基本点，可以认识宇宙，可以认识疾病，可以认识一切事物，当然也可以认识针刺理论。

"远者司外揣内，近者司内揣外。"由远而近，由近而远；从外到内，从内到外；找出事物之间的必然联系，就是外揣之法与内揣之法。如此方法是实验分析之外的方法。

其九，《灵枢·五音五味》："圣人之通万物也，若日月之光影，音声鼓响，闻其声而知其形，其非夫子，孰能明万物之精。"

[意译]这一论断讲推理方法。见到日影月影，马上就会想到日月本身；闻到擂鼓之声，马上就会想到擂鼓之姿、擂鼓之形。由此到彼，由流到源，是黄帝归纳出的推理方法。

其十，《灵枢·痈疽》："经脉留行不止，与天同度，与地合纪。故天宿失度，日月薄蚀，地经失纪，水道流溢，草萱不成，五谷不殖。"

[意译] 营卫之气，沿经脉环流。营卫之气运行，上应天体中的星宿，下应江河之流水。天体中的星宿是流动的，大地上的江水是流动的，营卫之气也是流动的。以此类推，如果星宿、流水出现异常，大地上的万物会出现异常，人体之中的营卫之气同样也会出现异常。

寒邪客留人体经络之中，则会使血液凝涩，血液凝涩会使经络不通，会使卫气蕴积不散。气血如果不能正常周流，就会结聚在某一处。气血凝结之处，正是痈疽产生之处。痈肿，产生在气血逐步凝结这一过程之中。痛风、肿瘤的成因类似于痈疽。

日月联合而论，实质上是"以道论之"。

第三节　　经典中的阴阳合历

这里的讨论，先着眼于《黄帝内经》之外的经典。

一、《易经》中的阴阳合历

阴阳合历，在《易经》中，保留在两个抽象符号之中：一是卦象中，二是河图中。

先谈卦象中的阴阳合历。《易经》的基础是六十四卦，《易经》中的所有文字，都是注释六十四卦的。与文字相较，卦更具有根本性。

六十四卦，是表达历法的吗？

是！

六十四卦表达的是阴阳合历。

六十四卦每卦六爻，64×6=384，六十四卦一共 384 爻。384，是六十四卦的爻数，也恰恰是阴阳合历闰年的天数。

《周髀算经·天文历法》："置大岁三百八十三日九百四十分日之八百四十七。"大岁 $383\frac{847}{940}$ 日。大岁，是阴阳合历的闰年（13 个月）的天数。$383\frac{847}{940}$ 换算成小数为 383.9。383.9 这一数据几近 384。

大岁，阴阳合历的闰年也。

阴阳合历的闰年，多一个闰月，一年13个月。13个月的天数为384日。计算公式为：

$$354+30=384（日）$$

例如，2014年，2017年，都是闰年。闰年13个月，384日。

$$384÷13=29.53（日）$$

这个得数恰恰合于朔望月的天数。

《周髀算经·日月历法》："置经月二十九日九百四十分日之四百九十九。"经月，用分数表达是$29\frac{499}{940}$，用小数表达是29.53。

总爻数合于闰年的天数384，以闰年的月数13除以总爻数，商恰恰是朔望月的天数。六十四卦表达的是不是阴阳合历？！

再谈河图中的阴阳合历。《易经·系辞上》："河出图，洛出书，圣人则之。"

河图，由空心圆〇与实心圆●所组成，是中华大地上的第一张图。

中华大地上的第一部书表达的是十月太阳历，中华大地上的第一张图表达的是阴阳合历，是彝族典籍《土鲁窦吉》的解释。

洛书，前面已有讨论，此处讨论河图。

当今民族家庭中，保留河图洛书的，只有汉族与彝族两个民族。能够用天文历法解释河图洛书的，唯有彝族。

感谢彝族同胞，感谢保留、翻译《土鲁窦吉》这部典籍的彝族学者王子国先生。没有《土鲁窦吉》，解释不了河图洛书，解释不了阴阳五行，中华文化与中医文化头上的"玄学"帽子真的就摘不下来了。

河图，彝语发音为付托。付托音近河图。

付托，汉语意思为"阴阳联姻"或"奇偶联姻"，表达的是太阳历、太阴历、北斗历三历合一的十二月阴阳合历。图中的四时对应四方，八节对应八方，四时又对应着万物的生长收藏过程，河图以奇偶之数构筑起了一个时空物一体、无限循环的时空模型，以五行生克描绘出了自然界既相互联系又相互制约的一幅简图。

河图之形。河图之形，用代表奇偶之数的〇●摆布而成。其空间摆布形式为：

一六在下，二七在上，左三八右四九，中央五十。

如此排布，与中原华夏的河图完全一致。

一奇一偶如此摆布，形成了有趣而神秘的现象：两个奇偶之数大小相减，所得的差均为五。

差五，是付托数字上的重要特征。

差五，现象上的这一特征，中原华夏完全能够解释。

河图含有太阳、太阴、北斗三种历，这一大根大本却被中原遗忘了。

阅读河图，首先应该明白的三大关键点，依次介绍如下：

其一，太阳历，其关键是太阳回归年。

其二，太阴历，其关键是朔望月。

其三，北斗历，其关键是斗柄指向定寒暑，定春节。

下面介绍的内容，绝大部分引自《土鲁窦吉》，少部分引自云南彝族十月太阳历。

河图中的太阳历。春夏秋冬四时，属于纯太阳历。河图中的四时，是用联姻的奇偶之数表达的：

一六表达冬至之冬。

二七表达夏至之夏。

三八表达春分之春。

四九表达秋分之秋。

五十表达统领四方四时的中央。

四季之中继续保持五行结构：春木、夏火、秋金、冬水，四时之末的最后 18 日属土。

河图中的太阴历。太阴历 12 个月，六大六小，大月 30 日，小月 29 日，一年 354 日。闰年 384 日。

北斗历定寒暑。斗柄指向正北方为寒，斗柄指向正南方为暑。子北午南，子午两支可以论寒暑，可以分阴阳。大暑，是彝族火把节的原始意义。

河图的三种历，发挥着不同的作用：太阳历定岁；太阴历定初一；北斗历定正月。

北斗历定正月。斗柄指向东北寅位之时，这一月是正月。

太阴历朔望之朔定初一。

阴阳合历的基本结构。阴阳合历的基本结构与十月太阳历的基本结构一样，同样是分季、分月、分日、分节气。所不同的是，变五行为四季，变十月为十二月，变二十个节气为二十四节气。

冬至夏至两个基本点没有改变，是图与书的相同点。实际上，河图洛书、太极八卦，无论图形如何变化，一上一下，摆布都是冬至夏至。

为了使太阴历与太阳历协调一致，彝族的阴阳合历中五年置两个闰月，这和《易经·系辞上》中的"五岁再闰"是一致的。阴阳合历置闰不是闰一天，而是闰一月。闰月间距的规律是 33 个月、32 个月。

二、《尚书》中的阴阳合历

《尚书·尧典》："历象日月星辰，敬授民时。"

《尚书·尧典》："期三百有六旬有六日，以闰月定四时，成岁。"

日，太阳也，主昼。月，月亮也，主夜。星与辰，都出现在晚上。民时，历也。以日月星辰为基础的历，毫无疑问是阴阳合历。

岁，属于太阳历。四时，属于太阳历，北斗历。闰月，属于阴阳合历。因为太阳历闰的是天，阴阳合历闰的是月。

三、《逸周书》中的阴阳合历

经典中最早记载阴阳合历的，为《逸周书·周月解》。下面以两个论断为依据，揭示其中的阴阳合历。

其一，"惟一月，既南至，昏昴见，日短极，基践长，微阳动于黄泉，阴降惨于万物。是月，斗柄建子，始昏北指，阳气亏，草木萌荡。日月俱起于牵牛之初，右回而行月，周天进一次，而与日合宿。日行月一次，而周天历舍于十有二辰，终则复始，是谓日月权舆。"

这一论断中，依次出现太阳、二十八宿、北斗、月亮；这里的历，显然是阴阳合历。

"惟一月，既南至。"一月，指的是十一月。南至之南，指的是太阳回归至南回归线；南至之至，指的是冬至。——太阳历。

"昏昴见。"黄昏时分，昴星出现。昴宿，二十八宿中西方白虎宿中的第四宿。——二十八宿历。

"斗柄建子。"建，斗柄指向也。子，十二地支的子位，即正北方。斗柄建子，即北斗星斗柄指向了十二地支的正北方子位。斗柄北指，天下皆冬。这一天是北斗历的冬至。——北斗历。

"日月俱起于牵牛之初，右回而行月，周天进一次，而与日合宿。"日月，太阳月亮也。牵牛，二十八宿中的牵牛星也。牵牛之初，指的是以牵牛星为标志的度数。初度，0°也，正北方360°也。牵牛初度，冬至点也。牵牛初度，是太阳与月亮的起跑线。日月右运转而西行，月亮绕天一周，每月一次与太阳会合。太阳运行，每月行一次，绕天一周经历十二辰。终而复始，原始反终，日月权舆也。合宿，日月会合也。权舆者，本义指草木初发，引申义为起始。《诗经·秦风》中有"权舆"一诗。

在这一论断中，以日影最长点（白天最短点）界定出的冬至为论证问题的第一坐标；以二十八宿中的昴星、牵牛星为论证问题的第二坐标；以北斗星指向正北方（子位），为论证问题的第三坐标；太阳，阴阳属性属阳；月亮、北斗星、二十八宿，阴阳属性属阴；这里出现的是标准的阴阳合历。

其二，"凡四时成岁，岁有春夏秋冬，各有孟仲季，以名十有二月。月有中气，以著时应。春三月中气，惊蛰、春分、清明。夏三月中气，小满、夏至、大暑；秋三月中气，处暑、秋分、霜降；冬三月中气，小雪、冬至、大寒。闰无中气，斗指两辰之间。万物春生夏长，秋收、冬藏。天地之正，四时之极，不易之道。"

在《易经》之中，寒暑可以论岁。在《逸周书》中，四时可以论岁。寒暑、四时，均界定在立竿测影的日影之下。岁属太阳历，岁的起点在冬至，转折点在夏至，终点仍然是冬至。

节气节气，一是分节，二是分气。月初为节——初节，月中为气——中气。

春季三个月三个中气：惊蛰、春分、清明。

夏季三个月三个中气：小满、夏至、大暑。

秋季三个月三个中气：处暑、秋分、霜降。

冬季三个月三个中气：小雪、冬至、大寒。

"闰无中气"何意也？是太阴历必须赶齐太阳历的结果。一月一节一气，如此完美的安排，源于十二月太阳历。日常生活中的十二月，是太阴历的十二月。太阳历月长（30.44 日），太阴历月短（29.53 日），时间差积累到 30 日时，必须设置一个闰月，来赶齐太阳历。闰月之月，月初有节而月中无气，就是"闰无中气"的所以然。

"斗指两辰之间"何意也？用十二支将天体大圆划分为十二份，如此即十二辰。每一个月，北斗星斗柄指向了某一支，如此即一月一辰。时的北斗历，与太阳历是融合的。但是，北斗历与太阴历并不融合，所以闰月的这个月，北斗星斗柄指向了两辰之间。

闰月的设置，需要严肃的数学计算，下面会详细讨论这一问题。

《素问·六节藏象论》："五日谓之候，三候谓之气。"气候之候，是一岁的基础。气候之气，是《黄帝内经》的基础。气候之候有七十二，俗称七十二候。七十二候在大地上的演化与万物的变化，只有《逸周书·时训》篇有记载。观象比类，是《黄帝内经》认识疾病的基本方法。象在哪里？在天气之象亦即气象之象里，在物候之象里。

四、《周髀算经》中的阴阳合历

《周髀算经·日月历法》："故月与日合，为一月。外衡冬至，内衡夏至，六气复返，皆谓中气。阴阳之数，日月之法，十九岁为一章。四章为一蔀，七十六岁。二十蔀为一遂，遂千五百二十岁。三遂为一首，首四千五百六十岁。七首为一极，极三万一千九百二十岁。生数皆终，万物复始。天以更元作纪历。"

这一论断讲阴阳合历，讲阴阳合历的融合。其中的内容，极为丰富，也极为重要。弄懂弄通了这一论断，就会打开三扇大门：中华文化的大门、中医文化的大门、百子百科的大门。详细讨论如下：

"故月与日合，为一月。"月的确定，其坐标在太阳月亮地球。日月之合，合在三点一线上。这句话介绍的是太阴历的朔望月。初一为朔，十五为望。日月之合，实际上是日月地三者之合。月的确定，其背后是精密的几何学。

"外衡冬至，内衡夏至，六气复返，皆谓中气。"外衡，是一个大圆。内衡，是一个小圆。大小七个圆，界定出 6 个空白区，就是"七衡六间图"。详见《十二月太阳历与〈黄帝内经〉》。

太阳回归，从冬至到夏至，一来 6 个月；再从夏至到冬至，一往 6 个月。一月一个中气，前半年 6 个中气，后半年 6 个中气。一个太阳回归年，一共十二个中气。离开了"中气"一词，无法理解《黄帝内经》。《黄帝内经》所运用的"中气"，出自《周髀算经》，本源却是在十二月太阳历。

"阴阳之数，日月之法。"阴阳者，寒暑也，昼夜也。寒暑有一定之数，昼夜有一定之数。寒暑之数，由太阳回归决定。昼夜之数，由日往月来决定。数，讲规定性。"阴阳之数"讲寒暑、昼夜在数字上的严格规定性。阴阳之数在何处？在太阳历，在太阴历，在阴阳合历。"日月之法"讲的应该是太阳历、太阴历，以及两种历融合出的阴阳合历。法者，法也，法则也。《鹖冠子·度万》："守一道制万物者，法也。"冬至夏至，决定着万物的生死。春夏秋冬，决定着万物生长收藏。"太阳就是生命！"是印度经典《奥义书》中的格言。"万物生长靠太阳！"是中国的民间谚语。源于太阳回归的自然之天道，制约着万物的生死，制约着小花小草的"一岁一枯荣"。"日月之法"，首先是太阳法（太阳法则），其次是月亮法（月亮法则）。这两种法，决定着万物动静，决定着万物的生死。

前面已经谈到，年与岁之间有时间差。要消除这一时间差，唯一的方法是设置闰月。阴阳合历置闰，表面上闰的是数字，实质上是在寻找日月的共同出发点。十九年设置七个闰月，终极目的是找出太阳与月亮会合在"某一月"，或者说，找出太阳月亮在"某一月"的出发点。

$$19 \times 12 + 7 = 235（月）$$

每 235 个月，太阳月亮会合在同一起跑线上。就是"十九岁为一章"的所以然。

蔀，求的是太阳月亮会合在"某一天"。

遂与纪，求的是与年数月数日数与干支的融合。

《周髀算经》中的阴阳合历，揭示出了一系列根本问题：

其一，日影即天道。

其二，日影长短两极即阴阳。

其三，长短两极的变化即损益。

其四，音律发源于日影长短两极的变化。

其五，直角三角形出于日影之下。

其六，平面两维坐标、三维坐标出于太阳历。

其七，加减乘除出于太阳历。

其八，分数、整数、小数出于阴阳合历。

其九，日、月、岁三大时间单位出于阴阳合历。

其十，节令出于太阳历。

天道可以定量，可以严格地定量，一点也不玄虚，完全是可道之道，是《周髀算经》与《道德经》的基本差别。

第四节　　《吕氏春秋》中的阴阳合历

阴阳合历者，《吕氏春秋》的基础也。

《吕氏春秋》开篇的十二纪，太阳历加二十八宿历也。十二纪，与《礼记·月令》的内容几近，不再引用。这里只引用《吕氏春秋》中的几个论断，供读者鉴赏。

其一，《吕氏春秋·大乐》："天地车轮，终则复始，极则复反，莫不咸当。日月星辰，或疾或徐，日月不同，以尽其行。"

其二，《吕氏春秋·音律》："天地之气，合而生风。日至则月钟其风，以生十二律。仲冬日短至，则生黄钟。季冬生大吕。孟春生太蔟。仲春生夹钟。季春生姑洗。孟夏生仲吕。仲夏日长至。则生蕤宾。季夏生林钟。孟秋生夷则。仲秋生南吕。季秋生无射。孟冬生应钟。天地之风气正，则十二律定矣。"

其三，《吕氏春秋·有始》："极星与天俱游，而天枢不移。……天地万物，一人之身也，此之谓大同。"

其四，《吕氏春秋·勿躬》："大桡作甲子，黔如作虏首，容成作历，羲和作占日，尚仪作占月，后益作占岁。"

《吕氏春秋》为吕不韦门客集成，成书于秦始皇焚书之前，集天文历法之大成，阅读这部书可以了解当时论证问题的思路与方法。成书的思路与方法并不是"以君论之"，更不是"以书论之"，而是"以天文论之""以太阳论之"。成书之后，高悬城门，悬赏重金求人修正，留下"一字千金"的成语。当时没有人站出来纠正一字，过去的解释是畏于吕不韦的权势，实际情况是：这部书代表了当时的最高水平。这部书不是一家之言而是多家之言，所以既能够赢得当时，又能够流传后世。秦始皇是暴君，但是秦始皇并没有烧掉这部书。

这部书详细解释了十二律与太阳的母源关系，弄懂了太阳与十二律的关系，这是一个伟大贡献。

第五节 《黄帝内经》中的阴阳合历

一、两个论断中的阴阳合历

其一，《素问·六节藏象论》："天度者，所以制日月之行也；气数者，所以纪化生之用也。天为阳，地为阴；日为阳，月为阴。行有分纪，周有道理，日行一度，月行十三度而有奇焉。故大小月三百六十五日而成岁，积气余而盈闰矣。"

日月之行，中规中矩：日行1°，月行13°多。日月之行并列而论，即阴阳合历。《黄帝内经》中的阴阳合历，就集中在上面这个论断中。

"天度者，所以制日月之行也"。天度，天体大圆度数的定量也。天体量化，一是以十二地支为基准将天体大圆分为十二份，二是以二十八宿宿与宿之间的连接将天体大圆量化为365.25°。以量化出的标准为依据，中华先贤观测了三项内容：一是日月之行，二是气候变化，三是万物枯荣的变化。观测日月之行，是首要任务。

"气数者，所以纪化生之用也。"气数者，节令之规定性也。太阳历的节令，决定着万物的生化。

太阳历的节令分寒暑，分四时分八节分十二月。

寒暑有数！寒暑之数，即冬至夏至之数。冬至夏至，定量在日影之下。冬至寒，夏至暑。寒暑之数决定着万物的生死。

四时有数！四时之数，定量在日影之下。四时之数决定着万物的生长收藏。

八节有数！八节之数，定量在日影之下。八节之数决定着八风的风向。

十二月有数！十二月之数，定量在日影之下。十二月之数决定着十二律的形成。

"天为阳，地为阴；日为阳，月为阴。"中华先贤认识宇宙、认识万物采用的是两分法。两分法的基础在一阴一阳。

天与地一分为二又合二而一。天为阳，地为阴，一阴一阳之谓道。天生之地养之，天生地养才有千姿百态的自然世界。

日与月一分为二又合二而一。日为阳，月为阴，一阴一阳之谓道。日主昼，月主夜；昼主动，夜主静；一动一静的合理搭配才有万物合理生息。

两分法，可以视为两只眼睛。波斯人在希腊与中国之间比较，曾得出一个结论：希腊人用一只眼睛看世界，中国人用两只眼睛看世界。

两只眼睛看世界，与一阴一阳的两分法是否相关呢？无论如何，"两只眼睛"的评判是应该记住的。

"行有分纪，周有道理。"天地是动态的，日月是动态的。天地日月之动，虽然各自的轨道不同，但都有一定之规：时间与空间上的严格规定性。

天有寒暑，是一个规定性。

地游四极，是一个规定性。

月亮圆而缺，缺而圆，是一个规定性。

日影长极而短，短极而长，是一个规定性。

仅"十三度而有奇"这一个数据，需要用两种方法求证，需要用太阳、月亮运行的数据来求证。今天的学界，还有此耐心吗？今天的中医界，还有人知道这一数据的来源吗？

其二，《素问·八正神明论》："凡刺之法，必候日月星辰，四时八正之气，气定乃刺之。是故天温日明，则人血淖液而卫气浮，故血易泻，气易行；天寒日阴，则人血凝泣而卫气沉。月始生，则血气始精。月郭满，则血气实，肌肉坚；月郭空，则肌肉减，经络虚，卫气去，形独居。是以因天时而调血气也。"

天体人体合一而论，是这一论断的核心。以太阳月亮论针刺，是这一论断的方法。

天温日明，血气畅通，针刺可以放血，可以行气。

天寒日阴，血凝气沉，不宜针刺，不宜用泻法。

月亮初生，人身血气开始充盈，卫气也随之畅行。月圆之时，血气旺盛，肌肉坚实。月亮无光之时，肌肉削减，经络空虚，卫气空虚，唯有形体独存。所以，应当顺应天时调养血气。

天气寒冷，不要针刺。

天气温暖，不要运用灸法。

月亮初生，不要用泻法。

月圆之时，不要运用补法。

月无光之时，就停止治疗。

如此方法，即"得天时而调之"。

二、论证问题时的阴阳合历

（一）以太阳历论之

1. 事关十月太阳历的论断

凡是"以五行论之""以五运论之""以五常论之"的论断，均属于十月太阳历。五行、五运、五常，名称不同，实质相同，均是一个太阳回归周期一分为五的结果。请看以下论断。

其一，《素问·六节藏象论》："五运相袭，而皆治之，终期之日，周而复始，时立气布，如环无端，候亦同法。"

[意译] 相袭者，相连也，相接也，相连接也。五运一运连一运，一运接一运，形成一个圆周运动的大圆环。

其二，《素问·六节藏象论》："五运之始，如环无端。"

[意译] 五运，一运接一运，首尾相接，终而复始，如环无端。终点，恰恰是新起点。

其三，《素问·天元纪大论》："天有五行，御五位，以生寒暑燥湿风。人有五脏，化五气，以生喜怒思忧恐。"

[意译] 五行，5个时间段也；五位，五个空间方位也。五行对应五方，时间与空间在此融为一体。5个时间段有五种气候，五种气候寒暑燥湿风。——是天体之论。

人有五脏，一脏一气，五脏五气，五气喜怒思忧恐。喜怒思忧恐，五种神气也，五种情绪也。一脏对应一种情绪。——是人体之论。天体人体在此合为一体。

《素问·天元纪大论》："夫五运阴阳者，天地之道也，万物之纲纪，变化之父母，生杀之本始，神明之府也，可不通乎！"

[简评] 这一论断是《黄帝内经》的纲领。

与《阴阳应象大论》中的"阴阳者，天地之道也，万物之纲纪，变化之父母，生杀之本始，神明之府也，治病必求于本"相较，仅仅在句首多出"五运"二字。

——阴阳者，为什么说是"天地之道"？

——五运阴阳者，为什么说是"天地之道"？

答案在日影。

中午的日影，就是天道。

中午的日影之数，就是天道之数。

中午日影的长短两极，界定出了一寒一暑。气候中的一寒一暑，哲学中的一阴一阳。

一寒一暑，决定着天气的一寒一热，决定着小花小草的一枯一荣，决定着运动中的一升一降，决定着万物的一生一死……

决定着 A，决定着 B，决定着 C，决定着 D，是"万物之纲纪"的所以然。

决定着万物生死，决定着小花小草的枯荣，是"生杀之本始"的所以然。

大地上的变化，根源在太阳回归的变化，是"变化之父母"的所以然。

府，府邸之府，府第之府。"神明之府"为何？神明之府第也。神明为何？答案在《黄帝四经》中。《黄帝四经·经法·名理》："道者，神明之原也。"神明者，道之代名词也。"一阴一阳之谓道"，道在一阴一阳中，是"神明之原"的所以然。

太阳回归的一个周期，一分为二是一阴一阳；一分为五是金木水火土五行。阴阳，是太阳回归的一个周期；阴阳五行，同样是太阳回归的一个周期；太阳回归可以论证地球上的一切问题，是"所有问题"的答案所在。

其四，《素问·六元正纪大论》："五常之气，太过不及，其发异也。"

[意译] 寒暑变化，有正常异常之分。五行变化，同样有正常异常之分。太过与不及，属于两种异常。太过，不该来而来，不该至而至也。不及，该来不来，该至未至也。两种异常，是暴病、徐病之本源。暴病，急剧之病。徐病，缠绵之病。

其五，《素问·六元正纪大论》："太过者暴，不及者徐，暴者为病甚，徐者为病持。"

[意译] 五运太过，病发急暴；五运不及，病发徐缓。病发急暴者，病情严重；病发

徐缓，病情缠绵。

2. 事关两种太阳历的论断

凡是"四时"与"五行"并列而论的论断，均为两种太阳历联合而论的论证方式。两种太阳历，十月太阳历、十二月太阳历也。

其一，《素问·阴阳应象大论》："天有四时五行，以生长收藏，以生寒暑燥湿风。"

[意译]春夏秋冬四时，属十二月太阳历。金木水火土五行，属十月太阳历。两种太阳历并列而论，实际上提醒的是四时之中含五行结构。

其二，《素问·三部九候》："上应天光星辰历纪，下副四时五行。"

[意译]人生在天地之间，人体与天地的联系，其密切程度，间不容发。这一论断讲的是，人体内外上与日月星辰相联系，下与时间空间相联系。

其三，《素问·离合真邪论》："因不知合之四时五行，因加相胜，释邪攻正，绝人长命。"

[意译]（庸医）不知道人体疾病与四时五行相合相应，也不懂"相生相克相胜"的哲理，医治疾病根本不考虑外部邪气，仅靠攻伐人体正气来医治疾疫，其结果是不但没有治愈病，反而损折病人的寿命。

其四，《灵枢·阴阳系日月》："黄帝曰：'五行以东方为甲乙木王春，春者苍色，主肝。肝者，足厥阴也。今乃以甲为左手之少阳，不合于数何也？'岐伯曰：'此天地之阴阳也，非四时五行之以次行也。且夫阴阳者，有名而无形，政数之可十，离之可百，散之可千，推之可万，此之谓也。'"

[意译]黄帝发现一个不能自圆其说的问题：甲乙对应春，春对应肝，肝对应足厥阴，现又以甲对应左手三焦少阳，这不合于数，为什么？

岐伯的解释是：这里的依据是天道阴阳。不是按照四季的次序和五行属性来配合天干地支的。阴阳有名无形，可以指一种事物，也可以扩展到十种、百种、千种、万种乃至无数的事物。上述议论，道理就在于此。

甲乙应春，按照太阳回归法则，春，阳气初升，属少阳；厥阴，在夏至之后，冬至之前。肝应春，肝经应属少阳经，而书中的肝经属厥阴。黄帝的质疑，完全有道理。

岐伯的解释，有对有不对。阴阳可以论及一事，可以论及万事，是对的。太阳回归下的阴阳，本来就是四时五行的基础，决定着四时五行次序，拿阴阳对立四时五行，是不对的。

经脉的阴阳属性，有重新排列之必要。

（二）以太阴历论之

以下四个论断，依据在月亮圆缺。月亮圆缺，太阴历也。

其一，《素问·八正神明论》："故曰月生而泻，是谓重虚；月满而补，血气扬溢，络有留血，命曰重实；月郭空而治，是谓乱经。"

[意译]针刺之时，要参照月亮圆缺。月亮初生而用泻法，名之为重虚。月圆之时用补法，名之为重实。月亮无光之时用针刺，会扰乱经气。

用针用药，一定要"因天之序"。

月亮圆缺，就是天之序。月缺之时，用针不能用泻法；月圆之时，用针不能用补法；如此者，因天之序也。

月亮圆缺之外，还有寒往暑来。寒往暑来，同样是天之序。天寒之时，用药不用针；天热天暖之时，既可以用药也可以用针；如此者，因天之序也。

其二，《素问·八正神明论》："月生无泻，月满无补，月郭空无治，是谓得时而调之。"

[意译]月牙初现之时，用针用药不能用泻法；月圆之时，用针用药不能用补法；晦朔之时，不能用针，不能用泻法；如此者，即所谓"得时而调"，因时而治也。

其三，《灵枢·岁露论》："故月满则海水西盛。至其月郭空，则海水东盛。"

[意译]东海西海，潮起潮落，在月亮圆缺。

其四，《灵枢·岁露论》："逢年之盛，遇月之满，得时之和，虽有贼风邪气，不能危之也。"

[意译]岁气旺盛之年，月圆之时，有邪风也不能伤人。

（三）以北斗历论之

正风邪风的判断标准，是"以北斗论之"的成果。

（四）以二十八宿历论之

二十八宿历在《黄帝内经》中，作用有四：

其一，创建了一个圆环模型。这个圆环模型，可以论证经脉状态，可以论证气血运行状态。经脉，为圆环状态。气血运行，如圆环状态。

其二，创建了一个"四方空间"。二十八宿一分为四，东西南北四方各分布七宿。

其三，创建了一个"十字坐标"。十字坐标，量化着日月运行，量化着五星运行。

其四，为文学名著贡献了一个数据。一万三千五百息，这一数据源于以二十八宿历论气周全身的数据。一万三千五百，在《西游记》成了定海神针的重量数。定海神针成了孙悟空手中的金箍棒。

二十八宿历的作用，记载在《素问·五运行大论》篇与针经《五十营》《卫气行》这三篇文章中。太阳第一，月亮第二，北斗星第三，二十八宿第四，五星第五，这五大坐标是以天文论人文的核心内容。

（五）以金木水火土五星论之

金木水火土五星，每颗星又有另外一个名字：金星又名太白星，木星又名岁星，水星又名辰星，火星又名荧惑星，土星又名镇星。

五星，每颗星出现在太阳与地球的连线上，地球上肯定会出现相对应异常，是绝对的。

天文异常与气候异常、疾疫流行之间有着母源关系。一种异常一种流行性疾病，每一种各有各的特征，《素问·六元正纪大论》对此的诠释如下：

[原文]"岁木太过，风气流行，脾土受邪。民病飧泄食减，体重烦冤，肠鸣腹支满，上应岁星。"

[译文]岁木与岁星对应，岁木太过风气流行，木克土，所以病发在脾。脾病有六大特征：完谷不化的泄泻，饮食减少，身体沉重，烦闷，肠鸣，腹部胀满。

[原文]"岁火太过，炎暑流行，肺金受邪。民病疟，少气咳喘，血溢血泄注下，嗌燥耳聋，中热肩背热，上应荧惑星。"

[译文]岁火与荧惑星对应，火运太过炎热流行，火克金，肺属金，所以病发在肺。肺病有十二大特征：疟疾，气少，咳嗽，气喘，吐血，衄血，便血，水泻，咽喉干燥，耳聋，胸中热，肩背发热。

[原文]"岁土太过，雨湿流行，肾水受邪。民病腹痛，清厥意不乐，体重烦冤，上应镇星。"

[译文]岁土与镇星对应，岁土太过雨湿流行，土克水，肾属水，所以病发在肾。肾病有五大特征：腹痛，四肢清冷，精神不爽，身体沉重，烦闷。

[原文]"岁金太过，燥气流行，肝木受邪。民病两胁下少腹痛，目赤痛眦疡，耳无所闻。肃杀而甚，则体重烦冤，胸痛引背，两胁满且痛引少腹，上应太白星。"

[译文]岁金与太白星对应，岁金太过燥气流行，金克木，肝属木，所以病发在肝。肝病有多项特征：两协胁与少腹部疼痛，双目红痛，眼睛角痒，耳聋等。

[原文]"岁水太过，寒气流行，邪害心火。民病身热烦心躁悸，阴厥上下中寒，谵妄心痛，寒气早至，上应辰星。"

[译文]岁水与辰对应，岁水太过寒气流行，水克火，心属火，所以病发在肾。肾病有多项特征：发热，心烦，躁动，心悸、厥冷，上下内外发冷，妄言谵语，心痛。

以天文论人文，以天文论天灾，以天文论人病，是这一论断的思路。

以天文异常论气候异常，以天文异常论人体异常，是这一论断的方法。

思路与方法，都是正确的。

但是，具体内容是有错误的！

错在何处？

错在金木水火土五星不可能与金木水火土五行一一对应。请看以下五个数据：

金星运行周期：224.7 日。

木星运行周期：11.9 年。

水星运行周期：88 日。

火星运行周期：687 日。

土星运行周期：29.5 年。

长到 29.5 年，短到 88 日，是行星运行周期差距。

五大行星运行周期有巨大的差距，但是五行论岁的顺序极其严密，参差不齐与严密，能够一一对应吗？显然不可能！

以天文论人文，以天文论天灾，以天文论气候，以天文论物候，以天文论人体的正常与异常，这一原则是正确的。这一原则性基础上的具体问题，必须一一重新研究。

五行是一个太阳回归年内的五个时间段，而岁木、岁火、岁土、岁金、岁水则是五个太阳回归年。虽然两者同为五行，但实际并不一样。

岁 A 岁 B 岁 C 岁 D 岁 E，是按照十天干顺序划分的，是人文顺序，金木水火土五星运行周期，是天文顺序。这两个顺序，是不对应的。

以五星论之之外，还有以七曜论之之说。

《素问·五运行大论》："夫变化之用，天垂象，地成形，七曜纬虚，五行丽地。地者，所以载生成之形类也。虚者，所以列应天之精气也。形精之动，犹根本之与枝叶也，仰观其象，虽远可知也。"

七曜者，日月加五星也。七曜在天上，气候物候在地上，二者是什么关系？

根本与枝叶关系也。

根本与枝叶的关系，是永恒不变的。

根本与枝叶的具体对应关系，是需要重新研究的。

金木水火土五星，会单个、多个出现在太阳与地球的连线上。如此三点一线，决定着天文中异常，决定着地球上的异常。正常是天气，异常是天灾。各式各样的天灾与天文异常之间的关系，如影随形。具体的形影对应关系，需要重新研究，重新认识。

第六节　　阴阳合历简评

天文学是人类第一学，历法是人类第一法，是全世界的共识。

起源于罗马的欧洲太阳历，并不是罗马人自己完成的，而是借助外人的帮助完成。欧洲只有一种太阳历。

在中华大地上，历有多种而不是一种。太阳历，太阴历、北斗历、二十八宿历，还曾经有过木星历、火星历。最终采用的是太阳历、太阴历、北斗历三历合一的阴阳合历。中华大地上的历，全部由中华先贤独立完成。纵观人类历史，唯有我中华先贤创造了太阳历、太阴历、北斗历三历合一的阴阳合历。阴阳合历，造福了中华大地，也造福了东亚、东南亚、东北亚。历史上的周边国家，采用的是中国的天文历法。今天韩国把端午节申报为文化遗产，文而化之的青春魅力，可见一斑。

欧洲太阳历，源头可以追溯到凯撒；中华大地上的历，源头可以追溯到伏羲、神农，实际上更早。工具具有重要性，历法具有根本性。工具具有灵活性，可以灵活地改换；历法具有不容商量的严肃性，只能如此，必须如此。7000 年、8000 年、9000 年、

12000年的人工水稻证明了天文历法出现的时间。黄帝，5000年前的先贤。伏羲、神农，黄帝之前的先贤，但距离黄帝不远。中华大地上的天文历法，是不是远远早于伏羲神农？！换言之，制定天文历法的中华先贤，是不是远远走到了世界前列？！中华文明的第一标志应该是天文历法。

在西方，在中国之外的地方，天文历法的全部意义仅体现在纪时意义上。而在中华大地上，天文历法的意义远远超越了西方。天文学既是第一学，又是母亲学；历法既是第一法，又是母亲法。就是说，中华大地上事关人文的一切都是从天文历法出发的；中华文化、中医文化、自然百科，以及先秦时期的诸子百家同样是从天文历法出发的，首先是从十月太阳历出发的。

在阴阳合历中，太阳历为第一基石。在阴阳合历中，太阳历最根本的贡献，二十四节气是也。没有二十四节气，就没有水稻、小麦、玉米和高粱。

太阳历的人文贡献，年岁之岁也。岁，由太阳回归而界定。

在阴阳合历中，太阴历为第二基石。朔望月，是太阴历的贡献。

关于朔望月，这里回顾两个论断，供读者鉴赏。

其一，《周髀算经·日月历法》："故月与日合，为一月。"

其二，《后汉书·律历下》："晦朔合离，斗建移辰，谓之月。"

在阴阳合历中，北斗历为第三基石。斗柄指向十二支的寅位定正月，是北斗历的贡献。

关于斗建，这里回顾两个论断，供读者鉴赏。

其一，《逸周书·周月解》："惟一月……斗柄建子，始昏北指，阳气亏，草木萌荡。"

其二，《淮南子·天文训》："天一元始，正月建寅。"

朔望、闰月、建寅，这几个词语是阴阳合历的代名词。

阅读经典与先秦诸子，只要看到"朔望"一词，就可以得出结论：这里有阴阳合历。

阅读经典与先秦诸子，只要看到"闰"这个单音词与"闰月"这个双音词，就可以得出结论：这里有阴阳合历。

阅读经典与先秦诸子，只要看到"建寅"一词，就可以得出结论：这里有阴阳合历。

日月星辰，是制定阴阳合历的天文要素；阴阳合历，是从天文到人文的重大成果。

阴阳合历从夏朝用至今日。

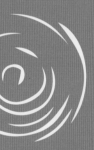

以天文论人文，是中华先贤创造的根本思路。

以天为师，是中华先贤创造的根本原则。

以天文论人文，中华先贤创建了太阳历。

以天文论人文，中华先贤创建了阴阳合历。

最为关键，最为根本的是太阳历。此处主要讨论太阳历

演化出的思路与方法。

太阳历开创的思路与方法

第十三章

以太阳法则论之

道、阴阳、四时、五行、六气、八风、十天干、十二地支、十二月十二律、二十四节气，这些基础性要素全部在太阳法则范畴之内。以道论之，以阴阳论之，以五行论之，以四时论之，等等，统统属于以太阳法则论之。

第一节　　太阳法则的精确性

如果没有精确性，一切都是玄学的空谈。

谈太阳法则，首先要证明太阳法则的精确性。

再从八大方面，认识太阳法则的精确性。

一、点

点是两个点，即中午日影最长点与日影最短点。这两个点，时间上有规律性，空间中有精确的规定性，经得起实测，经得起实证。

从地球形成第一天起，实际上就有这两个点。

地球的年龄，就等于这两个点的年龄。

中华先贤的贡献，是在立竿测影时，发现这两个点。这两个点，就是阴阳的第一发源地。

二、线

线是两条线，即南北两条回归线，冬至，太阳相交于南回归线；夏至，太阳相交于北回归线。南回归线，位于南纬 23°26′；北回归线，位于北纬 23°26′，两条线在空间中具有精确的规定性。

三、直角三角形

在西方，直角三角形是古希腊大哲学家毕达哥拉斯的贡献。在东方，直角三角形是太阳的贡献。立竿测影，在太阳出现的那一刻起，竿与影就构成了直角三角形——竿为勾，日影为股，竿的顶点与日影的顶点相连为弦。毕达哥拉斯的直角三角形是在纸上画出来的。中华大地上的直角三角形是日影下自然形成的。随着日影的移动，会形成无数个直角。中华大地上的直角三角形，产生于日影之下。毕氏直角三角形画一个是一个，竿下的直角三角形会自动形成无数个。

四、椭圆

毕氏直角三角形与圆无关，每天日影下的直角三角形的轨迹本身就是椭圆。

五、方

两个直角三角形相接，形成一个长方形。四个直角三角形以斜边在外相接，形成两个正方形。

六、岁

立竿测影发现，太阳回归年四年之中三年为 365 日，一年为 366 日。回归大周期为 1461 日，平均每个回归年的时间长度为 365.25 日。到了元朝，365.25 这一数据被郭守敬精确为 365.2425，今天所测定是数据为 365.2422。

经过了上下几千年，太阳历精确了多少？

$$365.25-365.2425=0.0075$$
$$365.25-365.2422=0.0078$$

0.0075 与 0.0078，这两个数据就是历史的进步。上下数千年，太阳历的进步在 0.01 的范围之内。

岁，有规定性、有循环性、有规律性、有常青性。如此四性，体现的是中华先贤的求证能力。

七、方圆

太阳回归的轨迹，形成了"黄道"。《汉书·天文志》："日有中道。"又："中道者，黄道，一曰光道。"黄道，实际上是地球公转的轨道。这个天体大圆，有一定的度数，有一定的位置。黄道与赤道相交，其夹角度数为 23°26′。天体大圆的数据，绝不是随意变动的。

为表达太阳历，中华先贤创造出了第一部书——洛书。洛书，由一个空心圆○和一个实心圆●所组成。苗族文化在这两个圆之外还有一个圆。这个圆的图形为⊙。实心圆●为阴，空心圆○为阳，⊙这个圆为不阴不阳。

○和●这两个圆组成的第一部书，其形状在平面上呈正方形。圆组成方，是中华大地上的第一部书。

出土的伏羲女娲手中，一人拿规，一人拿矩。无规矩不成方圆。方与圆，都是在源头出现的。

八、时空一体

太阳历融合了时间与空间。《后汉书·律历下》："日之所行与运周，在天成度，在历成日。""在天成度，在历成日"，描述的是太阳历的时空融合。太阳在天运行一度，历中记载一天。度，属于空间；天，属于时间。"在天成度，在历成日"，把时间与空间自然而然地融合在了一起。

太阳回归，实质上是地球公转。

地球公转一度，即太阳历的一天。地球公转365°，即太阳历的365日。地球公转366°，即太阳历的366日。空间之度，时间之天，完美地、自然而然地融合在了一起。

八大方面之外，还要明白人文六大要素，才能全面认识太阳法则。

其一，太阳回归年的起始点与转折点，即日影长短两极，界定出冬至夏至，抽象出一阴一阳。

其二，太阳回归年时间长度一分为四，界定出春夏秋冬四季。

其三，太阳回归年时间长度去尾数一分为五，界定出金木水火土五行。

其四，太阳回归年时间长度一分为八，界定出冬至夏至、春分秋分、立春立夏立秋立冬八节。

其五，太阳回归年时间长度一分为十二，界定出十二月、十二律。

其六，太阳回归年时间长度一分为二十四，界定出二十四节气。

阴阳五行、四时八节、十二月与十二律，是组成中华文化、中医文化的基本要素。认识中华文化与中医文化，必须要认识这些基本要素。

六大要素之上，还有一个根本要素——道。

第二节　　基础的稳固性与常青性

太阳是稳固的！

阳光无私照。只要太阳还在，中华文化、中医文化的基础就不会坍塌。

太阳是常青的！

太阳天天见，天天见太阳。只要太阳还在，中华文化、中医文化的生命就会保持青春的活力。

月亮是稳固的！

月光无私照。只要月亮还在，中华文化、中医文化的基础就不会坍塌。

月亮是常青的！

月亮月月见，月月见月亮！体现的是月亮的常青性。只要月亮还在，中华文化、中医文化就会保持青春活力。

日月星辰的稳固性，决定了中华文化、中医文化的稳固性。日月星辰的常青性，决定了中华文化、中医文化的常青性。

"不科学！"是百年来西方文化以及中国西化派对中华文化、中医文化的指责。

中华文化、中医文化的基础在自然法则。自然科学是人的认识，自然法则是自然存在。人的认识，有局限性。自然法则，有永恒性。自然法则高于自然科学，是自然科学的母源，希望中华文化、中医文化的批判者与继承者都能够知道这一点。

中华文化、中医文化博大精深。但是认识冬至夏至这两个节令，中华文化、中医文化的圣殿之门就会为你敞开。

两个节令，十重文化意义：

第一重意义，天道第一发源地在冬至夏至。

第二重意义，阴阳第一发源地在冬至夏至。

第三重意义，奇偶之数的发源地在冬至夏至。

第四重意义，升降的起点在冬至夏至。

第五重意义，寒热理论的发源地在冬至夏至。

第六重意义，损益理论的发源地在冬至夏至。

第七重意义，五音六律的发源地在冬至夏至。

第八重意义，春夏秋冬四时的基本点在冬至夏至。

第九重意义，金木水火土五行的基本点在冬至夏至。

第十重意义，八风、十二月、二十四节气、七十二候的基本点在冬至夏至。

冬至夏至，现象上决定于日影最长点与最短点，实质上决定于地球公转的远日点与近日点。

只要地球不停止公转，远日点与近日点就不会消失。

只要远日点与近日点没有消失，冬至夏至的十重文化意义就不会过时。

现代物理学敢说"稳固"二字吗？！

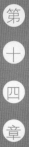

第十四章

比类：万古常青的模型论

筷子与刀叉，形成于两种空间，两种智慧，两种文化的背景之下。

解答同样的问题，东西方出现不同的方法，例如，筷子与刀叉。

第一节　　比类及其种类

远古、中古时期的中华大地上，一没有实验室，二没有精密仪器，中华先贤是凭借什么来论证问题的呢?

正确的答案：比类。

《素问·示从容论》："及于比类，通合道理。"

一、何谓比类

按照一定的模型、模式去论证问题的方法，称比类。模式分根本模型与分级模型。天道是根本模型，时间空间是根本模型。阴阳、四时、五行、六气、八风、十二月是分级模型。

认识微观世界，西方文化采用的方法是实验分析，创造文化的中华先贤采用的方法是比类：以大宇宙论小宇宙，以大世界论小世界，以太阳法则、月亮法则论证一切问题。

二、比类的种类

《黄帝内经》记载了多种比类方法：从容比类，援物比类，取象比类。

《素问·示从容论》："夫圣人之治病，循法守度，援物比类，化之冥冥，循上及下，何必守经。"

篇名《示从容论》，"示从容"三个字三个单音词。

示，展示也。从容之从，依从也，比照也，模仿也，遵循也，符合也。从容之容，模式也，样子也，模型也。

从容，从一定的样子，从一定的模式，从一定的模型。

从容，讲一种方法，不是一种态度——从容不迫。

认识"从""容"二字，才能明白中华先贤论病的奥秘。认识"从""容"二字，才能明白中华先贤论病的方法。

按照一定的模型、模式去解答问题，即为从容。

从容之法的解释，最早出于《周礼》。《周礼·冬官考工记》："凡为甲，必先为容，然后制革。"

凡，凡是也。为，制作也。甲，铠甲也。必，必须也。先，首先也。容，模型也，模式也。凡制造铠甲，必须先制作出一定的模型——容，然后按照一定的模型去制作。铠甲之容，犹如今天制衣厂的图样。《黄帝内经》论从容，论的是治病。《周礼》中的这句话，可以演化为"凡论病，必先为容，然后论治"。

《周礼》所讲的容，是看得见的图样；《黄帝内经》所讲的容，是看不见的天道，是看得见的日月法则。

以时间为模型论病，病有时间上的规律性；以空间为模型论病，病有空间上的规律性。以太阳法则为模型论病，病在寒暑之气的异常中，病在四时之气的异常中，病在八风风向的异常中。时间空间是模型，寒暑四时八风是模型，如此模型全部出于太阳回归，全部出于地球公转。从容，从的是一定的模型。

明白了从容的含义，才能理解上面论断中的内容。圣人治病，不是信守经典，不是信守经脉，而是"循法守度，援物比类"。法度在何处？细而言之，在寒暑中，在四时中，在八风中，在昼夜中。总而言之，在太阳法则中，在月亮法则中，在北斗法则中，在时间空间中，在天道中。援物比类，是借助自然法则，去推理逻辑上的必然。例如，寒暑异常，一定会引起人体疾病。

《素问·疏五过论》："圣人之治病也，必知天地阴阳，四时经纪，五脏六腑，雌雄表里，刺灸砭石，毒药所主，从容人事，以明经道，贵贱贫富，各异品理，问年少长，勇怯之理，审于分部，知病本始，八正九候，诊必副矣。"

这一论断讲圣人治病的五步顺序。

病在人体之内，但是，治病却不是从人体入手，而是从天体入手。圣人治病，第一步不是望闻问切，而是深知"天地阴阳，四时经纪"。"天地阴阳"者，寒暑之序也。寒暑之序是否正常？该寒，寒了吗？该暑，热了吗？今年何年？今岁何岁？风主之？寒主之？湿主之？热主之？燥主之？"四时经纪"者，四时之序也。春温夏热秋凉冬寒，正常之序也。春不温夏不热秋不凉冬不寒，异常之序。四时之气正常，有正常之万物，有健康之人。四时之气异常，有生病之万物，有生病之人。没有接触病人之前，治病的医圣必须明白今年何年，今时何时，此风何风，此气何气，必须明白气候的正常与反常，如此者即"必知天地阴阳，四时经纪"也。病在人体之内，病因可能在人体之外。病因可能在寒暑失序，在四时异常，八风之虚邪。如此者，比类也，观象比类也。人体之外的象，是论人体之病的坐标。象，自然而然，不会发生任何问题。异常之象的出现，例如春天本来应该刮东风却刮起了西风，轻者是疾病之因，重者则是疫病之因。观象比类，可以预知今年今时此风此气可能会引发何种疾病。圣人治病的第一步是预测疾病或疫病。

见到病人，已经是治病的第二步了。第二步审的是"五脏六腑，雌雄表里"。先审病因，再查病位。确定病在五脏的哪一脏？病在六腑的哪一腑？雌雄者，阴阳也。病，是阴病还是阳病？是寒因病还是热因病。病在表还是在里？

"刺灸砭石，毒药所主"，用针用药用艾灸用砭石，确定用哪一种方法治病，如此即治病的第三步。

致病，首先是天文因素。其次是人文因素。是否有范进那样的意外惊喜，是否有王熙凤那样的意外惊吓，如此者"从容人事"也。是否有"金满箱，银满箱，转眼乞丐人皆谤"的沦落，是否有"昨怜破袄寒，今嫌紫蟒长"的高升，如此者"贵贱贫富，各异品理"也。如此，医圣治病第四步也。

治病，还要看年长年少，看勇敢、怯弱，治病，还要问发病之因，发病之始，诊九候之脉象。

经此五步，诊断就完备无缺了。

此处的比类，首先论的是天道阴阳，四时之序。天道阴阳，四时之序，时空模型也，气候模型也。比类，比照的是时空模型，比照的是气候模型。

第二节　　比类之妙

筷子与刀叉，是两种完全不同的工具。比类与分析，是完全不同的两种方法。

一、比类之法的奥妙

河边的陆地上有花，陆地上的花会映在水中。从水中映射出的花，可以找到陆地上的花。——由假象找出真相，是比类之法的奥妙。

阳光会发热，但水中的阳光没有热度，中华先贤认识到：水的阳光是反射光，反射光没有热度。月亮光没有热度，说明月亮光是反射光。——由眼前正确的结论推导出遥远的真相，是比类之法的奥妙。

镜外的景物会反映到镜中，知道了镜中有何物，就知道了镜外有何物。——镜内镜外有对称关系，知道了对称的这一面，就知道了对称的另一面，是比类之法的奥妙。

大山本身不会发出声音，但大山会对声音产生回声。人的高喊，老虎的吼叫，都会引起回音。听见山中的回音，可以找到发出声音的人或动物。——由回声推导出声源，是比类之法的奥妙。

风起了，树枝动了。看到树枝的摇动，就可以得出"风来了"的结论。——由现象找到产生现象的原因，是比类之法的奥妙。

源流相连。下游干枯了，由此可以得出结论：千里之外的源头出了问题。——事情发生在此处，原因却在彼处，由此处之事找出遥远的彼处之因，是比类之法的奥妙。

根与枝相连。枝叶干枯了，由此可以得出结论：根本出现问题。——由枝叶之病推理出根本之因，由看得见的现象推论出看不见的病因，是比类之法的奥妙。

内外相连。外部出现异常，由此可以得出结论：内部出现问题。——由外部之病推理出内部之因，是比类之法的奥妙。

品尝一口汤，知一锅汤的咸甜；品尝半杯酒，知一瓮酒的醇厚；以其少知其多，是比类之法的奥妙。

见庭前一花落，知天下之秋至；见室内一瓶之水结冰，知天下严寒来临；以其近论其远，是比类之法的奥妙。

见一斑而知全豹，闻猿啼而知高山，以小近论其大，是比类之法的奥妙。

A物出现在此地，B物出现在此地，C物出现在此地，由此可以得出结论：ABC三物与此地必然存在着因果关系。——在一二三四的统计中找出空间中的规律性，是比类之法的奥妙。

A物出现在此时，B物出现在此时，C物出现在此时，由此可以得出结论：ABC三物与此时必然存在着因果关系。——在一二三四的统计中找出时间中的规律性，是比类之法的奥妙。

一时有一时之病，四时有四时之病。以四时为模型，找出疾病在时间上的规律性，是比类之法的奥妙。

一方水土养一方人，一方水土也生一方病。以空间五方为模型，找出疾病在空间中的规律性，是比类之法的奥妙。

一种邪风一种病，八种邪风八种病。以邪风为模型，找出邪风与病的规律性，是比类之法的奥妙。

"春行秋令，其民大疫。"时令有正常有异常，异常的时令会引起疫病。以时令为模型，找出疫病的规律性，是比类之法的奥妙。

升降失序，其民大疫。阳升阴降有一定之规，有一定之序，有一定之时，有一定之期。升降一旦失序，会引起大疠疫。以升降为模型，找出大疠疫的规律性，是比类之法的奥妙。

一与九这两个奇数是一部针经的纲领。以这两个奇偶之数为模型，中华先贤创造出了一部针经。

二、比类即至道

《素问·示从容论》："明引比类从容，是以名曰诊经，是谓至道也。"

[意译] 认识比类，就是明白道理。运用比类，就是运用大道。懂得了援物比类、从容比类，就是懂得了至真至确的大道。

知道求道得道，首先要认识三大法则，即太阳回归之法则，月亮圆缺之法则，北斗循环之法则；其次一定要会运用道。

三、不知比类即是错

《素问·疏五过论》："善为脉者，必以比类奇恒从容知之，为工而不知道，此诊之不足贵，此治之三过也。"

[意译]善诊脉者，一定会运用援物比类、从容比类等各种比类的方法来区分不同于寻常的奇病，如果不懂得比类，这样的诊断就不足以称道。不运用比类，或不会运用比类，就是医生的错误。

《素问·徵四失论》："不知比类，足以自乱。"

[意译]不懂比类，不用比类，容易产生认识不清，判断失误，用药错误等多方面的混乱。

认识疾病，西医将人放在仪器下认识，这种方法割裂了人体与天体的联系，割裂了人体与气候的联系，割裂了人体与时间空间的联系，这种方法只能认识有形之瘤，不能认识无形之病（如失眠），更不能认识疾病之外因。

认识疾病，中华先贤将人体放在天地之间来认识，放在天文之下来认识，放在太阳法则、月亮法则之下来认识，放在气候之中来认识，如此方法才会真正认识到疾病的外因。

第三节　　比类的成果

制甲有一定的模式，论病也有一定的模式。《素问》提出了多种论病的模式，以四时论病，以阴阳论病，以五行论病，以五运六气论病，以年龄论病……

所有这些，都在"比类"的范畴之内。

比类的重大成果，集中在《素问·至真要大论》之中。以五运六气为模型，《至真要大论》篇归纳出论病的十九条病机：

"诸风掉眩，皆属于肝。

诸寒收引，皆属于肾。

诸气膹郁，皆属于肺。

诸湿肿满，皆属于脾。

诸热瞀瘛，皆属于火。

诸痛痒疮，皆属于心。

诸厥固泄，皆属于下。

诸痿喘呕，皆属于上。

诸禁鼓栗，如丧神守，皆属于火。

诸痉项强，皆属于湿。

诸逆冲上，皆属于火。

诸胀腹大，皆属于热。

诸躁狂越，皆属于火。

诸暴强直，皆属于风。

诸病有声，鼓之如鼓，皆属于热。

诸病胕肿疼酸惊骇，皆属于火。

诸转反戾，水液浑浊，皆属于热。

诸病水液，澄彻清冷，皆属于寒。

诸呕吐酸，暴注下迫，皆属于热。"

十九条病机，两个比类模型：五行与六气。

五行论的是五脏，六气论的是风寒湿热燥火。

论病因的皆属于风，皆属于寒，皆属于湿，皆属于Ａ，皆属于Ｂ，其比类模型是六气。

论病位的皆属于肝，皆属于心，皆属于Ａ，皆属于Ｂ，其比类模型是五脏。

论病因的诸Ａ诸Ｂ，诸Ｃ诸Ｄ，这里既有归纳又有推理。首先是归纳，其次是以此类推的推理。

十九条病机，一种语言模式。这种语言模式是：凡是什么什么病，皆属于什么什么脏，或皆属于什么什么气。病是各式各样的病，脏是五脏中的某一脏，气是风、寒、热、湿、燥、火六气中的某一气。一句话分前后两部分，前半部分指出的是某一类病，后半部分指出的是这一类的病因。一类病或某一脏所引起，或由某一气所引起。

十九条病机，十九座论病坐标。懂得了十九条病机，就认识十九座论病坐标。为医者就可以此而论病。例如，头晕一类的疾病，按照十九条病机中的"诸风掉眩，皆属于肝"的坐标，马上就可以得出病因在肝脏的结论。例如，肿胀的疾病，按照十九条病机中的"诸湿肿满，皆属于脾"的坐标，马上就可以得出病因在脾脏的结论。例如，躁动狂躁疾病，按照十九条病机中的"诸躁狂越，皆属于火"的坐标，马上就可以得出病因在火的结论。

在十九条病机之后，本篇又以《大要》的名义说出了这样一条结论："故《大要》曰：'谨守病机，各司其属，有者求之，无者求之，盛者责之，虚者责之，必先五胜，疏其血气，令其调达，而致和平。此之谓也。'"这段话的意思是：谨慎地把握病机，归纳出各种病的病因归属，有、无外邪都要加以推求，实证、虚证都要详细研究，先了解五行之气与人体五脏之间的相胜关系，然后疏通血气，使其调和畅达，从而达到和平。——外邪在人体之外，血气在人体之内；治体内之病，先要考虑体外之因。五行生克在哲理中，五脏生克在人体之内。调整体内之血气，必须先考虑生克哲理，再运用到人体之中。

以五行六气为模型，中华先贤创造出了十九条病机，这个模型之外还有模型，而且还有很多模型，先贤的后人会创造出什么呢？不是有"长江后浪推前浪"之说吗？

第四节　　几个永恒的比类模型

太阳、月亮、北斗，是三个看得见的、实际存在的、永恒的比类模型。

阴阳、五行、四时、六气、八风、十二月，是几个看不见的、哲理上的、永恒的比类模型。

一、以太阳法则论之（太阳模型）

以道论之，以阴阳论之，以寒热论之，以五行论之，以四时论之，以六气论之，以八风论之，以十二月、十二律论之，以升降论之，以升降出入论之，以时空论之，全部在以太阳法则论之的范畴之内。

太阳法则本身就是一个优美而严密的数理体系。

太阳法则本身就是一个优美而严密的时空体系。

太阳法则本身就是一个优美而严密的自然法则。

只要太阳没有爆炸，这里演化出的比类方法就不会失去意义。

二、以月亮法则论之（月亮模型）

月亮圆缺，是中华先贤论证问题的一个模型。

以月亮圆缺为容，从容比类，比出了潮汐的起落，比出了气血的虚实。"不知虚实之所起"，在"三不知不可以为工"的标准中位列第三。虚实，不仅仅在人体之内，而且在天体之中。以天体论人体，虚实的坐标一是在寒暑，二是在月亮的圆缺。虚实理论，一是在太阳，二是在月亮。太阳月亮还在，虚实理论会过时吗？西医有虚实理论吗？

以月亮圆缺为容，从容比类，比出了女子一月一次的月信。一月一次，多一次是病，少一次也是病。

月亮还在天上，月亮圆缺的规律还没有改变，这一论证虚实的模型会过时吗？

三、以北斗法则论之（北斗模型）

以斗柄循环为容，中华先贤创造出八风正邪的理论。风向正邪，是用九宫图形表达的。

九宫，是中华大地上的建筑模型，大都市的设计、四合院的设计，都是以九宫为模型的。

九宫，是中华大地上井田制的模型。

九宫，是小学生描红的模型，毛笔字入门就是从这里开始的。

九宫，是八阵图的模型。

北斗还在天上，斗柄循环的规律还没有改变，九宫模型会过时吗？

第五节　相似于比类的方法

方法之外还有方法！

比类之外，还有外揣、以五行论之、触类旁通、以一论万等几种推理的方法。

一、外揣

《灵枢·外揣》记载有一种"外揣"法：

"日与月焉，水与镜焉，鼓与响焉。夫日月之明，不失其影，水镜之察，不失其形，鼓响之应，不后其声，动摇则应和，尽得其情。"

日有日影，月有月影，可以通过影子判断日月之明。水可以反射物之形，镜可以反射物之形，可以通过水中、镜中之物可以判断实际之物。鼓会发出响声，所以由听到的鼓声可以判断远处有鼓。

何谓"外揣"之法？虽然没有明确的概念，却给出了三组形象的例子：日与月、水与镜、鼓与响。

相似相通运用"比类""外揣"之法，在没有仪器的条件下，中华先贤解答了一个又一个问题，这些问题在当时大都具有领先于世界的意义。今天有了各式各样的仪器，中华先贤的子孙能否利用仪器与"比类""外揣"之法相结合，作为发现问题、解答问题的一条途径呢？

"比类""外揣"之法，是实验分析之外的方法。道路之外还有道路，方法之外还有方法。"比类""外揣"之法是实验分析永远也取代不了的方法。条条道路可以通罗马，条条道路也可以通北京，这两句格言告诉人们：要到达一个目的，方法绝对不是一种。

二、"以五行论之"的实例

病分虚实！五脏之病分虚分实！

西医治病，直接瞄准目标，即病在此处，就治在此处。

中医治病，此处有病，既可以治在此处，也可以治在彼处。

《难经·第六十九难》："虚者补其母，实者泻其子。"

五行相生，生我者为母，我生者为子。

肝属木，心属火，木生火，所以肝为母，心为子。心虚之病，既可以直接补心治之，也可以补肝治之；如此者，虚者补其母也。肝实之病，既可以直接泻肝治之，也可以泻心治之。如此者，实者泻其子也。

脾属土，肺属金，土生金，所以土为母，金为子。肺虚之病，既可以直接补肺治之，也可以补脾治之；如此者，虚者补其母也。肺实之病，既可以直接泻肺治之，也可以泻肾治之。如此者，实者泻其子也。

李可老中医，曾经以培土生金之哲理医治肺结核，取得了"起死回生"的效果。[1]补母泻子，培土生金，均在五行生克哲理之内，从根本上说，也均在以道论之范畴之内。

三、触类旁通

理性做人，智慧做事，是中华先贤的两大基本特征。

理性做人，就是说做人一定要中规中矩。礼仪，就是规矩。规矩，是一定的模式，一定的样子。人有人的模式，人有人的样子。"不成样子"这句俗话，就是对不守规矩者的批评。本文重点讨论智慧做事。

智慧做事，就是说做事一定要动脑子。"小人用壮，君子用罔。"是《周易》大壮卦的一句爻辞。这句爻辞的意思是：（狩猎时），小人只知道用力，而君子则懂得了结网。源头的中华先贤，你钻木取火，我构木为巢；你结绳为网，我发明耒耜；你制定天文历法，我制定音律度量衡；你做这样，我做那样；发明在各个领域，创造在方方面面；源头的先贤动手与动脑相结合，创造出屹立于东方的、至今仍然让西方诚心悦服的中华文明。智慧做事，中华先贤为子孙留下了永恒的光辉榜样。

智慧做事，必须讲究方法。灵活的方法，中华先贤留下"触类旁通"这一成语。"触类旁通"一辞的母源，与八卦相关，与六爻相关。

1　李可：《李可老中医急危重症疑难病经验专辑》，太原．山西科学技术出版社，2006年版，第301页。

《易经·系辞上》："八卦而小成，引而伸之，触类而长之，天下之能事毕矣。""触类"一词与卦理相关。

《易经·乾文言》："六爻发挥，旁通情也。""旁通"一词与爻理相关。

爻，位于文字之前。文字之前的爻，表达的是什么呢？表达的是动态的天地之理。《易经·系辞下》："爻也者，效天下之动者也。"爻表达的是天地之理，天地之理中隐含有发明创造的哲理。

爻组成八卦。八卦的第一重意义是太阳历八节。以八节为基础，《周易·说卦》延伸出了天体模型、人体模型、家庭模型。同一个八卦，军事家一个看法，建筑家一个看法，数学家一个看法，如此者，"引而伸之"也，"触类而长之"也。以八卦为基础触类旁通，可以办好天下之能事。能事者，能工巧匠之事也。会不会发明创造，有没有大功于天下，是衡量"能不能"的唯一标准。所以，孔子论公天下之公，第一要务就是"选贤举能"（《礼记·礼运》）。在太阳历八节的基础上触类旁通，办好天下之能事。如此者，能者也。

"触类旁通"，涉及的是各个领域与各种灵活之方法。简而言之，只要合乎天道天理，可以在各个领域采用各种方法去发明去创造。

四、触类旁通的实例

西方的分析实验，认识的是一物一理；东方的模型论，认识的是万物万理。这里仅举一个例子来说明问题：八卦在不同学科中的作用。

同一个八卦，在建筑家那里，是建筑模型。

同一个八卦，在音乐家那里，是八音模型。

同一个八卦，在医学家那里，是八风模型。

同一个八卦，在数学家那里，是二进制模型。

同一个八卦，在军事家那里，是八阵图模型。

同一个八卦，可以论天体，可以论人体，可以论家庭，可以论 ABCD 各式各样的问题。[1]

---

1 《周易·说卦》。

今天，浙江有八卦村，新疆有八卦城，这是八卦作为模型的现实意义。

中华先贤所建立的模型论，在人文与医学中无处不在，在现实生活中无处不在。

模型是分级的！

根本模型是道！

一级模型是阴阳！

二级模型是四时、五行、六气！

三级模型是八风九宫！

四级模型是十二月十二律！

五、以一论万

在天道基础上触类旁通，经典与先秦诸子留下一句相似相通的至理名言，摘录如下，供读者鉴赏。

其一，《帛书周易·要》："能者由一求之，所谓得一君（群）毕矣。"

其二，《周髀算经·陈子模型》："问一类而以万事达者，谓之知道。"

其三，《素问·标本病传论》："言一而知百病之害。"

其四，《管子·心术下》："持一而不失，能君（群）万物。"

其五，《荀子·非相》："以近知远，以一知万，以微知明……以道论尽。"

其六，《庄子·天地》："通于一而万事毕。"

其七，《文子·九守》："知一即无一不知也。"

其八，《鹖冠子·度万》："欲近知而远见，以一度万也。"

八句至理名言，一种万能方法。用道理论证问题，可以举一反三，也可以举一反万。

认识疾病，西医只有一种方法，即把人体放在仪器下来认识；认识疾病，中医可以把人放在天文背景下来认识，可以把人放在气候下来认识，可以把人放在万物之中来认识，可以把人放在时间空间中来认识，可以把人放在悲喜因素前提下来认识；相比之下，中医认识疾病的方法是不是更灵活？！

医治疾病，西医只有有限的几种方法：打针吃药，手术刀切割。

中医治病，有十多种方法：药、针、灸、熏、蒸、洗、熨、吸、浴、食、茶、酒、乐。

兄弟民族的医术更为丰富，湘西苗医田兴秀在其大作《中国苗族医学》中介绍了治病的十七条大法与四十九套方术。

十七条大法：赶毒法，败毒法，攻毒法，表毒法，退火法，冷疗法，热疗法，提火法，止泻法，健胃法，补体法，止痛法，退气法，止塞法，解危法，复合法，帮交环法。

前十六条大法直接明了，容易理解。唯独"帮交环法"较为特殊，这一方法相当于《黄帝内经》中的升降。

四十九套方术：生药术，煎汤术，药酒术，吸药术，丸散术，吹药术，灌药术，涂药术，擦药术，敷贴术，药洗术，挂药术，睡药术，熏烟术，蒸疗术，导气术，推抹术，刮痧术，吮吸术，拔罐术，放血术，麻醉术，开刀术，缝合术，正骨术，灌水术，灌气术，烫熨术，烘烤术，火燎术，灯火术，烧烫术，火针术，发泡术，光照术，冷浸水，食疗术，打针术，挑纱术，点堂术，冷浴术，滚蛋术，灰碗术，操练术，包扎术，热浴术，戢毒术，化水毒，冲喜术，治神术。

云贵川的彝医同胞，也有自己的医理医术！彝医的正骨术，堪称世界一绝。彝医医治癌症，堪称世界一绝。前者是耳闻，后者是亲历。

用仪器论证问题，论证一个是一个。在太阳法则基础上论证问题，可以论证一切问题。触类旁通，既可以举一反三，也可以举一反万。

书，有原创的书，有抄出来的书。

第
十
五
章

『以天为师』与『以道为纲』

以天为师，以太阳为纲，中华先贤认识到了一阴一
阳。以一阴一阳为基础，中华先贤创造出了洛书，创造出
了河图，创造出了八卦。太阳可以代表天道，以太阳为
纲，等同于以道为纲。以洛书、河图、八卦为基础，中华
先贤创造出《易经》与《黄帝内经》。

总而言之，言而总之，人文的根本在天文。

抄出来的书是怎么产生的？

这很好解释。

抄前人的书，抄别人的书，抄来抄去抄出来的。

原创的书是怎么创造出了的？

这一问题就难以解释。

为什么难以解释？因为原创的书书前无书。

中华先贤凭借什么创造出了《黄帝内经》？

中华先贤凭借什么创造出了《易经》？

书前无书啊！

有什么呢？

上有天文，下有地理，这是中华先贤创造书的参照坐标。

以天为师，以太阳为纲，中华先贤认识到了一阴一阳。以一阴一阳为基础，中华先贤创造出了洛书，创造出了河图，创造出了八卦。太阳可以代表天道，以太阳为纲，等同于以道为纲。以洛书、河图、八卦为基础，中华先贤创造出《易经》与《黄帝内经》。

总而言之，言而总之，人文的根本在天文。

第一节　　"以天为师"前提下的创造

人文从何而来？

八卦从何而来？

图书从何而来？

阴阳从何而来？

上述问题，可以从《易经》中找出答案。

人文从何而来？《易经·贲·彖传》："观乎天文，以察时变；观乎人文，以化成天下。"天文在先，人文在后，先后顺序揭示出的是不是母源关系？！

八卦从何而来？《易经·系辞下》："古者包羲氏之王天下也，仰则观象于天，俯则观法于地，观鸟兽之文与地之宜，近取诸身，远取诸物，于是始作八卦，以通神明之德，以类万物之情。"八卦的创造，其过程是"三观两取"。"三观"，首先仰观的是天，其次俯察的是大地，第三观的是"鸟兽之文与地之宜"，"三观"对象全部为自然现象，没有丝毫的神秘。"两取"分远近，"近取诸身，远取诸物"。诸身就是自身，诸物就是万物。"两取"对象全部为自然现象，没有丝毫的神秘。天地万物、人之自身与八卦之间是不是存在着母源关系？！

图书从何而来？《易经·系辞上》："天地变化，圣人效之。天垂象，见吉凶，圣人象之。河出图，洛出书，圣人则之。"圣人之圣，圣在以天为师上。圣人的一举一动随天地变化而变化。《易经·系辞下》："天地之大德曰生。"生生不息，为天地之大德。天地变化，生出万物。圣人生生，创造出新文化、新器具。"天垂象"，垂的是寒暑之象，垂的是昼夜之象。"见吉凶"，见的是合时不合时。《逸周书·小开武》："时候天视，可监时，时不失以知吉凶。"《逸周书·武纪》："不知动静之时，不知吉凶之事。"《逸周书·武顺》："天有四时，不时曰凶。"合时为吉，不合时为凶。"见吉凶"，见的是合道不合道。《尸子》："从道必吉，反道必凶，如影如响。"综合这些，再联系"满招损，谦受益，时乃天道"与"观乎天文，以察时变"两个论断，再结合《周髀算经》中的"冬至夏至，损益之始"，就会知道天地变化实际上是太阳变化。观测太阳变化的落脚点是"以察时变"。确定时间单位，是不是中华文化、中医文化的起点？！彝族文化以十月太阳历解释洛书，以十二月阴阳合历解释河图，两种太阳历最基础的贡献，就是确定时间单位和建立时间系统。图书表达的是太阳回归的变化，表达的是月亮圆缺的变化，表达的是北斗星斗柄圆周循环的变化。圣人所效的天地变化，实际上就是太阳回归的变化，月亮圆缺的变化以及斗柄循环的变化。

阴阳从何而来？《易经·系辞上》："易与天地准，是故能弥纶天地之道。仰以观于天文，俯以察于地理，是故知幽明之故。"易之道，即天地之道。何谓易？《易经参同契》："日月为易。"天地之道即一阴一阳。一阴一阳，幽明也。幽者，暗也，阴也。明者，光也，阳也。太阳回归，形成了大地上的寒暑。太阳的起落，形成了大地上的昼夜。昼夜即阴阳！寒暑即阴阳！天地即阴阳。《周髀算经·陈子模型》："昼者阳，夜者阴。"《素问·六节藏象论》："天为阳，地为阴；日为阳，月为阴。"昼夜论阴阳，日月论阴阳，天地论阴阳，阴阳的三大出处之中，可有一丝一毫的神秘，可有一丝一毫的玄虚？！

洛书的成分在一阴一阳，河图的成分在一阴一阳，卦的成分在一阴一阳，一阴一阳的基础性是否成立？！

《易经》基础在六十四卦，卦的成分只有阴阳两爻，《黄帝内经》在开篇处强调"法于阴阳"，《黄帝内经》两次以阴阳论天地之道，《易经》与《黄帝内经》的基础是不是在一阴一阳？！

一阴一阳，第一出处在寒暑。

一阴一阳，第二出处在昼夜。

寒暑与昼夜，是不是《易经》与《黄帝内经》的基础？！

以天为师，第一位师就是太阳。

以天为师，第二位师就是月亮。

中华先贤是不是以太阳月亮为坐标，以太阳月亮为模型创造出了伟大的中华文化、中医文化？！

洛书之前有书吗？河图之前有图吗？追问一下这两个问题，是不是有助于理解文化的起源？

第二节 "以天为师"的论断

以天文论人文，以天道论人道，以天时论人时，以天道论音律，以天德论人德，以天则论人则，以天序论人序，如此"以天为师"，如此"以天论之"，是中华先贤创造中华文化的基本思路。请看以下论断。

其一，《易经·乾·象传》："天行健，君子以自强不息。"——君子应该以天为师。这里的做人公式为"天如何，君子如何"。

其二，《易经·乾文言》："夫大人者，与天地合其德，与日月合其明，与四时合其序。"——大人应该以天为师。这里的做人公式为"天如何，大人如何"。

其三，《易经·系辞上》："天地变化，圣人效之。"——圣人应该以天为师。这里的做人公式为"天如何，圣人如何"。

其四，《易经·系辞上》："崇效天，卑法地。"——上效天下法地，是如何为人的根本坐标。

其五，《黄帝四经·经法·四度》："动静参于天地谓之文。"——人有动静，动静有坐标，动静有规矩，人动静的坐标、规矩在天地。人之动静合于天地之序，即是人文之文。

其六，《道德经·第二十五章》："人法地，地法天，天法道，道法自然。"——法，效法也。人有四法：效法地，效法天，效法道，效法自然。

其七，《论语·泰伯》："唯天为大，唯尧则之。"——君王应该以天为师。这里的做人公式为"天如何，君如何"。

其八，《礼记·郊特牲》："取法于天。"——如何为人，以天为师是总原则。

其九，《墨子·法仪》："以天为法。"——如何为人，以天为师是总原则。

其十，《左传·昭公二十八年》："经天纬地曰文。"——人文之文，其经纬在天地。

其十一，《文子·守法》："上圣法天。"——圣人之理不是出于圣人，而是出于自然之天。

其十二，《庄子·则阳》："以天为师。"——到了庄子，正式形成了"以天为师"的结论。

以上十二个论断，揭示了一个事实：天文是人文的参照坐标，天道天理是"如何为人"的参照坐标。"以天为师"，庄子的这一论断精辟地概括了"人天关系"，精辟地总结了人文之来源。

以天为师是原则，以太阳历节令为基准指导生活、指导生产，是具体。

第三节　　"以道为纲"的论断

以太阳论天道，以日月论天道，集中在以下五个论断中，这里再次回顾。

其一，日影即天道，《周髀算经·陈子模型》有如是之论："日中立竿测影，此一者，天道之数。"

其二，日影确定四时，四时即是天道，《逸周书·周月解》有如是之论："万物春生夏长，秋收、冬藏。天地之正，四时之极，不易之道。"

其三，太阳即天道，《管子·枢言》有如是之论："道之在天，日也。"

其四，昼夜即天道，《尸子》有如是之论："昼动而夜息，天之道也。"

其五，日月即天道，《易经·系辞上》有如是之论："一阴一阳之谓道。"又："阴阳之义配日月。"

广大的是天，永恒的是道，天与道都是宏观上的概念。节令是实实在在的规定性，寒暑、昼夜是实实在在的规定性，就是天道为什么必须信守的所以然。

人道必须法于天道，集中在以下四个论断中。

其一，《尚书·大禹谟》："满招损，谦受益，时乃天道。"

其二，《道德经·第四十二章》："人法地，地法天，天法道，道法自然。"

其三，《论语·里仁》："朝闻道，夕死可矣。"

其四，《易经·艮·象传》："时止则止，时行则行，动静不失其时，其道光明。"

以道为纲，实际上就是以太阳历的节令为纲，就是以太阴历的初一十五为纲，就是以斗柄指向确定的正月为纲。精确的时间数字出于太阳,精确的时间数字出于月亮,宏观上的概念与精确的数字相结合,就是中华文化、中医文化的起点与精髓。经典中有"时止则止,时行则行,动静不失其时,其道光明"的哲理,民间有"过了芒种,种了白种""过了立秋,种也没收"的谚语,哲理与谚语所反映是不是以道为纲?!从这里是否才能明白天道必须遵循的严肃性?!

以天为师,以道为纲,还有以下几句重要的话。

其一,《素问·气交变大论》:"夫道者,上知天文,下知地理,中知人事,可以长久。此之谓也。"

其二,《黄帝四经·经·前道》:"上知天时,下知地利,中知人事。"

其三,《孙膑兵法·八阵》:"知道者,上知天之道,下知地之理,内得民之心……"

其四,《淮南子·兵略》:"故上将之用兵也,上得天道,下知地利,中得人心。"

不同的典籍,相同的话语,上中下"三知",就是以道为纲的核心。

不同的典籍,相同的话语,经典如此,诸子典籍亦如此;为医者如此,为将者亦如此;治病如此,治兵亦如此;治国如此,治天下亦如此。就是以道为纲、上中下"三知"的普遍意义。

洛书之前没有书,是肯定的。

诸子之前没有几部书,也是肯定的。

没有书而形成书,成书的坐标在太阳,在日月,在日月星辰。

没有几部书而形成诸子,形成诸子的坐标在太阳历、太阴历,在北斗历,在天文历法。

天文历法孕育出诸子百家。

秦汉以后的书越来越多,为什么形成不了诸子百家?

今天的书堆积成山,为什么形不成远不如诸子的大师?

是不是丢掉了以天文论人文的思路?

是不是丢掉了以天为师、以道为纲的原则?

是不是丢掉了信守太阳历的方法?!

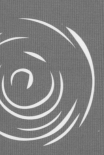

「辛辛苦苦几十年，培养了中医的掘墓人。」

这是一位老中医的哀叹。

中医有失传之危！

中医会失传吗？

关于中医失传的思考

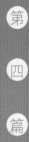

三个事实与五个问题

太阳历，成熟于远古、中古时期的十月太

阳历，精美精密于今天仍然在采用的十二月太阳

历。阴阳五行，出于十月太阳历；阴阳四时，出

于十二月太阳历。

第一节　三个事实

第一个事实：余云岫的《灵素商兑》发表至今，一百年过去了，中医界从理论上应战了吗？有《灵素商兑》，有《驳〈灵素商兑〉》吗？一百年过去了，整个中医界，并没有从理论层面上阐明《黄帝内经》理论基础的合理性、永恒性与常青性。

第二个事实：神学院必须讲《圣经》，佛学院必须讲佛经，是起码的常识；但是中医学院讲得了《黄帝内经》吗？

第三个事实：读中医读到了博士，选修《黄帝内经》，是不是荒唐？选修《道德经》者，是真道士吗？选修《金刚经》者，是真和尚吗？西方的神学院，允许选修《圣经》吗？

第二节　五个问题

第一个问题：为医者还谈天道吗？

《礼记·学记》："人不学，不知道。"在早期的中华大地上，求学的目的是求道、知道、悟道。孙子进山求学三年，出山后写出一部《孙子兵法》。连班长都没有当过，一次仗都没有打过的孙子，为什么会写出身经百战的统帅都要研读的军事教材。《孙子兵法》跨越上下几千年，跨越东西几万里，成了今天美国西点军校的教材。如此奇迹，原因何在？一是"求学"的"求"字，二是"知道"的"道"字。求学之求，体现求学者的主动性；知道之道，体现天道教育的神奇性与永恒性。

为医者需不需要知道？

为医者第一基本条件"知道"，是《黄帝内经》在开篇第一章的告诫。

为学者要知道，为医者同样要知道，是《礼记》与《黄帝内经》的共同点，是中华先贤启蒙教育的基本主张。

环顾当今之中医，还有人言天道吗？

名家著书立说，从第一页开始到最后一页结束，谈的全是方剂。这个方那个方，一书皆方；你谈过来，我谈过去，众人皆方；百十种药，千万个方；后学者如何学？

——医道呢？有人教过吗？

——医理呢？有人教过吗？

彝族谚语云："真传一句话，假传万卷书。"这句谚语的中心意思是，师徒相传首先要教纲领性的关键，仅仅以书相传，那就不是真心传授了。

谈方，好处是后人可以比葫芦画瓢；谈方不谈道，坏处是后人不得要领。谈道，知其要者，一言而终；谈方，不知其要，流散无穷。方剂，谈的是药能治病；医道，谈的是为什么能治病。方剂，是具体，是针对性的具体；医道，是思路，是"为什么这样"的思路。谈方不谈道，是不是论枝叶不论根本，是不是论支流不论源头？谈方不谈道，亦或传方不传道，中医一无法兴旺，二无法延续。

医道在何处？在太阳回归循环中，在月亮圆缺循环中，在北斗星斗柄指向循环中，道在寒暑、昼夜循环中。书中的道理在书外，人文的道理在天文，中医的道理同样在天文。不讲天文，不讲太阳法则、月亮法则，仅仅以字论字，以书论书，以方论医，怎么能让莘莘学子心悦诚服。这里，是不是老中医哀叹的根源所在！

辛辛苦苦几十年的老中医，可以浏览一下《孙子兵法》，看看孙子论兵法为什么以道论兵？看看兵法典籍之中为什么会出现太阳月亮？

辛辛苦苦几十年的老中医，可以浏览一下先秦诸子，看看哪一子哪一家论证问题的根本依据不是天道？看看哪一家的文章中没有太阳月亮？

论证问题，首先是论道，如此者先秦诸子也。论证问题，首先是论道，如此者《黄帝内经》也。以道论之，是先秦诸子与《黄帝内经》的共同点，辛辛苦苦的老中医明白这一点吗？

第二个问题：为医者还谈阴阳吗？

"其知道者，法于阴阳。"第一是知道，第二是法阴阳，知道之后就要明白如何法于阴阳，是《黄帝内经》对为医者的基本要求。

阴阳在何处？

阴阳在寒暑中，阴阳在昼夜中。

法于阴阳，就是要法于寒暑，法于昼夜。法于阴阳，是应该如此、必须如此的自然法则。遵循自然法则，是不容商量的。今天的为医者，还有人谈阴阳吗？

一寒一暑（一阴一阳）是两个基本点。寒暑之间的间距，可以进一步、进两步、进 N 步细分，一分为四即春夏秋冬四时，一分为五即金木水火土五行（五运），一分为六即风热暑湿燥寒六气，一分为八即八节八风，一分为十即十天干，一分为十二即十二支、十二月、十二律，一分为二十四即二十四节气，一分为七十二即七十二候。

寒暑亦即阴阳的两极确定之后，从来就没有改变过；但是寒暑之间的间距细分，却有过五行与四时之别；五行位于四时之前，四时在五行之后；这就是"阴阳五行"紧密相连的所以然。

前面已经谈过，没有太阳历就没有中华大地上的农业文明。太阳历有一个从成熟到精美精密的过程。

太阳历，成熟于远古、中古时期的十月太阳历，精美精密于今天仍然在采用的十二月太阳历。阴阳五行，出于十月太阳历；阴阳四时，出于十二月太阳历。

认识了两种太阳历，就会明白阴阳五行、阴阳四时为什么会在中华元典中无处不在。

认识了两种太阳历，就会明白阴阳五行、阴阳四时为什么会在诸子百家中无处不在。

认识了两种太阳历，就会明白阴阳五行、阴阳四时为什么会在汉代文献中无处不在。

认识了两种太阳历，就会明白阴阳五行、阴阳四时为什么会在《黄帝内经》中无处不在。

一个非常严峻的局面是：当今之中医界，还有人谈阴阳五行吗？

中医继承者忘记了阴阳五行，犹如大和尚忘记了释迦摩尼，犹如牧师忘记了上帝耶稣。

江河，一旦失去了源头，还会有滔滔不绝之江河吗？

草木，一旦失去了根本，还会有郁郁葱葱之森林草原吗？

文化呢？能够失去根本吗？

中医，能够忘记阴阳五行吗？

第三个问题：为医者还有人谈"术数"吗？

"其知道者，法于阴阳，和于术数。"第一是知道，第二是法阴阳，第三是和于术数，是《黄帝内经》对为医者的三大基本要求。

何谓术数？术，天文历法也。数，天文历法之规定性也。

寒暑有规定性，四时五行有规定性，六气八风有规定性，十二月有规定性，二十四节气有规定性。

太阳回归的平均天数为 365.25 日。去掉尾数 5.25 日，剩 360 日。三百六十，天之大数也。以三百六十这一数据论术数，寒暑、四时、五行的规定性清晰可见：

寒暑有规定性。一寒一暑之数为 180 日。

四时有规定性。四时之数为 90 日。

五行有规定性。一行之数为 72 日。

六气有规定性。一气之数为 60 日。

八节有规定性。一节之数为 45 日。

十二月有规定性。一月之数为 30 日。

二十四节气有规定性。一节一气之数为 15 日。

七十二候有规定性。一候之数为 5 日。

以天文历法论术，以天文历法之规定性论数，有依据？有！

以天文历法论术，请看以下依据：

其一，何谓术？《史记·索隐》以天文历法为术。《史记·索隐·历书》："黄帝使羲和占日，常仪占月，臾区占星气，伶伦造律吕，大桡作甲子，隶首作算数，容成综六术而著调历。"[1] 天文立法为术。

占，天文观测也。《文心雕龙·书记》："占，觇也。星辰飞伏，伺候乃见。登观书云，故曰占也。"占日，观测太阳也。占月，观测月亮也。占星气，行星观测也。日月星时隐时现，天气晴朗之时清清楚楚，淫雨连绵之时模模糊糊。所以，只有守候才能观测得到。原始之占，天文观测也。

---

1 司马光、王士贞：《史记·索隐》，北京．中华书局，1991 年版，第 84 页。

羲和、常仪、臾区，黄帝时代的这三位先贤，全部是天文观测者。伶伦，律吕的创造者亦或整理者。大挠，甲子的创造者。隶首，算术的创造者。容成，天文历法、算术、音律的集大成者。（图16-1）

《史记·索隐》告诉后人，术有六，天文历法六居其一。

其二，何谓术？《律历融通》以天文历法为术。《律历融通·律数》："律历二术皆生于黄钟，古有是说。"律，术也。历，术也。

数起日月，请看以下依据。

其一，《周髀算经·陈子模型》："日中立竿测影，此一者，天道之数。"

《周髀算经》告诉后人，天道之数始于日影的定量。数之源，源于太阳。

其二，《周髀算经·日月历法》："阴阳之数，日月之法。"

《周髀算经》告诉后人，太阳有定量之数，月亮同样有定量之数。数之源，一是源于太阳，二是源于月亮。

其三，《黄帝阴符经》："日月有数，大小有定。"[1]

太阳大月亮小，太阳回归数字大，月亮圆缺数字小，大数小数与太阳月亮相关。

其四，《鹖子》："日有冥有旦，有昼有夜，然后以为数。月一盈一亏，月合月离以数纪。"[2]

太阳出没有傍晚有早晨，有黑夜有白天，傍晚早晨、白天黑夜的定量，就是数。鹖子，周文王之师。《史记》如是记载。

其五，《大戴礼记·天圆》："圣人慎守日月之数，以察日辰之行，以序四时之顺逆，谓之历。"

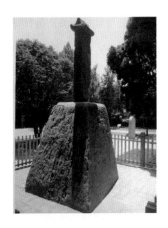

图16-1 河南登封周公测影台

---

1 《黄帝阴符经》（周止礼、常秉义批点），北京.中国戏曲出版社，1999年版，第21页。

2 彭文辑：《百子全书》卷三，长沙.岳麓书社，1993年版，第2305页。

数与日月相关，与日月星辰相关，与春夏秋冬四时相关，归根结底，与天文历法相关。

其六，《黄帝四经·论约》："四时有数，天地之度也。日月星辰有数，天地之纪也。"[1]

数与四时相关，与日月星辰相关。

日月之理即是道理，日月之数即是术数。

只有经过数学的验证，才能称得起"文化"二字。

只有经过数学的验证，才能称得起"文明"二字。

只有经过数学的验证，才能称得起"科学"二字。

只有经过数学的验证，才能称得起"学术"二字。

——中医的基础，是不是可以经得起数学的验证？！

中医基础在一个"数"字上的严格规定性，整个中医界有人谈吗？

术数，实际上有两重含义：直接意思是天文历法即节令时间的规定性，间接意思是气候变化的规律性。有是时有是气，节令与气候，在根本上应该具有严密的一致性。一旦发现有是时无是气，立刻就要作出判断：疾病、疫病就要发生了。术数，本来是中医的看家本领。何谓术？何谓数？整个中医界还有人谈吗？

第四个问题：为医者还谈"年之所加"吗？

"不知年之所加，气之盛衰，虚实之所起，不可以为工矣。"

在"三不知"不可以为工的标准中，"年之所加"位列第一。

年岁的确定，在整个中华文化里，具有极为重要的基础性意义。

冬至论岁。太阳回归，周而复始一次即是一岁。

春节论年。月亮圆缺，周而复始十二次即是一年。

岁，太阳历也。年，太阴历也。要把年和岁亦即太阳太阴两种历融合在一起，需要高超的智慧。中华先贤用一个"闰"字，将两种历融合在了一起。又用寅月定春节的方法将太阳历、太阴历、北斗历三种历融合在了一起。融合，是那样的完美，是那样的精

1 曾传辉：《黄帝四经》，北京.中国社会科学出版社，1996年版，第68页。

确。只要错一点，哪怕是一点点，十五的月亮就不会圆。初一月亮缺，十五月亮圆，上下几千年不变，体现的是数学上的严密性与准确性。

干支化年，是"年之所加"。

干支纪年表，是"年之所加"表。

六十年一甲子，如此循环，千年不变，万年不易。

"年之所加"，一个严密的数理体系。

干支纪年，一个严密的时空体系。

表达"年之所加"的干支纪年，在人类历史上，是一个伟大的成果。

太阳回归有规定性、规律性与循环性，中华先贤用一个"岁"字，归纳与记录这三性。

月亮圆缺有规定性、规律性与循环性，中华先贤用一个"年"字，归纳与记录这三性。

中华先贤用一个干支纪年表统领了太阳历与太阴历的千年变化、万年变化。

书中的"年之所加"，书中的干支纪年表，书外的天文变化，书外的气候变化。春夏秋冬，风霜雨雪，一岁一循环。严格的规定性与规律性，不容错乱。一旦错乱，不是疾病，就是疫病。如此者，"年之所加"之根本意义也。

"年之所加"，中医文化的一大法宝。

当今之为医者，还谈"年之所加"吗？

何谓年？何谓岁？当今中医界还有人研究吗？

第五个问题：为医者还有人谈时空吗？

时乃天道！

天文历法本身，是时间法则。

春夏秋冬，是时间法则的定量单位。

春夏秋冬四时对应东西南北中五方，时间对应空间，一个完美的时空体系，构成了中医文化的基础。

《四气调神大论》，《素问》第二篇，讲的是春夏秋冬四时。

《金匮真言论》，《素问》第四篇，讲的是春夏秋冬四时与东西南北中五方的对应。

春夏秋冬四时，时间也。东西南北中五方，空间也。时间空间，完美地统一在一起。

太阳回归，地球公转也。地球公转一周与太阳有着不同时间、不同空间的对应关系。春夏秋冬、东西南北，融合在一起。太阳观测者的位置为中间之中。太阳历，人的智慧与太阳的智慧结合也。时间空间，客观存在。区分时间空间，是人的智慧。将时间空间融合在一起，是人类最高明的智慧。时间空间是今天自然科学的基础，西方文化将时间空间融合在一起了吗？现代物理学将时间空间融合在一起了吗？没有完美时空观为基础的学科，最终的结果必然是坍塌。犹如沙滩上的图画，冰川上的大厦，再美再高，都避免不了消失与坍塌。

时间空间，奠定于太阳历。

太阳历，时间法则也，时空法则也。

太阳历，中医文化第一基础也。

当今中医界，有几人重视时空？（图16-2、图16-3）

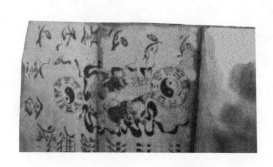

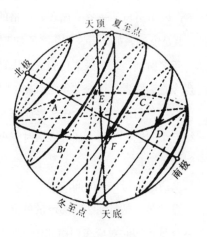

图16-2　水族文化中的太极八卦图

独山县78岁的水族老人谢朝海献出《连山易》，《连山易》八卦表达的是时令八节、空间八方（2007年12月27日《贵州商报》）

图16-3　元代郭守敬绘制的太阳回归无限循环图（《周髀算经》）

中医『三忘』与两大错误

忘记源头，忘记思路，忘记方法，是百年来中医界的实况。

第一节　中医"三忘"

忘记源头，忘记思路，忘记方法，是百年来中医界的实况。

先谈遗忘根本。忘记大根大本，是中医无法振兴的重要原因。

阴阳五行是中医文化的基础，百年来的中医界，有几人还谈阴阳五行？

阴阳五行的发源地在太阳，百年来的中医界，有几人还谈太阳？

阴阳还有一个发源地在月亮，百年来的中医界，有几人还谈月亮？

再谈遗忘思路。以天文论人文，以天文论中医，是中华文化与中医文化的根本思路。如此根本思路，有正常延续吗？

以太阳论寒暑，再以寒暑抽象出阴阳，然后以阴阳论证一切问题——病因之寒热，药性之寒热，运动之升降，最终归纳出"以平为期"之具体思路。以太阳论之，如此具体思路有正常延续吗？

以月亮圆缺论虚实，最终归纳出"虚则补之，实则泻之"之具体思路。以月亮论之，如此具体思路，有正常延续吗？

以春夏秋冬四时为坐标，一论脉搏四大脉象，二论药性之温热凉寒，三论养生原则之"秋冬养阴，春夏养阳"。以四时论之，如此具体思路，有正常延续吗？

以北斗星斗柄指向论八风之正邪，继而论邪风论百病，论出"风为百病之始，风为百病之长"的结论。以邪风论百病，如此具体思路，有正常延续吗？

以天文论之，是中华文化与中医文化的根本思路。以太阳论之，以月亮论之，以北斗论之，是中华文化与中医文化的具体思路。

无论是根本思路还是具体思路，都是优秀的思路。优秀的思路，中医界有正常延续吗？

三谈遗忘方法。中医最根本最优秀的方法是什么？

是望闻问切吗？不是！望闻问切，只是诊病的具体方法，而不是根本方法。

是辨证论治吗？不是！辨证论治，只是基础方法之一，而不是根本方法。

辨因论治，辨时论治，辨风论治，这些方法都是具体方法，而不是根本方法。

中医认识与判断疾病根本方法是"言一而知百病之害"，中医医治疾病的根本方法是"通闭解结"。

一者，道也。

道者，太阳也。

站在太阳的高度，地球上的什么问题都可以论，什么问题都可以解答。

道者，日月也。

站在日月的高度，地球上的什么问题都可以论，什么问题都可以解答。

太阳就是生命！站在太阳的高度，可以解答关于生命的一切问题。

道者，时间空间也。一切从时空来，所以时空可以论一切。

明白道理，既可以认识百病之害，判断百病之害，又可以医治百病之害。

以道论之，是中医文化的根本方法。这一根本方法，中医界有正常延续吗？

顺道则昌，逆道则亡；无道行私，必得夭殃。在中华元典、先秦典籍，以及《黄帝内经》中，处处都可以看到如此话语。有道则昌，无道则亡，是早期的结论。这里的问题是：忘记道又如何呢？

西方人没有忘记上帝，东方人也不应该忘记天道。明白道理，可以提出很多很多问题，可以解答很多很多问题。

"通于一而万事毕。"是庄子的看法。

"通于一而万事可做。"是笔者的看法。

"言一而知百病之害。"是中华先贤的自信。

"言一而治百病之害。"是笔者的自信。

研究自然之道，应该落脚于当代难题解答。解答当代难题，即解答西医医治不了的疑难病。

第二节　　两大错误

"三个遗忘"是哲理的偏失,在实际层面当今中医界还存在两大错误。这两大错误是:"照着说"与"读错经"。

何谓"照着说"?照着书本说,照着圣人的话说;如此者,"照着说"也。

读书是重要的!但是,绝对不能一辈子、几辈子都照着书本说。

圣人的话是重要的!但是,绝对不能一辈子、几辈子老是重复"子曰诗云"。

今天不同于昨天,现实不同于历史。正确的态度,在《周易·系辞下》的两句话:第一句是"变则通,通则久";第二句是"唯变所适"。

前面谈到的"经方"之论,就是典型的"照着说"。张仲景,医圣也。但是,医圣等于医道吗?医圣完美无缺吗?医圣是后人进步的障碍吗?

医圣张仲景的真正意义,在笔者看来,有以下几点:

其一,能够继承先贤的成果——思路与方法。

其二,现实生活中,疫病发生时,能够拿出医治疫病的办法。

其三,行而论道,述而又作;立方救家人,著书救天下;《伤寒杂病论》流传至今,不但流传在中华大地上,而且还流传到朝鲜和日本。

张仲景有没有局限性呢?

有!

太阳历,是《黄帝内经》的根本,张仲景还讲太阳历吗?

阴阳五行,《黄帝内经》从头讲到尾,张仲景还讲阴阳五行吗?

时间空间,《黄帝内经》从头讲到尾,张仲景还讲时间空间吗?

时令的过与不及,《黄帝内经》从头讲到尾,张仲景还讲过与不及吗?

八风分正邪,虚邪之风,《黄帝内经》从头讲到尾,张仲景还讲八风吗?

在实际层面上,张仲景错定了一个病名:将"大厥"错定为"中风"。

猝然昏仆,口不能言,目不能视,大厥也。"血之与气并走于上,则为大厥,厥则暴死，气复反则生，不反则死。"[1] 血行有路，升降有序；气行有路，升降有序；该升则升，该降则降；升降失序，疾病产生。气血该降不降，则为大厥。

大厥，内因病也，急危重症也。

中风，外因病也。轻微小病也。

寒因病，寒者热之，用辛温甘温药物治之，药到病除。

气血皆逆之病，寒凉泻之，再用辛温甘温药物治之，其结果不是药到病除，而是药到命除。

名不正则言不顺。病名定错，用药必定出错。大厥用热药，犹如抱薪救火。错定了一个病名，误了一个重症。从东汉一直到晚清，山东名医张伯龙才正"中风"为"大厥"。之后，清末民初，江苏名医张山雷继承张伯龙之说，作《中风斠诠》[2] 系统地阐明了中风与大厥在病因、病症上的区别。大厥，大小便失禁，口不能言、目不能视；用阴阳论之，是典型的阴降阳不降。张山雷先生用介类（牡蛎、玳瑁、龟甲、鳖甲）之甲壳为君药，潜阳镇逆，能得到"覆杯得安"的效果。

寒热并用，也是一个值得商榷的问题。《黄帝内经》医病、用药的原则是"寒者热之，热者寒之"——寒性药医治热因病，热性药医治寒因病。寒性、热性药分别而用的原则，在张仲景这里变成了"寒热并用"。酸碱中和，生成盐和水，就是"中和反应"。两种性质不同化学物质放在一起，其结果"你不是你，我不是我"。寒热两种药放在一起，到底是"取其热"还是"取其寒"呢？

圣人也会有错！孔夫子，圣人也。孔夫子也有不足，也遭到"四体不勤，五谷不分"的批评。圣人有圣人的胸怀，儒家有儒家的胸怀，这一批评被收录进《论语》，见于《论语·微子》。

讨论张仲景，其目的不是要否定医圣，而是对"作茧自缚""自设围墙"者的批评。

张仲景的成果，应该是后人前进、提高的基础，而不是后人前进、提高的障碍。张仲景是中医在东汉辉煌的旗帜，但是中医的辉煌要止于张仲景吗？

1 《素问·调经论》。

2 《张山雷医集》下卷，北京．人民卫生出版社，1995 年版。

张仲景所留下的经方，经验方也。经验方之外还有方，经验方之后还有方。如此，才是正确的继承。如此，才能不断地创新。如此，才有后续的发展。

经验方，可以继承，可以修改，可以超越。经典方，不能修改，不能超越。

凡是称"经"的，在定量上，均有极其严格的规定性；在时空坐标上，具有无限的延伸性与延展性。换言之，凡是称"经"的，放之世界而皆准，例如，寒暑、昼夜、月亮圆缺。

——中原的经方，能延伸到苗族吗？

——中原的经方，能延伸到西方吗？

中华先贤所开创的中华文化与中医文化，是主张"苟日新，日日新，又日新"的创新文化。创新文化，没有封闭性，没有凝固性。笔者这里的讨论，目的是要突破一种阻碍中医发展的思路。否则，这种思路就将中医凝固在张仲景这里。

同样是八卦，源头的先贤为什么创作出三个？同样是六十四卦，源头的先贤为什么创作出三个？同一个问题，允许有三种表达方法也。

方法之外还有方法，道路之外还有道路。

清朝吴尚先是一个中医改革家，改内服为外贴，留下第一部外治法专论《理瀹骈文》，在开篇处以张元素、许学士两人的名义留下两句经典名言：一是"古方今病不相能"；二是"用其法，不用其方"。这两句经典名言，笔者修改为："古今环境不相同，依大道参考其方。"

再谈和尚读牧师的经。和尚读和尚的经，是正常。和尚读牧师的经，是异常。有哪一位读者看到过寺庙里的和尚读《圣经》？又有哪一位读者看到过修道院的修女、修士读佛经？

学中医，必须达到英语X级，有必要吗？

李时珍懂英语吗？张仲景懂英语吗？扁鹊懂英语吗？

笔者认为，高精尖的研究机构必须掌握外语，一门两门乃至多门。学中医的莘莘学子，可以看外文翻译资料。重点是把自己的基本功练好，把经典读通，把思路认清，把方法掌握好。看病，会辨证，会辨因，会辨时，会辨风；识药，一要懂得温热寒凉四性，二要懂得酸苦甘辛咸五味；用药，既要会"寒者热之，热者寒之"，又要会"寒者寒之，热者热之"；如此才算进了中医的大门。学习英语，浪费那么多时间，出校门之后，在基层医院工作，英语到底有没有用？有多大用？

中医硕士、博士，应该读外语。读外语，最好集中时间到母语之国——英国和美国。有语言环境，很快就会掌握一门外语。触类旁通，也可能很快就会掌握几门外语。在自己母语环境中，河南的老师教英语，一股河南味；湖南的老师教英语，一股湖南味。浪费那么多时间，徒劳无功，是不是该反思了？

西方的医学院学习汉语吗？

学习西医，真正应该学习的是解剖。"解剖"一词，是在针经《灵枢·经水》篇出现的。"解剖"之术，很早就出现在了中华大地上。今天，西医的解剖术远远超越了中医。

本来有《黄帝内经》，还有《黄帝外经》。《黄帝外经》就是讲外科手术的，《汉书·艺文志》中还记载有《黄帝外经》，非常遗憾，《黄帝外经》失传了。如果今天的解剖术重新找回来或学回来，功莫大焉！

第十八章

中西医比较与责难回答

杀灭细菌，是西医的终极目标。

追求平衡，是中医的终极目标。

终极目标不同，是中西医的根本差别。

第一节　　中西医比较

杀灭细菌，是西医的终极目标。

追求平衡，是中医的终极目标。

终极目标不同，是中西医的根本差别。

请问：细菌会灭完吗？

再请问：平衡的目标会实现吗？

根本上的比较，孰长孰短，孰优孰劣，答案可以完成在即刻之间。

平衡之平，是中医文化治病的终极目标，也是中华文化治理天下的终极目标。简而言之，一个"平"字，是治病的目标。一个"平"字，也是治天下的共同目标。

本文此处先谈平天下之平，再谈医病之平。

一、平天下之平

修身齐家治国平天下，是儒家文化为莘莘学子指出的一个方向。修身是基础，齐家是起步，治国平天下是目的。平不平，既是治理的目标，也是对治理者的评价。源头之处，部部经典都论及一个"平"字。

（一）《尚书》记载的"平"

《尚书·大禹谟》："地平天成，六府三事允治，万世永赖，时乃功。"

治理水土，其目的落脚于平——平衡之平，如此者，地平也。研究天时，其目的落脚于成——收成之成，如此者，天成也。水、火、金、木、土、谷，六府也。水、火、金、木、土，讲的是太阳历的五个季节。谷，讲的是五谷的收成。研究太阳历的目的，落脚于收成之成。正德、利用、厚生，三事也。正德，正人之德也。人德应合于天德地德。《周易·系辞上》："夫大人者，与天地合其德。"天德地德在大公无私，《礼记·孔子闲居》："天无私覆，地无私载。"利用，取地之利，用天之时也。厚生，使天下人民丰衣足食也。天文地理人事，在大禹时代是一体研究的。一个"平"字，是治理水土的终极目标，也是治理天下的终极目标。刚刚退位的日本天皇年号"平成"，追根溯源，根源于"地平天成"一词。

（二）《周易》记载的"平"

《周易·乾文言》："时乘六龙，以御天也。云行雨施，天下平也。"

文字之前，是用阴阳两爻表达太阳历的。太阳回归，从冬至到夏至，前半年有六个月，是用六爻表达的。六爻六条龙，六龙六个太阳月也。六个月是用六爻表达的，一爻一个月，一个月一条龙。如此者，时乘六龙以御天也。前半年六个月，如果风调雨顺，就有太平之天下，天下之太平。《周易》讲"平"，讲的是风调雨顺。"天下平也"，自然之平也。

（三）《黄帝四经》记载的"平"

马王堆出土的《黄帝四经》，高度重视一个"平"字，多处论及一个"平"字。

其一，《黄帝四经·经法》："应化之道，平衡而止。"应化之道者，化生万物之自然之道也。自然之道，是运动之道。运动之道，止于"平衡"二字。"平衡"二字，评价的是天道。

其二，《黄帝四经·经法》："天下太平，正以明德，参之与天地，而兼覆载而无私也，故王天下。"

"天下太平"，讲的是人文中的安居乐业，平平安安。要达到"天下太平"的目标，要求天下治理者必须与天地合其德，要像"天无私覆，地无私载"那样大公无私。

其三，《黄帝四经·经法》："水之上曰平。"

这一论断，讲的是"平"字的发源地。平，坐标在平静之水的水平面。平，公平之平，平均之平，平衡之平，既是中华先贤所遵循的道德准则，也是治理天下的政治准则。

二、治病之平

"平"字进入中医文化，演化出了"以平为期"这一终极目标。期者，期望也，目标也，终极目标也。用针用药，直接目标是治病，终极目标是平衡。

（一）《黄帝内经》论平衡

"以平为期"一辞，多次出现在《黄帝内经》之中。此处仅回顾两个论断。

其一，《素问·三部九候论》："必先度其形之肥瘦，以调其气之虚实，实则泻之，虚则补之。必先去其血脉而后调之，无问其病，以平为期。"

度者，望闻问切之望也。其，患者也。形之肥瘦者，体型之胖瘦也。从体型肥瘦上判断患者气之虚实。实则泻之，虚则补之。用补泻的方法，在虚实之间取得平衡。

其二，《素问·至真要大论》："谨察阴阳所在而调之，以平为期，正者正治，反者反治。"

阴阳可以论寒热。寒者热之，热者寒之，寒热之间有一个平衡关系。

阴阳可以论脏腑，脏腑之间有一个平衡关系。

阴阳可以论气血，气血之间有一个平衡关系。

阴阳可以论寒暑，寒暑之间有一个平衡关系。

阴阳可以论天体、人体，天体与人体之间有一个平衡关系。

（二）《汉书》论平衡

"中医"之名，并不是出于中医经典，而是出于《汉书》。《汉书》解释何谓"中医"，解释出了平衡之平。

《汉书·艺文志》："经方者，本草石之寒温，量疾病之浅深，假药味之滋，因气感之宜，辨五苦六辛，致水火之齐（剂），以通闭解结，反之于平……故谚曰：'有病不治，常得中医。'"

反者，返也。"反之于平"，返回到原来平衡的状态。返回原有之平衡状态，方法是"通闭解结"。用药的目的，针对的不是病，而是"闭"与"结"。闭，闭塞也。结，疙瘩也，纠结也。闭塞疏通，疙瘩解开，平衡状态恢复，病消失矣。

《汉书》这一立场，根基在针经。《灵枢·九针十二原》："今夫五脏之有疾也，譬犹刺也，犹污也，犹结也，犹闭也。刺虽久，犹可拔也；污虽久，犹可雪也；结虽久，犹可解也；闭虽久，犹可决也。或言久疾之不可取者，非其说也。夫善用针者，取其疾也，犹拔刺也，犹雪污也，犹解结也，犹决闭也。"

论疾不说疾，论病不说病。这段话连续用了四个比喻：犹刺也，犹污也，犹结也，犹闭也。犹，比如也，好比也。五脏之疾，好有一比：扎进了一根刺，沾染了一个污点，打了一个结，一处拥堵一处闭塞。针刺治病，犹如拔刺，犹如洗污，犹如解结，犹如通闭。治病不是目的，用针用药的终极目的是使病人返回平衡的状态。

上面一大段话，结论在下面一句话上："疾虽久，犹可毕也。言不可治者，未得其术也。"病的时间虽然长久，都是可以治愈的。如果说久病不能治，那是没有掌握真正的医术与针术。

此处，有必要讨论一下《汉书》中的"经方"之论：

经方者，经验方也。源头至西汉，代代相传之经验之方也。经方之经，不能视为经典之经。经典之经，亘古不变之哲理也，严格定量之法则也。四时从经，昼夜从经，太阳回归从经，月亮圆缺从经。如此之经，亿万年不变，其严格规定性丝毫都不会因时间的推移而变动。其普遍性，东方认可，西方认可，全人类都认可。经方的内容与定量不能变动吗？中原的经方，边陲少数民族采用了吗？西方接受吗？没有普遍意义，没有永恒性，能称经典之经吗？言经验方，先贤之创造，后人前进之基础也。言经典方，后人前进之铜墙铁壁也。先贤的成果，只能是后人前进的基础，不能是阻挡后人前进的铜墙铁壁。所以，经方者经验方也。"变则通，通则久。"[1] 变通，才有永恒之生命。"唯变所适。"[2] 变化，才是绝对真理。希望为工者能站在变化、变通的立场上看待经方。一能继承经方，二能自创新方，这才是中医文化真正的继承人。经方者，经验方也。

五苦者，苦味药物也。黄连、黄柏、黄芩、大黄、苦参，是五种主要的苦味药。

六辛者，辛味药物也。干姜、肉桂、花椒、吴茱萸、细辛、附子，是六种主要的辛味药。

1　《周易·系辞下》。
2　同上。

水火之剂者，中药炮制两种主要方法也。火制有八：炮、烘、煨、炙、炒、炼、焙、煅。水制有八：浸、泡、洗、淋、泡、漂、润、水飞。水火共制有二：蒸、煮。

通闭解结，是用药的最终目的。《汉书》的这一论断，极其重要，可惜被后人遗忘了。

"有病不治，常得中医。"中医之中，并非中国之中，而是中平之中，中和之中，平衡之中。中医之中，本义不是取之于地理，而是取之于哲理，为工者是否应该记住这一点？！

（三）经典与诸子论平衡

源头经典与先秦诸子，都论及一个"平"字，亦或论及与"平"字意思相同相近的"均""同""和"三字。下面摘录些许警句供读者欣赏，但不展开讨论。

其一，《周易·咸·象传》："圣人感人心，而天下和平。"

其二，《尚书·洪范》："无党无偏，王道平平。"

其三，《诗经·商颂·列祖》："亦有和羹，既戒既平。"

其四，《逸周书·常训》："八政和平。八政：夫妻、父子、兄弟、君臣。"

其五，《礼记·乐记》："耳目聪明，血气和平。"

其六，《墨子·经上》："平，同高也。"

其七，《管子·中匡》："昔者，禹平治天下，及桀而乱之，汤放桀以定禹功也。汤平治天下，及纣而乱之，武王伐纣，以定汤功也。且善之伐不善也，自古至今，未有改之。"

其八，《列子·汤问》："均，天下之至理也，连于形物亦然。"

其九，《文子·符言》："道至高无上，至深无下，平乎准，直乎绳，圆乎规，方乎矩，包裹天地而无表里。"

其十，《孟子·离娄上》："尧舜之道，不以仁政，不能平治天下。"

其十一，《鹖冠子·环流》："阴阳不同气，然其为和同也；酸咸甘苦之味相反，然其为善均也；五色不同采，然其为好齐也；五声不同均，然其可喜一也。"

其十二，《国语·郑语》："夫和实生物，同则不继。"

三、关于目标之简要述评

细菌是杀不完的！无论是有益之细菌还是有害之细菌。普通细菌之上还有超级细菌！超级细菌之后还有超超级细菌！

平衡之哲理，是永恒而常青的哲理！

平衡之方法，是永恒而常青的方法！

人与天地之间是一个平衡关系，这个平衡关系一旦失衡，最终必定危及人类自身。

人与山河大地之间是一个平衡关系，这个平衡关系一旦失衡，最终必定危及人类自身。

人与万物之间是一个平衡关系，这个平衡关系一旦失衡，最终必定危及人类自身。

人体内部是一个平衡关系，这个平衡关系一旦失衡，百病就会由此而生。下面举例说明：

呼吸之间是一个平衡关系；吸得进去，呼不出来，哮喘之疾由此而生。进出之间是一个平衡关系；喝得进去，撒不出来，癃之疾由此而生；吃得进去，拉不出来，便秘之疾由此而生。人体之外，一阴一阳之谓道；人体之内，一进一出之谓道。阴阳失衡，天体有病。进出失衡，人体有病。进出平衡，被很多人忽略了。

"以平为期"，这一哲理既可以超越时间，又可以超越空间。

"反之以平"，这一哲理既可以超越时间，又可以超越空间。

抗生素本身及其背后的哲理，可以超越时间、超越空间吗？

此处与读者朋友一起思考以下几个问题：

人体之外，寒暑之间是什么关系？昼夜之间是什么关系？

气血之间是什么关系？脏腑之间是什么关系？形神之间是什么关系？

人体之外与人体之内，动静之间是什么关系？

第二节　　责难回答

　　清朝晚期，泱泱中华沦落到"东也敢打，西也敢打"而且"谁都能打败"的地步，面对频频割地赔款的惨剧，面对亡国灭种的危险，有志之士开始了反思。此时此刻的反思，并不是从容不迫、具有哲理性的系统反思，而是仓促的、手忙脚乱、临时抱佛脚的反思。

　　器不如人！是反思第一步的结论。

　　文化不如人！是反思第二步的结论。

　　器不如人就引进器，"洋枪洋炮"在洋务运动中引入了中国。

　　文化不如人，样样不如人！于是开始了文化引进，于是开始了东西南北找文化。正是在中国学者忙于找文化之时，玻尔、爱因斯坦、罗素、李约瑟等一大批西方科学家、哲学家对源头的中华文化，对中华先贤创造中华文明的思路与方法先后表示出了崇高的敬意。这些深沉的、极有价值的见解根本没有引起中国学者重视。一百年来，只见整个学界的手忙脚乱，没有见一个人认真思考过一个问题：源头的中华文明是空穴来风吗？赢得西方赞叹的中华文明难道没有文化基础吗？

　　正是在"样样不如人，处处不如人"的哀叹之时，西医的阿司匹林药片、盘尼西林即青霉素针剂传入中国。如此精致的药片，如此精致的小玻璃瓶，把柴柴草草、棍棍棒棒为主的植物药一下子比了下去。迅速退热的效果，把"急病慢郎中"的中医界比了下去。

　　整个时代震惊了！

　　——于是，骂中医成了时尚！

　　——于是，骂中药成了时尚！

　　东洋留学者，西洋留学者，你也骂中医，他也骂中医，骂声一片，喧嚣一时。其中阴阳五行是不可实证的玄学，是谩骂大合唱中的主旋律。

　　当时的中医界，只有以"拿同样的病，西医中医打擂台"的方法来证明自己。笔者收集到的资料显示，南京、上海、香港的比赛，尤其是医治疫病的比赛，大多数结果是中医获胜。遗憾的是，当时的中医界并没有从理论之争中取得胜利。换言之，中医界并没有说明中医理论基础的合理性、常青性与永恒性。

漫长的一百年过去了，短短的一百年过去了。

征服自然的哲学结出了环境污染的恶果，消灭细菌的、外形精美的抗生素产生了抗药性。西方哲学——征服自然的哲学输定了，抗生素显示出了极大的局限性，植物药还是植物药，百草还是百草，自然而然的百草没有产生抗药性，自然性的永久魅力显现了出来。

重新反思的时候到了！

落后挨打的原因，到底是文化本身还是文化的失传？

百年来的批判者，到底有没有认清什么是真正的中华文化，什么是真正的中医文化？

笔者以天文历法为依据，回答百年来对中医文化的责难，目的是重新认识真正的中医文化。关于什么是真正的中华文化，那是另一本书《太阳与人文》的任务。本文的主题是中医文化。

一、回答自己人对中医的责难

对中医的责难，有自己人也有西方人，首先是自己人。

留日归来的余云岫，是试图摧毁《黄帝内经》的第一人。著书立说专门反驳《黄帝内经》，余先生是唯一的。所以笔者的回答先从余先生开始。

（一）答余云岫

余云岫著《灵素商兑》，其目的就是要摧毁中医文化的理论基础。

"堕其首都也，弃其本源也。"是余先生的原话。

堕，毁也。《说文》："堕，败城阜曰堕。"

贾谊《过秦论》："堕名城，杀豪杰，收天下之兵聚之咸阳。"

《汉书·刑法志》："周道衰，法度堕。"

毁城，毁法度；一个"毁"字，用在形而下是毁坏城池，用在形而上是毁坏法度。

要摧毁中医文化，必须先摧毁其理论基础，必须从源头处否定中医文化基础的合理性，所以先从批驳《黄帝内经》入手，余云岫的战略是正确的。

"彼所谓阴阳者，神秘不可思议……至于五行之说，尤属不根。其在印度、欧西则分四行，曰地，曰水，曰风，曰火。中夏则别为五行，曰金、曰木、曰水、曰火、曰土，是东西已不相同，孰得其真? 已不可辨。"

要摧毁中医文化的理论基础，必须以否定阴阳五行为突破点，余云岫的战术是正确的。

问题在于，余云岫缺乏天文历法的基本常识，尤其缺乏太阳历的基本常识。对苗族、彝族所保留的太阳历，余先生恐怕终生都没有听说过，更谈不上研究。

毫无疑问，《黄帝内经》的理论基础在阴阳在五行，不知道《周髀算经》，不知道彝苗两个民族所保留的太阳历，阴阳五行是玄学，知道了《周髀算经》与彝苗两个民族所保留的太阳历，阴阳五行是精密、精确、精致的太阳法则。

知道立竿测影吗? 知道日影长短的两个极点吗? 知道十二月太阳历之前的十月太阳历吗? 所有这些，余先生一生从未涉及。余先生发表的所有文章，笔者尽力收集，到目前为止，没有发现余先生涉及天文历法。

《黄帝内经》的理论基础在阴阳，阴阳的第一发源地在太阳，在日影长短两极的两个极点，在太阴历的两个节令点——冬至夏至。如此阴阳，玄虚吗?

从地球形成的第一年起，就有了太阳与地球的对应关系，就有了日影长短两极的两个极点; 这两个极点，认识它，它客观存在; 不认识它，它同样客观存在。

——46 亿年，年年被实证; 年年被证实，算不算稳固?!

从冬至夏至的确定到今天的春夏秋冬四时，经历了非常非常漫长的过程，在这一过程中，人类先贤创造出多种不同季节的太阳历，例如，二十月太阳历，十八月太阳历，十月太阳历，十二月太阳历。在中华大地上，最为关键的两种太阳历是: 五行十月太阳历与四时十二月太阳历。五行十月太阳历，是中华文化成熟的标志，十二月太阳历是中华文化精美精致的标志。成熟，成熟于时空一体的时空观; 精美，精美于不可变动的二十四节气。

五行十月太阳历，中原有保留，但没有完整保留，完整地保留在彝族。五行，就是十月太阳历的五个季节。一行 72 日，是《管子·五行》篇的记载。一行 72 日，一行含

两个月，一个月36日，是彝族典籍《土鲁窦吉》的记载。（图18-1、图18-2）

《黄帝内经》之首在太阳历，阴阳第一发源地在太阳，余云岫有能力把太阳摧毁吗？

阴阳的第二发源地在日月，余云岫有能力把太阳月亮一起摧毁吗？

中原华夏、彝族苗族的文化皆以阴阳五行为根本，余云岫有能力把三个民族的文化一起摧毁吗？

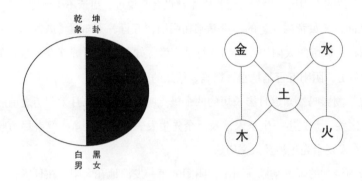

图18-1 《中国彝族通史》中的阴阳五行图

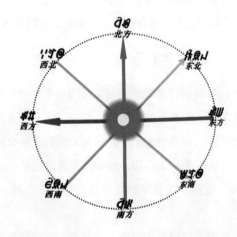

图18-2 彝族文化中的空间八方图（西南民族大学贾银忠教授供图）

平面坐标将360°大圆一分为八，空间八方对于太阳历时令八节，时间与空间在大圆中融为一体

余先生的《灵素商兑》之中，没有出现十月太阳历，没有出现十二月太阳历，更没有出现以十二月太阳历为基础的阴阳合历，没有天文历法常识，怎么能够认识中医文化？

余先生的批评方式是"以我论之"，即"我认为如何即是如何"。这种批评方式可以轰动一时，不能延续一世，更不能延续十世百世。

中华先贤创造的思路是"以天文论之"，中华先贤创造的方法是"以太阳论之，以月亮论之，以北斗论之"，首先是"以太阳论之"，如此思路与如此方法抽象出阴阳五行，以阴阳五行为基础诞生了中华文化、中医文化，以及诸子百家。希望今后的批判者一定要明白先贤的这一思路和方法，不要再出"以我论之"的荒唐和笑话了。

（二）答鲁迅先生

"中医不过是有意或无意的骗子。"是鲁迅先生的原话。"骗子"二字是鲁迅先生对中医的归纳。

为何会有如此极端的评价？

原因在于绍兴当地两位所谓名医的荒唐！

第一位名医治病，把人治死了，还要写"凭票收英洋一百元整"。这是他人的事。用了两年时间，病情一点不见好转，是鲁迅先生父亲的事。

第二位名医用药，药引奇怪得出奇："蟋蟀一对，要原配。"治不好病又讲鬼神，说："请人看一看，可有什么冤愆。"

鲁迅先生在《父亲的病》一文中，详细记载了两位名医的医病过程，并狠狠挖苦了这两位名医。

绍兴这两位名医，实际上是两位庸医。

中药元典在《神农本草经》，中药大成在《本草纲目》，查遍两部典籍，其中根本没有药引"要原配"之说。

反对虚无缥缈之鬼神，是《黄帝内经》的基本立场。《素问·五脏别论》借黄帝之口，说出一句振聋发聩的话："拘于鬼神者，不可与言至德。"这句话的意思是：如果病人迷信鬼神，医生则无须再讲述高明之医理。中医不迷信，迷信非中医，这一准则确立于《黄帝内经》。连病人迷信都不允许，会允许医生妄谈什么"冤愆"吗？《黄帝内经》中的黄帝，反对妄谈鬼神。《史记》中的黄帝，崇尚自然。《史记·太史公自序》："维昔黄帝，法天则地。"对照法天则地的黄帝，谈"冤愆"的绍兴名医是不是医术不精的装神弄鬼者？

鲁迅先生父亲的病是水肿病，又名臌胀病。《灵枢》中有《胀论》一篇，有《水胀》一篇，两篇专论是专门讨论肿胀的。肿胀，《黄帝内经》之中有病名，有病因，有治疗方法；用药可以医治肿胀，用针同样可以医治肿胀；用补法可以医治肿胀，用泻法同样可以医治肿胀。问题是，绍兴的两位名医口中与笔下，出现过《黄帝内经》吗？言不及《圣经》不配称牧师，言不及《可兰经》不配称阿訇，言不及《黄帝内经》能是真正的名医吗？

中医医生，《黄帝内经》有不同的界定：上工、中工、下工。医术极其高明者，《黄帝内经》称之为圣人；医术高明者，《黄帝内经》称之为上工；医术平常者，《黄帝内经》称之为中工；医术低下的医生，《黄帝内经》称之为下工。在上、中、下这一尺度下，绍兴两位名医是不是应该归于下工之列？下工者，庸医也。说庸医是骗子，不算过分！

鲁迅先生在《呐喊》自序中写道："我还记得先前的医生的议论和方药，和现在所知道的比较起来，便渐渐悟得中医不过是有意或无意的骗子。"

鲁迅先生的这一批评，有两笔账没有算清。

第一笔账：绍兴的两位庸医能不能代表整个中医界？

第二笔账：绍兴的两位庸医能代表伟大的中医文化吗？

绍兴的两个庸医医术不精，并不等于浙江省医生医术不精。浙江名医张山雷医治中风（大厥）可以达到"覆杯得安"的效果。张先生皇皇巨著《张山雷医集》由人民卫生出版社出版。医治大厥的理论与医案，集为《中风斠诠》，收录于《张山雷医集·下部》。张山雷先生影响了当时的浙江、江苏、上海。

　　绍兴的两个庸医医术不精，并不等于所有中医的医术不精。民国一代名医张锡纯，著有《医学衷中参西录》，收录了各种常见病与疑难杂病的医治经验，尤其值得重视的是，所述瘟疫、鼠疫与狂犬病，中医中药都是可以医治的。张锡纯先生影响了几代人，至今称颂之声仍然不绝于耳。例如，善于医治急危重症的李可老中医，即极力称赞张锡纯先生。

　　以一地之个别庸医为依据，能否定全省，乃至全国的中医吗？例如，张山雷？例如，张锡纯？

　　以一时之个别庸医为依据，能否定几千年的中医史吗？能否定扁鹊、华佗吗？能否定医圣张仲景吗？

　　以一地一时之依据，一竿子打翻一船人，是不是以偏概全？

　　以一地一时一人之依据，否定几千年的中医史，是不是典型的"以我论之"？

　　中华民族的文明史，起码已经有上下五千年，试想一下，没有中医的呵护，中华民族如何延续几千年？鲁迅先生对中医的极端评价，影响是巨大的，笔者对这一极端评价的体会尤为深刻。

　　因为热爱鲁迅先生，青年时代就接受了鲁迅先生的判断。鲁迅先生说"中医不过是有意或无意的骗子"，我就跟着瞧不起中医。

　　十多年的胃痛，就是我盲从权威所付出的沉痛代价。

　　胃痛，一直吃西药的止痛片。食欲不振，一直吃酵母片。从20世纪60年代末一直吃到80年代初，胃照样痛，食欲照样不振。

　　一个偶然的机会，我喝回民的八宝茶。没想到，短短20日，胃竟然不痛了，食欲又大振了。"饭香菜美"的感觉又重新回来了。一年之后，脸由尖变圆，体重由65千克增长到了75千克。教训，狠狠地讽刺并惩罚了我对中医的轻薄态度。

　　食疗，在中医文化范畴之内。食疗，治愈了十几年的胃痛。从此，我开始了中医中药的研究。

鲁迅先生如果阅读过《黄帝内经》，也许会治好他父亲的病。鲁迅先生在日本学习西医，其中解剖课，为藤野先生所授。但是，鲁迅先生知道吗？中华大地上早有"解剖"[1]一词。"解剖"一词正是在中医经典《黄帝内经》中出现的。

维护中医的名誉，最要紧的不是如何反驳鲁迅，而是如何继承真正的中医文化，如何继承中医文化的思路与方法。只有这样，才能防止再次出现鲁迅式的错误评价。

（三）答批判阴阳五行的所有先生

此处希望读者朋友，与笔者一同思考以下几个问题：

其一，中华文明是不是起于农业文明？

其二，农业文明的第一标志是不是人工粮食？

其三，没有太阳历界定出的节令，能不能有自觉的种植，自觉的收获？

其四，太阳历的节令是不是确定在立竿测影的日影之下？

其五，竿本身之长度，日影之长度，竿之顶点与日影长度之极点的连线，如此三者是否构成了直角三角形？

其六，竿下日影，是不是存在着长短两极的变化？

其七，日影长短两极的变化，是不是在时间上具有严格的规定性？

其八，日影长短两极的变化，是不是空间中具有严格的规定性？

其九，日影长短两极的变化，是不是界定出农业文明所必需的二十四节气？（图18-3）

青年朋友，如果从正面接受以上这九个问题，那么，请想一想，百年来的文化批判者有几人手下与口中出现过这九个常识性问题呢？仅仅以书论书，不知书中的道理在书外，不知人文的道理在天文，无法认识阴阳五行。

再进一步，请青年朋友继续与笔者一起思考以下几个问题：

---

1 《灵枢·经水》。

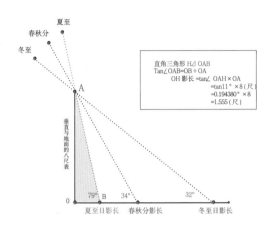

图 18-3　立竿测影区分出的"两分两至"

测影之竿为直角三角形 a 边，竿下日影为直角三角形 b 边，两边顶端相连为直角三角形 c 边；随着中午日影的变化，会形成不同底边不同长度的直角三角形

其一，竿下日影，是不是直角三角形的底边？

其二，一寒一暑亦即一阴一阳的第一发源地，是不是出于直角三角形底边上的两个极点？

其三，直角三角形的底边是不是一条直线？

其四，日影的长短两极，是不是在一条直线上的两个极点？

其五，一条直线上的两个极点，是不是无时无刻不在变化，或长或短，或损或益，或伸或缩？

其六，阴阳、五行、四时、六气、八风、十二月十二律，还有农民至今还在使用的二十四节气，是不是全部与一条直线、两个极点相关？

其七，阴极生阳，阳极生阴；寒极生热，热极生寒；满招损，谦受益；反者，道之动；阴阳平，昼夜分；诸如此类的至理名言，是不是与日影这条直线上的长短两极变化相关？

其八，物极必反、否极泰来、原始反终、终则有始，诸如此类的成语，是不是与日影这条直线上的长短两极变化相关？

其九，加减乘除、方与圆、分解与化合、升与降，是不是全部与直角三角形底边的长短两极变化相关？

其十，河图洛书、太极八卦，是不是全部出于直角三角形底边的变化之下？

在欧几里得的《几何原本》中，直角三角形的 b 边的长度永远大于 a 边；在立竿测影形成的直角三角形中 b 边的长度可以大于 a 边，也可以小于 a 边。

青年朋友，如果能够从正面理解以上十个常识性问题，那么，请想一想，百年来的文化批判者有几人口中与手下出现过直角三角形的底边？出现过直角三角形底边上的长短两个极点吗？出现过长短两极的循环变化吗？

著名的科玄之争，双方的先锋是丁文江与张君劢，双方的主帅是胡适与梁启超，有志有心的青年朋友可以查阅一下双方先锋、双方主帅的著作，其中有出现直角三角形与一条直线上的两个点吗？

百年来所有批判阴阳五行的大师，都留有自己的著作，有志有心的青年朋友可以查阅一下这些大师的著作，看看其中有没有出现直角三角形与一条直线上的两个点？

不知道日影下的直角三角形，不知道直角三角形的底边，不知道直角三角形底边这条直线上的两个点，所进行的文化批判，尤其是对阴阳五行的批判，犹如不知源头论长江，犹如不知释迦牟尼论佛教。

百年来涌现出的大师，如灿烂群星，但是中华文化与中医文化的基础性大问题，一个也没有解答。

（四）回答钱穆先生

钱穆先生，大家也，史学大家也。《中国文化史导论》弁言[1] 开篇第一句，先生写下了这样一句话：

"'文明'、'文化'两辞，皆自西方迻译而来。"

钱穆先生此说，笑话也，常识性笑话也。

"文明"一词，《周易》之中，先后出现了六次，《礼记》中也有"文明"一词。

1　单纯：《良知的感叹》，深圳．海天出版社，1998 年版，第 204 页。

其一，《周易·同人·象传》："文明以健，中正而应，君子正也。"

其二，《周易·大有·象传》："其德刚健而文明，应乎天而时行，是以元亨。"

其三，《周易·贲·象传》："（刚柔交错），天文也。文明以止，人文也。"

其四，《周易·明夷·象传》："明入地中，明夷。内文明而外柔顺，以蒙大难，文王以之。"

其五，《周易·革·象传》："文明以说，大亨以正，革而当，其悔乃亡。"

其六，《周易·乾文言》："见龙在田，天下文明。"

其七，《礼记·乐记》："……是故情深而文明，气盛而化神。"

"文明"一词，为中华文化所固有，并非"自西方迻译而来"。

"文化"一词，同样为中华文化所固有。请看以下实例。

其一，《周易·贲·象传》："（刚柔交错），天文也。文明以止，人文也。观乎天文，以察时变；观乎人文，以化成天下。"

请看，这里两次出现"人文"一词。

其二，《黄帝四经·经法》："动静参于天地谓之文。"

请看，这里出现的是"文"的概念性解释。

其三，《逸周书·谥法》："经纬天地曰文，道德博闻曰文，学勤好问曰文，慈惠爱民曰文，愍民惠礼曰文。"

请看，这里五次出现"文"之单音词的解释。

其四，刘向《说苑》："圣人之治天下也，先文德而后武力。凡武之兴，为不服也。文化不改，然后加诛。"[1]

请看，《说苑》中出现了"文化"之双音词。

其五，朱载堉《律吕精义·序》："良由世庙中兴，礼乐咸成，文化远被，而朝野臣民靡然向风矣。"[2]

1　彭文：《百子全书》卷一，长沙．岳麓书社，1993年版，第667页。

2　朱载：《律吕精义》（冯文慈点注），北京．人民音乐出版社，2016年版，第1页。

请看，《律吕精义》中也出现了"文化"之双音词。

文化，是化人之道。文明，是文化人所化出的成果。从词义上讲，"文化"动名词也，文而化之也；"文明"纯名词也，文化成果之总称也。

"文明"与"文化"，这两个双音词均为中华文化所固有；钱穆先生说是外来词，是不对的。

尊敬钱穆先生，是后生基本态度。此处之争，在"吾爱吾师，吾更爱文化"的范畴之内。

二、回答外人对中医的责难

对中医，西方人首先是不理解，一般者会质疑，有境界者虽然不理解，但决不至于出言不逊。

中医不科学！是外人最普通、最普遍的一句指责。之所以有如此指责，根本原因在于我们没有将中医的来龙去脉说清楚。自己都说不清楚，外人怎么能清楚？！

下面的讨论，不仅仅是回答指责，更多的是解释大根大本问题。

（一）自然科学与自然法则

自然科学，是人的认识，是人对客观世界的认识与解释。自然法则，是客观存在。认识它，是这样；不认识它，也是这样。

人的认识，有局限性，没有永恒性。例如，牛顿的绝对时空止于爱因斯坦，而爱因斯坦的相对论又与玻尔的量子力学打架。没有稳固的基础，是现代物理学最大的缺陷。

寒暑，太阳法则也，规律而永恒。昼夜，日月法则也，规律而永恒。寒暑论阴阳，昼夜亦论阴阳，两个出处的阴阳会打架吗？

冬至夏至，一寒一暑，一阴一阳，实质上由太阳与地球两点一线关系所决定。月亮圆缺，初一十五，实质上由太阳、月亮、地球两点一线关系所决定。冬至夏至与月亮圆缺，是年、岁的基础，是阴阳合历的基础。如此两点一线与三点一线会冲突吗？

立竿测影，中午的日影是一条直线。用先贤的话说，这条直线会盈会缩，会损会益。用今天的话说，这条直线会长会短，会短会长。长短都有极限，即长有极点，短有极点。在两个极点上，演化出了一系列基础性成果：一寒一暑，一阴一阳，一奇一偶，一升一降，一枯一荣，简而言之，凭借这条直线，凭借这两个点，中华先贤创造了历与律。

要认识中医文化，必须先认识这条直线，这两个点。直线是动态的直线，点是动态的点。动，是循环之动。

一条循环而永恒的直线，两个动态而永恒的点，就是中医文化稳固的、常青的基础。

只要认识了如此一条直线两个点，中医文化的大门就会打开。只要认识了如此一条直线两个点，中医文化的一系列基础性要素，例如，阴阳、四时、五行（五运）、六气、八风、十二月十二律、二十四节气，即刻就会明明白白地展示在你面前。所有这些由奇数偶数打头的基础性要素，全部可以实证，没有一个是玄虚的。

总而言之，是自然法则构成了中医文化的基础。

细而言之，是太阳法则、月亮法则、北斗法则构成了中医文化的基础。

如此基础会坍塌吗？

美国科学院院士、物理学家惠勒说，物理学的基础会坍塌，那么，数学与化学呢？基础会稳固吗？

笔者断言，现代物理学如果重建，绝对离不开太阳历这一基础。

（二）化学成分与物理性质

西药，重视的是化学成分；中药，重视的是物理性质。

颜色、味道、寒热，全部在物理性质范畴之内。

化学成分，只有专家才能认识；而青赤黄白黑五色、酸苦甘辛咸五味，普通人都能辨别。

黄色带有甜味的甘草，是养生与治病的上品，同样是黄色而味道极苦的黄连，则只能用于治病——清热泻火。

气味好闻的植物与果实，可以用以补气；味道苦涩的植物与果实，主要功能在泻实。有气者温热，有味者寒凉。从颜色与味道上识别植物药，中国的农民大都掌握这一类的常识。

　　大道至简，大乐至简，大礼至简，中华先贤给后世子孙所留下的学问，入门处大都方便简易。方便简易的，当然也包括植物药的识别。

　　植物药有时间性。白蒿，学名茵陈。笔者的家乡有"正月仙草二月为蒿，三月的茵陈当柴烧"之谚语，所指的就是茵陈的时间性。少年时挖野菜，第一次听到这一谚语，记忆至今。正月二月三月，时间性也。

　　植物药有空间性。"橘生淮南则为橘，生于淮北则为枳，叶徒相似，其实味不同。所以然者何？水土异也。"一条淮河，南北两岸，不过数里之遥，但是水土不同就有橘枳之别。川黄连，杭白菊，说的是四川的黄连好，而杭州的菊花好。数里之遥，有橘枳之别。千里之遥，有黄连白菊之优，空间性也。

　　不同空间的地壳，含有不同的微量元素。微量元素，是现代科学的专用词。水土异也，则是中华先贤专用词。微量元素，只有地球化学专家能够认识；而中国的中学生个个都知道"水土异也"之说。

　　简洁、简易、简便，是中草药的基本特征。颜色与味道，都在物理性质的范畴之内，也都在"三简"的范畴之内。弄明白了"大药至简"，才算是神农氏的优秀子孙。

　　（三）筷子与刀叉的根本差别

　　中医与西医，筷子与刀叉，两种空间中的两种智慧，两种方法。刀叉有刀叉的智慧，筷子有筷子的智慧；刀叉有刀叉的方法，筷子有筷子的方法；所以，刀叉的标准不能评判筷子。

　　西医与中医的详细差别，本文不能一一展开讨论，此处只能择其根本，简要讨论如下：

　　西医用一只眼睛看世界看人体，这只眼睛只能认识形而下的有形之物，不能认识形而上的无形之气。下面举例说明，西医一只眼睛的局限性：

　　化验与透视检查，是西医的主要手段，众所周知。但是，有几人知道化验、透视检查的局限性？

　　化验能化验血，但能化验气吗？

　　CT 与 B 超能看清有形之器官，但能看见无形之精神吗？

显微镜能认识细菌，但能认识邪风吗？

实际上，天体与人体是由形而上、形而下两方面组成的。今天的西方科学家，在寻找暗物质，即看不见的物质。看不见的暗物质，恰恰决定着看得见的天体运动。"形而上者谓之道，形而下者谓之器。"[1] 与其寻找暗物质，不如重新认识中华先贤所界定的道。天体之中，无形之道统帅有形之天地；人体之中，无形之气（精气神）统帅着有形之身体；如此如是，中医文化的两只眼睛也。两只眼睛，一只眼睛盯住形上之气，一只眼睛盯住形下之人体。精气神一旦出问题，人马上变成病人或植物人。形上之气的重要性，在此显现得淋漓尽致。仪器再精密，其优越性只能体现在形而下，无论如何认识不了形而上。西医与中医相较，是不是少了一只眼睛？！

医疗器械的进步与精密，是西医之长；这一点，是应该学习的。

（四）西医（无道之术）的十大缺陷

"研究如何维持健康及预防、减轻、治疗疾病的科学，亦常指为上述目的而采用的技术。"[2] 是《简明不列颠百科全书》对西方"医学"所作的诠释。研究，是人的研究，是人的智慧，与太阳、月亮、北斗星毫无关系。

中医文化，是人的智慧与太阳智慧的融合，是人的智慧与日月星智慧的融合。太阳本身可以论天道，日月联合可以论天道，从这一根本上看，中医者，有道之术也。站在东方看西医，一句话四个字的评价，即无道之术。

无道之术，有十大根本缺陷：

其一，不论天文。地球上所发生的一切，与天文有着不可分割的联系。天文与天气，天文与天灾，有着如影随形的对应关系。但是，在整个西方文化中，天文与天气、天文与天灾都是分割而论的。缺乏以天文为根本的系统论，天文与气象只能分割而论，

1　《周易·系辞上》。

2　中美联合编审委员会：《简明不列颠百科全书》卷九，北京、上海．大百科全书出版社，1985年版，第63页。

就是整个西方只能预报一周两周的天气，而不能中长期预报天气天灾规律性的根本原因。笔者曾写过《天文·天气·天灾》一文，批判有精细之专业而无系统之认识的西方文化。论地球上的事，完全忽略地球之上之外的天文，是西方文化的缺陷。西方医学的理论基础之中，有天文常识吗？是不是西方医学的缺陷？

其二，不论太阳。有太阳，地球上才有生命。太阳与地球的对应关系，是永恒不变的关系。地球公转过程中的规律性变动，形成了与太阳之间的规律性、变动性的对应关系。寒暑由此而生，风霜雨雪由此而生，不同的气候由此而生。气候，决定着万物的生死，决定着万物的生长收藏。根于太阳的气候，与人体无关吗？西医的教科书中，哪一本教科书中讲太阳？

其三，不论月亮。昼动夜静！人，无论是东方人、西方人，都生活在昼夜之中，都必须遵循昼动夜静的自然法则。夜，月亮所主也。书外的月亮，天文大潮起落的决定者；书内的月亮，女子月信的决定者，人体虚实理论的奠基者；研究江河潮汐，研究人体与疾病，能忘记月亮吗？西医的教科书中，哪一本教科书中讲月亮？

其四，不论天气。天气有正常有异常。正常天气，有万物之正常，有人体之正常；异常天气，有万物之异常，有人体之异常。什么是正常？什么是异常？什么是过与不及？什么是升降不前？西医的基础理论涉及了吗？不研究天气的异常，怎么能预防疾病与疫病？不研究天气变化，如何维护人体健康？

其五，不论邪风。越来越多的疫病，困扰着当今世界。研究疫病，仅仅把病因推给鸡鸭飞禽是远远不够的。如果鸡鸭飞禽会说话，它们一定会提出问题：我们为什么会病？无因之果吗？把疫病的病因推给蚊子，也缺乏说服力。何处没有蚊子，为什么偏偏此处的蚊子引发了疫病？实际上，疫病频发的一个重要原因被忽略了，就是邪风。西方没有邪风理论，更没有邪风的判断标准。现实生活中的西医诊病，什么时候论过邪风？中医一而再，再而三地强调中西医结合，西医说过一次西中医结合吗？在疫病频发的当下，真诚的希望西方的文化界与医学界研究一下《黄帝内经》中的九宫八风。

其六，不论时间。病，有时间性；疫病，同样有时间性；《周礼》之中有四时之病的记载，一部《黄帝内经》三分之一的篇幅在讲疫病的时令性；CT与显微镜，精密精密再精密，但是，仪器再精密能分辨出时间吗？能分辨出时令吗？

其七，不论时间共性。讲时间，强调的是某一时间段发生的某件事；讲时间共性，强调的是某一时间段内所有事物之间的联系。《黄帝内经》之所以会把五行、五色、五音、五果、五菜、五味联系到一起，讲的是时间共性。某一时间段内，上至天文，下至地理，中至万物，是有必然联系的。把互不相关的种种事物放在同一时间段内，马上就会发现，表面上互不相关的事物实际上是密切相关的。窗外的邪风，室内的人，两者是不是相关？如果在这一时间段发现风向不正，马上就可以预报：如此邪风，一定会引起人体疾病，或病在当时当下，或病在下一时段。时间共性是不是预知疾病、预防疾病的好方法？西医有这一方法吗？

其八，不论空间共性。万物有空间性！一定的空间，一定的植物矿物，一定的飞禽走兽，一定的鱼虾。《周易》的作者早就认识了这一点，所以留下了"方以类聚，物以群分"[1]的论断，所以留下了"异法方宜论"[2]的方法。一定的空间会有一定的气候，一定的气候会有一定的物，同理，一定的空间会有一定的病。用如此模型去观察问题，研究问题，就会轻而易举地认识各种空间的地方病。然后，找出医治的方法。空间共性是不是预知疾病、预防疾病的好方法？西医有这一方法吗？

其九，不论因果关系。有其果必有其因！动手术，手术刀割掉的是果，并没有割掉因。重视果而忘记因，最典型的例子莫过于癌症手术。西医医治癌症，最根本的方法就是手术。肿瘤割掉了，手术很成功。但是，下一步就是"转移"，再下一步就是"扩散"，最后一步就是收尸。第一步是成功之手术，第二步是癌细胞转移，第三步是癌细胞扩散。如此者，西医治癌"三部曲"也。有志者可以调查一下，手术治癌，成功的先

1　《周易·系辞上》。

2　《素问·异法方宜论》。

例几许？

癌，肿瘤，寒因之病也。因于寒，血凝于此久而成积。医治寒因病，一有温热之药，二有温补之针，三有火热之艾灸。肿瘤，根本不是必死之病。

彝医视肿瘤为疮！

胃癌，胃上的疮！

肠癌，肠上的疮！

肺癌，肺上的疮！

医治体内的疮，彝医治因不治果，所以用药而不用刀。

因在先而果在后，不治因而死死地盯住果，是不是本末倒置？是不是一只眼睛的局限？

彝医可以迅速治愈癌症，后面还有详细介绍。

其十，不论相互联系。人体与外部之间，是相互联系的；独立之人，并不独立存在。人生病，首先要研究外部的时令之气是否正常，风向是否正常，万物是否正常，一直关注到昆虫的数量是否正常。病在人体之内，病因很可能在人体之外；时时关注人与外部的联系，是《黄帝内经》的基本立场。西医一接受病人，马上送到仪器之下，外部因素一概不问；试想一下，人体之外难道没有致病因素吗？

人体内部之间，也是相互联系的。独立之脏，独立之腑，绝不是独立存在的。一脏一腑生病，必须在相互联系之中找到平衡点，例如，补母救子，见肝之病实之以脾。此处有病就治在此处，西医考虑过脏腑之间的相互联系吗？

征服自然的哲学走到了尽头！是东西方的共同结论。

现代物理学的基础注定会坍塌！是美国科学院院士、美国物理学会主席惠勒得出的结论。

面对这两个结论，敬请读者与笔者一起思考下列几个问题：

以杀灭细菌为目的抗生素是否走到了尽头？

癌细胞、健康细胞通杀的化疗是否走到了尽头？

在疫病面前，西医西药是否已经捉襟见肘？

不知道美国有没有医学会，不知道美国医学会有没有会长，不知道美国医学会长能不能像物理学会主席那样认真反思，不知道反思之后会不会得出"西医基础注定要坍塌"的结论？

是时候了！

西医应该反思一下自己的根本思路与根本方法是否正确？仅仅靠人的智慧，完全忘记了自然环境，这样的医学会永恒吗？

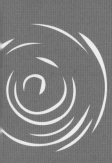

江河有源，文化有源吗？中医文化有源吗？

如果有，中医文化的源头在哪里？

中医的批判者知道吗？

中医的继承者知道吗？

第五篇

认清源头，重新出发

RENQING YUANTOU CHONGXIN CHUFA

凡江河一定有其源。江河研究者，必须清楚自己研究对象的发源地。

长江的源头在青藏高原的昆仑山与唐古拉山之间，长江研究者必须追溯并且牢牢记住这一点；不知道长江之源的研究者，是不合格的研究者。

黄河的源头在青藏高原的巴颜喀拉山，黄河研究者必须追溯并且牢牢记住这一点；不知道黄河之源的研究者，是不合格的研究者。

——江河有源，文化有源吗？中医文化有源吗？

——如果有，中医文化的源头在哪里？

——中医的批判者知道吗？

——中医的继承者知道吗？

本篇此处着重讨论中医文化的源头，然后讨论疏通源流再出发。

第
十
九
章

认清源头

请看，英国学者把中华文明放在了人类文明

排头兵的位置上。

『中华文明远比欧洲文明古老，在很长一段

时间里远比欧洲文明进步。』

第一节　　人类文明的源头

人类文明，首先是从中国开始的。

这是英国学者 W.C. 丹皮尔在其大作《科学史》[1]一书开篇第一章中的结论。

"在历史的黎明期，文明首先在中国以及幼发拉底河、底格里斯河、印度河和尼罗河几条大河的流域中，从蒙昧中诞生出来。"

请看，英国学者把中华文明放在了人类文明排头兵的位置上。

"中华文明远比欧洲文明古老，在很长一段时间里远比欧洲文明进步。"

这是澳大利亚学者约翰·赫斯特在其大作《极简欧洲史》[2]一书第一页中的结论。

如此相同相似的结论，在西方一流学者书中比比皆是，此处仅引用两条。

面对西方学者的结论，笔者希望与读者朋友一起思考中华文明的源头在何处？

第二节　　太阳历：中华文明的源头

中华文明的起始点在农业文明。

农业文明的起始点在何处？

在粮食！

没有粮食一切都无从谈起。

种植有一定之时，违背了种植之时，有种植但绝对不会有收获！

中华文明的起始点在农业文明，农业文明的根本标志是粮食，种植粮食必须遵循太阳历的节令。如此顺序，是不是揭示出了中华文明的源头在太阳历？！

太阳历对于种植根本意义，在第一篇第一章第一节已有讨论，此处追溯的新问题是：中华大地上何时出现了太阳历？

1　W.C. 丹皮尔：《科学史》，北京．商务印书馆，1997 年版，第 1 页。

2　约翰·赫斯特：《极简欧洲史》，桂林．广西师范大学出版社，2017 年版。

第三节　人工水稻证明的太阳历

不懂节令的盲目种植，绝对不会有收获。

有收获的种植，证明种植者已经认识并掌握了太阳历。

人工水稻，是不是等同于太阳历的标志？

河南舞阳贾湖，发现了 7000 年前的水稻。

浙江余姚河姆渡，发现了 7000 ~ 8000 年前的人工水稻。

湖南澧县，发现了 8000 年前的人工水稻。

湖南道县，发现了 12000 年前的人工水稻。

有节令才有收获！

7000 年前的人工水稻，是不是可以证明：7000 年前就有了太阳历？！

8000 年前的人工水稻，是不是可以证明：8000 年前就有了太阳历？！

12000 年前的人工水稻，是不是可以证明：12000 年前就有了太阳历？！

北起阴山山脉，南至南岭构造带，中间中原仰韶文化遗址中，处处都有太阳历。

凡是有岩画的地方均有太阳，或形象的太阳或抽象的太阳！

仰韶文化的陶罐上有形象与抽象的太阳！

各地出土的玉器、金器上有形象与抽象的太阳！

尤其是成都金沙遗址中太阳鸟，是那样的精美、那样的简洁、那样的优美。

在中华大地上，太阳历的出现应该远远早于文字。文字之前的太阳历，是用形象符号与抽象符号表达的。

人工水稻告诉后人，万年以前，中华先贤就制定出了太阳历。

河姆渡出土的人工水稻达 100 吨，100 吨人工水稻告诉后人，7000 ~ 8000 年以前，中华先贤已经熟练地运用了太阳历。

第四节　中医文化的源头

古希腊人重视几何学。

他们认为，几何学是引导人类认知宇宙本质的一个途径。

古希腊大哲学家毕达哥拉斯画出至今中小学生还在学习的直角三角形。

柏拉图在雅典办学，学院门口赫然写着："不懂几何者不得入内。"[1] 柏拉图还有一句名言："上帝做事总要凭借几何学。"

下面以几何学解释中医文化的起源。

天道、阴阳、四时、五行、六气、八风、十二律、干支，这些中医文化的基础性要素全部出于太阳历，如果说通过几何学可以认知宇宙本质，那么这些中医文化的基础性要素全部经得起几何学的解释。（图19-1）

关于日影下的几何学，前面已有涉及，这里是系统性的诠释而不是简单的重复。

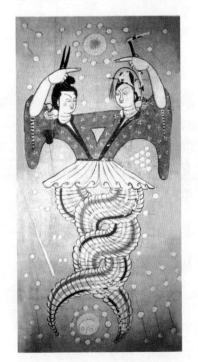

图19-1　汉墓中一人拿规一人拿矩的
伏羲女娲

无规矩不成方圆，认识中华文化须从文字之前的几何图形开始

一、天道

天道有三个发源地：一是太阳，二是太阳月亮，三是北斗星斗柄循环。

（一）太阳与天道

以太阳论天道，出自《周髀算经》。《周髀算经》第一次用中午日影来诠释天道。《周髀算经·陈子模型》："日中立竿测影，此一者，天道之数。"

中午的日影，是太阳与地球两点一线对应关系构成的。太阳一个点，地球一个点；两点之间，只有一条直线。直线是永恒不变的。但是，对应点是变动不居的。

日影即天道！

天道出于两点一线。

立竿测影，测影之竿直角三角形 a 边也，竿下日影直角三角形 b 边也。

天道，就出于直角三角形的 b 边。

1　威尔·杜兰特：《哲学的故事》，北京．中国档案出版社，2001年版，第37页。

直角三角形的 b 边，中午日影形成的直线也。这条直线，就是天道的第一发源地。中午的日影是变化的。

中午日影的变化，从现象上看是太阳回归，从实质上看是地球公转。

地球公转就是天道。

天道出于地球公转大圆。

（二）太阳月亮论天道

以日月论天道，出自《周易》。《周易·系辞上》："一阴一阳之谓道。……阴阳之义配日月。"

日往月来形成了昼夜。《周易·系辞下》："日往则月来，月往则日来，日月相推而明生焉。"

日月就是一阴一阳，《素问·阴阳离合论》有"日为阳，月为阴"之论；日往月来，形成了昼夜，昼夜同样分阴阳，《周髀算经·陈子模型》有"昼者阳，夜者阴"之论；日往月来落脚于昼夜，昼夜为一阴一阳，所以昼夜亦可以论天道。

昼夜论天道，《尸子》中有直接之论："昼动而夜息，天之道也。"

从现象上看，昼夜是日往月来形成的；从实质上看，昼夜是地球自转形成的。

地球自转就是天道。

天道出于地球自转大圆。

（三）四时论天道

春夏秋冬四时可以论天道，《逸周书·周月解》留下了"万物春生、夏长、秋收、冬藏，天地之正，四时之极，不易之道"的论断。

四时区分于日影之下，这一论断仍然是以太阳回归论天道。

斗柄指向同样可以区分四时，《鹖冠子·环流》有斗柄区分四时的论断："斗柄东指，天下皆春。斗柄南指，天下皆夏。斗柄西指，天下皆秋。斗柄北指，天下皆冬。"如果四时可以论天道，斗柄循环可以论四时，等量代换，斗柄循环也可以论天道。

如此天道，具有几十亿年的永恒性，具有年年见面、天天见面的常青性。

二、阴阳

中午之日影，有最长最短之别。

日影最长点，太阳直射于南回归线。日影最短点，太阳直射于北回归线。——这就是两点一线关系。

冬至夏至，就出于此两点一线。

一线，是直角三角形之底边——b 边。

两点，直角三角形底边上长短变化的两个点。

冬至阳旦，夏至阴旦。一阴一阳，就出于直角三角形底边上的两个点。

阳奇阴偶。一奇一偶，就出于直角三角形底边上的两个点。

阳升阴降。一升一降，就出于直角三角形底边上的两个点。阳升阴降，制约着天气的寒热，制约着小花小草的枯荣。

"冬至夏至，观律之数，听钟之音。"黄钟大吕之声，就出于直角三角形底边上的两个点。

"冬至夏至，损益之始。"损益之哲理，就出于直角三角形底边上的两个点。"满招损，谦受益。"这一至理名言就出于直角三角形底边上的两个点。损，日影缩短也；益，日影增长也。损益即加减。中华大地上的算术，起于太阳历。

冬至寒，夏至热。中医文化之寒热理论，就出于直角三角形底边上的两个点。

日影下的直角三角形底边，两个极点——日影最长点与日影最短点。中午日影的最长点，影长 1.35 丈，中午日影的最短点，影长 0.16 丈。两个极点，是日影变化的极限。

一系列具有常青意义的成语与格言，就形成在长短两极的转换之中：

阳极生阴，阴极生阳。

寒极生热，热极生寒。

寒往暑来，暑往寒来。

物极必反，否极泰来。

周而复始，原始反终。

不引而来，不推而去。

不疾而速，不行而至。

满招损，谦受益。

反者，道之动。

……

从现象上看，冬至夏至取决于日影长短两极的两个极点；从实质上看，冬至夏至取决于地球公转大圆上的远日点与近日点，取决于地球自转的向日面与背日面。如此一阴一阳，一具有永恒性，二具有常青性。

在中华民族大家庭中，汉族、彝族、苗族、水族、傈僳族以及纳西族均有太极图（图19-2、图19-3）。

三、四时

前面已经谈过，春夏秋冬四时确定于日影之下。

实际上，确定于直角三角形的底边。

直角三角形底边上的四个点，区分出了立春立夏立秋立冬"四立"。

日影下的直角三角形，与纸上画出来的直角三角形是有区别的。纸上画出来的直角三角形，其底边长度是一定的。日影下的直角三角形，其底边长度是变化的。

从太阳与地球两点一线关系上看，也有四个对应点：

立春，太阳对应于南回归线与赤道之间。

立冬，太阳对应于赤道与南回归线之间。

立夏，太阳对应于赤道与北回归线之间。

立秋，太阳对应于北回归线与赤道之间。

"四立"，四个节令，全部可以用两点一线关系来解释，全部可以用直角三角形底边的变化来解释。

同理，利用直角三角形底边变化也可以解释"两分两至"：

直角三角形底边上的最长点，冬至之至也。

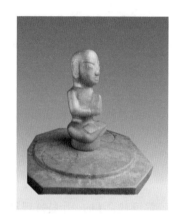

图19-2 古蜀国玉质玉佛底座的阴阳太极图

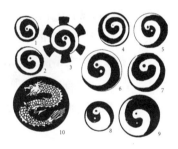

图19-3 彝族典籍《彝文丛刻》中不同形式的太极图

直角三角形底边上的最短点，夏至之至也。

直角三角形底边最长、最短两个点之间的中间点，春分秋分也。

冬至，影长 1.35 丈。三角形底边最长之长度也。

夏至，影长 0.16 丈。三角形底边最短之长度也。

春分秋分，影长 0.755 丈。春分秋分，三角形底边长度相同。

立春立冬，影长 1.0532 丈。立春立冬，三角形底边长度相同。

立夏立秋，影长 0.4573 丈。立夏立秋，三角形底边长度相同。

"两分两至"的中午，日影下的直角三角形会收拢成一个点，是全世界古今几何学家都没有关注的一个特殊现象。细论如下：

在南回归线上立竿测影，冬至这一天（南半球的夏至），直角三角形的底边消失，三条边收拢，竿下中午的日影变成了一个点。

在北回归线上立竿测影，夏至这一天（南半球的冬至），直角三角形的底边消失，三条边收拢，竿下中午的日影变成了一个点。

在赤道线上立竿测影，春分秋分这两天（北半球的春分，南半球的秋分，反之亦然），直角三角形的底边消失，三条边收拢，竿下中午的日影变成了一个点。

日影下的几何学，奥妙无穷。（图 19-4、19-5）

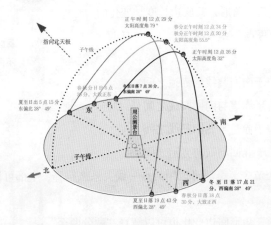

图 19-4　太阳与地球的对应关系形成春夏秋冬四时（曹书敏供图）

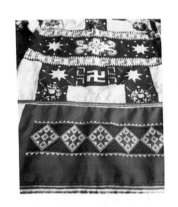

图 19-5　彝族女同胞服饰中的四时八节图

几何学肯定需要重建！

几何学的重建，其基础不在毕达哥拉斯、柏拉图的认识中，不在欧几里得的《几何原本》中，而在中华先贤立竿测影的日影下。

日影下的这四个点，既是精确的时间点，又是精确的空间点。《素问·至真要大论》称这四个点为"天地之正纪"，并用这四个点解释了阴阳二气的升降出入。

四、五行

从日影最长点开始到日影最短点，再从日影最短点到日影最长点，是太阳回归的全过程，也是地球公转一周的全过程。

这一过程，既可以表达在直角三角形底边这条直线上，也可以表达在地球公转的大圆上。直线与圆，和谐地统一在一起。

直线长度去尾数一分为五，就是金木水火土五行。

公转大圆长度去尾数一分为五，就是金木水火土五行。

直线，首先是空间线，空间线中也隐藏着时间。

大圆，首先是空间圆，空间圆中也隐藏着时间。

时间与空间，在这条直角三角形底边的直线上和谐地统一在一起。

时间与空间，在这个大圆中和谐地统一在一起。

五行，属于十月太阳历。十月太阳历远在十二太阳历之前，所以《周髀算经·天

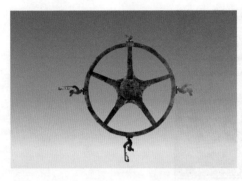

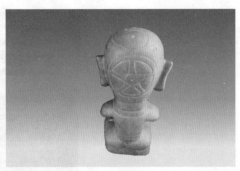

图 19-6　古蜀国表达五行十月太阳历的玉质五环轮　　图 19-7　古蜀国玉质玉佛头顶有太极，脑后有五环
　　　　（西南民族大学贾银忠教授供图）　　　　　　　　　　轮（西南民族大学贾银忠教授供图）

体测量》中没有出现五行。（图 19-6、图 19-7）

五、六气

竿下日影，其长度是变化的。不同的日影长度，中华先贤抽象出圆之半径。7 个不同长度的半径，7 个不同大小的圆。7 个圆界定出了 6 个空白带，就是《周髀算经·七衡六间》记载的"七衡六间"图。

半径，直线也。衡，圆也。

7 条半径，7 个圆。

七衡，7 个圆也。

内部最小的一个圆，表达的是夏至日道。

外部最大的一个圆，表达的是冬至日道。

七衡中间的圆，表达的是春分秋分的日道。

圆，在人类文明的开端处，是一个必须解答的问题。

圆，在几何学中，是一个极其重要的基础性问题。

中华大地上的圆，产生于太阳观测，产生于太阳历。

从最小圆到最大圆，一共六步；往返一次，一共十二步；来六步往六步，一步一气，六步六气。"六气"之说产生于此。

"外衡冬至，内衡夏至，六气复返，皆谓中气。"中医文化所讲的"六气"，发源于太阳回归，记载于《周髀算经》。《周髀算经·七衡六间》："外衡冬至，内衡夏至，六气复返，皆谓中气。"

节与气，本质相同而时有差异：二十四节气，分布在十二月，一月一节一气；节安排在月初，气安排在月中；月初为节，月中为气。"中气"之奥秘，就在于其位置位于月中。

太阳回归年的前半年十二个节气，后半年十二个节气。如果舍去节仅论气，则是前半年六气，后半年六气。太阳回归，循环不已；六气往返，循环不已。

《黄帝内经》将六气视为天道，奥秘何在？奥秘就在于太阳回归。在《黄帝内经》中，五运六气之所以并列并重，是因为五运六气均出于太阳回归——五运，出于十月太阳历；六气，出于十二月太阳历。

从实质上看，五运与六气，都出于地球公转大圆。地球公转大圆一分为五，即是五运；地球公转大圆一分为六，即是六气。

太阳回归一来六气一往六气，玉器的形状与《周髀算经》中的"七衡六间"图完全一致。（图19-8~图19-10）

六、八风

八风源于八节，八节源于立竿测影。日影的八个长度，确定了太阳历的八节。

太阳历的八节，实际上是地球公转整个

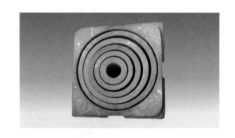

图 19-8　古蜀国玉器上的"七衡六间"图
　　　　（西南民族大学贾银忠教授供图）

表达"七衡六间"的玉器壁上，河图洛书、太极八卦、五环轮悉数出现，笔者认为，这套玉器表达的是太阳历的演进史

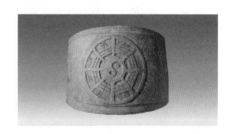

图 19-9　古蜀国玉器上的"七衡六间"图
　　　　中的太极八卦（西南民族大学贾银忠教授供图）

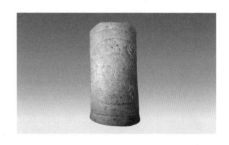

图 19-10　古蜀国玉器上的"七衡六间"图
　　　　中的河图洛书（西南民族大学贾银忠教授供图）

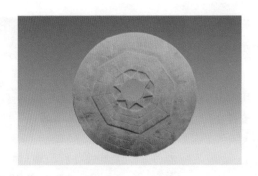 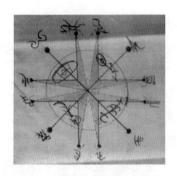

图 19-11　古蜀国玉璧上的八方八卦图　　　图 19-12　彝族典籍中的空间八方图

过程中与太阳的八个对应点。公转大圆一分为八，即太阳历八节。

一节一种风，八节有八风。八风分正邪。邪风、虚风、贼风，一部《黄帝内经》从头讲到尾。风向正邪的定位，定在八节。

正风邪风，前面已有详细讨论，此不赘述。

八节确定于直角三角形底边长度的变化之下，确定于地球公转的大圆之中。（图19-11、图19-12）

七、十二律

音律，与太阳历是伴生关系。"一根藤上的两个瓜。"用这一比喻，来形容历律关系，最为贴切。

冬至夏至，界定于直角三角形底边上的两个点。在界定冬至夏至的同时，中华先贤发现了天籁之音的定音标准，这就是《周髀算经·陈子模型》中为什么记载有"冬至夏至，观律之数，听钟之音"的所以然。

日影下的直角三角形底边，按照长度的不同，一是界定出了节令，二是界定出了音律。

十二律确定在直角三角形的底边变化之下。八节的日影长度先是由长变短，后又由短变长；长有一定极限，短有一定极限；一来一往，周而复始；如环无端，循环无端。

朱载堉证明十二平均律，其基础是一个标准的正方形。这个正方形边长为1尺。正方形可以分为两个直角三角形。两个直角三角形的边长恰恰是直角三角形的a边和b

边的边长，对角线的长度恰恰是直角三角形斜边的长度。$c=\sqrt{2}$。正方形对角线与直角三角形斜边的长度为1.414尺。

朱载堉正是以直角三角形斜边长度1.414尺为基础，经过开方，求出了十二平均律。

道路之外还有道路，方法之外还有方法。

立竿测影中的竿与影，本身就是直角三角形的a边和b边，正是在直角三角形b边长短往来变化的十二个长度（实际上是六个数据）里，中华先贤区分出了十二中气，又在十二中气这里抽象出十二律。所以，完全可以利用日影下的直角三角形重新找出求证十二平均律的新方法。（图19-13）

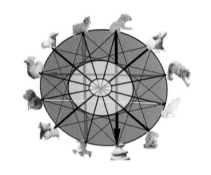

图19-13　彝族典籍中的十二生肖综合图
（西南民族大学贾银忠教授供图）
这张图融四面八方与十二月、十二律、十二生肖于一体，图中隐含有丰富的几何图形

八、计时单位

太阳历区分出了两种计时单位：一岁之中的计时单位，一日之中的计时单位。

岁、行、时（季）、月、旬、日，是一岁之中的计时单位。

十二辰，是一日之中精确的计时单位。

早、中、晚、旦、夕，是一日之中概略的计时单位。

干支是具有双重意义的计时单位，既可以表达时间，又可以表达空间。

计时单位，说明此时此刻的中华大地上已经有了严格的定量。

计时单位的出现，说明此时此刻的中华大地上已经形成了严格定量的时间科学。

九、纪时系统

十天干与十二地支相配合，形成了纪时系统——甲子。甲子，既可以纪日，又可以纪年。纪日，60日一甲子；纪年，60年一甲子。

甲子，一个简洁而优美的纪时系统。

这个简洁而优美的纪时系统，从出现至今，一直在使用。

这里还要介绍一下苗族的嘎进。苗语之嘎进，汉语之甲子也。苗族用二十八宿与十二地支相配合，形成了八十四甲子。84 这一数据，是 28 与 12 的最小公倍数。八十四甲子，是苗族先贤创造出的纪时系统。

苗族同胞具有强烈的文化自信心，笔者与湘西与贵州苗族学者接触时，多次听到这样一个说法：汉族的太阳历，是我们苗族传给你们的。如此说法，绝不是空穴来风。有心的读者，可以去查一下《管子·五行》篇，看看《管子》是如何记载蚩尤的。笔者认为，从太阳历这一根本出发，可以找到彝族、苗族、羌族、傈僳族与汉族在文化上的同根同源性。

十、六大优点

太阳历，真实意义上的自然法则，狭义上的时间科学，是中华文化与中医文化的源头。中华文化与中医文化之源，起码有六大优点：

其一，最早。从时间坐标上看，中华大地上的太阳历，在人类文明的进程中，出现得最早。

以人工水稻为依据，可以证明太阳历的出现。

其二，最久。从时间坐标上看，中华大地上的太阳历，使用时间最久。今天所用的太阳历是夏历。实际上，冬至夏至应该确定在石器时代。

其三，系统。甲子这个时空系统，可以把天文、气候联系到一起，把时间、空间联系到一起，把天文与天灾联系到一起。在整个时空系统里，上中下、左中右，历史现实未来，无所不包。更重要的是，这个时空系统揭示出了自然界的循环性：天文有循环性，天气有循环性，天灾也有循环性。

其四，稳固。牛顿力学不稳固，爱因斯坦的相对论不稳固，量子力学会稳固吗？但是，太阳是稳固的，月亮是稳固的；冬至夏至是稳固的，初一十五是稳固的；一阴一阳是稳固的，天道是稳固的；黄帝时代就确定的"分至启闭"是稳固的；算术是稳固的，十二平均律是稳固的。总而言之，中华先贤源头的创造，都是稳固的。换言之，中华先贤源头的创造，大都具有永恒性与常青性。

其五，新颖。一阴一阳，太阳月亮；太阳月亮天天光照人间，是不是新颖？！

一阴一阳，一昼一夜；一昼一夜，十二个时辰一循环，是不是新颖？！

一阴一阳，一寒一暑；一寒一暑，一岁一循环，是不是新颖？！

地球公转，一岁一循环；地球自转，一天一循环；天天见面，月月见面，岁岁见面，是不是新颖？！

上帝新颖吗？

摩西之后，有几人见过上帝？

其六，最宽容。宗教不允许怀疑，邪教不允许批评，文化既允许怀疑也允许批评，百年来怀疑批判阴阳者几多，昼夜没有反驳，寒暑没有反驳，太阳月亮没有反驳，一旦明白，怀疑批判者是不是自取其辱？

百年来批评中医者几多，在越来越多的疫病面前，在抗生素走向穷途末路的今天与未来，能够发挥作用医治疫病的唯有中医，事实面前，怀疑批判者是不是自取其辱？

人文之源在天文。

中华文化与中医文化同根同源，共同发源于太阳历。

太阳历可以统一人文与中医的理论基础，可以统一自然百科的理论基础。

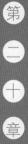

第二十章

重新出发

认清源头，是第一步，重新出发，是第二步。认清源头，是理论准备；重新出发，是基本目的。基本目的之后还有终极目的。终极目的，是在解答西方文化解答不了的难题中证明中华文化与中医文化的优秀。

认清源头，重新出发，可以解答西方文化无法解答的两大难题：天灾规律性的揭示，疫病的预防以及疑难病的医治。

第一节　　天灾规律性的揭示

天文变化一有严格的规定性，二有无限循环性；与之相应的天气同样有着严格的规定性与无限循环性。正常的天文决定着正常的天气，异常的天文决定着天灾。只有把天气与天灾放在太阳历的背景来研究，才能揭示出其规律性与严格规定性。

关于天灾规律性的揭示，笔者会在《太阳与人文》一书中详细地讨论，此处从略。

第二节　　疫病的预防与医治

一、三则新闻述评

2018 年年初，疫病的消息从美洲、欧洲传来，请看下面三则新闻。

第一则：新加坡联合早报 2018 年 2 月 17 日的新闻。

题目：美今冬流感季儿童死亡人数创新高。

（早报讯）美国疾病控制和预防中心的监测报告称，截至 4 日至 10 日这一周，美国流感疫情已导致 84 个儿童死亡，当周增加 22 人，创今冬流感季单周儿童流感死亡人数新纪录。

第二则：新华社 2018 年 2 月 24 日的新闻。

题目：德国流感肆虐超 130 人死亡。

新华社柏林 2 月 24 日电　德国疾病防控机构近日报告说，德国流感患病人数正快速增长，本季流感已导致超过 130 人死亡。

德国媒体援引德国疾病防控机构罗伯特·科赫研究所发言人苏珊·格拉斯马赫尔的话报道，目前德国确认因流感致死的人数为 136 人，其中大部分为老年人。鉴于部分病例较难统计，实际死亡人数可能更高。

罗伯特·科赫研究所最新统计数据显示，德国流感患病人数本月第三周（2 月 12 日至 18 日）出现快速增长，达 2.4 万例；而这一数字在 1 月份第三周（1 月 15 日至 21

日）还不到 5000 例。

格拉斯马赫尔说，目前感染人数仍在上升，很难评估本季流感与其他年份相比是否更严重。

自去年 10 月份进入流感季以来，德国流感确诊病例已超过 8.2 万例，主要发生在东部和南部地区。总体来看，德国这个流感季主要流行乙型流感。

格拉斯马赫尔提醒，现在接种流感疫苗还来得及，疫苗从接种到生效需要两周时间，而本季流感届时肯定还没有结束。

第三则：凤凰网 2018 年 3 月 3 日新闻。

题目：美国遭遇 10 年来最严重流感肆虐致 114 名儿童死亡。

海外网 3 月 3 日电　美国自 2009 年以来最严重流感正在减缓。但本次流感又导致另外 17 名儿童死亡，致使全美流感中死亡的儿童总数达到 114 名。

据"今日美国"（USA today）消息，美国联邦卫生官员周五表示，10 年来全国范围内最严重的流感疫情似乎正呈现减缓势头，但又造成另外 17 名儿童死亡，总数达 114 人。

据报道，2 月份最后一个星期，流感疫情仍肆虐美国 45 个州，但比前 48 周其势头已经有所下降。在医生办公室出现流感样症状的人数已明显较少。数据显示，受访者中因流感而就诊占所有门诊人次的 5%，低于前一周的 6.4%。就在几周前，这一数字为 7.7%，是 2009 年猪流感大流行以来的最高纪录。

据了解，美国此次流感疫情对儿童的严重伤害现在比过去几年流感季节高，但尚未达到 2014—2015 年度严重流感季节报告的最终数字，当时有 148 名儿童死亡。据估计，当年有 56000 人死亡，大多数是老年人。美国联邦政府疾病预防控制中心（CDC）并未确定成人流感死亡的确切数字。

根据 CDC 的数据，今年流感疫苗预防接种人群中约 36% 的流感病例有效，但对于年幼的儿童来说，疫苗的效果更好，约为 59%。但在本年度的疫情背后，针对预防由主要病毒引起的疾病方面疫苗效果较差，有效率约为 25%。

简要述评：感冒发热，可以轻而易举地治愈，现实生活中的流行性感冒（简称流感），为什么难以治愈而且死亡的人数越来越多？可以致人死亡的感冒，绝不是普通的感冒。要认识真正的病因，不能仅仅从医药医术上来认识问题，而应该从文化上来认识问题。现实生活中越来越频繁的流感，包括鸡流感、鸭流感、禽流感，病因在邪风在气候异常，而非在鸡鸭禽。大面积的流感，实际上是疫病。邪风，整个西方文化中没有判断标准；气候异常，整个西方文化中也没有判断标准，所以中医文化应该承担起解释邪风、解释气候异常及解释疫病如何医治的重任。

二、中华文化、中医文化论疫病

疫病的认识与研究，在中华大地上，是在文字之前进行的。

认识了疫病，才有了"疫"字。研究了疫病的分类，才有了急性传染病疠疫之"疠"字。

"疫"字与"疠"字，最早是在甲骨文中出现的。河南安阳殷墟出土的甲骨文中，已经有了"疫"字与"疠"字。

"疫"字表达的就是大面积流行的疫病。

"疠"字，表达的是急性的、传染性强烈，可以迅速致人死亡的疫病。

有疫病，才有"疫"字的出现，是历史的正常顺序。有疫病研究，才有"疫"与"疠"的区别，是逻辑上的必然。甲骨文是最早的文字，以历史顺序而言，疫病的认识与研究，是不是发生在文字之前？！

《说文解字》："疫，民皆病也。"

《释名·释天》："疫，役也，言有鬼行役也。"

一方一域之中全民皆病，人人患同样的病，是疫病。历史上，必须上交的税赋和无偿付出的劳动称之为徭役。徭役，平摊到家家户户。疫病，会传染到家家户户，所以《释名》戏称是鬼摊派的徭役。——病在一家一户是病，病在千家万户是疫。

《左传·哀公六年》："天有菑疠。"

《说文解字》："疠，恶疾也。"

疫，传染面积大，传染速度快，但是不一定死亡。疠，传染速度快，而且会导致迅速死亡。疠，病因在天，所以《左传》定位为"天有菑疠"。疠，冠名以"恶"，是消灭疠的严肃态度。"恶不积不足以灭身。"[1] 恶人要灭，恶疾灭不灭呢？毫无疑问。

疫病的发现与研究，无论研究的时间还是研究深度与广度，伟大的中华先贤都远远走在了世界前列。

气候异常，是疫病发生的根本原因。异常动物，是疫病发生的重要原因。解释疫病之因，在今天，在当代，只有中华文化与中医文化能够承担起这一重任。

（一）气候异常与疫病之因

寒暑失序会引起疫病。"该冷不冷，人要断种；该热不热，五谷不结。"是黄河两岸中原地区的一句民间谚语。

"该冷不冷，该热不热。"描述的是寒暑失序，描述的是气候异常。"人要断种，五谷不结。"描述的是寒暑失序、气候异常的严重后果。"五谷不结"是天灾，"人要断种"是人祸。寒暑失序、气候异常会引起天灾人祸。

寒暑失序，《黄帝内经》中有两个专用词："升降不前"[2] 与"刚柔失守"[3]。两个专用词表达的是一个意思：气候异常。

何谓"升降不前"？该寒不寒，该热不热也。冬至论寒，夏至论暑。冬至，阴极生阳、寒极生热之点；夏至，阳极生阴、热极生寒之处。阳极生阴，阴极生阳；寒极生热，热极生寒。冬至之后天气越来越热，夏至之后天气越来越寒，如是即是升降有序。如果冬至点出现炎热，夏至点出现寒凉，就是失序。失序就是异常。

何谓"刚柔失守"？阴阳失序也。阳论刚，阴论柔。冬至论阳，夏至论阴。冬至一阳升，夏至一阴降。阳气该升不升，阴气该降不降，如此即"刚柔失守"。"刚柔失守"与"升降不前"本质一样，表述不同。

太阳回归一次，寒暑循环一次。

寒暑是天道阴阳的第一发源地。寒暑在时间上的规定性，是为医者必须弄懂弄通的基本常识。

1　《周易·系辞上》。

2　《素问·刺法论》。

3　《素问·本病论》。

寒暑失序之简要归纳。太阳回归年总长度一分为二就是寒暑。地球围绕太阳公转，有两个基本点——远日点与近日点。北半球的远日点，冬至；北半球的近日点，夏至。冬至寒夏至热，冬寒夏热，是正常的寒暑之令。冬至热夏至寒，冬热夏寒，是失序的、反常的寒暑之令。寒暑反常，一定会引起疾病或疫病。

四时失序会引起疫病。"四时失序"[1]一词出于《黄帝内经》。四时失序，讲的是气候异常。四时失序会引起疾病或疫病，《黄帝内经》之外的儒家、杂家典籍中有相同的认识与记载。下面引用《礼记》与《吕氏春秋》的几个论断，供读者鉴赏。

其一，《礼记·月令》："（孟春）行秋令，则其民大疫。"

其二，《礼记·月令》："（季春）行夏令，则民多疾疫。"

其三，《礼记·月令》："（仲夏）行秋令，民殃于疫。"

其四，《礼记·月令》："（仲冬）地气沮泄，是谓发天地之房，诸蛰则死，民必疾疫。"

其五，《礼记·乐记》："寒暑不时则疾，风雨不节则饥。"

其六，《吕氏春秋·孟春纪》："孟春……行秋令，则民大疫。"

其七，《吕氏春秋·季春纪》："季春……行夏令，则民多疾疫。"

其八，《吕氏春秋·仲夏纪》："仲夏……行秋令，……民殃于疫。"

其九，《吕氏春秋·仲冬纪》："仲冬……行春令，……民多疾疠。"

大疫、疫、疾疫、疠，是疫病的分类。

春行秋令、春行夏令、夏行秋令、冬行春令，是疫病之因。

春暖、夏热、秋凉、冬寒，是正常的四时之令。春不暖、夏不热、秋不凉、冬不寒，是反常的四时之令。——四时反常，一定会引起疾病或疫病。

大疫，最早系统记载的典籍是《后汉书》。《后汉书·五行志》记载了十次大疫：

安帝元初六年夏四月，会稽大疫。

延光四年冬，京都大疫。

1　《素问·本病论》。

恒帝元嘉元年正月，京都大疫。二月，九江、庐江又疫。

延熹四年正月，大疫。

灵帝建宁四年三月，大疫。

熹平二年正月，大疫。

光和二年春，大疫。

五年二月，大疫。

中平二年正月，大疫。

献帝建安二十二年，大疫。

十次大疫之中，夏天大疫一次，冬天大疫一次，春季的正月、二月、三月的大疫有七次之多。实际数据证明，《礼记》与《吕氏春秋》中的"春行秋令，其民大疫"的结论是有信史价值的。

四时失序如何界定？以春季的时令错乱为例来说明。

何谓春行秋令？春天刮西风，是春行秋令。本来应该是暖洋洋的春天，如果出现凉飕飕的天气，是春行秋令。春行秋令，一定会引起疾病或疫病。

何谓春行夏令？春天刮南风，是春行夏令。本来应该是暖洋洋的春天，如果出现炎热的天气，是春行夏令。——春行夏令，一定会引起疾病或疫病。

何谓春行冬令？春天刮北风，是春行冬令。本来应该是暖洋洋的春天，如果出现寒冷的天气，是春行冬令。——春行冬令，一定会引起疾病或疫病。

春行夏令为时令错乱。夏、秋、冬三季的时令反常，以此类推。

四时失序之简要归纳。太阳回归年总长度一分为四就是春夏秋冬四时，地球公转大圆一分为四就是春夏秋冬四时。太阳回归也好，地球公转也好，是气候循环变化的根源。天有定时，令有定数，春暖花开是春令之定数。天有定时，风有定向，春天刮东风，是春风之定向。本来如此，应该如此。本来如此，是自然秩序；应该如此，是人效法自然自觉遵循的秩序。正常的自然秩序，自觉遵循自然秩序，才有万物的正常生长，才有人体的健康成长。一旦自然失序，万物与人一定会发生疾病。立春立夏立秋立冬，界定在日影下。春夏秋冬，在日影下有长度上的严格规定性，在太阳历中有时间上的严格规定性。

五行失序会引起疫病。四时与五行，本源一致，均发源于太阳历。太阳历分四季，有春夏秋冬四时；太阳历分五季，有金木水火土五行。四时会失序，五行同样会失序；四时失序会引起疫病，五行同样会引起疫病。

何谓五行失序？《素问·刺法论》给出了两种表述：抽象表述与形象表述。

抽象表述是："升降不前"与"刚柔失守"。

形象表述是："天地气逆"与"天运失序"。

升降指的是阴阳二气的升降。升有时，降有时。上升点在冬至，下降点在夏至；该升不升，该降不降，即是"升降不前"。

刚柔指的是阳刚阴柔。失，失信也。守，守节也。"刚柔失守"指的是阴阳二气的升降在时间上失去了诚信。

先贤的话语可以接着说，可以继续说。五行失序，笔者的解释如下。

木行（运）之时，出现其他四行的气候：

木行（运）之时，天地之间出现火行（运）的气候。

木行（运）之时，天地之间出现土行（运）的气候。

木行（运）之时，天地之间出现金行（运）的气候。

木行（运）之时，天地之间出现水行（运）的气候。

火行、土行、金行、水行四行的失序，以此类推。

一行失序会引起一种疫（疠）病，五行失序会引起五种（疠）病。《素问·刺法论》按照五行之名分类如下。

五种疫：木疫，火疫，土疫，金疫，水疫。

五种疠：木疠，火疠，土疠，金疠，水疠。

"疫"与"疠"异名而同类，两分而一体。对此，《素问·刺法论》中有如是之论："疫之与疠，即是上下刚柔之名也，穷归一体也。"

疠病有强烈的传染性，病证有相同性，关于这两点，《素问·刺法论》中有如是之论："五疠之至，皆相染易，无问大小，病状相似。"

疠病传染面积大且病证相同，对于这一点，《素问·六元正纪大论》的评论是：

"温疠大行，远近咸若。"

五行与四时的对应，前面已有详细的介绍，这里仅进行简要之回顾：

木行与春相对应。

火行与夏相对应。

金行与秋相对应。

水行与冬相对应。

土行对应中央，对应四时之末的十八日。

按照这一对应关系，五行之疠、五行之疫与四时的对应关系如下：

木疫、木疠，应发生在春季或木运之岁。

火疫、火疠，应发生在夏季或火运之岁。

金疫、金疠，应发生在秋季或金运之岁。

水疫、水疠，应发生在冬季或水运之岁。

土疠、土疠，应发生土运之岁或长夏之季。

五行不是玄学，是太阳法则，是时空法则，为医者应该牢牢记住五行在时间上的严格规定性。

五行失序之简要归纳。太阳回归年总长度去尾数一分为五就是五行。天有定时，行有定数。金木水火土五行一行 72 日，是行之定数。五行，五种运行的气候也；五运，五种运行的气候也。"五行"与"五运"，同一件事情两个名称。单位时间内，有一定的气候，四时是也，五行亦是也。

六气失序会引起疠病。《周髀算经·日月历法》告诉后人，六气划分在太阳回归之中。太阳回归年前半年有六气，后半年有六气。前半年，六气的起始点在冬至；后半年，六气的起始点在夏至。六气往返，一共十二气。前六气，由寒变热；后六气，由热变寒。如此循环，周而复始，如环无端。

《黄帝内经》中的六气，有两种划分方法：一种是 15 日为一气，一种是 60 日为一气。

《素问·六节藏象论》："五日谓之候，三候谓之气，六气谓之时，四时谓之岁，而各从其主治焉。"

"六气谓之时"中的"气"，15 日为一气，6×15=90，90 日为一时。一时六气，四时四六二十四气。这里的"气"，是节与气一体而论的。候、气、时、岁，是四个时间单位。"候"与"气"，四居其二。时间单位的出现，目的是区分气候变化的。"候"这个本来属于气象的概念，这里界定的是时间。

《素问·天元纪大论》："厥阴之上，风气主之；少阴之上，热气主之；太阴之上，湿气主之；少阳之上，相火主之；阳明之上，燥气主之；太阳之上，寒气主之。所谓本也，是谓六元。"风气、热气、湿气、相火、燥气、寒气，一共六气。显然，这里的六气，是将太阳回归年一分为六的结果。

这里六气的划分，相当于彝族太阳历中的六气（萌气、生气、长气、沉气、收气、藏气）的划分。

风气、热气、湿气、暑气、燥气、寒气六气的划分，原则上没问题，但具体顺序上有问题。

笔者认为，六气的正常顺序应该是：风气、热气、暑气，湿气、燥气、寒气。笔者还认为，三阴三阳的正常顺序不应该是厥阴、少阴、太阴、少阳、阳明、太阳，而应该是少阳、阳明、太阳，少阴、厥阴、太阴。笔者的质疑，是以太阳回归年为基本依据的。

太阳回归年起始点在冬至，转折点在夏至。冬至一阳生，一阳为少阳，二阳为阳明，三阳为太阳。夏至一阴降，一阴为少阴，二阴为厥阴，三阴为太阴。

二阳为阳明，二阴为厥阴，《素问·至真要大论》中有如是解答："帝曰：'阳明何谓也？'岐伯曰：'两阳合明也。'帝曰：'厥阴何也？'岐伯曰：'两阴交尽也。'"

关于六气，《黄帝内经》中还有一种分法：从冬至到冬至，依次分为一之气、二之气、三之气、四之气、五之气、六之气。

六气与寒热顺序的排列，笔者重新解释如下：一之气论风，二之气论热，三之气论火；四之气论湿，五之气论燥，六之气论寒。一二三，太阳回归年的上半年；四五六，太阳回归年的下半年。

六气与阴阳顺序的排列，笔者重新解释如下：一之气论少阳，二之气论阳明，三之气论太阳；四之气论少阴，五之气论厥阴，六之气论太阴。少阳、阳明、太阳，太阳回归年的上半年；少阴、厥阴、太阴，太阳回归年的下半年。

太阳回归一次，六气循环一次。六气可以论正纪。正纪者，正道也。六气之道，吻合于太阳回归之道。道是定量之道，气是定量之气。希望为医者，能够牢牢记住六气之大数：

$$360 \div 6 = 60（日）$$

六气失序如何判断？参考寒暑失序，四时失序与五行失序，即可以作出正确判断。

初之气出现了炎热，立刻可以得出失序之结论。

二之气出现了潮湿，立刻可以得出失序之结论。

三之气出现了严寒，立刻可以得出失序之结论。

四之气出现了大风，立刻可以得出失序之结论。

五之气该凉不凉，立刻可以得出失序之结论。

终之气该寒不寒，立刻可以得出失序之结论。

六气时序会引起疾病，《素问·六元正纪大论》有如下分类：

初之气，时令错乱，"病中热胀，面目浮肿，善眠，鼽衄嚏欠呕，小便黄赤，甚则淋"。

三之气，时令错乱，"民病寒热"。

四之气，时令错乱，"病暴仆，振栗谵妄，少气嗌干引饮，及为心痛痈肿疮疡疟寒之疾，骨痿血便"。

危害最大的是二之气时节的气候错乱，"二之气……疠大至，民善暴死"。二之气，相当于《礼记》与《吕氏春秋》中的孟春。"疠大至，民善暴死"相当于《礼记》与《吕氏春秋》中的"其民大疫"。

六气之分，最合理的分法在苗族太阳历。从冬至到夏至，苗族太阳历一分为三为寒季、温季、热季；从夏至到冬至，苗族太阳历一分为三为热季、温季、寒季；寒热论阴阳，不寒不热的温季论不阴不阳。[1]一阴一阳加不阴不阳，才能合理解释屈原《天问》的"阴阳三合，何本何化"的疑问，因为化生万物就在寒温热、热温寒的转化之中。

1　吴心源：《苗族古历》，北京．民族出版社，2007年版，第2-3页。

六气失序之简要归纳。太阳回归年总长度一分为六就是六气，地球公转大圆一分为六就是六气。地球围绕太阳公转，从远日点到近日点，天气分三步一步步寒、温、热；从近日点到远日点，天气分三步一步步热、温、寒；这里，是六气的本源。一旦寒、温、热，热、温、寒的秩序错乱，就是天之病。天人合一，天之病必然会引起人之病。

八风失序会引起疠病。八风的界定，源于太阳历、北斗历所界定的八节。八风，前面已有详细讨论，这里简要回顾的有三点：

其一，风有三性。风，一有时令性，二有方向性，三有圆周循环性。

其二，风有八向。立春，东北风；立夏，东南风；立秋，西南风；立冬，西北风。春分，东风；夏至，南风；秋分，西风；冬至，北风。如果风向连续三天错180°，一定会有流行性疾病或疫病的发生。例如，春分时节刮西风，夏至时节刮北风，这些都是错位180°的大邪风。

其三，唯一性。邪风判断标准，在世界范围内，唯有中华文化、中医文化所独有。

《素问·刺法论》中连续三次出现"三年化疫"之说。什么意思？意思是：连续三年的气候异常，就会出现大疫。连续三年严重的气候异常，就会出现大疠疫。太阳回归年，有年内气候异常，有连年气候异常。年内气候异常，会引起疫病。连年气候异常，会引起大疫病。

环顾全球，东方与西方，今天还有多少人关注气候异常与疫病的关系？今天还有多少人关注气候异常与疠病的关系？

瘴气与疠病。异常天气之外，大地上还有一种气会引起疫病，会引起死亡，就是瘴气。

瘴气，是热带或亚热带山林中动植物腐烂后生成的毒气。瘴气的根源，内因有三，外因有二：落叶、枯树、动物尸体是内因，丰沛的雨水与炎热的天气是外因。

瘴气，最早是在《后汉书》中出现的。

《后汉书·马援传》："二十年秋，振旅还京师，军吏经瘴疫死者十四五。"

《后汉书·杨终传》："且南方暑湿，瘴毒互生。"

《后汉书·南蛮传》："南州水土温暑，加有瘴气，致死亡者十必四五。"

瘴气死亡者十有四五，是《后汉书》书中的记载。

瘴气死亡者十有八九，是民谣的记载。西双版纳有民谣："十人到勐腊，九人难回家；要到车佛南，先买棺材板；要到菩萨坝，先把老婆嫁。"

医治瘴气，《三国演义》记载了一种奇特的方法——口含香叶可以防瘴气。《三国演义·第八十九回·武乡侯四番用计　南蛮王五次遭擒》中记载了一种可以预防瘴气的"韭叶云香草"："人若口含一叶，则瘴气不染。"《滇南本草》"韭叶云香草"条注补：昔武侯入滇得此草，以治烟瘴。韭叶云香草，即香茅草。香茅草，广东、广西、海南、福建等地皆有。

（二）疫与疠的预防与医治

疫与疠发生的原因。阴阳二气该升不升，该降不降，是疠疫发生的根本原因。

"升降不前，气交有变，即成暴郁。"是《素问·刺法论》开篇的第一句话。这句话明确指出，阴阳二气该升不升，该降不降，就会形成暴烈的郁气。暴烈的郁气，会引起暴烈的疠疫。

"升之不前，即有期凶也。"[1]

"升之不前"者，该升不升也。

该升不升，病！

按照木火土金水五行顺序，分出了五种该升不升的天气病与人之病：

木，该升不升。

火，该升不升。

土，该升不升。

金，该升不升。

水，该升不升。

阳气该升不升，是天之病。天之病，必然会引起人之病。天之病，人无能为力。人之病，针刺可以补救。救，救在"通闭解结"的原则上，救在"扶正气去邪气"的针法上。以针刺扶正气去邪气，《刺法论》讲述了五种针刺方法。原文如下：

1　《素问·刺法论》。

木欲升而天柱窒抑之，木欲发郁亦须待时，当刺足厥阴之井。

火欲升而天蓬窒抑之，火欲发郁亦须待时，君火相火同刺包络之荥。

土欲升而天冲窒抑之，土欲发郁亦须待时，当刺足太阴之俞。

金欲升而天英窒抑之，金欲发郁亦须待时，当刺手太阴之经。

水欲升而天芮窒抑之，水欲发郁亦须待时，当刺足少阴之合。

天柱，金星之别名；天蓬，水星之别名；天冲，木星之别名；天英，火星之别名；天芮，土星之别名。五行相克，是原文之本义。问题是每一行的相克，都会出现天文中的金木水火土五星，是不可能的。因为五星的运行周期，与太阳回归年的五季没有对应关系。例如，木星运行近 12（11.86）年一个周期，是地球公转（太阳回归年）的近 12倍，木星会对应一个太阳回归年五季之中的木运吗？即使以金木水火土五行命名的木运、火运、土运、金运、水运之年，也无法与金木水火土五星的运行周期相对应。五行与五星的对应，只是中华先贤"以天文论人文，以天文论医理"的一种形象比喻，而不应该体现在处处的论述之中；正确的翻译应该舍去了五星的内容。笔者译文如下：

风木该升而不能升，是金气过胜（春行秋令），如此即会发生木气之郁。医治木气之郁，正确的针刺，须等到木气当位之时，刺足厥阴之井大敦穴，泻金邪而疏通木郁。

火该升而不能升，是水气过胜（夏行冬令），如此即会发生火气之郁。医治火郁，正确的针刺，须等到火气当位之时，刺手厥阴心包经之荥穴劳宫，泻水邪而疏通火郁。

土该升而不能升，是木气过胜（长夏行春令），如此即会发生土气之郁。医治土郁，正确的针刺，须等到土气当位之时，刺足太阴之俞穴太白，泻水邪而疏通土郁。

燥金该升而不能升，是火气过胜（秋行夏令），如此即会发生火气之郁。医治火郁，正确的针刺，须等到金气当位之时，刺手太阴之经穴经渠，泻火邪而疏通金郁。

水该升而不能升，是土气过胜（冬行长夏令），如此即会发生水气之郁。医治水郁，正确的针刺，须等到水气当位之时，刺足少阴经之合穴阴谷，泻土邪而疏通水郁。

金木水火土的当位即与春夏秋冬四时的对应。

该升不升，有五种针刺疗法。该降不降，同样有五种针刺疗法。

按照木火土金水五行顺序，分出了五种该降不降的天之病与人之病：

木，该降不降。

火，该降不降。

土，该降不降。

金，该降不降。

水，该降不降。

阴气该降不降，是天之病。天之病，必然会引起人之病。天之病，人无能为力。人之病，针刺可以补救。救，救在"通闭解结"的原则上，救在扶正气去邪气的针法上。以针刺扶正气去邪气，《刺法论》讲述了五种针刺方法。原文如下：

木欲降而地晶窒抑之，降而不入，抑之郁发，散而可得位，降而郁发，暴如天间之待时也，降而不下，郁可速矣，降可折其所胜也，当刺手太阴之所出，刺手阳明之所入。

火欲降而地玄窒抑之，降而不入，抑之郁发，散而可矣，当折其所胜，可散其郁，当刺足少阴之所出，刺足太阳之所入。

土欲降而地苍窒抑之，降而不下，抑之郁发，散而可入，当折其胜，可散其郁，当刺足厥阴之所出，刺足少阳之所入。

金欲降而地彤窒抑之，降而不下，抑之郁发，散而可入，当折其胜，可散其郁，当刺心包络所出，刺手少阳所入也。

水欲降而地阜窒抑之，降而不下，抑之郁发，散而可入，当折其土，可散其郁，当刺足太阴之所出，刺足阳明之所入。

大道至简！这一论断"至简"吗？

"易简天下之理得矣。"[1]这一论断"简易"吗？

如此烦琐，笔者认为，不属于中华先贤的文风，这应该是后人的文章。后人的文章，原则是对的，语言是啰嗦的。

这一论断又一次出现了金木水火土五星的别名：地晶，金星之别名；地玄，水星之别名；地苍，木星之别名；地彤，火星之别名；地阜，土星之别名。是完全没有必要的。

---

1 《周易·系辞上》。

　　按照大道至简的原则，笔者对"该降不降"之论断翻译如下：

　　风木欲降而不能降，是金气过胜，如此即形成木之郁气。医治该降不降的木郁之气，正确的针刺是用泻法折减其胜气，应当针刺手太阴之井穴少商与手阳明之合穴曲池。

　　火欲降而不能降，是水气过胜，如此即形成火之郁气。医治该降不降的火郁之气，正确的针刺是用泻法折减其胜气，应当针刺足少阴之井穴涌泉与足太阳之合穴委中。

　　土欲降而不能降，是木气过胜，如此即形成土之郁气。医治该降不降的土郁之气，正确的针刺是用泻法折减其胜气，应当针刺足厥阴之井穴大敦与足少阳之合穴阳陵泉。

　　金欲降而不能降，是火气过胜，如此即形成土之郁气。医治该降不降的金郁之气，正确的针刺是用泻法折减其胜气，应当针刺手厥阴心包络之井穴中冲与手少阳之合穴天井。

　　水欲降而不能降，是土气过胜，如此即形成水之郁气。医治该降不降的水郁之气，正确的针刺是用泻法折减其胜气，应当针刺足太阴之井穴隐白与足阳明之合穴足三里。

　　疫与疬的预防。人之根本在气。面对疫与疬，《黄帝内经》以气理论为依据，首先给出了预防的原则。《素问·刺法论》："不相染者，正气存内，邪不可干。"

　　敬请记住"正气存内，邪不可干"这八个字。

　　敬请记住"正气"这两个字。

　　正气者，人之基础也。只要正气足，邪风就不能侵入人体。

　　狂风会刮倒杨柳，却刮不倒松柏，原因何在？因为材质不同。

　　邪风会使老人儿童生病，却不能让壮汉生病，原因何在？因为体质不同。

　　扶养正气，是预防疫病的根本措施。

　　明白了冬至夏至这两个时令点，就会明白一升一降的时间点。明白了十月太阳历的五行顺序，就会明白木火土金水升降的时间段。

　　升之不前，可以先防！

　　降之不前，可以先防！

　　升降不前，可以先防！

　　针刺可以先防！

用药同样可以先防！

医治疠疫的内服药，《素问·刺法论》给出了三种矿物药：辰砂、雄黄、雌黄。辅助药：蜂蜜。

疠疫的医治，最早给出内服药的是晋代葛洪。葛洪在《肘后备急方·卷二》有"治瘴气疫疠温毒诸方"之专论，其中的用药，可归纳为四大类：矿物药、植物药、菜类药、动物药。

矿物药：雄黄、雌黄、丹砂、矾石。

植物药：麻仁、柏子仁、细辛、附子、皂荚、大黄。

菜类药：干姜、肉桂、椒。

动物药：虎骨、羚羊角、鸡子白、猪油。

酒醋蜜，是三大辅助材料。

疫病发热，不能用"正病正治"的"热者寒之"，而应该用"正病反治"的"热者热之"。

"正病反治"，是西方文化中所没有的哲理。

"热者热之"，是西方文化中所没有的方法。

"正病反治"，中医文化里有如此哲理。

"热者热之"，中医文化里有如此方法。

"正病反治""热者热之"，最典型的实例是李东垣先生的"甘温除大热"。

1232 年，中原开封，东至山东，西至太原一带发生大规模疫病，史称"壬辰汴京大疫"。这次大疫，死亡人数达百万之众。李东垣先生在大作《东垣医集·内外伤辨惑论》记载："（汴京）都门十有二所，每日各门所送（死者），多者二千，少者一千。"如此惨状，持续三个月。病症为气喘、身热、头痛、口渴，时医曾以"正病正治"的"热者寒之"治之，药用巴豆、芒硝、大黄、黄连、枳实、茵陈寒凉之药，方用承气汤、陷胸汤、茵陈汤，其效果不是药到病除，而是药到命除。李东垣先生用"正病反治"之"热者热之"方法治之，方用补中益气汤，药用人参、黄芪、当归、橘皮、白术、升麻、甘草等甘温之药，达到了药到病除的效果。

甘温除大热！希望为医者能够记住这一方法。

"正病正治"的"热者寒之"之外，还有"正病反治"的"热者热之"。希望为医者能够记住这一哲理。

凡是邪风引起的身热、发热流行性疾病或疫病，一定要用甘温之药或芳香开窍之药治之。

清代杨世泰著《本草述钩元》，其中介绍几味防疫的中草药：香附子、乌药、安息香、苏合香。

清代赵学敏著《串雅全书》，其中介绍用麻油涂鼻孔可以防疫："凡入瘟疫之家，以麻油涂鼻孔中，然后入病家去，则不相传染。既出，以纸捻探鼻深入，令喷之为佳。"

异常动物或动物异常，是疠疫发生的重要原因。

鸟与疠疫。鸟会带来疫病，最早是由《山海经》记载的。

[原文]《山海经·东山经·东次二经》："又南五百里，曰哩山。……有鸟焉，其状如凫而鼠尾，善登木，其名曰絜鉤，见则其国多疠。"

[译文]再往南五百里，有座哩山。……山中还有一种禽鸟，形状像野鸭子却长着老鼠一样的尾巴，擅长攀登树木，名称是絜鉤，在哪里出现哪里就多次发生瘟疫病。

[原文]《山海经·中山经·中刺十经》："又西二十里，曰复州之山，其木多檀，其阳多黄金。有鸟焉，其状如鸮，而一足彘尾，其名曰跂踵，见则其国大疠。"

[译文]再往西二十里，是座复州山，那里的树木以檀树居多，山南面有丰富的黄金。山中有一种禽鸟，形状像一般的猫头鹰，却长着一只爪子和猪一样的尾巴，名称是跂踵，它在哪里出现，哪里就会发生大瘟疫。

《山海经》不能仅仅当作神话故事看，这部经典里面隐藏有非常丰富的文化要素，如天文地理、高山河流、植物矿物、动物飞禽、哲学医学、疾病疫病……

《山海经》谈飞鸟与疠疫之因，相当于今天西医所定名的禽流感。某一种和某几种鸟引起大面积的疫病，《山海经》揭示的是什么呢？是不是提醒后人要注意特殊的自然景象。

某种鸟会引起疫病，某种动物也会引起疫病吗？

会！

奇怪的动物会引起疫疫，这一记载首先是在《山海经》中出现的。

[原文]《山海经·东山经·东次四经》："又东二百里，曰太山，上多金玉、桢木。有兽焉，其状如牛而白首，一目而蛇尾，其名曰蜚，行水则竭，行草则死，见则天下大疫。"

[译文]再往东二百里，是座太山，山上有丰富的金属矿物和玉石、茂密的女桢树。山中有一种野兽，形状像一般的牛却是白脑袋，长着一只眼睛和蛇一样的尾巴，名称是蜚，它行经有水的地方水就干涸，行经有草的地方草就枯死，一出现天下就会发生大瘟疫。

[原文]《山海经·中山经·中次十一经》："又东南二十里，曰乐马之山，有兽焉，其状如汇，赤如丹火，其名曰狼，见则其国大疫。"

[译文]再往东南二十里，有座乐马山。山中有一种野兽，形状像一般的刺猬，全身赤红如丹火，名称是狼，在哪里出现哪里就会发生大瘟疫。

鼠与疫疫。1348—1350 年，一场鼠疫，使欧洲付出了总人口三分之一的代价。[1] 幸存者介绍了大难不死的原则与经验。[2]

原则只有一个，就是：用香料之香气抵御有毒之浊气。

经验却有几种，但是种种经验都离不开香料。

经验一：一位研究员声称，他使用了桂皮、藏红花、肉豆蔻、丁香混合研磨的香粉。

经验二：意大利佛罗伦萨市的市民，在鼠疫猖獗时，采取的防御方法是：手持花束、芳香草或各种香料，不时举到鼻子上去闻一闻。

经验三：脖子上挂琥珀加龙涎香制成的香料盒。

经验四：房间里柑橘上插丁香。

中国也有过鼠疫横行，但并没有付出像欧洲那样的代价。中国治疗鼠疫，这里介绍一个民间的方法：一味药治愈鼠疫。

一味药治鼠疫，笔者是在《文史学者王贵忱》一书中看到的，故事发生在内蒙古通

---

1 杰克·纳特：《香料传奇》（周之平译），北京．三联书店，2015 年版，第 203 页。

2 杰克·纳特：《香料传奇》（周之平译），北京．三联书店，2015 年版，第 204-205 页。

辽。因为这涉及医治鼠疫的一种重要方法，所以将故事前前后后、曲曲折折的完整过程全文摘录如下：

初次到通辽的人都会留下美好的印象：大片肥沃的耕地，辽阔丰饶的牧场，羊群游动在茂密的草地，牧民骑着骏马奔腾……然而，就是这块土地，历史上却曾是人间鼠疫高发区。当地流传着这样一首民谣："黄鼠遍山野，胜过牛羊群，传染鼠疫病，九死无一生。"

1914 年通辽建镇，之后三十多年，年年发生鼠疫。最惨的是 1947 年 5 月。鼠疫蔓延至通辽周边五个旗县，而以通辽最为严重，据相关资料记载：每天平均死亡一百多人，最多达一百六十人，有的全家感染，无一幸存。……王贵忱就在这时发起了高热，这正是典型的症状之一。

人感染鼠疫后往往起病急，短者一日，多者三五日，病人突然寒热战栗、发热。持续高热在 39 ℃以上；同时出现头昏头痛，呼吸和脉搏加快的现象，有些病人大腿根部、颈部、腋下等处还有疼痛激烈的肿块。如果不及时抢救，病人很快就会极度虚弱或昏迷，继而死亡。王贵忱在高热中处于半昏迷状态，平时健壮的身体迅速垮了下来，腋下生出一个大肿块，疼得钻心。那时候部队常常分散住在老百姓家里，医疗条件十分有限，上级防疫队还没有到达，老乡和战友们都悲伤地以为这个招人喜爱的小兵必死无疑。但王贵忱难受归难受，竟然不恐惧，许是"初生牛犊不怕虎"吧，死离他太遥远。

（王贵忱语）"通辽城一万多人几天就死了七八千，一家家的死，一个院子一个院子的死，周围得病的都死光了，就我一人幸存，全城瘫痪呐。后来老乡告诉我，他们想起一个土方法：用大烟治病！幸好我保管那玩意儿，也幸好，体质好，他们把大烟敷在我腋下的肿块上，又泡水给我喝，结果我腋下流了几天黑色的脓，也不痛，高热慢慢退了，是大烟把我救活的。一年后我的身体才彻底复原。"[1]

关于这场鼠疫，曾志（陶铸夫人）在她的回忆录《百战归来认此身》中有所记载："这次鼠疫流行，单单通辽县就死亡了几千人，巨大的恐怖像压城的黑云一样迅速笼罩了全辽吉全东北，一时人心惶惶，如临世界末日。到后来，这种恐惧竟发展到人死了谁也不敢抬、不

1　宋晓琪：《文史学者王贵忱》，广州．广东教育出版社，2014 年版。

敢埋的地步，任由尸体腐烂，这就更加剧了鼠疫的扩散。……在鼠疫流行区，我们随时都有被传染的危险。老百姓对付鼠疫有个土办法：拿生鸦片用水化开，用小竹签当竹筒，蘸上鸦片水往肌肉里扎，据说此法也救了一些人。"曾志说的"救了一些人"，其中就有王贵忱。

这一年11月份，苏联红十字会半月协会的防疫队前来援助，带来许多新药品。专家们发现了王贵忱的奇迹生还，以及鸦片的疗效，把他当特殊病例研究，最终还是没能破译这个"密码"。

如果说，鸦片救活了王贵忱，其意义在"特殊"个例上。问题是，鸦片救了"一些人"，是否具备了"普遍"意义？！

鸦片作为毒品，绝对应该禁止。但是，作为药品是否有限度允许使用？

腋下肿块与恶性肿瘤虽然各自有各自的特殊性，但是在一个"恶"字与一个"肿"字上是不是有共性？能消这个肿，能不能消那个肿呢？

以鸦片医治鼠疫，是当地民间的流传的土方法。一个"土"字，揭示的是本乡本土的传统性与中华民族的特殊性。

位于欧洲的英国，曾经向中国输出过大量的鸦片，他们只知道用鸦片害中国人，却不知道用鸦片救自己人。

——民间土方能医治鼠疫，那么，中医方剂能否医治鼠疫呢？

毫无疑问！

医治鼠疫，名医张锡纯在其大作《医学衷中参西录》一书中两次谈到鼠疫。1922年黑龙江哈尔滨发生鼠疫，张锡纯先生收治两例，治愈两例。立论是以润燥、清热为纲，立方以白虎人参汤为基本方，加山药、玄参。方剂具体成分如下：

生石膏（捣细）三两，知母八钱，玄参八钱，生山药六钱，野台参五钱，甘草三钱。

中医能够治愈鼠疫，为什么仅仅治愈两例而不在广大病人面前发挥作用呢？

张锡纯先生在《医学衷中参西录·论鼠疫之原因及治法》一节中道出了原委："自鼠疫之症流毒甚烈，医者对于此证未之前闻，即治疗此证未有专方，致国家一遇此证发生，即设局防疫委之西医，而西医又毫无确实疗法，惟置之隔离所听其自死。致患此证者百中难愈二三，良可慨也。"

能够医治鼠疫，中医却发挥不出作用？原因在于当时的当局把治疗鼠疫的任务全部"委之西医"。而当时西医力所能及的，仅仅是隔离。[1]

老鼠为什么会引起鼠疫？鼠疫起因不在鼠本身，而在天气的异常。关于天气异常会引起鼠疫，张锡纯先生在参阅《千金方》的基础上有如下归纳：

"冬受温风，至春夏又感寒而发。……由寒热而变鼠疫也。"[2]

异常气候才是鼠疫的真正原因！

《千金方》记载有猝然而起的"恶核病"，张锡纯先生认为，这就是鼠疫。

张锡纯先生还引用了几位先生的共同认识。

第一位是清代名医吴锡璜先生。吴锡璜先生将鼠疫分为两大类：腺鼠疫和肺鼠疫。吴锡璜先医治鼠疫，方剂用王孟英结核方合冲犀丹。消核、逐秽、解毒，是吴锡璜先生医治无恶核鼠疫的经验。有分类，是贡献。没有分类的解释，是缺陷。张锡纯先生，客观地评价了吴锡璜先生。

第二位是德州李保初先生。李保初先生著有《药言随笔》一书，书中介绍了滇黔两粤四省有一种"耗子病"。耗子病的发生很奇怪，偏偏发生在家室之中看不见老鼠之时。此时一旦看见死鼠，就会"举家传染"，病人十人难愈二三的耗子病。耗子病，就是鼠疫。鼠疫之病因，李保初先生认为，奇异之毒源于天地之气的偏颇。先有天地之气的偏颇，后有鼠疫的发生，再有人的感染；天气异常—老鼠死亡—人感染鼠疫，如此"三段论"是李保初先生所描述的鼠疫全过程。鼠疫之病因，李保初先生论在"阴气失职"上。原文为："地气不达，阴气失职，鼠失所养，即不能居，是以他徙，不徙则毙。"病在鼠，病因在天地之气的异常。"天地之气通则为泰，塞为否，泰则万物生，否则万物枯。"[3] 李保初先生引用否泰两卦归纳了万物之病的根本原因。"天地交则万物通也。""天地不交，则万物不通也。"这两句格言出于《周易·象传》。三阳开泰，开在春分之时。春分之时，阳气露出地面，万物欣欣向荣。秋分之时，阳气沉入地下，

1 张锡纯：《医学衷中参西录》，太原.山西科学技术出版社，2013年版，第396-397页。

2 张锡纯：《医学衷中参西录》，太原.山西科学技术出版社，2013年版，第400页。

3 同上。

大树开始落叶，小草开始枯黄。如果春分之时，出现了秋分的天气，就是天地之气的异常。异常的天地之气，万物会有病，人也会有病，是李保初先生的基本认识。

第三位是香山刘蔚楚先生。刘蔚楚先生的贡献是用麝香医治鼠疫。"麝香六分，作十余次用，解毒、活血、清火之药煮汤，连连送下而愈。"[1]

第四位是滦州朱钵文先生。朱钵文先生的贡献是用大黄为君药医治鼠疫。张锡纯写道"滦州友人朱钵文告余曰：'余有善消鼠疫结核之方，用川大黄五钱，甘草五钱，生牡蛎（捣碎）六钱，瓜蒌子（捣碎）四十粒，连翘三钱。煎汤服之，其核必消。'"[2]

第五位是绍兴名医何廉臣先生。据张锡纯先生介绍，何廉臣先生著有《全国名医验案》一书，其中"最推重广东罗氏芝园，谓其经验弘富，细心揣摩，剖察病情如老吏断狱，罗列治法如名将谈兵，以活血祛瘀之方，划清鼠疫主治界限，允推卓识，爰为节述其因、症、方、药，俾后学有所取法。"[3]——罗芝园先生，广东名医也。医治鼠疫，十愈八九。

第六位是武汉名医冉雪峰先生。1917年，武汉发生鼠疫，湖北名医冉雪峰先生以"清燥救肺汤""通窍活血汤"医之，收效良好。冉雪峰先生著有《温病鼠疫问题解决》一书，转折到了张锡纯先生手里。张锡纯先生"细阅"之后，作出了"论温病及鼠疫皆精"的结论。救肺、救肾，令肾阴上达，最终使心肾相交，是南北两位名医的共同认识。北方名医能够治愈鼠疫，南方名医同样也能治愈鼠疫，张锡纯先生用八个字评价南方名医冉雪峰先生"楚国有才，其信然乎"。[4]

武汉之南是湖南，湖南中医有治愈鼠疫的病例吗？有！1941年11月，日本鬼子用飞机向湖南常德投放了鼠疫细菌。救治鼠疫病人，常德的中医，发挥了一定的作用。作用即使不是全局性的，肯定也有一定的具体作用。湖南名医治愈鼠疫的病例，笔者是在常德政协文史资料中看到的。

---

1 张锡纯：《医学衷中参西录》，太原 . 山西科学技术出版社，2013年版，第401页。

2 同上。

3 同上。

4 张锡纯：《医学衷中参西录》，太原 . 山西科学技术出版社，2013年版，第432页。

医治鼠疫，取得根本性、全局性的胜利，功劳在广东中医界。清光绪年间，岭南连续发生鼠疫，广东石城（今廉江）名医罗汝兰（芝园）先生，在总结医治鼠疫实际效果的基础上，于1891—1894年撰写成《鼠疫汇编》一书。《鼠疫汇编》书中有前人的经验，也有在前人基础上的新创造；广东中医界有医治鼠疫之理，有医治鼠疫之术，有医治鼠疫之药。

罗汝兰治愈鼠疫病人，治愈率在90%。各地用他的方子治鼠疫，治愈率同样在90%左右。历史的经验是今天前进的基础，前人的经验是今人的参考依据。面对频繁的疫病，有必要认真汲取《鼠疫汇编》中的经验，从理论到实际。

《鼠疫汇编》谈鼠疫。谈鼠疫，先谈的是鼠疫之名，再谈的是鼠疫之症，最终谈的是鼠疫之治。

疫与鼠疫。谈鼠疫，罗汝兰先生首先是从"疫"入手的，是从阴阳失调入手的。《鼠疫汇编·再续治鼠疫方序》："疫由阴阳愆伏而作也，或中血或中气，感其毒者，皆以害人，顾其同时，同其地，同其症，同其药，亦宜无不同。"[1] 愆，过与不及也。愆伏者，阴阳失调也。《左传·昭公四年》："冬无愆阳，夏无伏阴。"谈疫病之疫，是从阴阳失调入手的。阴阳失调，首先天气的阴阳失调，然后是人的阴阳失调。阴阳失调，百病是生。罗汝兰之论，其原则与《黄帝内经》完全吻合。《素问·至真要大论》："谨察阴阳所在而调之，以平为期，正者正治，反者反治。"治病，首先审视阴阳，病在阴还是病在阳？然后平衡之。疫也是病，所以必须先"谨察阴阳"。疫病论阴阳，是大根大本之论。如此思路，如此论述，完全正确。

鼠疫之名。《鼠疫汇编·再续治鼠疫方序》："鼠疫者，鼠死而疫作，故以为名。其症为方书所不载。"鼠疫起于死鼠，所以定名为鼠疫。

鼠疫初起之症与鼠疫之因。"鼠疫者……其症为方书所不载。鼠疫一症，初起红肿，结核如瘰疬，或忽起于不自知，或突起于所共见，其溃者流瘀血，非热毒成瘀之明验乎？其甚者热憒而毙，非热毒瘀血攻心所致乎？"瘰疬，鼠疮也，老鼠疮也。老鼠疮

1 罗汝兰：《鼠疫汇编》，广州．广东科技出版社，2008年版，第9页。

生于颈部的核块，互相串连，小者称瘰，大者称疬，统称瘰疬。"方书所不载"，这种症状根本没有先例。瘰疬溃烂之后，会流出瘀血，是鼠疫之症。热毒，鼠疫之因也。热与毒，是对鼠疫之因的基本定性。人体之内的热毒，源于体外。热，必须清热；毒，必须解毒。热与毒，也是对鼠疫之治的基本把握。

鼠疫之症与鼠疫之因细论。鼠疫病，随着病情由浅入深，症状也一步步复杂。《鼠疫汇编·病治论》有如下详细的描述：（鼠疫）其初起也，有先恶寒者，有不恶寒者，既热之后即不恶寒；有先核而后热者，有先热而后核者；有先热核同见者，有先见核不见热者，有先见热不见核者；有汗有不汗者，有渴有不渴者；皆无不头痛身痛，四肢酸痛，其症兼者，疔疮斑疹、衄嗽咳吐，甚而烦躁懊、昏愦谵语、瞀乱癫狂、痞满腹痛、便结旁流、舌焦起刺、鼻黑如煤、目瞑耳聋、骨萎足肿、舌烈唇烈、脉厥体厥，种种恶症，几难悉数，无非热毒迫血所致。从体表到体内，从耳目口鼻舌到大便，一口气列出了近20种症状。足见罗汝兰先生观察之细，观察之准。所有症状，论证的是病因。病因何在？非常简洁的一句话："无非热毒迫血所致"。热毒，是体内之因。体内之因，源于体外。由体外到体内，关于鼠疫的转化，罗汝兰先生在《鼠疫汇编》中连续写了三篇文章进行讨论。这三篇文章的题目是：《原起论》《鼠疫原起》与《补原起论症及禁忌》。异常之天气，污秽之地气，是鼠疫的根本原因。污秽之地气，源于生活垃圾。天之邪气加地之邪气（垃圾堆产生的污秽之气），产生热毒。"热毒熏蒸，鼠先受之，人随感之"[1]。天地之邪气—鼠先受之—人随感之。这是鼠疫的演化过程。

鼠疫变化之症。毒中上中下三焦，症状有所不同。具体差别如下：

毒中上焦之症：尺肤热，头痛身痛，微恶风寒，热渴自汗，午后热甚，或不恶风寒，不汗不渴，舌苔白。

毒中中焦之症：面目俱赤，语声重浊，呼吸俱粗，大便闭，小便涩，舌苔老黄，甚则黑有芒刺，但恶热不恶寒，日晡益甚。

毒中下焦之症：夜热早凉，或热退无汗，或身热面赤，口舌燥，甚则舌蹇囊缩，痉厥神昏。

1《鼠疫汇编·补原起论症及禁忌》。

鼠疫之治。鼠疫治愈率达到 90%，是罗汝兰先生的伟大贡献。认真回顾与总结罗先生的经验，对于今天来说，对于今后来说，都具有非常重要的现实意义。

医治鼠疫运用两种方法：内治法与外治法。

先谈内治法。治病用内服药，是历史之常规。医治鼠疫，首选的是内服药。

医治鼠疫之方剂。清代名医王清任《医林改错》中的"活血解毒汤"，是罗汝兰采用的基本方，但量有增减，药有更改。实际运用的方剂与药物用量如下：

连翘三钱，柴胡二钱，葛根二钱，生地五钱，当归一钱半，赤芍三钱，桃仁八钱，红花五钱，川朴厚一钱，甘草二钱。

外加石膏、知母、羚羊角、犀角。

病情轻者，石膏加五钱，知母加三钱；病情重者，石膏加一两，知母加五钱。

《医林改错》之书名，在《鼠疫汇编》一书中反复出现过多次。

清热，是必需的。化瘀，同样是必需的。

清热，本也。化瘀，标也。清热化瘀，标本兼治。

仅仅清热，罗汝兰先生的经验是有效有不效。

清热与化瘀同步，用王清任先生的"活血解毒汤"，罗汝兰先生的经验是这样三个字："奇效也。"[1]

化瘀，藏红花有"捷效"，也是罗汝兰先生的经验之谈。

医治鼠疫用药之步骤、煎药服药之方法。内服药分三步。三步之分，有两个依据：一是三焦分治，二是中毒浅深。具体步骤如下：

一、二、三日病在上焦，药味取其轻清，煎宜六七沸；四、五、六日病在中焦，药味取其稍重，煎宜十沸；七日以后病在下焦，药味取其浓重，煎十余沸。[2]

染鼠疫之初期与重危之症用药之量大有区别：染病初期即急服药；重危之症必要连追三服；初起即重危之症，即用重剂急追，十剂左右效，迟半日必加半，迟一日必加倍。[3]

1　《鼠疫汇编·症治论》。

2　《鼠疫汇编·影印说明》。

3　同上。

用药，视病情不同而灵活加减：其舌苔白或黄，或渴或未渴，或呕逆者，加石膏，或白虎汤；热甚，或手足冷，或有核，或无核者，加犀角、羚羊角、藏红花；水泻、谵语者，加大黄等。[1]

再谈外治法。外治法分两种：一是用药油涂搽，二是放血。药油者，寒凉之药粉加茶油或调醋成药，然后频涂、外敷。[2]

红肿之处，可以放血治之。[3]

"稍轻稍重之症，可救十全；至危至重之症，可救七八。"是罗汝兰先生医治鼠疫数年亲力亲为之数据。

罗汝兰先生开创了几个世界史无前例的第一：

鼠疫之因不在老鼠本身而在天地之邪气，是认识上的第一。

鼠疫不是不治之症而是可治之病，鼠疫可以在短时间内治愈，治愈率高达90%，是医术上的第一。

药之用量应该随病情变化而增大，不应该死死坚持书中的原有之药、原有之量，是方法上的第一。

写出了《鼠疫汇编》医书，是理论上的第一。

罗汝兰先生医治鼠疫的功绩，对广东而言是一大贡献，对中国而言是一大贡献，对世界而言同样是一大贡献。

罗汝兰先生医治鼠疫的功绩，无论如何不能忘记。

罗汝兰先生医治鼠疫的功绩，有重新研究的必要。

疠疫与鼠疫之归纳。为什么要讨论疫病？因为疫病从古至今一直在流行，一直在发作，现实中疫病越来越频繁。讨论历史上的疫病，不仅仅是回顾历史，更重要的是为了现实。

需要说明的一点是，《鼠疫汇编》之前，广东已经有了医治鼠疫的小册子《治鼠疫

1　《鼠疫汇编·影印说明》。
2　《鼠疫汇编·复病治法》。
3　《鼠疫汇编·增治鼠疫毒盛法》。

法》。[1] 清代广东的中医界，为医治鼠疫做出了重大贡献。这一重大贡献，应该仔细研究，无论如何不能忘记。

疬疫六个方面之归纳：

其一，研究的时间最早。有文字在，有典籍在，可以查一查，在人类历史上，哪一个民族的先贤，最先研究疫病？毫无疑问，在世界范围内，疫病的研究，开端者是中华大地上的中华先贤。

字，甲骨文有"疫"字。

理，《黄帝内经》有疫病之理。

其二，病因定位最准确。疫病的根本原因在气候的异常，异常的气候，是疫病的根本原因。《黄帝内经》用了几乎三分之一篇幅论运气。运气者，运行之气候也。气候运行有正常与异常之分，异常的气候就是疫病之因。

一个太阳回归年寒暑失序，四时失序，八节失序，均会引起疫病。

一个太阳回归年之外连续三年气候异常，会引起大疬疫。

动物之疫，鸡鸭之疫，飞禽之疫，极大危害的鼠疫，追溯本源，都是天气异常引起的。

——哪里没有鸡鸭，为什么偏偏这里发生了鸡流感、鸭流感？

——哪里没有飞禽，为什么偏偏此处发生了禽流感？

——哪里没有老鼠，为什么偏偏此处发生了鼠疫？

仰观天文，是中华文化、中医文化诞生的第一步。中华先贤从一开始就把地球上发生的一切事情与天文相联系。天文地理，在中华文化、中医文化里是并列出现的。"夫道者，上知天文，下知地理，中知人事，可以长久。"[2] 在《黄帝内经》中，天地人三者是一体而论的。人生在天地之间，发生在人体上的疾病必然与天地有联系。同样的道理，飞禽走兽昆虫也生在天地之间，发生在动物身上的疾病与天地会没有联系吗？异常的气候，会

---

1 《鼠疫汇编·治鼠疫法》。

2 《素问·气交变大论》。

反映在某种虫的兴旺上。气候分金木水火土五种，虫分毛虫、羽虫、鳞虫、介虫、倮虫五种，一种气候对应一种虫，某种虫一旦出现特别兴旺或少见的情况，它所揭示的就是某种气候的异常。由此观之，鸡鸭、飞禽、老鼠一旦出现异常，首先要从异常气候上找原因。

论证地球的一切，必须先论及天文，是中华文化、中医文化的基本思路。此处介绍一个以天文错乱论万物错乱、血气错乱的论断："经脉留行不止，与天同度，与地合纪。故天宿失度，日月薄蚀，地经失纪，水道流溢，草萱不成，五谷不殖……血气犹然。"[1] 这一论断讲的是，气血在人体中，但是人体中的气血合于天体运行。一旦"天宿失度"，地球上的江河会发生异常变化，人体中的气血会发生异常变化。"天宿失度"反映在何处？首先反映在"日月薄蚀"即日食月食上。日食月食，并不是"天宿失度"，其根源在日月地三点一线的对应关系。宇宙间的一切运动，都具有严格的规定性与规律性。所谓"失度"，并不是运动秩序、运动速度发生了错乱，而是太阳与地球两点一线的连线上出现新的星体。月亮与金木水火土五星，从理论到实际，都有可能出现在太阳与地球两点一线的连线上。月亮出现在太阳与地球的连线上，如此三点一线，会引起地球上江河的天文大潮。那么，太阳与地球的连线上出现多个星体，形成四点一线、五点一线、六点一线、N点一线关系时，地球上一定会发生相应的异常，或江河泛滥，或严重干旱，或草木不生，或五谷歉收，或疫病流行。

敬请记住这一句式：

"天宿失度，水道流溢。"

"天宿失度，草萱不成。"

"天宿失度，五谷不殖。"

最终，还必须会延伸出这样一个句式：

"天宿失度，气血失常。"

"天宿失度，人体失常。"

"天宿失度，疫病发生。"

其三，病名定名最合理。疫病，按照病情的深浅可以定名，按照病因的不同可以定名。

---

1 《灵枢·痈疽》。

病情的深浅，《黄帝内经》分出了疫与疠。疫与疠，本质相同，但程度不同。

木疫、火疫、土疫、金疫、水疫；木疠、火疠、土疠、金疠、水疠；如此定名，第一依据是不同的病因，第二依据是病情的轻重。

其四，医治方法最全面。疫病，不是不治之病，而是可治之病。用针用药，均可以治愈疫病。针刺，是中医文化之瑰宝。医治疫病，针刺应该发挥应有的重要作用。

针刺医治高热，在中医历史中，有无数先例。这里引用山西老中医李可先生针刺退高热的病例，这个病例是西医放弃治疗的患儿。中西医比较也好，针刺退热的具体针法也好，无论从哪个角度看，这个病例都具有典型意义。原文摘录如下：

坛镇槐树塬村王成章之子出生 4 个月，1990 年 1 月 7 日深夜 2 时，夫妻二人抱患儿来家求治。手持医院病危通知，跪地不起。余急下床扶起。询知因急性肺炎高热抽风入院，历一昼夜不能控制。患儿高热昏迷，体温 39.7 ℃，牙关紧闭，角弓反张，两目上翻，痰壅鼻翕，频频抽搐，5 ~ 6 分钟 1 次。唇指青紫，四肢厥冷，体若燔炭，紫纹直透命关。症属风热犯肺，痰热内结，热极动风，邪陷心包。急以三棱针点刺手足十指（趾）尖、双耳尖、百会、大椎出血。患儿大哭出声，全身汗出，四肢回温，以毫针飞针点刺涌泉、合谷、人中、雀啄术刺素髎穴约 1 分钟，患儿苏醒，抽搐亦止。……3 时许，余亲为煎药，此时患儿吮奶。[1]

针刺一毕，病退一半。先用针救命，后用药治病。西医放弃治疗的患儿，两小时之内，被夫妻二人欢天喜地抱了回去。

针刺退高热，是不是一个典型病例？

疫病也会高热，鼠疫也会高热，病因不同，高热的症状则完全相同，针刺能否在疫病高热时发挥作用呢？

其五，医治药物最普遍。药，中华大地上的药全部取之于自然。自然矿物药可以治愈疫病，自然植物药可以治愈疫病，自然动物药同样可以治愈疫病。植物药、矿物药、动物药三种自然药物之间的配合，毫无疑问，会在今后的疫病医治中发挥出重要作用。

---

1 李可：《李可老中医急危重症疑难病经验专辑》，太原．山西科学技术出版社，2006 年版，第 71–72 页。

矿物药、芳香类药对疫病的作用，应该是加深研究的对象。

其六，鼠疫的研究成果最系统。中华大地上发生过鼠疫，而且多次发生过鼠疫，其中包括日本鬼子投放的鼠疫细菌，但是中国并没有像欧洲那样死亡那么多人。

中华大地上的鼠疫，不是不治之病，是可治之病。民间与中医界都有方法——既有绝技，也有普遍之方剂。

鼠疫症状分寒分热，分寒热交替。

寒，病中阴经；热，病中阳经；寒热交替，上下堵塞，水火不通，三焦不通。

医治疫病之寒，思路有寒者热之。

医治疫病之热，思路有热者寒之。

医治疫病之寒热交替，思路还有疏通上下，疏通三焦的通闭解结。

解毒秽药物有芳香开窍之中草药。

这里有一个具体的讨论：鸦片之外的药物。

鸦片治愈鼠疫，有个例，有多例。鸦片（阿芙蓉）入药，《本草纲目》有记载，《中药大辞典》有记载，但是，现实生活中鸦片已被禁用。方法之外还有方法，道路之外还有道路。鸦片源于罂粟。与罂粟同科可以入药的药物，有延胡索、绿绒蒿、白屈菜、地丁、地榆、紫堇、黄堇、紫金龙、荷青花、虞美人等。这些罂粟科药物药性有寒有热，笔者认为，如此药性，完全可以医治疫病的发寒发热以及寒热交替之病症。

如果说，鸦片不能解禁，那么与罂粟同门同类、同种同属同科的植物药完全可以采用，因为这些药物大部分在药典之中，在中药教材之中。

大篇幅讨论疫病与鼠疫，笔者的目的不是死死地盯住过去，而是深深地关切现实与未来。

现实中的疫病越来越频繁，未来呢？

对于现实中的疫病，西医西药已经难以应付，对于未来的疫病呢？

医治疫病，中医文化是不是应该承担起这一重任？

大篇幅地回顾疫病与鼠疫，目的就在这里。

第三节　　探索十大疑难病的医治

表现一个文化的伟大，不能仅仅体现在优秀哲理的展现上，还要体现在实际问题的解答上，尤其体现在解答别人不能解答的问题上。

展示优秀的中医文化，就要解答西方文化（西医、西药）不能解答的问题。这里提出十大疑难病的医治。

所谓十大疑难病并非整数之十，指的是当代西医难以治愈的一系列常见病、多发病。

一、心脏病

心脏病，被当代人称为"杀手"。这一杀手，威胁着人类的安全。

所以，讨论疑难病先从心脏病开始。

道在术先！没有这个道就没有这个技这个术。理在事先！没有这个理就解答不了这个事这个病。讨论心脏病，先从医道医理开始。

心为君主之官，心为阳中之太阳，是《黄帝内经》的基本认识。

国不可一日无君，君正而后天下正，君对于国的重要性，中华文化有如此认识。如此认识，稍微延伸一下，就会明白心对于人体的重要性。

万物生长靠太阳，太阳与万物的关系，中华文化有如此认识。如此认识，稍微延伸一下，就会明白心对人体五脏六腑方方面面的重要性。

《灵枢·热病》："火者，心也。"火者，狭义上的火，广义上的温度。这一论断明确指出，人体温度源于心。心脏出问题，心火不足是根本病因。

《黄帝内经》列出十二种心病：心火、心风、心痹、心疟、心疝、心咳、心悗、心胀、心烦、心痛、卒心痛、心掣。十二种心病之中，只有心烦、卒心痛两种病明确属于热因病，其他十种均属于寒因病。

心痛，寒因！

心痹，寒因！

心疟，寒因！

心疝，寒因！

心咳，寒因！

心胀，寒因！

心掣，寒因！

心悗，寒因！

心火，寒因！

心风，寒因！

心脏病，发病率越来越高，发病人数越来越多，发病范围越来越广，所以有必要认真讨论，详细讨论。选择几例因于寒的典型，讨论如下：

气虚而心痛，《素问·脉要精微论》有如下之论：

[原文]"夫脉者，血之府也，长则气治，短则气病，数则烦心，大则病进，上盛则气高，下盛则气胀，代则气衰，细则气少，涩则心痛，浑浑革至如涌泉，病进而色弊，绵绵其去如弦绝，死。"

[译文]经脉，血液会聚的地方，气为血帅，气正则脉长，气虚则脉短；脉数心烦热，脉大病发展；上部脉盛，气壅塞于胸，发喘；下部脉盛，气壅塞于下，腹胀；代脉，正气衰弱；细脉，血气衰少；涩脉，血气瘀阻，心痛；脉如涌泉激进而乱，气色败坏，脉来似有似无，脉去如断弦，临近死亡。

[点评]气虚，阳气不足也。阳气不足，因于寒。寒，血瘀而阻。血气瘀阻，心痛之因。现象因于气虚，实质上是因于寒。

因风寒湿而心痹，《素问·痹论》有如下之论：

[原文]"风寒湿三气杂至，合而为痹也。……心痹者，脉不通，烦则心下鼓，暴上气而喘，嗌干善噫，厥气上则恐。"

[译文]风、寒、湿三种邪气错杂在一起侵袭人体就形成痹病。……心痹之症为血脉不通，烦躁而心悸，突然气逆而喘息，咽喉干燥，嗳气，气逆上冲时会出现惊恐。

[点评]风寒湿三气，寒气三居其一。水因寒而结冰，血因寒而聚凝。血脉不通，重要原因是因于寒。

因寒而心疝，因心寒而暴痛，《灵枢·热病》有如下之论：

[原文]"心疝暴痛，取足太阴、厥阴，尽刺去其血络。"

[译文]心疝之病会突然暴痛，取足太阴、厥阴两经，针刺血络放尽其中的瘀血。

[点评]疝，为寒因之病。《素问·大奇论》："三阴急为疝。"王冰："太阴受寒，气聚为疝。""痛者，寒气多也，有寒故痛也。"是《素问·痹论》对疼痛之因的定位。"诸痛痒疮，皆属于心。"是《素问·至真要大论》对痛痒疮病位的定位。痛痒二病，并列而论。痛因在心寒，痒因为何？痒因在心热。热痒寒痛！医治疼痛，方法在"寒者热之"。医治痒疮，方法在"热者寒之"。

因于寒而心咳，《素问·咳论》有如下之论：

[原文]"心咳之状，咳则心痛，喉中介介如梗状，甚则咽肿喉痹。"

[译文]心咳之症为咳嗽、心痛，咽喉中像有东西梗死一样，严重时咽喉肿而疼痛。

[点评]咳嗽是寒因之病。《素问·阴阳应象大论》："在藏为肺。……在变动为咳。"《灵枢·九针论》："肺主咳。"《素问·咳论》指出，五脏受寒皆能咳，分为肝咳、心咳、肺咳、脾咳、肾咳。五脏之咳，一种咳一种症。痛，心咳之症。

因于寒而心胀，《灵枢·胀论》有如下之论：

[原文]"夫心胀者，烦心短气，卧不安。"

[译文]心胀之症，烦心短气，睡眠不安稳。

[点评]寒因之病。寒邪犯心为心胀。五脏受寒皆能胀，分为肝胀、心胀、肺胀、脾胀、肾胀。五脏之胀，一种胀一种症。心胀三大症状：烦心、短气、卧不安。

心火，从病名上看应该属于热因病，但实际上是寒因病。《素问·气交变大论》："岁水太过，寒气流行，邪害心火。"

比较之下，马上就会得出这样一个结论：寒热二因均会引起心脏病，但是寒因病的概率远远大于热因病。

这里，笔者站在中医文化的立场上，重新认识心脏病的根本病因，进而从根本上认识与解答心脏病这一复杂的当代难题。

中医论病，先论阴阳。从阴阳哲理上论，阴气盛阳气衰应该是心脏病之主要原因。

中医论病，必论寒热。从寒热哲理上论，因于寒应该是心脏病之主要原因。

中医论病，必论生克。从五行生克之理上论，心火不能抑制寒水，肾盛阳气衰应该是心脏病之主要原因。

中医论病，必论及大根大本之气。从气这一大根大本上看，气衰应该是心脏病之主要原因。

因于寒，有"寒者热之"的思路与方法。重用大热之药，完全可以消除寒因。

阴盛阳衰，从"以平为期"入手，重用温阳之药，完全可以达到阴阳平衡。

水火相济，是正常。寒水犯心，是非常。救心先救火，心火一旦正常而寒水自退。

医治心脏病，须以补气温阳祛寒为纲。

重用大热大辛之附子，挽救心脏病急危重症，李可老中医做出了巨大贡献。

李可老中医在《破格救心汤救治心衰实录》中写道：

"我从事中医临床四十六年，在缺医少药的农村，运用自创破格救心汤成功地治愈了千余例心力衰竭重症，并使百余例现代医院已发病危通知书的垂死病人起死回生。"[1]

敬请记住"千余例"与"百余例"这两个数据。

重用附子，是破格救心汤的核心。

附子，毛茛科，始载于《神农本草经》，延续于《本草纲目》。

附子之名，因附于乌头（母根）而生长，故名附子。

附子之性，辛、甘、大热，有毒。

附子归经，入心、肾、脾经。

附子有十大功能：温阳救逆，补火助阳，散寒止痛，强心，促进血液循环，调控血压，抗休克，抗凝血，抗氧化，消炎镇痛。

附子能上助心阳，中温脾阳、下补肾阳。附子为"回阳救逆"第一要药。

附子有毒！附子之毒与化学品之毒完全不同：附子之毒能杀人能救人，化学品之毒只能杀人不能救人。"附子的剧毒，正是救命的仙丹。"[2]

1 李可：《李可老中医急危重症疑难病经验专辑》，太原．山西科学技术出版社，2002年版，第1页。
2 李可：《李可老中医急危重症疑难病经验专辑》，太原．山西科学技术出版社，2002年版，第3页。

李可老中医一生，"所用附子 5 吨之多，经治病人在万例以上，垂死病人有 24 小时用附子 500 克以上，从无一例中毒。"[1]

谈李可老中医已有的贡献，是为今天、明天着想的。环顾世界，西医定名的冠心病，已经成了普通病、普遍病。所谓普通病，就是这种病进入普通人家。所谓普遍病，就是发病的范围在全球内已遍及东西南北中。

心脏病，西方最通用的病名为冠心病。

冠心病，在《简明不列颠百科全书》名为冠状动脉心脏病，亦称缺血性心脏病。其病因，《简明不列颠百科全书》解释如下：

"因冠状动脉的一支被脂肪及纤维组织所阻塞，心肌接受高氧血不足所致的心脏病。若缺氧严重，可致一段心肌死亡（心肌梗死）；若病情尚不足以产生梗死，其结果可能是心绞痛。若反复发作则可发生心肌的进行性损坏。若出现以上两种情况均可引起左室衰竭或心室纤颤而致死亡。如果药物及饮食疗法未能控制病情进展而心肌损坏不太广泛时，可进行主动脉–冠状动脉架桥手术。"

西医没有寒热理论，所以做实事评判，而不能做病因评判。

冠状动脉被堵塞，冠状动脉粥样硬化，是看得见的病症，看不见的病因呢？

看得见的病症，仪器检查可以做出正确的结论。看不见的病因，仪器检查可以做出正确的结论吗？

肯定不能！

站在中医文化的立场上看，冠心病属于典型的寒因病。

冠心病、心绞痛、心肌梗死，名称不同，病因相同：一个"寒"字可以概括其根本原因。

冠心病、心绞痛、心肌梗死，名称不同，症状相似：血管堵塞，胸闷胸痛。

大喝一声，气断身亡，是心脏病临终的一种特征。突然死亡，西医解释为心肌死亡或心肌梗死。中医文化是如何解释的呢？脉闭脉不通！《灵枢·九宫八风》："脉闭则结不通，善暴死。"暴死，突然死亡也。暴死之因，在于脉闭脉不通。

1　李可：《李可老中医急危重症疑难病经验专辑》，太原 . 山西科学技术出版社，2002 年版，第 3 页。

脉闭脉不通的原因何在？气虚也！因寒而血凝也。

用大辛、大热之附子，医治寒因之心血管急危重症，李可老中医有大量的成功例子。

笔者此处追问的问题是：附子之外还有没有其他特效之植物药？

附子属毛茛科，毛茛科的其他植物药有没有医治心脏病的功能？升麻、威灵仙均属毛茛科，这两种植物药没有毒性，能否用于救治心脏病？毛茛科还有一种植物种子，可以进入日常生活，可以天天食用，就是新疆特产斯亚旦。斯亚旦，新疆维吾尔族药材，毛茛科黑种草属植物种子。研究表明，斯亚旦具有活血利尿、通经解毒、补肾健脑、镇痛、抗肿瘤等作用，并具有扩张血管、增加冠状动脉血流量、强心和镇痛等功效。新疆民间有一个传说：男性的维吾尔族同胞之所以生长茂密的胡子与头发，是因为斯亚旦作为调料进入了日常生活。与附子同属毛茛科的斯亚旦，能否用于救治心脏病？

大辛大热，是附子的物理性质。如此物理性质的植物药还有很多，例如，桂皮、胡椒，同一物理性质的植物药能否用于同一种疾病（心脏病）的救治？

急危重症可以医治，急危重症之前的轻微、中等程度的心脏病是否可以医治呢？答案不言而喻。

实际上，暴死是有前兆的。胸闷、胸痛，都是暴死之前兆。胸闷，以开窍之药治之。胸痛，以温热之药治之。心脏病，内服药可以医治，是历史与现实的结论。那么，外用药是否可以医治呢？毫无疑问！

认识了暴死之因，采用纯中医的思路与方法，完全可以使暴死者不死，解答冠心病（心肌梗死）这一当代难题。

西方文化没有活血化瘀之理，所以西药中也没有活血化瘀之药；中医文化中有活血化瘀之理，也有活血化瘀之药；重用芳香开窍之药化除瘀血，疏通血管，这一方法完全治愈冠心病前期的胸闷、胸痛。所以，医治冠心病，放支架并不是唯一的方法。

这里推荐一种没有进入教材，没有进入药典的植物药，这种药气味芳香，有良好的开窍作用，非常有益于心脏病。良好的效果，笔者亲身体验过，笔者的朋友亲身体验过，笔者的亲戚也亲身体验过。这种植物药，就是香樟木。笔者的体验，得益于彝族同胞的推荐。汉族文献早有记载，除了《本草纲目》之外，清代名医赵学敏在《串雅全书》也记载有香樟医治心脏病的良好功效。《串雅全书·卷四》"心痛"条载："香樟树皮刮去面上黑黄，用第二层皮捣碎煎汤，服即止，亦不再发。""服即止"三个字，讲的是即刻见效的效果。"不再发"三个字，讲的是效果的持久性。笔者与亲戚朋友服用的不是樟树皮，而是樟树根、樟树枝，这证明香樟树一身是宝。

香樟，对于心脏病的作用，有没有重新认识的必要？

香樟树，在中华大地上，其数量湖南第一，江西第二，广东、云南亦广泛分布。香樟木，除了开窍之外，还有除湿、解秽、防疫之功能。

香樟，对于多种疾病，尤其是对于疫病的作用，有没有重新认识的必要？

阴香树、荜澄茄（山苍子、木姜子），均为樟科植物，如果香樟木可以医治心脏病，那么阴香树、荜澄茄是否有相同相似的功能？

樟科植物的药用价值，有没有重新认识的必要？

"通闭解结，反之以平"，是中医用药用针的终极目的。

"通闭解结，反之以平"这八个字，对于冠心病、心肌梗死是否适用呢？笔者认为，这八个字既可以预防心肌梗死，也可以医治心肌梗死。

有报道，美国每年有一百五十万人死于心肌梗死，欧洲同样有上百万人死于心肌梗死，"通闭解结"之哲理，"通不通"之方法，完全可以造福于美国与欧洲的病人。

心病之简要归纳。四时夏第二，五脏心第二。心与小肠，一脏一腑互为表里。以时空论之，心属夏，对应以南。五味苦入心，五色赤似心，五行心属火，五音心应徵，五液之中心主汗，五志之中心主喜。五官之中，心开窍于耳，开窍于舌。人体之内心主脉，人体之外荣华在面。心病种种，归根结底，病因只有寒热两种因，以寒因病为主。

心属火，火畏寒。

一定要记住了这六个字。

寒，无论是内因还是外因，都会引起心脏病。

寒者热之，热者寒之，是医治心病的两大原则。

这两大原则，可以跨越时空。

二、肝脏病

甲型病毒性肝炎（简称甲肝）、乙型病毒性肝炎（简称乙肝），当代流行性疾病。

理在事先！讨论肝脏病仍然先讨论病理。先客后主，是病理讨论的顺序。

甲肝乙肝，还有罕见的丙肝，在《简明不列颠百科全书》中总称肝炎。

何谓肝炎？《简明不列颠百科全书》有如下介绍：

"肝脏的炎症，有多种类型。病毒性肝炎是肝炎病毒甲或肝炎病毒乙引起的肝脏炎症，分别称为甲型病毒性肝炎及乙型病毒性肝炎；'非甲非乙型'亦称丙型病毒性肝炎，较罕见，病原不明。甲型病毒性肝炎亦称传染性肝炎，通过粪—口途径传播（通过游泳池、喷水式水龙头、盥洗室设备、饭馆内接触食品的工作人员等传播）。乙型病毒性肝炎亦称血清性肝炎，通过注射传播，亦可通过性交传播；滥用静脉注射药物的人、同性恋者、进行血液透析的病人及工作人员、医生、牙医、护士、医院化验员等最容易感染乙型病毒性肝炎。肝炎病毒甲存在于消化道，肝炎病毒乙存在于血液、浆液性体液、唾液及精液中。"

肝炎的症状为何？《简明不列颠百科全书》有如下介绍：

"典型的肝炎发病的表现为发热、疲乏，有时可见轻度的寒战。随之出现食欲不振、头痛、肌肉痛。……上腹痛、肌肉痛、肌紧张。偶见关节痛及皮疹。肝大，有压痛。尿色深，含胆色素。……在非洲及亚洲部分地区，乙型病毒性肝炎与肝癌有明显的密切关系。"

关于肝脏病，《黄帝内经》列出了以下几种疾病：肝病、肝气、肝风、肝胀、肝咳、肝痹、肝虚、肝疟、肝热、肝疝、肝肺病、肝心病；《难经》列出了肝实、肝积两种病。

十多种肝病之因，肝病为时令病之外，其他肝脏病的病因都在寒热两种因之内。

这里仅详细讨论时令之肝病，其他则归类讨论。

肝病的胃脉，《素问·平人气象论》的描述如下：

[原文]"春胃微弦曰平，弦多胃少曰肝病。"

[译文]春季脉象如弦，弦动从容柔和为平脉，弦脉脉动多于胃脉，即可以结论为肝病。

肝病的脉象，《素问·平人气象论》的描述如下：

[原文]"病肝脉来，盈实而滑，如循长竿，曰肝病。"

[译文]肝脏的正常脉象，如手持长杆末梢，软弱而长，表明肝脏功能正常。春季

以胃气为根本，肝脏的病脉，脉搏充盈滑利，如同抚摸一根长竹竿，为肝病脉象；肝脏的死脉，脉搏弦硬劲急，如同张开的弓弦一样，为肝死脉象。

肝病之症状，《素问·脏气法时论》的描述如下：

[原文] "肝病者，愈在丙丁，丙丁不愈，加于庚辛，庚辛不死，持于壬癸，起于甲乙，肝病者，平旦慧，下晡甚，夜半静。……肝病者，两胁下痛引少腹，令人善怒；虚则目无所见，耳无所闻，善恐如人将捕之，取其经，厥阴与少阳，气逆，则头痛耳聋不聪颊肿。取血者。"

[译文] 肝病，痊愈丙日丁日，如果丙日丁日不愈，到庚日辛日时就要加重，倘若庚日辛日不死，壬日、癸日时就处于相持阶段，到下一个甲日乙日时病情会有好转。肝脏病变多在早晨的时候清爽，日西的时候加重，夜半时平静。……肝病之症，两胁下疼痛，甚至疼痛牵引小腹部，易发怒，两眼视物不清，两耳听觉失常，总是惊恐不安、害怕，担心有人追捕，针刺足厥阴肝经或足少阳胆经上的穴位。如果气机上逆，头痛，耳聋，两颊部肿大，要针刺厥阴经和少阳经的穴位，并刺出血。

论肝脏病，先论四时之春，是有深意的。医以时空为本。物有时空性，人有时空性，五脏同样有时空性。肝脏时间对应四时之春，空间对应四方之东。肝，一日之中肝旺于晨，一岁之中肝旺于春。

论肝脏病，先论脉象，并兼论胃脉，这也是有深意的。事物之间是联系的，五脏六腑之间同样是有联系的。肝五行属木，胃五行属土，木克土。

五脏主五种情绪，肝主怒，所以肝病的特征之一是容易发怒。五脏五官相通，肝开窍于目，所以肝病的特征之一眼睛视物不清。

早晨（寅卯之时）是肝脏的时辰，四时之春是肝脏的季节。早晨与春季，既是容易发病之时，也是发病容易治愈之时。春养肝，是医道。逆春气则伤肝，养生哲理。男人一生之中肝气在七八五十六岁时发生衰变。肝气衰变的第一表现是眼睛开始昏花。五味之中肝喜酸，希望养生者记住这一点。

以下肝脏病的讨论，要点在区分病因。

肝风，春季伤于邪风的邪风病。肝风，属寒因病。

肝胀，既属于寒因病，也可能是热因病。《素问·厥论》："阴气盛于上则下虚，下虚则腹胀满。"如此之胀，属于寒因病。《素问·至真要大论》："诸胀腹大，皆属于热。"如此之胀，属于热因病。医治热因胀，方法应采用"热者寒之"；医治寒因胀，方法应采用"寒者热之"。

肝咳，属寒因病。"五脏六府皆令人咳，非独肺也。"[1]春寒，肝胀受之，病为肝咳。"肝咳之状，咳则两胁下痛，甚则不可以转，转则两胠下满。"[2]——肝咳之症，两胁下疼痛，严重时不能左右转侧，转侧之时两胁肋部即会胀满。寒因病，应以甘温治之。

肝痹，属寒因病。"青脉之至也，长而左右弹，有积气在心下支胠，名曰肝痹，得之寒湿，与疝同法，腰痛足清头痛。"[3]面青，脉来长，左右搏指有力，为气积滞心下，腹胀支撑两胁，病名为肝痹。病因为寒湿所伤，与疝气的病机相同，同时还有腰痛，脚冷，头痛等症状。

肝疟，病因在风，在邪风。"夫痎疟皆生于风。"[4]"肝疟者，令人色苍苍然，太息，其状若死者，刺足厥阴见血。"[5]疟，疟疾也。医治疟疾，这里讲的是针刺。特殊的是，刺疟一定要见血。

肝疝，典型的寒因病。"肾脉大急沉，肝脉大急沉，皆为疝。心脉搏滑急为心疝，肺脉沉搏为肺疝。……三阴急为疝。"[6]肾疝、肝疝、心疝、肺疝，皆为疝三阴，太阴经也。急，拘急也。寒，经脉拘急。经脉拘急，疝。《素问·长刺节论》："病在少腹，腹痛不得大小便，病名曰疝，得之寒，刺少腹两股间，刺腰髁骨间，刺而多之，尽炅病已。""得之寒"三个字，讲清了疝之病因。疝病用针刺，刺在腰及髁骨（大腿骨）之间，针刺后再行艾灸，待小腹部发热，病即治愈。医疝，要在寒者热之。

---

1 《素问·咳论》。

2 同上。

3 《素问·五脏生成》。

4 《素问·刺疟》。

5 同上。

6 《素问·大奇论》。

肝气，情志病，指大怒所引起的肝病。《素问·玉机真藏论》："怒则肝气乘矣。"《灵枢·淫邪发梦》："肝气盛则梦怒。"

肝热，热因病。《素问·刺热》："肝热病者，小便先黄，腹痛多卧身热，热争则狂言及惊，胁满痛，手足躁，不得安卧，庚辛甚，甲乙大汗，气逆则庚辛死，刺足厥阴少阳，其逆则头痛员员，脉引冲头也。……肝热病者左颊先赤。"肝热病有一系列特征：小便黄、腹痛、身热、狂言、左颊先赤，等等。医治肝热用针刺，刺足厥阴少阳。

《黄帝内经》中还有其他类型的肝病，但病因无非寒热，所以不再一一列举。《难经》列出了肝实、肝积两种病。

[点评] 病有多种，病因却只有两种：内因与外因。外因主要集中在寒热两种因，内因主要集中在大怒之情绪上。肝病是可治之病，是中医文化的基本认识。

医治肝脏病，一是用药，二是针刺，三是艾灸。

"见肝之病，实之以脾。"[1] 肝有病补脾，这一独特的方法在"圣人不治已病治未病"的范畴之内。总之，肝脏病在中医文化中完全属于可治之病。

补脾可以治愈肝病，敬请医病者与养生者记住这一点。

这里重点介绍松脂治愈肝痈、肺痈的病例，记载在张锡纯先生《医学衷中参西录》第 127 页，原文如下：

"乡村一男子，患肝痈溃破，医治五年不愈，溃穿二孔，日出臭水碗许，口吐脓血，臭气异常。戊辰孟夏，迎为诊治，视其形状，危险万分，辞而不治。再三恳求，遂每早晚令服松脂一钱，五日臭脓减少，疮口合平，照前服之，半月痊愈。又有患肺痈者，服林屋山人犀黄丸不效，而服松脂辄效者，难以枚举。"

病例出于张锡纯先生的大作，但医病者却是湖北潜江红十字分会张港义务医院院长崔兰亭先生。

流脓的肝痈会治愈，仅仅一般性发炎的肝病会治愈吗？

认识肝病与肝炎，李可先生有独特的看法。医治肝病，李可先生有独特的经验。

---

1 《难经·第七十七难》。

"中医学无'肝炎'病名。中医之'肝病'与'肝炎'亦风马牛不相及。黄疸多因中焦失运，湿热或寒湿停聚，脾主湿，故治在脾胃。脾宜升则健，胃宜降则和。故余治黄疸型肝炎，茵陈蒿汤除人实、症实、脉实外，不用栀子、大黄，常用茵陈五苓合藿朴夏合方化裁。从芳香化湿醒脾、健脾利湿、活血化瘀利水、降逆和胃、调变三焦气化入手。保护脾胃为先，不使苦寒败坏中焦气化。40余年经此类疾病（包括无黄疸型、甲乙混合型）数千例，少则10日，多者半个月必愈，无一例转为慢性。"[1]

治肝先补脾，李可先生的经验，完全符合《难经》的基本思路与方法。

《难经》有"治肝先补脾"的重要论断，任何一个医生一旦明白了这一论断，一定会在医治肝病领域里做出贡献。《难经·七十七难》：

"经言上工治未病，中工治已病者，何谓也？然。所谓治未病者，见肝之病，则知肝当传之与脾，故先实其脾气，无令得受肝之邪，故曰治未病焉。中工者见肝之病，不晓相传，但一心治肝，故曰治已病也。"

李可先生在介绍经验的同时，还批评了医治肝病的一种错误方法：

"中医懂得一点西医知识，西医懂得一点中医知识，两者各以自己的一知半解套用中药，于是见'炎'消炎，治黄疸加二花、连翘、板蓝根，甚至茵陈汤一方用到百剂。结果导致苦寒败坏中焦气化，升降混乱，湿浊不化，阳症转阴，渐渐毒入血分而转为肝硬化。"[2]

用温热不用寒凉；见肝之病，进补脾胃；芳香化湿，活血化瘀；如是几点，是李可老中医两个星期治愈肝病的宝贵经验。这一宝贵经验，值不值得研究？！这一宝贵经验，值不值得推广？！

肝脏病之简要归纳。四时春为首，五脏肝第一。肝与胆，一脏一腑互为表里。以时空论之，肝属春，对应以东。五味酸入肝，五色苍似肝，五行肝属木，五音肝应角，五液之中肝主泣，五志之中肝主怒。五官之中，肝开窍于目。人体之内肝主筋，人体之外

---

1 李可：《李可老中医急危重症疑难病经验专辑》，太原．山西科学技术出版社，2002年版，第167页。
2 同上。

肝主爪。肝病种种，归根结底，病因只有盛虚两种。

两眼发红，两肋痛，善怒，头晕，耳聩颊肿，凡此种种，肝气盛之特征也。

两眼视物不清，两肋拘急，抽筋，爪甲枯，面色青，善悲恐，凡此种种，肝气虚之特征也。

盛者泻之，虚则补之，是医治肝病的两大原则。

肝脏病有内外两种因：外因在邪风，在寒暑失序，在四时错乱，在五行升降不前，在八风错位；内因在情志急躁，在饮食失调。

凡是病，都是可以治愈的，包括西医定名的肝炎。

敬请记住这一论断："疾虽久，犹可毕也。言不可治者，未得其术也。"[1]

三、癃（尿毒症）

气为阳，水为阴。以阴阳而论，尿属水属阴。以升降而论，尿毒症是典型的阳升阴不降。

西医之尿毒症，中医之癃病。

先论医理。《素问·灵兰秘典论》："三焦者，决渎之官，水道出焉。膀胱者，州都之官，津液藏焉，气化则能出矣。""水道出焉"的决定性作用在三焦。膀胱，津液储藏地。津液出不出，关键在有气无气。

再论病理。小便不通为癃。研究小便不通，最早的成果是由《黄帝内经》记载的。

体内津液，在体内做圆周循环运动。小便属津液中的一种。津液运动有正常与异常之分，小便异常称之为癃。

癃，作为病名是在《黄帝内经》中出现的。

《素问·宣明五气》："膀胱不利为癃。"

《灵枢·五味论》："水道不行，故癃。"

何谓癃？膀胱不利也，水道不行也。以上两个论断谈的是原则性的病因与病名。

《素问·厥论》："胞移热于膀胱，则癃溺血。"

---

1 《灵枢·九针十二原》。

《素问·大奇论》："肝雍两胠满，卧则惊，不得小便。"

《灵枢·本输》："三焦者……实则闭癃，虚则遗溺，遗溺则补之，闭癃则泻之。"

《灵枢·邪气脏腑病形》："三焦病者，腹气满，小腹尤坚，不得小便……取委阳。"

《灵枢·邪气脏腑病形》："膀胱病者，小腹偏肿而痛，以手按之，即欲小便而不得……取委中央。"

《灵枢·五味论》："酸走筋，多食之，令人癃。"

以上六个论断，论的是癃病的具体病因。

胞移热于膀胱，癃。

肝脉壅塞，不得小便。

三焦实，癃。

膀胱病，癃。

多食酸，癃。

以上所有的论断，皆是以脏腑论之。

下面介绍一个以阴阳论"九窍不通"的论断。

"阳不胜其阴，则五脏气争，九窍不通。"《素问·生气通天论》中的这一论断，是以阴阳论之。"九窍不通"，涵盖了所有不通，其中当然也包括了小便不通。九窍为什么不通？原因何在？答案只有四个字："阳不胜阴。"阴阳二气本来是平衡关系，应该是平衡关系，一旦出现阴盛于阳的偏颇，就会出现九窍不通的疾病。

癃病、所有的病，归根结底，必须以阴阳论之。"谨察阴阳所在而调之，以平为期，正者正治，反者反治。"希望为医者能够牢牢记住这一论断。大道至简！简洁到一阴一阳上。平衡阴阳，是简洁而永恒的原则。

针刺医治小便不通之癃，《针经》留下了两个"应该如何刺"的论断。

其一，《灵枢·癫狂》："内闭不得溲，刺足少阴、太阳与骶上以长针，气逆则取其太阴、阳明、厥阴，甚取少阴、阳明动者之经也。"

其二，《灵枢·热论》："癃，取之阴跷及三毛上及血络出血。"

针刺之外，还有服药。服药医治小便不通之癃，宋代《圣济总录》中有一系列方剂，明代《景岳全书》中有一系列方剂，张锡纯先生的《医学衷中参西录》有一系列方剂，李可老中医的经验专辑中有"提壶揭盖"的方法，有心的读者可以查阅之，参考之。

服药之经验方，本文不再介绍，这里介绍明代《古今医统大全·卷七十三·便癃症》记载的两种特殊方法：

一是吐法。"上焦闭则下焦塞，如滴水之器，上窍通而下窍之水出，以药大吐之，病如失。"

二是吹法。"治小便不通，诸药不效，或转至死危困，此法用之小便自出而愈。用猪尿胞一个，底头出个小窍儿著翎筒通过，放在窍内，根底用细线扎定口，细杖子堵定，上用黄蜡封尿胞口，头吹满气七分系定了。再用手捻定翎筒根头，放了黄蜡，堵塞其翎筒，放在小便头，放开翎筒根头，手捻，其气透里，自然小便自出，大有神效。"

还要介绍一个最为简洁的方法：打喷嚏。用针用药的全部目的，在于开窍；打喷嚏，也会开窍，而且会开九窍。川芎、猪牙皂、石菖蒲、胡椒打粉，以鼻闻之嗅之，强烈的喷嚏，健康人也会小便失禁。打喷嚏，是一种最为简易，最为简洁的升降方法——既可以升提，又可以下降。打喷嚏，可以使眼泪与鼻涕交流。眼泪、鼻涕与小便，均属于人体津液。眼泪与鼻涕争先恐后而出，小便能不能出呢？这种方法，无毒无害，初期的尿毒症患者完全可以试一试。

笔者下午写完"喷嚏"一节，晚上看书，在清吴尚先先生的外治专著《理瀹骈文》开篇处"续增略言"中，看到了"第一捷法"——打喷嚏。吴尚先先生写道：

"大凡上焦之病，以药研细末，鼻取嚏发散为第一捷法，不独通关，急救用闻药也。连嚏数十次，则腠理自松，即解肌也。涕、泪、痰、涎并出，胸中闷恶亦宽，即吐法也。盖一嚏实兼汗吐二法。"

吴尚先先生认为，打喷嚏能升亦能降，可以医治各种疾病，包括小便不通。

癃病之简要归纳。小便不通之癃，站在中医文化的立场上，病因分析归纳如下：

阴阳之哲理，为中医文化独有。阴阳两分，小便不通之癃，病因在阴。阴有病，应该治于阳。

寒热之哲理，为中医文化之独有。寒热两分，小便不通之癃，病因在热。热因病，治在热者寒之。

虚实之哲理，为中医文化之独有。虚实两分，小便不通之癃，病因在实。实因病，治在实则泻之。

上下之哲理，为中医文化之独有。上下两分，小便不通之癃，病位在下。下有病，治在上。小便不通在下，医治部位应该在上。

升降之哲理，为中医文化之独有。升降两分，小便不通之癃，病症在该降不降。

气化之哲理，为中医文化之独有。"津液藏焉，气化则能出矣。"水属津液。水有病应该从气化入手。

三焦之认识，为中医文化所独有。膀胱位于下焦，下焦有病应该治在上焦。

脏腑之哲理，为中医文化之独有。膀胱为腑在下，肺脏为脏在上，膀胱有病应该治在肺脏。

"通闭解结"之方法，为中医文化之独有。医治小便不通，最为关键的是开窍。

医道之根本，为中医文化独有。以道论之，人体之外，一阴一阳之谓道；人体之内，一进一出之谓道。吃得进去，拉得出来；喝得进去，撒得出来。癃之为病，属于喝得进去，撒不出来。有进不出，不合道理。一个进出之"出"字，医治癃病的核心也。

癃病如何医治？站在中医文化的立场上，医治癃病的原则与方法归纳如下：

根本原则是"圣人不治已病治未病，不治已乱治未乱"。[1]

具体原则是阴有病，治于阳。《素问·阴阳应象大论》："故善用针者，从阴引阳，从阳引阴，以右治左，以左治右，以我知彼，以表知里，以观过与不及之理，见微得过，用之不殆。"这一论断，告诉后人，阴有病应该治于阳，下有病应该治于上，水有病应该治于火。

医治三焦之病，刺三焦之源；医治膀胱之病，刺膀胱之源；治病治在源头，是《素问·刺法论》的解释。

气化，是津液畅通的根本。《灵枢·决气》篇中有"一气化六气"之说。一气

---

1 《素问·四气调神大论》。

者，先天之精气与后天水谷之气也。六气者，精、气、津、液、血、脉也。六气分而为六，合六为一。最根本的是精气。扶养人体之精气有两大根本措施：补肾与健脾。"肾合膀胱，膀胱者，津液之府也。"[1] "脾主为胃行其津液者也。"肾与膀胱互为表里，膀胱藏津液；脾主津液之运化，癃病的医治，种种方法的治标之后，医治根本的方法是不是应该补肾健脾？！

西医的局限性。小便不通，西医定名为尿毒症。尿毒症，《简明不列颠全书》的解释如下：

"由于肾衰竭，含氮废物不能从尿中排出，以致血内氮质浓度增高的一种病理状态。可引起组织中毒，症状多种多样。病人皮肤干燥，容易剥落，呈淡黄色至棕褐色，常见皮疹。口中有金属味，呼气带一种特殊的尿毒症臭味。食欲减退，进而恶心、呕吐，可导致营养不良。腹泻或便秘亦常见。儿童病人的生长和青春期发育迟缓，成年病人可能丧失性功能。……由于尿毒症具有破坏性，即使肾移植或应用人工肾之后，尿毒症所引起的其他长期的系统性紊乱或永久性损害仍可继续存在。"

同一个小便不通，中医西医做出了完全不同的解释。

西医没有三焦的认识，所以不能做出"三焦者，决渎之官，水道出焉"的解释。

西医没有气化哲理，所以不能做出"气化则能出矣"的解释。

换肾，无论是人体之肾还是人工之肾，都不能从根本上治愈尿毒症。

敬请记住下面这一结论："尿毒症所引起的其他长期的系统性紊乱或永久性损害仍可继续存在。"这一论断背后的意思是，尿毒症无法治愈。

四、癌

中医文化里，没有"癌"这一病名。

癌，《简明不列颠全书》的介绍如下：

"上皮组织的恶性肿瘤，其细胞常侵及周围健康组织，引起邻近或远隔部位的转移。皮肤、乳腺、黏膜、肺、许多内脏器官及腺体的恶性肿瘤可能为癌，而神经系统、

---

1 《灵枢·本输》。

淋巴系统、血液、骨及肌肉组织的恶性肿瘤则不属于癌。所谓腺癌是其细胞呈腺样排列的恶性肿瘤。胃癌常发生于胃黏膜的腺细胞，因此属于腺癌。胰腺癌也是如此。前列腺癌、卵巢癌以及许多肺癌也是腺癌。"

癌，《简明不列颠全书》介绍的是一系列具体的事实：这些恶性肿瘤是癌，那些恶性肿瘤不是癌。

只有"是这样"的果，没有"为什么是这样"的因。为什么会发生恶性肿瘤？《简明不列颠全书》没有解释。

肿瘤、肿块，是癌症的第一特征。

在中医文化里有下面几种病与肿瘤、肿块相关，可以与西医定名之癌相对相应：

其一，积。积之病名，出于《黄帝内经》。积之病因，寒因病也。

[原文]《素问·调经论》："厥气上逆，寒气积于胸中而不泻，不泻则温气去，寒独留，则血凝泣，凝则脉不通，其脉盛大以涩，故中寒。"

[译文]气厥逆上行，阴寒之气蓄积于胸中而不能外泻，阴气不泻，阳气外散，寒独留于体内，引起血凝涩，进而脉不通利，于是脉搏大而兼涩，所以就产生了内寒。

[点评]水遇寒则冰，血遇寒则凝。积，积于寒也。血积于寒，凝之为瘀血。积，是不是血瘤？是不是相当于癌瘤？

[原文]《灵枢·百病始生》："积之始生，得寒乃生，厥乃成积也。"

[译文]积之为病始于外因之寒，寒邪上逆，逆而成积。

[点评]外因之寒引起内因之寒。寒邪上逆，形成积之病。

其二，积聚。积聚之病名，出于《黄帝内经》与《难经》。积聚之病因，外因之寒也。

[原文]《灵枢·五变》："……百疾之始期也，必生于风雨寒暑，循毫毛而入腠理，或复还，或留止，或为风肿汗出，或为消瘅，或为寒热，或为留痹，或为积聚，奇邪淫溢，不可胜数……"

[译文]百病之始，必始于风、雨、寒、暑，邪气沿着毫毛而侵入腠理，有由表复出者，有停留于内者，或发为风肿汗出，或形成消瘅，或化为寒热，或留而成痹，或成为积聚，因时令反常而侵淫泛溢于人体的病邪，会引起各式各样的、不可胜数的疾病。

[点评]万物形成于天地合气之中，百病同样形成于天地合气之中。风、雨、寒、暑，形成于太阳与地球动态的对应关系之中。风、雨、寒、暑，过者成灾。风、雨、寒、暑，过者也成病。病分百病，积聚在百病之中。

[原文]《难经·第五十五难》："积者，阴气也。聚者，阳气也。故阴沉而伏，阳浮而动，气之所积名曰积，气之所聚名曰聚。故积者，五脏所生；聚者，六腑所成也。积者，阴气也，其始发有常处，其痛不离其部，上下有所终始，左右有所穷处。聚者阳气也，其始发无根本，上下无所留止，其痛无常处，谓之聚。故以是别知积聚也。"

[译文]积，阴气病也；聚，阳气病也。阴性沉而伏，阳性浮而动。阴气积，病为积；阳气聚，病为聚。积之病，五脏所生；聚之病，六腑所成。积，有固定部位，疼痛不离开其位，上下有所起止，左右有边缘；聚，病无固定部位，痛无固定部位，上下无常处，左右无边缘。积与聚，根据这些特征来辨别。

[点评]一积一聚，一阴一阳。两种病名，两种病因。积之病，病因在阴，病位在脏。聚之病，病因在阳，病位在腑。

其三，瘕。瘕之病名，出自《黄帝内经》与《难经》。积聚之病因，外因之寒也。瘕，寒因之瘀血包块也。

[原文]《素问·大奇论》："肾脉小急，肝脉小急，心脉小急，不鼓皆为瘕。"

[译文]肾脉小而急速，肝脉小而急速，心脉小而急速，手按不鼓于指下，均可能成为瘕病。

[点评]人是一个整体，五脏有病必然反映到脉象上。五脏受寒，会不会反映到脉象上呢？毫无疑问！瘕之为病，脉象为小而急速，鼓不应指。

其四，伏梁。伏梁之病名，出于《黄帝内经》。伏梁之病因，外因之寒也。

[原文]《素问·腹中论》："帝曰：'病有少腹盛，上下左右皆有根，此为何病？可治不？'岐伯曰：'病名曰伏梁。'帝曰：'伏梁何因而得之？'岐伯曰：'裹大脓血，居肠胃之外，不可治，治之每切按之致死。'帝曰：'何以然？'岐伯曰：'此下则因阴，必下脓血，上则迫胃脘，生鬲，侠胃脘内痈，此久病也，难治。居脐上为逆，居齐下为从，勿动亟夺。论在《刺法》中。'帝曰：'人有身体髀股胻皆肿，环脐

而痛，是为何病？'岐伯曰：'病名伏梁，此风根也。其气溢于大肠而著于肓，肓之原在脐下，故环脐而痛也。不可动之，动之为水溺涩之病。'"

[译文] 黄帝问："有一种患少腹盛满的疾病，上下左右都有根，是一种什么病？可以医治吗？"

岐伯答："这个病叫伏梁。"

黄帝又问："伏梁这个病是如何形成的呢？"

岐伯答："是由于病处包裹大量的脓血，但处于肠胃之外，这个病不容易治疗，如果用手重按，有时甚至造成死亡。"

黄帝问："为什么会是这样？"

岐伯答："如果按重了，向下迫于二阴，下流脓血；向上迫于胃脘甚至膈肌，围绕胃脘产生内痈。是一种根深蒂固的病，很难治疗。这个病如果生在肚脐上为逆证，生在肚脐以下为顺证。不要太多地用攻下的方法治疗，详细内容，记录在《刺法》中。"

黄帝问："有一种人患身体的大腿、股部、小腿都肿，而且绕脐疼痛的疾病，是一种什么病？"

岐伯答："这叫伏梁病，病因在外受风寒之邪。风寒邪气充斥于大肠，停留于大肠外的脂膜上，而大肠外脂膜的根在脐下，所以疾病出现绕脐而痛。这个病不能擅用攻下之法，用攻下之法，会产生小便滞涩之病。"

[点评] 伏梁，外因之病，寒因之病。有脓血之包，类似于今天的恶性癌瘤。

西医以肿瘤论病，一种特征一种病——癌。中医以肿瘤论病，多种特征多种病——积聚、瘕、伏梁。积聚，可治之病。瘕，可治之病。伏梁，不治之病，亦或难治之病。

讨论癌，有必要推荐彝医。彝医论五脏六腑的肿瘤，只有一个字——疮。异常简洁！简洁异常！疮，肚子里的肿瘤，无论长在哪里都叫疮：肠子上的疮，舌根上的疮，嗓管里的疮，肛门里的疮。[1]

病的定名很重要！定名为癌，难治之病，必死之病。定名为疮，可治之病，不

---

1 楚雄彝族自治州：《双柏医药书》，昆明．云南民族出版社，2012年版，第236-255页。

死之病。

为政之要在于正名，《论语·子路》有"名不正，则言不顺；言不顺，则事不成"之论；治天下之要，在于正名，《尸子》有"治天下之要，在于正名，正名去伪，事成若化，苟能正名，天成地平"之论；治国治天下之要在于正名，那么，为医之要呢？治病之要呢？

疮是可以医治的！而且可以短期治愈。

这里推荐两个彝医治愈癌症的病例。

病例一：云南丽江政协领导阿角阿三。这个病例，最初是听贵州彝学会会长禄文斌先生说的，后来经云南彝学会会长马立三验证的，再后来是阿三先生本人当面叙述的，很有参考价值。详细介绍如下：

在贵州大方，彝学会会长禄文斌先生向我介绍彝医彝药，其中谈到云南丽江的一位领导，患直肠癌晚期，西医诊断结论：六个月人就没有了。六个月之后去检查，人还在肿瘤没有了。禄会长说这番话时，是在大巴车上。他说我听，听了之后，非常震惊：一道世界难题，难道深山里的少数民族能够轻易解答吗？心情有强烈的复杂性，一方面我坚信禄文斌先生的话具有真实性，另一方面非常想亲自验证这一病例的真实性。

在云南昆明，就此事求教于云南彝学会会长马立三先生。马立三会长兴奋地说："确有此事！我在丽江当过多年领导，这个人就是我的部下，现在活得好好的。"马会长说这番话时是在饭桌上，当时在场的除了我，还有全国政协委员、彝族名医黄传贵先生与多名彝族、白族同胞。

禄文斌会长所介绍的病人，马立三会长所验证的病人，就是云南丽江政协领导阿角阿三先生。

2018 年 3 月 17 日，广东东莞中医学会与塘厦医院联合举办一个学术讲座——《太阳与中医》，由笔者主讲，非常有幸请到两位彝族同胞马立三先生与阿角阿三先生。3 月 18 日上午，在塘厦医院中医科办公室座谈，阿角阿三先生详细地介绍癌症的发现与治愈过程。下面是阿角阿三先生原话，笔者的记录：

1997 年检查，直肠癌晚期。手术后得出转移，肝、肺、淋巴上到处都有。（西医）

医生结论：还能活二十日。孩子们建议用彝医彝药医治，敷药服药十四日再做检查，癌瘤小了三分之二，二十八日后肿瘤不见了。CT 检查没有找到肿瘤，磁共振还是没有找到肿瘤。过了九年，肺上又长了一个。（西医）医生建议化疗，化疗两次，人都站不起来了。停止化疗，又继续用彝医彝药医治，至今再没有复发。

二十一年了！

阿角阿三先生展现给我们的是健康的体魄。

同样的方法，阿角阿三先生说，治愈了近二十人。

阿角阿三先生介绍彝医彝药医治癌的经验时，在座的彝族同胞还有原云南彝学会会长马立三先生。

听此经验的，有医院领导阮永队主任医师、马春玲博士等。

病例二：云南彝族文化研究院毕摩文化研究所所长曲木约质先生。2014 年底，云南彝族文化研究院安排我参观南诏国古都巍山，由曲木约质所长陪同；路上曲木约质所长说，2011 年他被西医诊断为肝癌晚期，用彝医彝药医治，现在连癌细胞也找不着了。晚饭，巍山县彝学会会长招待我们。饭桌上，我借用手机给广东记者协会的一位领导通了电话，因为他怀疑自己得了癌症；我请曲木约质所长与他通话，所长介绍了自己肝癌治愈的过程，以及现在的身体状况，结论是癌症不可怕。最后说了一句风趣的话介绍自己："肉能吃，酒能喝，老婆能搂。"

彝族同胞医治癌症所用的是什么灵丹妙药呢？

第一要药是动物药麝香！

两个麝香就能治愈一个癌症病人。

中药始于植物药，神农尝百草，首先尝的植物药，是中原华夏的历史传说。彝药始于动物药，然后才是植物药，是彝族典籍的记载。动物药中第一要药就是麝香。彝族《献药经》第一篇就是《猎麝寻药经》。[1]

在中原，麝香首先是在《神农本草经·上品》出现的，这证明中华先贤很早就认识

---

1 楚雄彝族自治州：《罗婺彝族献药经》，昆明. 云南民族出版社，2012 年版，第 1-33 页。

到了麝香的作用。

麝香，在《本草纲目》中已有详细的论述。择其要者，选录如下。

性味：辛，温，无毒。入心、脾、肝经。

功用主治：开窍，辟秽，通络，散瘀。治中风，痰厥，惊痫，中恶烦闷，心腹暴痛，癥瘕癖积，跌打损伤，痈疽肿毒。

麝香可以医治很多种病！

在云南，彝族老人与白族老人对笔者说过同样的话：五几年（即20世纪50年代）麝香五毛钱一个，现在几万元也买不到了。笔者70年代在天山－阴山构造带找矿，甘肃山丹的麝香10～15元一个。以天地为父母，以万物为同胞兄弟，是中华元文化的基本点。利用自然，也爱护自然，是中华先贤留下的优秀传统。从神农氏至50年代，中华大地上的动植物一直呵护着中华大地上的各个民族。征服自然这一错误哲学，使人们肆无忌惮地伤害万物。麝越来越少，动物链断裂了。我们有愧于大自然！大力发展人工养麝，将是癌症病人的福音。

春用花，夏用叶，秋用果，冬用根，是彝医的用药原则。这一原则的根本依据，是太阳历界定出的春夏秋冬四时。这一原则的重要依据，是春夏秋冬四时之下的不同物候。

彝医彝药，有很多宝贵的经验值得中原学习。

癌之简要归纳。癌，绝对不是不治之症，而是可治之病。

癌，有两种因，即外因之寒与内因之寒。外因之寒侵入人体，寒在哪里血就凝在哪里，形成血瘤。认识癌，首先要认识外因之寒与内因之寒。认识癌，不能仅仅把眼睛死死地盯在人体之内，一定要认识内外两种因。

初期的血瘤，形状完整光滑，即西医解释的良性肿瘤。血瘤化脓溃烂，此时被西医解释晚期恶性肿瘤。

早期的良性肿瘤的医治，用性质温热、活血开窍植物药、矿物药完全可以治愈。彝医彝药的经验证明，晚期的恶性肿瘤，用动物药麝香为第一要药，很快也能够治愈。

癌，西医的化疗，并不是完美的方法，因为化疗的结果是"好坏通杀"，即化疗会在把坏（癌）细胞杀死的同时也会把好细胞杀死。彝族同胞赞成手术，不赞成化疗。

"十化九死"，是彝族同胞对化疗的评价。

五、贫血（地中海贫血）、白血病

贫血（地中海贫血），以及白血病，是当代的一大难题。

站在中医文化的立场上看，这是可以解答的问题。

真正弄懂了血的形成过程，与血相关的疾病与疑难病，应该会一一迎刃而解。

血是怎么形成的？《灵枢·决气》："中焦受气取汁，变化而赤，是谓血。"

十三个字组成的短短一句话，阐明了两大根本问题。

其一，血形成的部位。血在中焦形成。

其二，血形成需要两个基本条件：气和汁；"受气"在先，"取汁"在后。

汁为无色之汁，血为赤色之血。气足，汁化为血；气虚，汁仍然是无色之汁。贫血之病因，病症是贫血实质是贫气。白血病，病在气不足。贫血、白血病，病名不同而病因相同。

气不足，用补法。

补法，有多种方法：服药、敷药、针刺、艾灸、食疗、果疗。

血，发源地在中焦。温补中焦，能否有助于血的形成？答：毫无疑问。

明白血的形成之地与形成过程，明白了气与血之间的决定性关系，完全可以医治关于血的一系列疾病和疑难病。

砒霜治愈白血病，这一成果见于杂志、新闻。

砒霜，矿物药也；物理性质，辛酸、大热、大毒。

从《神农本草经》开始，延续于《本草纲目》，所有的自然药物，所取的是物理性质而非化学成分。温热寒凉四性，酸苦甘辛咸五味，均属于物理性质。

用砒霜，所取的是其大热的物理性质。

雄黄与硫黄，矿物药也。两种药物的物理性质均为辛温，能不能在血液病的医治中发挥作用？

尤其是雄黄，其阳离子成分与砒霜完全相同，也是砷。

触类旁通，是中华先贤所掌握所运用的基本方法。大热大毒的矿物药能治愈白血病，温热小毒的矿物药能不能治愈白血病呢？同理，温热小毒的矿物药能不能治愈贫血与地中海贫血呢？

血液病之简要归纳。人体之中最根本的是什么？如果要一个字的答案，这个字就是：气。《难经·第八难》："故气者，人之根本也。"

人体之中最根本的是什么？如果要两个字的答案，这两个字就是：气血。《素问·调经论》："人之所有者，血与气耳。"

人不过气血二字，是《黄帝内经》的精辟归纳。

气有病，人的生命只有数量而没有质量。血有病，人的生命同样是只有数量而没有质量。

若气与血单独而论，气之病有多种，血之病有多种；但是归根结底无非虚实两种病。气虚，病；血虚，病。气实，病；血实，病。医治虚实之病，有"虚则补之，实则泻之"的思路与方法。

若气与血联合而论，气血不和，百病乃生。《素问·调经论》："血气不和，百病乃变化而生。"

气为阳，血为阴。以阴阳论之，贫血与白血病均属于阴盛阳衰之病。

阴有病治于阳，血有病治于气。医治贫血与白血病，应以补气温阳为纲。

补气温阳，服药可也。

补气温阳，敷药可也。

补气温阳，针灸可也。

补气温阳，艾灸可也。

补气温阳，鼻嗅可也。

几种方法，或交叉使用，或联合使用，各种血液病均可以解答，而不是不可解答的疑难问题。

白血病，中医中药完全可以治愈！

在云南，笔者多次听说这样一个病例：20世纪50年代，一位白血病病人去苏联医治，苏联的医生没有治愈，回到云南，请一位老中医医治，这位老中医重用附子，很快治愈了这位病人。

附子，温阳之要药也。

温阳之药，仅有附子一种吗？

血液病之简要归纳。气血气血，气血并列而论，但是气在血之前，所以谈血必须先谈气，无形之气恰恰决定着有形之血。研究与血相关的疾病，应该先研究气；医治与血相关的疾病，应该先扶养正气。有气即有血，无气即无血。谈血不谈气，不是真正的中医。

从救气入手医治贫血、白血病之类的疾病，应该是一条可行的光明大道。在这条大道上，前人实际上已经有丰富的成果，如果系统地加以总结——理论归纳与经验归纳，中医完全可以做出更大的贡献。

六、消渴病（糖尿病、血糖高）

"喝得越来越甜，尿中的糖越来越多。"是年轻人对糖尿病的调侃性评价。

糖尿病，是西医的定名。

消、消渴、消中、脾瘅、消瘅，是中医经典《黄帝内经》的定名。

消渴、糖尿病，名异而质同，都是尿中含糖的病。这种病，在当代世界，也是一道难题。

难题，难就难在病因不清上；要想解答这道难题，必须先弄清病因。

饮食是尿中含糖的重要病因，但并不是全部病因。饮食之外，尿中含糖还有因。

此处将《黄帝内经》论"消"的所有论断集中于此，希望与读者一起从认识病因开始，研究"消"之病的医治。

消、消渴、消中、脾瘅、消瘅有多种因：

其一，《素问·阴阳别论》："二阳之病发心脾，有不得隐曲，女子不月，其传为风消。"

[译文] 阳明经发病，会引起心、脾病，男子会出现难言之隐的性缺陷，妇女会出现闭经，下一步会变为体型消瘦的风消。

[点评] 如此风消，病因在寒。

其二，《素问·阴阳别论》："二阳结谓之消。"

［译文］结，结疙瘩之结也，邪气凝聚也，寒气凝结也，气血凝聚也，热燥之结也。

《灵枢·九针十二原》："今夫五脏之有疾也……犹结也，……结虽久，犹可解也。"——此处之结，不通之结，结疙瘩之结也。

《灵枢·四时气》："气盛则厥逆，上冲肠胃，熏肝，散于肓，结于脐。"——此处之结，邪气凝聚之结也。

《素问·六元正纪大论》："水郁之发……大寒乃至，川泽严凝，寒雾结为霜雪。"——此处之结，寒气凝聚之结也。

《伤寒论·辨太阳病脉证并治·上三十》："厥逆，咽中干，烦躁，阳明内结，谵语烦乱，更饮甘草干姜汤。"——此处之结，热燥之结也。

结之因，有寒热两种。结之部位，有阴阳两个部位，既可以结于阴，也可以结于阳。

二阳者，阳明也。阳明结之消，病因有寒热两种：热因消，其特征为吃了就饿；寒因消，其特征为喝了就尿。

［点评］此消，病因在热在寒。

其三，《素问·气厥论》："心移寒于肺，肺消，肺消者饮一溲二，死不治。"

［译文］心将寒邪转移于肺，会成为肺消，肺消的特征是，饮一份水，拉二份尿，肺消是治不好的。

［点评］肺消，病因在寒。寒，病位在心肺二脏。

其四，《素问·气厥论》："心移热于肺，传为鬲消。"

［译文］心热邪转移于肺，会成为鬲消病。

［点评］鬲消，病因在热。热，病位在心肺二脏。

其五，《素问·脉要精微论》："风成为寒热，瘅成为消中。"

［译文］风邪会形成寒热，湿热会形成消中。

［点评］消中，病因在风。自然之风在人体之外，肝风在人体之内。

其六，《素问·玉机真藏论》："肝传之脾，病名曰脾风，发瘅，腹中热，烦心出黄。"

［译文］病邪从肝传到脾，病名脾风，出现黄疸，腹中发热、心烦、小便黄。

［点评］脾风，病因在热。热，热在肝脾二脏。

其七，《素问·通评虚实论》："帝曰：'消瘅虚实何如？'岐伯曰：'脉实大，病久可治；脉悬小坚，病久不可治。'"

[译文]黄帝问："消瘅病的虚实情况怎么样？"岐伯答："脉搏大而坚实，病虽久犹可治愈，如果脉悬而小且紧，病程过久就难治。"

[点评]脉搏跳动的强弱，可以判断消瘅病之虚实。实，易治；虚，难治。同为消瘅，有虚有实。

其八，《素问·通评虚实论》："凡治消瘅、仆击、偏枯、痿厥、气满发逆，肥贵人则高粱之疾也。"

[译文]热中、消中，是富贵人所容易患的两种疾病。

[点评]如此热中、消中，病因在热。热，病发在饮食无度。

其九，《素问·腹中论》："帝曰：'夫子数言热中消中，不可服高粱芳草石药，石药发癫，芳草发狂。夫热中消中者，皆富贵人也，今禁高粱，是不合其心，禁芳草石药，是病不愈，愿闻其说。'岐伯曰：'夫芳草之气美，石药之气悍，二者其气急疾坚劲，故非缓心和人，不可以服此二者。'帝曰：'不可以服此二者，何以然？'岐伯曰：'夫热气剽悍，药气亦然，二者相遇，恐内伤脾，脾者土也而恶木，服此药者，至甲乙日更论。'"

[译文]黄帝问："先生多次说，热中，消中这两种病，不适宜多食膏粱厚味，也不适宜过服芳草类与矿物类药物。多用矿物药易发生痈疽，多用芳草类植物药易产生狂病。一般来说，热中、消中这两种疾病都是富贵人所容易患的病，令其禁食膏粱厚味，不符合其心愿，禁用芳草石类药，又不能治愈他的病，希望听您谈一谈其中的道理。"

岐伯回答："大凡芳草植物药性质多热，矿物药性质多峻猛，这两类药物药性急速刚劲，所以不是心气和缓之人，不能服用这两类药物。"

黄帝问："为什么？"

岐伯答："病因在热气，药物之气在热，这两种热合到一起，会伤害脾脏，脾脏属土而恶木，服这些药遇到甲日乙日，病情就会加重。"

[点评]热中消中之热，病因在饮食。医治如此热因病，应该用寒凉之药，不应该芳

香温热之药。

其十，《素问·奇病论》："帝曰：'有病口甘者，病名为何？何以得之？'岐伯曰：'此五气之溢也，名曰脾瘅。夫五味入口，藏于胃，脾为之行其精气，津液在脾，故令人口甘也。此肥美之所发也，此人必数食甘美而多肥也，肥者令人内热，甘者令人中满，故其气上溢，转为消渴。治之以兰，除陈气也。'"

[译文]黄帝问："口中发甜，病名叫什么？是如何得的？"

岐伯答："是脾气上泛所致，病名脾瘅。水谷五味入口，藏于胃，脾为胃输送水谷精气，水谷精气如果停留于脾，向上泛于口，病人口中就会有甜味。此病是肥甘美味诱发的，患者一定是经常吃甜美、肥腻的饮食。食物过于肥腻，容易产生内热；过多地吃甜美之食，容易使人腹胀，所以脾气上泛而成为脾瘅，转为消渴病。用兰草类药物治疗，因为兰草类植物药气味芳香，可以去掉陈腐之气。"

[点评]脾瘅，病因之热源于饮食。医治脾瘅，药用芳香之兰。

其十一，《灵枢·五变》："五脏皆柔弱者，善病消瘅。"

[译文]五脏柔弱，易患消瘅。

[点评]如此消瘅，病因在虚寒。

其十二，《灵枢·本脏》："心脆则善病消瘅热中。"

[译文]每一脏柔弱，都会患上消瘅。

[点评]"脆则善病消瘅"，如此之论在肝、脾、肺、肾名下均有出现。如此消瘅，病因在虚弱。如此消瘅，病因在内不在外。

其十三，《灵枢·五邪》："邪在脾胃，则病肌肉痛。阳气有余，阴气不足，则热中善饥。"

[译文]邪气侵入脾胃，肌肉疼痛；如果阳气有余，阴气不足，则热中善饥。

[点评]热中之病，病因在邪热。

同病不同因，是消渴病最为特殊的地方。

同一种病有寒有热，有虚有实，是消渴病最为特殊的地方。

内热内实，是一种因。

五脏皆虚，是一种因。

医治消渴，不辨虚实，错！

医治消渴，不辨寒热，错！

纯粹滋阴，错！

纯粹升阳，错！

一种病多种因，是消渴病难治的根本原因。

医治消渴，第一要务是辨因——辨别病因。

以阴阳寒热论之。阴阳失调，消渴会来。寒热失调，消渴会来。阴有余者为寒中，阳有余者为热中。热中，善饥之消渴病。寒中，饮一溲二之消渴病。辨别病因是阴是阳之后，再决定是升阳还是滋阴。

升阳，有温热之药物，有寒者热之之原则。滋阴，寒凉之药，有热者寒之之原则。

李时珍在《本草纲目·主治一·消渴》以三焦为基准将消渴病分为"三消"——上消、中消、下消。并指出"三消"的不同特征：上消少食，中消多食，下消小便如膏油。"

张介宾同样将消渴病分为"三消"，每一种"消"都有自己的特征。《景岳全书·杂证谟·三消乾渴》："三消之病，三焦受病也。

上消者，渴证也，大渴引饮，随饮随渴，以上焦之津液枯涸，古云其病在肺，而不知心脾阳明之火皆能熏炙而然，故又谓膈消也。

中消者，中焦病也，多食善饥，不为肌肉，而日加消瘦，其病在脾胃、又谓之消中也。下消者，下焦病也，小便黄赤，为淋为浊，如膏如脂，面黑耳焦，日渐消瘦，其病在肾，故又名肾消也。此三消者，古人认为火证，然有实火者，以邪热有余也；有虚火者，以真阴不足也。使治消证而不辨别虚实，则未有不误者也。"

消渴病之所以在中医界成为疑难病，就疑难在病因不清上。明明是两种因，偏偏固定为一种因。

糖尿病之所以在西方成为一大难题，关键在病因的解释上。糖尿病之病因，《简明不列颠百科全书》解释为："一种碳水化合物代谢障碍的疾病，发病机制为胰岛素分泌不足或机体对胰岛素的敏感性降低。"

这个解释，人体之外的因素完全没有考虑，人本身的饮食习惯完全没有考虑。所以，这个解释是不全面的。"胰岛素分泌不足"是果，为什么的因并没有解释。只有"是这样"的果，没有"为什么是这样"的因，如此解释能正确吗？

论人体之内的疾病，病因全部论在人体之内，是一种完全错误的论证方式。人体之内的疾病，病因的根本来源有二：外因与内因。外因源于人体之外，内因源于人体之内。天作孽，人会生病；自作孽，也会生病。外因与内因结合，天作孽与人作孽结合，没有商量的余地，人肯定会生病。以口渴、善饥、尿中含糖为特征的疾病，必须从两种病因上去认识。认识上的局限性，是西医医治不了糖尿病的根本原因。西方文化之中没有寒热理论、没有虚实理论，没有这个理就解答不了这个事。理论中的缺陷，是西医医治不了糖尿病的重要原因。

《黄帝内经》定名的消渴，西医定名的糖尿病，在患病的初期完全是可以治愈的，在患病的中期大部分是可以治愈的。

消渴病之简要归纳。消渴病是难以医治的疑难病，疑难在何处？分析如下：

一个病一种病因，是普通；一个病截然相反的两种因，是特殊。消渴病恰恰是一种病两种相反之因的特殊。

一个病一个部位，是普通；一个病名三个部位，是特殊。消渴病恰恰是一种病三个发病部位的特殊。

一个病一个特征，是普通；一个病完全不同的几种特征，是特殊。消渴病恰恰是具有多种不同特征的特殊。

两种病因，无非寒热虚实。辨清病因，难治之病就会变成可治之病。

三个部位，无非上中下。辨清病位，难治之病就会变成可治之病。

《圣济总录》有医治消渴病的方剂，《景岳全书》有医治消渴病的方剂，《医统大全》有医治消渴病的方剂，《李可老中医急危重症疑难病经验专辑》有"滋阴助阳，引火归源"治愈糖尿病的经验，有心的读者可以去查阅。

以化学常识而论，血液本来是平衡的溶液，如果溶液中析出溶质，平衡状态被打破，原因有二：一是溶质过多，二是溶液本身溶解度降低。溶解度与温度相关。血液含糖量增高，有可能寒因条件下的溶解度降低。增温，是恢复溶液平衡的最佳方法。

以自然常识而论，糖可以融化于水，既可以融化于常温水，更容易融化于温水、热水，水中有没有融化的糖，原因有二：一是糖量大过了水的溶解能力，二是温度降低，水的溶解能力也相应降低。

血液与尿液之中之所以含糖，自然常识与化学常识告诉世人，阳气不足为主要原因，凡手脚发凉的患者，以寒因病治之，会在短时间内或不太长的时间内彻底治愈。

七、大厥（脑血管疾病）

目不能视，口不能言，突然昏厥之急危重症，西医定名为脑血管破裂，张仲景之后定名为中风，清末民初山东名医张伯龙以《调经论》为依据加以纠正，定名为大厥。

中风，是外因之病；大厥，是内因之病。

大厥之名，出于《黄帝内经》。《素问·调经论》："血之与气并走于上，则为大厥，厥则暴死，气复反则生，不反则死。"

中风，寻常之外因之病也，伤风之病也。

大厥，急危之内因之病也，肝风上扬、气血上逆之病也。

中风，典型的症状为发热咳嗽。

大厥，典型的症状为神魂昏聩，直视僵仆，口眼㖞斜，牙关紧急，语言謇涩，半身不遂，痰涎壅盛。

中风，药用温热，药到病除。

大厥，药用温热，药到命除。

名不正则言不顺。治天下之要，在于正名。治病之要，同样在于正名。张伯龙先生以"大厥"之名诠释西医定名的"血冲脑神经"之病，实乃一大贡献。

嘉定（今属上海市）名医张山雷在张伯龙的基础上继续发挥，以潜阳镇逆之哲理，用介类甲壳（鳖甲、龟甲、穿山甲、牡蛎、石决明、玳瑁）为君药医治大厥，可以取得覆杯得安的效果。

张山雷先生《中风斠诠》一书，以《素问·调经论》为依据，系统地阐述了外因之风与内因之分的差别。中风，是寻常之外因之病。大厥，是急危之内因之病。中外因之风，病在伤风感冒。肝风上扬，病在瞬间人事不知。大厥，相当于西医定名的脑血管疾病。医治脑血管病，西医以手术治之。手术之后，往往会留下偏瘫之后遗症。张山雷先生以潜阳镇逆治之，瞬间可以起死回生，而且不会留下任何后遗症。

《中风斠诠》一书被浙江省中医药管理局收录在《张山雷医集》，1995年由人民卫生出版社出版。

大厥病瞬间起死回生，《张山雷医集》下册开篇处记载了一系列病例。摘录如下，供读者鉴赏：

病例一：江苏徐州之病例。这一病例为徐州名医高行素所医治所记载。"徐州南门外益泰栈肖子青君，年五十，素劳擘画，体丰痰多，忽然昏瞀暴扑，两目失明，气促涎流，危在旦夕。邀仆至时，晨曦初上。脉则滑数洪大，欲观其舌不可见，面色绯红，喉声曳锯，举家哭泣，以为恐无生望，仆急授以潜镇大剂，方用三甲合龙齿、石决、白芍，佐以二至、桑菊等物，覆杯得安。午后略加冬、地、玄、丹甘寒之品，连进两剂。次日目明舌和，语音清晰。调理两月，竟以渐愈。"

这一病例，出现在高行素先生为张山雷先生《重订中风斠诠》所写的序言中。《重订中风斠诠》共有六篇序言，高行素先生的序言位列第一。

敬请记住文中"覆杯得安"一词。

病例二：江苏徐州之病例。这一病例，为徐州名医高行素所医治所记载。"徐州西乡郝寨郝可亭之子，十二岁，病两载有余。每晨睡眠将醒之际，必瘈疭抽搐，昏不知人约半小时，口流涎沫，角弓反张，无间寒暑。昼日虽如常态，终是机钝神呆。郝家道有余，中西医诊治殆遍，见《徐州民报》与《新徐日报》有登载仆之医话者，特跋涉来城求治，缕述经过情形。视其色则萎黄，按其脉则滑数，目蓝而光滞，舌腻而边红，旧说所谓肝阳夹痰热上扰，亦即今之所谓血冲脑也。即授以潜镇清平，略佐化痰为剂，方用生牡蛎、生石决明各一两，蛤黛散、青龙齿各五钱，牛蒡子、瓜蒌子各三钱，桑菊、竹茹、丝瓜络、苏子霜各一钱五分。一剂甫投，病即不发，大便略解痰涎。其父喜曰：药果效矣！能保持悠久乎？先生何其神也。仆曰：姑且待之。原方进退，连服三十剂，继又改做膏丸，调理半载，于今数年，竟未一发。"

这一病例，仍然是在高行素先生为张山雷先生《重订中风斠诠》所写的序言中出现的。

敬请记住文中"于今数年，竟未一发"一语。

病例三：嘉定张山雷先生所医治的病例。"寿颐尝治甬人胡氏七十老妪，体本丰硕，猝然昏瞀，不言不动，痰鸣齁睡，脉洪浮大。重投介类潜阳，开痰泄热，两剂而神志清明，行动如故。"

这一病例，出现在张山雷先生《重订中风斠诠·自序》中。

病例四：嘉定张山雷先生所医治的病例。"南翔陈君如深，年甫三旬，躯干素伟，忽然四肢刺痛，不可屈伸，虽神志未蒙，而舌音已謇，其脉浑浊，其舌浊腻，大府三日不行。则授以大剂潜降，清肝泄热，涤痰通府之法，仅一剂而刺痛胥蠲，坐立自适，乃继以潜阳化痰，调治旬余，即以康复。"

这一病例，是在张山雷先生《重订中风斠诠·自序》中出现的。

敬请记住文中"调治旬余，即以康复"一语。

病例五：张山雷先生系列病例之后的总结。"又尝治热痰昏瞀，神志迷蒙，语言无序者数人，一授介类潜镇泄痰降逆之品，无不应手得效，覆杯得安。"

系列病例之总结，同样是在张山雷先生《重订中风斠诠·自序》中出现的。

敬请记住文中"应手得效，覆杯得安"一语。

医治大厥之君药，以介类为主。介类，有甲壳之动物也。陆地上的穿山甲，海里的牡蛎、鲍鱼。两栖动物的乌龟。用形象的话说，凡是骨头长在外部的动物皆可视为介类。

这里有必要区分一下医道与医圣之间的差别。

医道者，太阳法则也。医道，第一源头在太阳回归。太阳回归，最基本的是变化在一寒一暑。寒阴而暑阳，一寒一暑即一阴一阳。一阴一阳之谓道。一寒一暑即是根本之医道。中华先贤就是日影长短两极循环中发现了寒暑，从寒暑中抽象出阴阳。阴阳，构成了人文的基础，构成了中医理论的基础，构成了音律、数理化的基础。总而言之，言而总之，医道具有三百六十度，度度相连的完美无缺。

医圣者，得道之人也。《礼记·学记》："人不学，不知道。"得道悟道知道，是中华文化育人的基本点。懂得道理的人，即是圣人。孔夫子，历史公认的圣人。圣人也会有缺陷。"四体不勤，五谷不分"，就是孔夫子的缺陷。当时就有人如此批评孔夫子，《论语·微子篇》收录并记载了这一批评。儒家文化告诉世人与后人如下两点：第一，圣人不可能完美无缺；第二，圣人是可以批评的；圣人也应该接受批评。此处谈孔夫子是铺垫，目的是批评医圣张仲景。张仲景作《伤寒杂病论》与《金匮要略》，前者论外感，后者论杂病，为后世做出了基础性的贡献。今天中医界所沿用的方剂，绝大部分来源于张仲景。张仲景的贡献，由此可见一斑。但是，医圣不等于医道。医道完美无缺，医圣不可能完美无缺，圣人也会有缺陷，也会有错误。将内因之病错定为外因之病，将大厥定名为中风，这一错误就始于医圣张仲景。《金匮要略》之中有"中风"一节，将内因之病定位为外因之病。一个定名的错误，影响了整个中医界两千年。

中风，外因之病也。在《黄帝内经》中，中风为寻常之外感，病症在发热咳嗽。大厥，内因之病也，病因在"血之与气并走于上"，病症在瞬间可以暴死："血之与气并走于上，则为大厥，厥则暴死，气复反则生，不反则死。"

寻常之外感，以辛温发散之法治之，犹如立竿见影。大厥之昏厥，再以辛温发散之法治之，犹如浇汽油救火。

大厥错误定名为中风，对后世产生了极大的危害。高行素先生对此有如下评价："《金匮》以降，竟以辛温发散之法，疗治猝然昏仆之大厥，两千年来，以讹传讹，牢不可破。虽曰求鱼缘木，似无后灾，岂知抱薪救火，顷刻灰烬。"

一个定名的谬误，产生了一种疑难病。中风之难治，高行素先生的老师高映清先生如下评价："最难治者唯中风，虽古人亦无良法。然投清平凉降，似较诸辛温发越为佳。"医治中风，清平寒凉之药优于辛温，高映清先生在用药上有所突破。这一突破，只有小小的具体意义，没有根本意义。按照高映清先生的思路与方法，用清平寒凉之药治中风，高行素先生的体会如下："逮仆临证以来，迄今又二十余载，凡治中风，悉先师遗法，虽无大误，然捷验难言，觉恒有不慊于心者。"

医道医理的归真，始于晚清山东名医张伯龙。张伯龙先生在中西医对比中，重新找出并认识了"大厥"之病。以大厥之名，纠正中风定名之错。以大厥之病，对应西医之血冲脑神经之病。医道的澄清，医理的归真，是张伯龙先生的贡献。

以介类之壳为君药，以清平寒凉之药为佐使，救治大厥，达到覆杯得安的效果，是民国名医张山雷先生的贡献。

理在事先！真正弄清了医理，才医好了大厥之病。学医是不是先学习医理？！不懂医理，医圣张仲景是绝对的，不可以逾越的。弄懂了医理，医圣张仲景是有缺陷的，是可以超越的。

道在术先！真正弄清了医理，才认识了大厥之因。以方论之，两千年来，中风之病成了一大难题。以道论之，千年之难题，在两代名医手下得以清晰解答。学医是不是先学习医道？不懂医道，经方是经典方，是不可以修正的。弄懂了医道，经方是经验方，是可以修正的。

病名定错，病因一定会错。病因错，用药就失去了准绳。用药失去了准绳，就会出现严重的谬误：不是药到病除，而是药到命除。这一深刻的教训，揭示了一条深刻的哲理：医圣是人，圣人也会犯错误。只有医道是绝对的，人的认识与经验都是相对的。

大厥之病之简要归纳。如果说，尿毒症是典型的"阳升阴不降"，那么，突然昏厥、人事不知之大厥则是典型的"阴阳两不降"。

神志不清，阳该降不降也。大府（便）不行，阴该降不降也。浊阴不降（大便不通），是引起大厥的重要原因。在此，向脑血管病人进一言：一定要用饮食疗法保持大便的畅通。

大厥之病，应该用泻法——急泻之，速泻之。

方法之外还有方法！介类外壳潜阳镇逆是一种方法，用芒硝灌肠，用莱菔子降气，也应该是一种急救方法。大厥之病，病位在脑。脑在上，上有病治于下，所以，用芒硝灌肠，迅速清空病人的大肠，不失为一种好方法。

防患于未然，最为关键。保持大便畅通，可以大大降低大厥发生的概率。红薯、山药、海带，对大便畅通有良好的作用。最值得推荐的是白萝卜，它既可以通便，又可以通气。食疗养生，食疗治病，是中医文化的核心，希望有心的读者关注一下食疗的常识。了解、认识、熟知几种养生的食物、蔬菜、水果，首先，有利于自己与家人，其次，有利于亲人与朋友，何乐而不为？！

介类生物的外壳，例如，牡蛎、玳瑁、石决明，完全可以加工成超细粉末，制成片剂或胶囊，在"女子五七三十五岁，男子五八四十岁"之后，每年主动服用一定量的介类外壳粉，是不是可以起到抑制肝风上扬的作用？！

再，医治突然不省人事的大厥，放血也是一种急救的好方法。

八、痛痹（颈椎痛、腰椎痛）

痛，是止痛片解答不了的难题。

为什么？

因为止痛片止的是痛，而丝毫没有涉及痛之因。西医没有寒热理论，所以医治不了疼痛。

痛，也是中医的一道难题。

为什么？

一谈"痛"，马上结论在"风湿"二字上。

"风"与"湿"，并不是真正的疼痛之因。病因不明，所以医治不了疼痛。

疼痛之因，根本在一个字——寒。

请看《黄帝内经》中的五个论断。

其一，《素问·卒痛论》："经脉流行不止，环周不休，寒气入经而稽迟，泣而不行，客于脉外则血少，客于脉中则气不通，故卒然而痛。"

[译文]血气沿经脉流行，往复周流，如环无端。若寒邪侵入经脉，血气会运行迟缓，甚至凝滞不行，如果寒邪停留于经脉之外，经脉中的血就会减少；如果寒邪停留于经脉之中，脉中的气就会不通，如此即是突然发生疼痛的原因。

其二，《素问·卒痛论》："寒气客于脉外则脉寒，脉寒则缩蜷，缩蜷则脉绌急，绌急则外引小络，故卒然而痛，得炅则痛立止；因重中于寒，则痛久矣。"

[译文]寒邪客于脉外则经脉受寒，受寒之经脉会立刻收缩，如此即经脉拘急，经脉拘急便会牵拉经脉外细小的经脉，是突然疼痛的原因。如果遇到了热气，疼痛立即可以停止；假若重复感受寒邪，疼痛会经久不愈。

其三，《素问·痹论》："风寒湿三气杂至，合而为痹也。……寒气胜者痛痹。"

【译文】风、寒、湿三种邪气交错在一起侵袭人体，会形成痹病。……寒邪偏盛的就形成痛痹。

其四，《素问·痹论》："痛者，寒气多也。有寒，故痛也。"

【译文】痛，因在寒气偏盛也。寒气偏盛，所以疼痛。

其五，《灵枢·周痹》："风寒湿气，客于外分肉之间，迫切而为殊，沫得寒则聚，聚则排分肉而分裂也，分裂则痛。"

【译文】风寒湿三气，侵入并客于外分肉之间，使该处津液形成泡沫，再遇到寒气泡沫会聚集到一起，泡沫聚会造成肌肉分裂，肌肉分裂就是疼痛的病因。

五个论断，一个指向：疼痛的原因在于寒。寒在哪儿，痛在哪儿！

皮痛、肉痛、腰痛、经络痛、骨头痛，病因大都是因于寒。

风之症为麻木不仁之麻，湿之症为肿胀之肿，寒之症在疼痛之痛；医治痹病，必须分清这三种病因。

医治痛痹之痛，必须认清认准一个"寒"字。

弄清了病因，祛风、祛湿、祛寒，痹病可以在很快治愈。

《素问·五常政大论》："治寒以热。"

《素问·至真要大论》："寒者热之。"

寒因病治之以热！

热毛巾、吹风筒吹出的热风，都可以缓解疼痛。

用温热之药止痛，尤其是用药酒止痛，止痛的效果可以显示在几分钟之内。

痛痹之简要归纳。寒，外邪六淫之一。寒邪之因，病症为痛。寒邪源于外，疼痛淫于内。人体之内的疼痛病，外邪是重要病因。痹者，闭也。痛痹，就是气血凝涩、闭而不行之病。

"痛者，寒气多也。"如此论断，是疼痛之为病的精辟总结。

"寒者热之。"如此论断，是医治疼痛之病的永恒原则。

颈椎疼痛，西医称之为不死癌症。本来可以治愈的疾病而成为疑难病，根本原因是病因不清，理论不明。其次是理论缺陷，西医基础之中没有寒热理论。

寒热理论，为中医文化所独有！

医治颈椎疼痛，不仅仅是造福一方，准确地说，是造福全人类。中医的振兴，必须以解答世界难题为前提。解答世界难题，首先可以从治愈疼痛疾病入手，笔者对此有充分的信心。

九、痛风

痛风之为病，仍然是西医尚未解答的难题。

痛风，《黄帝内经》没有这个病名！

寒痹、痛痹，《黄帝内经》之中这两种病，相似相通于痛风。

在宋徽宗赵佶主编的《圣济总录》中出现了白虎风之病名。

昼静而夜发，痛彻骨髓，痛不可忍，是白虎风的基本症状。白虎风之名，形象之比喻也，痛起来犹如老虎咬一样。

到了明代，痛风之病名，出现在了各种医药典籍之中：

李时珍的《本草纲目》中有"痛风"之名。

张介宾的《景岳全书》中有"痛风"之名。

徐春甫的《医统大全》中有"白虎风"之名。

痛风的医治，有方剂而无效用。痛风，在今天仍然是一大难题。

痛风，从病因上看，属于寒因痛痹。但是，痛风有其特殊性，就是痛风不但痛而且有痛风石。痛痹，仅仅是痛而没有痛风石。

痛风石，西医定名为嘌呤。血液，是平衡状态的溶液。血液析出嘌呤，证明平衡状态已被打破。所以医治痛风，在寒者热之的基础上，必须将嘌呤排除，恢复血液的平衡状态。

嘌呤，用真空负压之法极易排除。这里可以产生一个新的发明创造，即将已有的真空负压装置改造成一个中医的医疗器械。

中医的拔火罐，其原理就在真空负压。

在痛风患处，用针或小针刀开一个小口，再用真空之火罐拔之。拔出与血液完全区别的嘌呤之后，再敷药、服药。用纯自然药物，完全可以治愈痛风。

痛风之简要归纳。痛痹与痛风，病为一类，程度不同：痛痹之寒，寒在一般；痛风之寒，寒在特别。一般寒因，疼痛虽然难忍，但毕竟可忍。寒因之寒，寒到了极点，就形成了犹如虎咬一样的、难以忍受的痛。

十、半身不遂、口眼㖞斜

半身不遂、口眼㖞斜，在《黄帝内经》中，这种常见病有两个病名——"偏风"与"偏枯"。

请看关于偏风的两个论断。

其一，《素问·风论》："风中五脏六府之腧，亦为藏府之风，各入其门户所中，则为偏风。"

【译文】风邪侵入五脏六腑的腧穴，沿经内传，入五脏形成五脏之风病；风邪随脏腑的腧穴偏中于身体的一侧，会成为偏风。

其二，《灵枢·邪气脏腑病形》："肺脉急甚为癫疾；微急为肺寒热，怠惰，咳唾血，引腰背胸，若鼻息肉不通。缓甚为多汗；微缓为痿痿，偏风，头以下汗出不可止。"

请看关于偏枯的几个论断。

其一，《素问·生气通天论》："阳气者，大怒则形气绝，而血菀于上，使人薄厥。有伤于筋，纵，其若不容，汗出偏沮，使人偏枯。"

【译文】人身之阳气，可因大怒而逆行于上，血随气升，气血瘀滞于上，会形成突然昏倒的薄厥。怒伤筋脉，筋脉弛纵，肢体痿废；应汗出而半身不出汗，久之会形成偏枯（半身不遂）。

其二，《素问·阴阳别论》："三阳三阴发病，为偏枯痿易，四支不举。"

其三，《素问·风论》："风之伤人也，或为寒热，或为热中，或为寒中，或为疠风，或为偏枯。"

其四，《灵枢·刺节真邪》："虚邪偏客于身半，其入深，内居荣卫，荣卫稍衰，则真气去，邪气独留，发为偏枯。"

其五，《灵枢·热病》："偏枯，身偏不用而痛，言不变，志不乱，病在分腠之间，巨针取之，益其不足，损其有余，乃可复也。"

这个西医尚未解答的难题，以气理论为指导进行医治，半身不遂会很快感到脚下有力，嘴歪眼斜一个月左右会治愈。

十一、自闭症、抑郁症

自闭症、抑郁症，是外来词，中医文化里没有如此病名。

自闭症，多见于儿童。

抑郁症，多见于青年。

自闭症、抑郁症，以气而论，典型的气不足，首先是胃气不足，其次是肾气不足。请看下面两个论断。

其一，《灵枢·经脉》："胃足阳明之脉……，是动则病洒洒振寒，善呻数欠，颜黑，病至则恶人与火，闻木声则惕然而惊，心欲动，独闭户塞牖而处，……气不足则身以前皆寒栗，胃中寒则胀满。"

[译文]胃气不足之病，会发冷寒颤，好呻吟，频频呵欠，额部暗黑，怕见人怕见火光，听到木头的声音会害怕，心跳不安，喜欢一个人关门闭窗独处屋内，……胃气虚不足，身前胸腹部会发冷，胃中有寒，发生胀满。

[点评]畏寒怕冷，讨厌见人，讨厌听到木头声音（木克土，脾胃属土），胸腹部发冷，肚胀，喜欢独处，是胃气不足的种种特征。种种特征，是不是相似相同于自闭症、抑郁症？！

其二，《灵枢·经脉》："肾足少阴之脉，……气不足则善恐，心竭惕如人将捕之，是为骨厥。"

[译文]肾气不足，气虚的多恐惧，心慌跳动，好像有人要来捕捉他，这叫做骨厥。

[点评]毫无理由地害怕，心慌，心跳过速，有人来怀疑是来捕捉自己，是肾气不足的种种特征。种种特征，是不是相似相同于自闭症、抑郁症。

自闭症、抑郁症，以阴阳而论，典型的阴气盛阳气虚，应该以补阳为纲治之。

水果之中有补气之水果，作料之中有补气之作料，食物之中有补气之食物。果疗、食疗，适用于儿童，药物补阳适合于成年人。

补脾补胃的药物有：人参、黄芪、山药、白术、甘草、枸杞子、陈皮、蜂蜜、砂糖、红枣、白茯苓、牛肉、甘蔗。

补肾的药物如下：人参、黄芪、肉桂、肉苁蓉、沉香、补骨脂、鹿血、狗肉、诸酒、菟丝子、胡芦巴。

补阳补气的药物有：补骨脂、韭子、阳起石、雪莲花、海龙、海马、蛤蚧、杜仲、续断、狗脊、核桃仁、海狗肾、菟丝子、骨碎补、鹿含草、鹿角胶、巴戟天、肉苁蓉、淫羊藿、党参、白术、山药、大枣、扁豆、灵芝、刺五加、太子参、花旗参。

补气补阳的食物：海参、鱿鱼、海虾、鲢鱼、羊肉、狗肉、牛肉、黑木耳、山药、韭菜、糯米、黄豆；补气补阳的作料有肉桂、八角、茴香、姜黄、胡椒；凡酸味水果均入肝，凡甜味水果均入脾，凡苦味的蔬菜均入心，掌握了这些常识，可以在日常生活中医治气不足的疾病。

在肚脐、腹部与腰部加温，持之以恒，对医治自闭症、抑郁症有百益而无一害。

自闭症、抑郁症之简要归纳。少儿自闭症，病因在父母，根源在爸爸妈妈的虚寒。少儿自闭症，父母两人之中起码有一个是畏寒症，或两人都是畏寒症。畏寒症，第一特征是手脚发凉。

畏寒症的爸爸妈妈所生的小宝宝，会有不同病名的疾病，疝气、自闭症都在其中。

中医文化的大根大本在太阳，中药的大根大本在自然；太阳法则不会过时，自然药物永远也不会产生抗药性；只要找到了中华先贤创造文化、创造中医的思维方式，只要找到了活水的源头，中医文化一定会在解答世界难题中重新辉煌于世界的东方，一定会造福于整个人类。

十二、脾胃病（慢性胃炎）

西医西药治不了脾胃病！

具体来说，西医西药治不了胃炎、慢性胃炎、胃溃疡、胃痛。

西医论病，只论体内之病，不论体外之因。论胃痛，只论发炎的胃，根本没有论及人体之外天气——潮湿的气候。

食疗、果疗、茶疗，均在中药的范围之内。食疗、果疗、茶疗，有着优越的、意想不到的疗效。

对照中医医理，胃痛一般属于脾湿胃寒所致。《素问·生气通天论》："因于湿，首如裹。"这句话告诉人们，人中湿气，头部的感觉犹如被布条缠裹。"因于湿，首如裹。"笔者对这一论断的体会可谓刻骨铭心。

天地之间，四时之内，有风热火燥湿寒六气，六气之中每一气的偏颇都会引起疾病，是《黄帝内经》中的基本常识。《黄帝内经》告诉后人，六气与五脏有相对相应关系，湿气对应的是脾脏，脾胃为表里关系，所以脾有病必然影响到胃。我的胃病，先因于湿，后因于寒。脾湿胃寒，是胃痛的根本原因。脾主四肢，脾脏有病，必然影响到四肢。胃痛、四肢乏困、无食欲，三种症状实际上是一个病因。如果病之初期，用温脾祛湿的方法，病很快就会治好。胃痛给止痛片，无食欲给酵母片，西医只能这样。四肢乏困，则毫无办法。止痛片与酵母片一不去湿，二不温脾，只能止暂时之痛，不能去疼痛之因，所以不能从根本上治愈疼痛，更不能解除乏困。

几样再平常不过的果品与茶，治好了我多年的疾病。这一沉痛教训之后，《神农本草经》《黄帝内经》《金匮要略》《针灸甲乙经》《类经》《永乐大典·医药集》《本草纲目》《中国大百科全书·中国传统医学》出现在我的书架上。

从轻视中医到研究中医，八宝茶是一个转折点。

八宝茶，医好了我多年的胃病，也医好了身边朋友、同事的胃病。有人看了《换个方法读内经》，自觉喝起八宝茶，胃病病人喝，其他寒因病的病人也喝，其中包括癌症患者。一天早晨，澳门某大学校刊编辑刘萌春老师打电话给我，说是和先生一起约我喝早茶。我问为什么？刘萌春老师说她得了癌症，喝八宝茶感觉身上有力气。刘萌春夫妇，都是学哲学的。他们深信，培育根本的中医哲理是正确的。八宝茶，养胃健脾，正是培育的根本。席间，谈起了一个问题："孩子都上大学了，二十岁才过了第二个生日，问了很多人都给不出答案，刘先生是否知道为什么？"我正在研究天文历法，介绍"三岁一闰，十九岁七闰"的闰年常识，结论是：孩子可能是生在第7个闰月里。夫妇两人很高兴，为了这个答案，正式请刘先生吃饭。开心于八宝茶，开窍于天文历法，阎纯德先生知道这件事。

继续谈胃病。中医文化特别重视胃，治病先救胃，养生先养胃。

春以胃气为本。夏以胃气为本。秋以胃气为本。冬以胃气为本。长夏以胃气为本。在惜字如金的《黄帝内经》，"以胃气为本"，在《素问·平人气象论》重复了五次。

脏气法时，一脏法一时：肝应春，心应夏，肺应秋，肾应冬，但脾脏王（旺）四时。脾胃互为表里，所以，春夏秋冬四时（含长夏）皆以胃气为本。

病，不可怕！可怕的是胃气的丧失。《素问·平人气象论》："平人之常气禀于胃，胃者平人之常气也，人无胃气曰逆，逆者死。"这一哲理论断，化为浅显易懂的中医常识——有胃气得生，无胃气得死。

养胃先健脾，健脾先祛湿。一脏有一怕，脾脏怕湿。湿气过重，必然会引起脾胃之病。脾脏怕湿，一部《黄帝内经》有三个论断论及，摘录如下，供读者鉴赏。

其一，《素问·脏气法时论》："脾苦湿。"

其二，《素问·至真要大论》："诸湿肿满，皆属于脾。"

其三，《灵枢·九针论》："脾恶湿。"

温脾祛湿健胃，是治愈胃病的唯一方法。

西医理论中没有"湿气"之说，没有"温阳"之说，止痛片只能止一时之痛，不可能解答根本问题。

十三、狂犬病

狂犬病，既是历史问题，也是当代难题。

请看一则新闻报道：

2018 年 4 月 25 日，新加坡《联合早报》转载泰国媒体报道，泰国东北部廊开府一名十五岁少女被家中幼犬抓伤，数月后出现狂犬病症状，送院后宣告不治。

这名少女去年十二月捡了一只两个月大的幼犬回家，在玩耍时不小心被抓伤脖子。祖父母提议带她去注射狂犬病疫苗，但她认为只是小伤，所以不以为意。

不料，少女十九日突然出现高热、全身无力、流口水和无法控制自己等狂犬病症状，家人立即送她入院，但隔天就宣告不治。

医疗人员表示，这是泰国今年第八起狂犬病确诊病例，其家人也应该去接种疫苗，以防万一。

狂犬病潜伏期从一个月到三个月不等，偶尔少过七日，也可能长达一年以上。一旦并发，致死率几乎100%，但若能在被动物咬伤后即刻接种疫苗，可有效降低发病的风险。

泰国这则新闻揭示了一个严酷的事实：时至今日，西医仍然没有有效解答狂犬病这一难题。

疯狗即狂犬。狂犬会引起狂犬病。

在中华大地上，研究狂犬病是从先秦开始的。《春秋左传》最早记载了对狂犬的认识与恐惧。

《左传·襄公十七年》："十一月甲午，国人逐瘈狗。瘈狗入于华臣氏，国人从之。华臣惧，随奔陈。"

[译文]十一月甲午日，国都城里人追赶疯狗。疯狗跑进了华臣家，国人追了进去。华臣害怕，就逃到了陈国。

在春秋时期的中华大地上，已经认识到"狂犬病"的病因在于狂犬的咬伤。"国人逐瘈狗。""国人"二字说明，疯狗的危害性已经有了普遍性的认识；一个"逐"说明，隔开疯狗与人的联系是避免狂犬病的有效措施。

狂犬病的医治，汉代文献与晋代文献中均有记载。最早的文献，是长沙马王堆出土的古医书《五十二病方》。长石磨粉涂在狂犬咬伤的伤口，可以治愈狂犬病。是《五十二病方》的记载。长石是花岗岩中的一种矿物。内服一种有毒的矿物药礜石粉，也可以医治狂犬病。狂犬病是可治之病，以矿物药医治狂犬病，是汉代文献的记载。

晋葛洪《肘后备急方·卷七》中有《治卒为猘犬所咬毒方》之专论。猘犬，狂犬也。医治狂犬咬伤，开篇讲的是"先嗍其恶血"，即先把伤口的恶血吸出了。笔者认为，这一步至关重要。吸出恶血，以现在的条件而论，非常容易：拔火罐，可也；真空罐，可也。吸出恶血之后，再用药。医治狂犬病的药物分植物药、动物药与矿物药，还有一种特殊药——狂犬的脑子。

植物药：薤（藠头）汁，外敷与内服。地榆根，碎末外敷。地黄，捣汁内服。桃白皮煎水内服。杏仁，捣碎外敷。干姜汁内服，干姜末外敷。枸杞子煮糜内服。蔓菁汁内服。

动物药：虎牙、虎骨刮末内服。蟾蜍可生食，可烧炙熟食。刺猬皮烧末外敷。

矿物药：矾石粉末外敷。灶中热灰外敷。硫黄内服。

特殊药：伤人狂犬的脑子外敷。蜡熔外敷。人发热末外敷。蜈蚣内服。

狂犬病是可治之病，以矿物药、植物药、动物药、特殊药医治狂犬病，是晋代文献的记载。

对狂犬病最详细的解释，最详细的医治方法，是在张锡纯先生的大作《医学衷中参西录》中有一篇狂犬病专论，条理化如下：

犬狂之因。蛇冬眠于地下，春惊蛰后出土，将口中所含之物吐出，犬嗅之即狂。

狂犬病之因。犬嗅之毒，蛇毒也。狂犬伤人，是将蛇毒传于人。

狂犬病之病理。血热至淤。

狂犬病之探索。无锡周小农，在《山西医学杂志》发表文章，探索狂犬病之病理。耕牛被狂犬咬伤，解剖后，腹中有血块大如斗，颜色黧紫，搅之蠕蠕然动。有张君者，晓医理，闻之悟曰："仲景云：'淤热在里其人发狂。'又云：'其人如狂者，血证谛也，下血狂乃愈。'"于斯用张仲景下瘀血汤治之，不论证之轻重，毒之发之未发，莫不应手而愈。转告他人，百无一失。

方用：大黄三钱，桃仁七粒，土鳖虫（去足，炒）7个。

共为细末，加蜂蜜三钱，用酒一茶碗煎至七分连渣服之。如不能饮酒者，水酒各半煎服亦可。服后二便当下恶浊之物。日进一剂，迨二便如常，又宜再服两剂，总要大小便无纤毫恶浊为度。服此药者，但要忌房事数日，其余则一概不忌。若治小儿，药剂减半。妊妇亦可放胆服之，切莫忌之。

狂犬病之简要归纳。

中医可以治愈狂犬病，有历史记载，有现实记载，遗憾的是，没有系统的理论总结。

狂犬之狂，狂在嗅到了蛇毒，是一个空前的解释。

狂犬病之狂，狂在"热""瘀"二字上。

狂犬病之治，治在"泻热""化瘀"两术上。

以上这些，是张锡纯先生的贡献，以及张锡纯先生记载别人的贡献。

医治狂犬病，在前人的基础上，笔者提出几点新的设想：

其一，在第一时间内，用负压的方法，清除伤口内的恶血。

其二，在第一时间内，用负压的方法，清除伤口周围的恶血，逐步扩大面积。

其三，在第一时间内，用芒硝清理肠胃。

其四，在接下来的时间内，针刺背部五脏俞穴，用负压的方法放血，以化解热邪。

其五，动物药、植物药、矿物药、特殊药，在第一时间内，有什么用什么。第一时间之后，尽快找到凉血化瘀、清热解毒的药物，例如，清热凉血如水牛角、赤芍、牡丹皮、紫草、生地黄、玄参、白芍、丹参、败酱草、金荞麦、大青叶等；清热解毒如金银花、连翘、紫花地丁、蒲公英、千里光、土茯苓等；养阴清热如生地黄、玄参、天花粉、白芍、麦冬、沙参、地骨皮、知母、黄柏等。内服、外敷、外洗三种方法结合使用。

总之，在中华大地上，狂犬病是可治之病。苗族、彝族的医书中，同样有医治狂犬病的方法。笔者不再一一引用。

十四、荨麻疹

荨麻疹，是当代的一道难题。

荨麻疹，发生在皮肤，以奇痒为特征。

疹病的研究，在中华大地上，起于远古，记载于《黄帝内经》。

疹之为病，病因有两种：一是内因，二是外因。

《素问·奇病论》："无损不足，益有余，以成其疹。"

论证诊病之因，首先论的是内因。内因，这一论断揭示出了两种因：一是虚，二是实。益不足，损有余，是正常的医术。损不足，益有余，是错误的医术。损不足，虚上加虚；益有余，实上加实。这两种错误的医术都会诱发疹病。

天气异常，春寒而夏热，是诱发疹病的外因。《素问·气交变大论》指出，春气不足，夏气太过，会诱发"疮疡痈疹痂痤"等各种皮肤病。

荨麻疹，病症在痒。奇痒无比，痒之为病，病因为何？

"虚则暴痒。"痒之为病，内因在虚。《灵枢·经别》论足厥阴之病，论出了"虚则暴痒"。

有内因之痒，还有外因之痒。"虚邪之中人也，……搏于皮肤之间，其气外发，腠理开，毫毛摇，气往来行，则为痒。"《灵枢·刺节真邪》论外邪之病，论出了外因之痒。

痒之为病与疹之为病，病因均在内外两种因。

"实则泻之，虚则补之。"是《黄帝内经》治病的大原则。

医治虚因痒，虚则补之。

医治实因痒，实则泻之。

用针用药，均可以实施补泻。

医治荨麻疹，笔者创造了一种新方法——清洗大肠。之所以敢说"创造"，因为这种方法史无前例。

这种方法，依据有三：

其一，"肺主皮。"《素问·宣明五气》指出，皮在外，肺在内，内外之间相互联系。

其二，"阳明与太阴为表里，是为手之阴阳也。"《素问·血气形志》指出，手阳明大肠经与手太阴肺经为表里关系。

其三，"肺合大肠。"《灵枢·本输》指出，脏腑之间相互联系，肺脏合于大肠。

三个论断告诉后人两个联系：

一是外部皮毛与内部之肺相互联系。肺在里，皮在外。皮与肺之间，表里关系也。持果求因，由病追因，在皮之病，追溯其因，可以得出结论：病因在肺。

二是五脏之肺与六腑之大肠相互联系。肺在上，大肠在下。肺与大肠之间，表里关系也。持果求因，由病追因，肺之病，追溯其位，可以得出结论：病位可以在大肠。

皮有病，病因在肺；肺有病，可以影响到大肠。是笔者阅读以上三个论断的体会。

荨麻疹患病时期，大便有两大异常：一是干燥，二是异味。这是笔者的亲身体会。20世纪的90年代中期，笔者几乎年年都会受荨麻疹之苦。

清洗大肠，可以在两小时之内使荨麻疹消失。最快的效果，清洗大肠结束，荨麻疹也随之消失。

荨麻疹消失之后，实施适当之补泻，以巩固其效果。

针刺放血，也是医治荨麻疹的有效方法。这一方法，也是笔者的亲身经历。在荨麻疹初起之时，在病位用针浅刺，然后用真空负压的方法放出少量的血，如此即会消除荨麻疹形成的基础。

关于荨麻疹之简要归纳。荨麻疹，病在外，病在皮肤。外部之病，有内部之因。追溯荨麻疹之病因，肺与大肠都应该考虑在内。

同一种病，病因有二：可以是内因，也可以是外因。内因在虚实，外因在气候异常。

内因，要注意热。胃热发斑，肺热发疹。是《张山雷医集》的总结。

外因，要注意倒春寒。春寒在先，夏热在后，体虚之人就有诱发荨麻疹的可能。春暖花开，春暖属于正常。春不暖而寒，是明显的异常。天有病，一定会引起人之病。荨麻疹，外因之病之一。

预防荨麻疹，最根本最有效的方法是扶养正气！一正压百邪！一身正气，即使有外部之邪，也不会有体内之病。

十五、艾滋病及其他

艾滋病，不是病！

艾滋病是免疫系统的崩溃。

艾滋病，《辞海》的诠释如下：正名"获得性免疫缺陷综合征"，又作"爱滋病"。一种严重细胞免疫功能缺陷，且常合并多种机会性感染及恶性肿瘤的疾病。病原体是人类免疫缺陷病毒。主要通过性接触传播，也可经血液及血制品传播，以及围生期母婴传播。临床症状呈多样化，有发热、淋巴结肿大、咽炎、皮疹、肌痛、关节痛、恶心腹泻、头痛脑病、白细胞及血小板减少等表现。本病传播迅速，病情凶险，病死率高。预防措施包括防止性传播，对血库血及血制品供血者进行病原体病毒检测。治疗方法可采用抗逆转录病毒药物如叠氮胸苷（AZT）等。

中医文化中的"卫气"，可以对应西医的"免疫系统"。

饮食入胃，化为气血。气，一分为二，分为营气与卫气。营气行脉里。卫气行皮肤。卫气为悍气，行于四末、分肉、皮肤之间，抵御着外部的邪气。一旦卫气失调，就会形成百病。

卫气为"百病母"之说，出自针经《灵枢》。《灵枢·禁服》："凡刺之理，经脉为始，营其所行，知其度量，内刺五脏，外刺六腑，审察卫气，为百病母，调其虚实，虚实乃止，泻其血络，血尽不殆矣。"

"审察卫气，为百病母。"笔者特别关注这一结论。

免疫系统崩溃，会引起各式各样的疾病。卫气虚，会引起百病。会引发百病，是免疫系统崩溃与卫气虚的共同之处。

免疫系统崩溃是否可以以卫气虚论之？

如果可以，艾滋病似乎就有医治的可能。

下面从卫气发源之源头论艾滋病的医治。

营卫之气如何发生？《灵枢·营卫生会》的解释如下："营出于中焦，卫出于下焦。"下焦，是卫气的发源地。现在的问题是：卫气能否正常产生？

《灵枢·本脏》："卫气者，所以温分肉，充皮肤，肥腠理，司关合者也。"卫气，温煦肌肉，充养皮肤，滋润腠理，主宰汗孔的开合。如果卫气能够正常产生，就有健康之人体。因为卫气抵御着邪气，护卫着人体。

如果卫气不能正常产生，就没有健康之人体。因为人体失去了护卫的"城墙"，外邪可以随时侵入人体，由此发生各式各样的疾病。

免疫系统的崩溃与卫气不能正常产生之间，是不是等量代换的关系？

假如这一等量代换关系成立，艾滋病将是可治之病，而且是可以治愈之病。

如何医治？从保证卫气的正常产生入手。

如何保证卫气的正常产生？

从发源地增温入手。

水，之所以从源头源源不断地流出，是因为发源地的温度正常。如果源头处天寒地冻，滴水成冰，那么，发源地绝不会有汩汩之流水。

以物理论病理，如果卫气发源地温度低于正常，那么，绝对不会有卫气的正常发生。

下焦，卫气之发源地也。

下焦增温，轻而易举。

用自然药物，保证下焦不受寒邪或祛除下焦之寒邪。如此者，自然药物之增温也。自然药物，首选艾灸，其次有温阳之药物。温阳之药物，可以制成药膏外敷，也可以制成药酒外涂。

用物理方法，保证下焦不受寒邪或祛除下焦之寒邪。如此者，物理增温也。物理增温方法很多：有仪器使用仪器，无仪器则用暖水袋、吹风筒。

从发源地入手治理，可以使卫气正常发生。

"故气者，人之根本也。"人有气得生，无气得死。笔者推测，艾滋病之所以产生，是因为本来应该正常产生的卫气不能正常产生。失去了卫气的呵护，人一步步虚弱，直至弱不禁风。只要产生卫气的功能恢复，那么，免疫功能就会随之发挥作用，艾滋病自然就会消除。

下面以回顾一个关于卫气的论断作为艾滋病讨论的结束："卫者，水谷之悍气也，其气慓疾滑利，不能入于脉也。故循皮肤之中，分肉之间，熏于肓膜，散于胸腹，逆其气则病，从其气则愈，不与风寒湿气合，故不为痹。"

这是《素问·痹论》中的一个论断。这一论断指出，卫气是水谷之剽悍之气，特征是迅猛滑疾，不运行经脉之内，而运行于皮肤之中，肌肉之间，上熏蒸于肓膜，下布散于胸腹部。卫气失常就会产生疾病，卫气正常就不会产生疾病。卫气正常，风寒湿邪气无法侵入，所以不会形成痹病。

凡是病，都是可以治愈的！天道不能违反，疾病可以医治，是中医文化对生命对疾病的基本把握。

"疾虽久，犹可毕也。言不可治者，未得其术也。"这一论断出于《灵枢·九针十二原》。从这一论断中，可以看出中医文化的自信心，可以看出中华先贤的自信心！

面对这一论断，是不是可以思考一些问题：

——高血压是病吗？

——冠心病是病吗？

——尿毒症是病吗？

——脑中风是病吗？

——禽流感是病吗？

——白血病是病吗？

——埃博拉是病吗？

——红斑狼疮是病吗？

——手足口病是病吗？

——地中海贫血是病吗？

——越来越多的疫病是病吗？

——毕病之术，找到了吗？

亲爱的读者朋友，希望你接着笔者的思考继续思考，拜托你接着笔者的追问继续追问，提出更多的问题，哪怕当下不能解答，也会给后人留下启示。

十六、骨质增生、腰间盘突出

傈僳族名医医治骨质增生、腰间盘突出，少数民族的医术有绝招绝技。

丽江傈僳族三代祖传骨伤科医生朱瑞林，擅长治疗骨伤。

医治骨质增生、腰间盘突出，朱瑞林医生不用手术，用植物药、动物药、矿物药，以活血化瘀、疏通经络为纲，病人一般会在一个月左右治愈。

活血最好的药物为小红参，止痛最好的药物为大麻药，补气最好的药物万生菌，止痒最好的药物是九里光。以上是朱瑞林医生亲口介绍的经验之谈。

第四节 永恒的长处与致命的短处

《黄帝内经》之前有大量的经典吗？

没有！

中华先贤凭借着什么创造出了这部经典？

总而言之，凭借着自然法则。

细而言之，凭借着太阳法则、月亮法则、北斗法则，凭借着地球与日月星辰永恒而常青的对应关系。

天道的第一出处在太阳，太阳有没有永恒性？

天道的第二出处在昼夜，昼夜有没有永恒性？

太阳回归实质上是地球公转，地球公转有没有永恒性？

昼夜循环实质上是地球自转，地球自转有没有永恒性？

阴阳的第一出处在中午日影长极而短、短极而长的两个极点，中午日影的两个极点有没有永恒性？中午日影的两个极点实际上是地球公转大圆的远日点与近日点，远日点与近日点有没有永恒性？

阴阳的第二出处在日月在昼夜，日月、昼夜有没有永恒性？

中医文化的基础要素百分之九十五皆出于太阳，中华先贤为后人打下的基础有没有永恒性？

人体疾病，有百病无百因，归根结底只有两种因——内因和外因。天之邪气会致病，地之邪气会致病，人之不良习气也会致病。因天之序、因时之序、因气之序的论病方式有没有永恒性？

基础有永恒性！

方法有永恒性！

是毫无疑问的。

有人敢挑战太阳月亮吗？

有人敢挑战寒暑昼夜吗？

问题是，今天的中医界还有人谈太阳、谈月亮吗？还有人谈阴阳五行、四时、六气、八风吗？还有人谈时空一体的时空观吗？

问题是，今天的中医药大学还有人传授太阳历、太阴历、北斗历吗？

问题是，今天的学界有人知道中医与人文同根同源吗？知道中医与数理化同根同源吗？知道中医与音律同根同源吗？

不知道释迦牟尼，这样的和尚还是真和尚吗？

不知道上帝耶稣，这样的牧师还是真牧师吗？

不知道天道阴阳，这样的中医还是真中医吗？

忘记根本，忘记基础，是不是中医界的致命短处？！

忘记以道论之、以时论之、以气论之、以风论之的论证方式，是不是中医界的致命短处？！

先贤开其端，后人没有续其尾，是不是文化断裂？！

先贤开其大，后人没有续其精，是不是文化断裂？！

文化断裂，责任还能推给日本鬼子吗？

文化断裂，责任还能推给八国联军吗？

扪心自问，先贤能创造出经典，后贤为什么读不懂呢？

笔者坚信，一旦中华文化、中医文化的精髓得以展示，伟大的中华文化、中医文化一定会发扬光大，伟大的中华文化、中医文化一定会再现辉煌。

笔者坚信，一旦中华文化、中医文化的精髓得以展示，伟大的中华文化、中医文化一定会解答一系列当代难题，一定会治愈一系列疑难病与疫病，一定会拿出一系列让世界心悦诚服的新成果。

这里以三句话作为本文的结束。

前两句是英国大哲学家、诺贝尔奖获得者罗素的话，这两句话出于《东西方文明比较》：

其一，"我认为中国的文化问题，不论对中国还是对全人类都具有最重要的意义。"

其二，"不幸的是，文化问题几乎不能引起普通人的兴趣，不论怎样，人们都把金钱和权力作为民族和个人的追求目标。"

最后一句话是笔者的话，这句话是："过一年又一岁，知道何谓年、何谓岁吗？知道年岁之间有几大差别吗？知道年和岁是一个严密的数理体系吗？知道年和岁是一个精美的时空体系吗？知道年和岁的确定与中华文化、中医文化的起源有什么关系吗？知道了这些常识再来批评中医文化好吗？"

《太阳与中医》收笔了，意犹未尽。未尽之言，化为下面几个不连贯的问题。不连贯的是问题，连贯的是文化。话，有些在中医之外，理仍在中医之内。

一、书名为什么叫《太阳与中医》

书中涉及太阳历、太阴（月亮）历、北斗历、二十八宿历，为什么单取太阳进书名？

因为大根大本的第一发源地在太阳！

天道阴阳五行，是中华文化、中医文化的大根大本。天道阴阳的第一发源地在太阳，五行的唯一发源地在太阳，天干地支的唯一发源地在太阳。四时、六气、八风、十二月、十二律、二十四节气、七十二候、升降出入，这些文化基础要素的根源全部在太阳；太阴历、北斗历、二十八宿历解答的是重要问题，太阳历解答的是根本问题。为突出根本，所以单取太阳进书名。

二、假设与实测，哪一个更优秀

西方现代科学，起源于一个又一个的大胆假设。

现代物理学始于牛顿经典力学，经典力学的理论基础在开普勒天文三定律，开普勒天文三定律不是源于实测而是源于假设。——现代物理学的基础，起源于假设。

古希腊数学（几何学）系统于欧几里得的《几何原本》。《几何原本》基础的五条公理全部源于假设。——西方数学（几何学）的基础，起源于假设。

经典力学有局限性，所以有了相对论；相对论有局限性，所以有了量子力学；量子力学有局限性，所以有了薛定谔的"猫"；"猫"论仍然有局限性，所以有了……

假设，没有找出规律与永恒。

假设，全部是人的智慧。人的智慧永远有局限性！

以物理学为基础的现代化，之所以发展与毁灭并行，追溯原因就在于只有精细之术而没有规律与永恒的理论基础。

太阳历的制定有多种方法，最优秀的方法是立竿测影。立竿测影，属于实测。

实测，发现三条天文线——外衡、内衡、中衡，即南北回归线加赤道线。

实测，区分出两个精确的极点——冬至夏至。

实测，区分出两个精确的平分点——春分秋分。

实测，区分出精确而循环的二十四节气。

实测，抽象出天道。

实测，抽象出阴阳。

实测，抽象出表达时间单位与时间系统的天干地支。

以天道阴阳为基础，演化出中华大地上的算术、音律、医学，以及自然百科。天道阴阳，孕育出先秦诸子百家。

太阳回归没有局限性，所以天道阴阳没有局限性。寒极生热，热极生寒；阴极生阳，阳极生阴；物极必反、否极泰来的运动观揭示的是规律与永恒。

太阳回归的实质是地球公转，地球公转没有局限性，有的是规律与永恒。

实测，找出了规律与永恒。

实测，是人的智慧与太阳智慧的结合。太阳法则有普遍性而没有局限性。

假设与实测，哪一个更优秀？实测之下的成果都有连续性，都有超越时空的完美性。天道阴阳，能够统一数理化、音律的理论基础；假设，能够达到这一境界吗？

2009 年，日本山口大学首次召开"东亚历法与现代化"的小型国际会议。为什么召开这次会议，因为发展与毁灭并行的现代化这条路走不通。今后的路怎么走？结论是以东亚历法为基础再出发。东亚历法并不是出于东亚，而是出于中国。东亚、东北亚、东南亚，凡是过端午节、八月节、春节的历，都源于中国。

东亚历法与现代化有什么关系？新的现代化为什么要以东亚历法为基础？这个问题是否应该认真思考？

三、经典之前无经典，有经典之后呢

《黄帝内经》之前，中华大地上没有系统的中医经典，更没有图书馆，值得思考的问题产生了：中华先贤凭借什么创造出了这部史无前例的中医经典？经典之前无经典，

经典之前有方法有思路。创造经典的思路是什么？创造经典的方法又是什么？

诸子百家之后，中华大地上有了丰富的书，有了图书馆，值得思考的新问题又产生了：为什么再也没有创造出诸如《黄帝内经》这样的经典，甚至连失传的《黄帝外经》也无法复原？创造经典，是源头先贤神农氏、黄帝们的光荣；创造不出经典与遗失经典，是谁的悲哀？

四、滚滚长江敢告别源头吗

滚滚长江，浩浩汤汤，但是长江的源头却是不起眼的涓涓细流，问：滚滚长江敢告别源头的涓涓细流吗？

告别源头，长江的结局只有一个：干涸。

凡是告别源头的江河，都难以逃脱干涸的命运。

在科技成果琳琅满目的今天，能告别源头的文化吗？

当代著名物理学家霍金在去世前提出十个问题（《十问：霍金沉思录》，湖南科学技术出版社，2019 年版）。十问，问的是科学前沿的问题。令人奇怪的是，十问的结论是：如何逃离地球？科学愈发达，地球毁灭得愈快，是不是一个悖论？

"仰观天文，俯察地理"，是中华先贤创造中华文化的起点。天地人三者"一分为三又合三为一"，是中华文化的基本立场。人的一切活动，都必须和谐于天文地理。论人必论及天地，如此"天人合一"的论证方式，是中华先贤论证问题的基本方式。

关注具体，忘记整体；关注精细，忘记系统；敢于征服自然，敢于战天斗地，是现代科学的致命缺陷。眼前有利，长远有害；局部有利，全局有害；是西方现代科技成果的基本特征。短短二三百年过去，天脏地脏水脏空气脏环境污染，这是霍金建议逃离地球的原因。面对霍金的建议，再看看论人必论及天地、主张天人合一的中华元文化，孰优孰劣，应不应该重新审视？

五、中华文化研究，能忽略兄弟民族的文化吗

彝族文化里有阴阳，苗族文化里有阴阳，水族文化里同样有阴阳；有阴阳也会用太阳回归解释阴阳，这是彝族、苗族、水族文化的共同点。如果"科玄之争"的论战者，

知道兄弟民族以太阳回归论阴阳，还会有视阴阳为玄学的荒唐吗？

彝族文化里有五行，苗族文化里有五行，水族文化里同样有五行；有五行也会用太阳历五个季节解释五行，是彝族、苗族、水族文化的相同点。如果余云岫先生知道太阳历五季与五行的关系，还会写"以我论之"的《灵素商兑》吗？

彝族文化里有八卦，水族文化里有八卦，苗族文化里有九卦，会用太阳历八节解释八卦，是彝族、苗族、水族文化的相同点。水族文化里的八卦，传承的是《连山易》。《连山易》的特殊性，仅在于一年之首的安排。如果今天粤港澳三地知道八卦的原始意义是太阳历八节，还会有"八卦婆""八卦新闻"之说吗？

中原华夏文化里有河图洛书，彝族文化里同样有河图洛书，能用十月太阳历解释洛书，能用十二月阴阳合历解释河图的，在民族大家庭中，唯有彝族文化。研究图书，是不是应该高度重视彝族文化？

保存有二十八宿历，是彝族、苗族、水族文化的相同点。在疑古思潮中，疑古派一直把二十八宿说成是由波斯传来的舶来品。如果当时知道几个兄弟民族都保留有二十八宿历，还会出现"舶来品"之说吗？疑古派的结论，其生命超不过一百年，是不是深刻教训？

一阴一阳之外还有不阴不阳，这是苗族文化的特殊点。一阴一阳加不阴不阳，可以解释一系列问题："三生万物"的三；"阴阳三合"的三；"三三见九，九九八十一"的乘法口诀；粤语九声的理论基础；三进制，等等。保留源头文化，苗族文化有独特贡献，文化研究是不是应该给予高度重视？

边陲的兄弟民族，与中原华夏文化同根同源。彝族、苗族、水族均是以太阳历为根本的。在血缘关系上，民族之间有同祖同宗关系，也有同祖不同宗的关系：例如，彝族以伏羲、颛顼为祖先，傈僳族以昌意为祖先。昌意是黄帝的儿子，颛顼是黄帝的孙子。水族以猺韦氏为祖先，《庄子·大宗师》中有猺韦氏的记载，位列伏羲氏、黄帝之前。水族同胞称根在中原，中心在河南滑县。纳西族以《尚书·尧典》中的羲和为祖先。苗族以蚩尤为祖先。在《史记》中蚩尤与黄帝是争斗关系，而《管子·五行》篇记载的蚩尤，则是帮助黄帝的制历者。云南丽江雪山书院院长和国相先生说，在他的研究中，起码有26个民族同根同源。纳西族保留的是象形文字，彝族保留的是甲骨文，水族文字有相当一部分是汉字的反写或变形。云南司法厅原厅长阿苏大岭（彝族）著《破译千古易经——简论彝汉文化同源性》一书，从多个方面比较彝汉两个民族的文化同源性，其中有彝族文字与甲骨文对比的章节，彝文与甲骨文有三同：同形，同音，同义。

秦始皇焚书，焚的是中原的书，没有祸及边陲兄弟民族，所以他们保留很多中原已经失传的古书。这些古书，对于解开源头文化之谜有着极其重要的意义。

中华文化研究，能忽略兄弟民族的文化吗？

六、中华文化研究，能忽略几何图形吗

北回归线两侧出土有中华大地上最早的几何图形。

北回归线南侧的广州地区，出土有新石器时代的等腰三角形、正方形、圆；等腰三角形与以色列国旗上的等腰三角形完全一致，正方形组与今天的围棋棋盘完全一致；圆，则和河图洛书中的圆完全一致。

北回归线北侧的洞庭湖地区，出土有 7000 年左右的、完美的八分方圆图。

新石器时代的中华先贤，创造出人类历史上最早最完美的几何图形，他们创造的目的是什么呢？

精美绝伦的太阳鸟，是在成都金沙出土的。金质太阳鸟，表达的是四时十二月太阳历。

精美绝伦的五环轮，是在成都平原广元县出土的。五环轮，表达的是五行十月太阳历。

没有太阳历区分出的节令，绝对种不出粮食；没有粮食，绝对不可能有农业文明；文字之前的几何图形，是不是太阳历的表达？

全国各地出土的史前文物上有丰富的几何图形，沿着太阳历这条线，能否对陶器、石器、玉器、金器上的几何图形做出合理的解释？

四川、云南的傈僳族，女同胞帽子上的几何图形与洞庭湖地区出土的八分方圆图完全相同，如果说八分方圆图表达的是太阳历八节，那么以太阳历为基础，是否可以找出傈僳族与汉族在文化上的同根同源性？

汉墓中出土的伏羲女娲一人拿规，一人拿矩，无规矩不成方圆，规矩是画方画圆的，方与圆均属于最基础的几何图形；认识与研究中华文化，能否忽略伏羲女娲手中的规与矩？

几何图形的第一特征就是严格定量，几何图形的第二特征就是早于文字；严格定

量、早于文字的几何图形对于中华文化的形成有何意义？几何图形的内涵，对于中华文化的形成有何意义？

几何图形—抽象符号（河图洛书，太极八卦）—文字，笔者认为这是中华文化形成与发展的三部曲。研究中华文化，能忽略陶器、石器、玉器、金器上的几何图形吗？

研究中华文化绝对不能以书论书，以经论经，以字论字，必须明白一个基本点：书中的道理在书外，人文的道理在天文。

七、"以神论之"还在论，"以道论之"可以抛弃吗

希伯来先贤创造出"以神论之"的《圣经》。宇宙与人，都是万能之神创造的，人生终极坐标（摩西十诫）也是万能之神规定的。"以神论之"的《圣经》，开始孕育的是希伯来人，后来孕育的是美洲人、欧洲人，直至现在。

中华先贤创造出"以道论之"的《易经》与《黄帝内经》。道生天地，天地生万物；人法天，天法道；《易经》与《黄帝内经》以天道为坐标解答宇宙与人生两大问题。天道还可以统一自然百科的理论基础。

"以神论之"今天还在论，"以道论之"还有延续吗？《易经》与《黄帝内经》，在今天的实际生活中还有意义吗？

八、读不懂就骂，对吗

读不懂就骂，读不懂就否定，这种文风始于科玄之争，至今积习难改。

直角三角形算不算定量？天道阴阳与直角三角形有关系吗？

两点一线算不算定量？天道阴阳与两点一线有关系吗？

平面两维坐标算不算定量？天道阴阳与平面两维坐标有关系吗？

立体三维坐标算不算定量？天道阴阳与立体三维坐标有关系吗？

四维时空算不算定量？天道阴阳与四维时空坐标有关系吗？

太阳回归即地球公转算不算定量？天道阴阳与地球公转有关系吗？

昼夜循环即地球自转算不算定量？天道阴阳与地球自转有关系吗？

读懂这些再骂，好吗？

九、孰对孰错

排中律，是形式逻辑的基本规律之一。

何谓排中律？在同一前提下，互相矛盾的两个判断必有一真，必有一假；不能全真，不能全假。如一个为真，另一个必然为假，不允许有中性判断。

先秦诸子，子子论阴阳；先秦百家，家家论五行；百年来的文化批判以及科玄之争，以胡适先生为代表的科学派子子骂阴阳，家家骂五行，以排中律为坐标评判：在阴阳五行的认知上，是先秦诸子错了还是胡适先生们错了？

阴阳太极图出现在美国科学院院士、美国物理学会主席、美国哲学会副主席惠勒《物理学和质朴性》一书的第一页，这是一例。

阴阳太极图，出现在诺贝尔物理学奖获得者、量子力学大家玻尔的族徽上，这是一例。

阴阳太极图、八卦图、六十四卦图，悉数出现在诺贝尔物理学奖获得者卡普拉大作《物理学之道》一书中，这是一例。

法国科学院院士、传教士白晋视阴阳为所有科学的基础，这是一例。

比利时物理学家、化学家，诺贝尔化学奖获得者普里高津说"西方科学和中国传统文化相结合，可创立新的自然观和哲学观"，这是一例。

以排中律为坐标评判：在阴阳五行的认知上，是西方学者错了还是胡适先生们错了？

十、中华文化的精髓究竟在何处

要认识中华文化的精髓，必须先认识精确的时间单位与循环的时间系统。

岁月日时，是精确的时间单位；二十四节气，干支纪年表，是循环的时间系统。

精确的时间单位与循环的时间系统，是农业文明的准则。

精确的时间单位与循环的时间系统，是《易经》《黄帝内经》的基础，是部部经典的基础，是诸子百家的基础。

《黄帝内经》强调"因天之序。"《易经》强调"与时偕行"，强调"与四时合其序"，《尚书》将时间之时上升至道的高度——"时乃天道"。

所谓"因天之序"，就是严格遵循太阳回归之序，就是严格遵循月亮圆缺之序，严格遵循斗柄循环之序。

所谓"与时偕行"，就是严格遵循寒暑之序、四时之序、八节之序、十二月之序。

四时是立竿测影区分的，所谓"与四时合其序"就是严格地遵循太阳法则。

一个"时"字，奠定部部经典与先秦诸子的理论基础。

《易经·乾·彖传》："大明终始，六位时成，时乘六龙以御天。"

《易经·乾文言》："与四时合其序。"

《易经·损·彖传》："与时偕行。"

《易经·益·彖传》："与时偕行。"

《易经·艮·彖传》："时止则止，时行则行，动静不失其时，其道光明。"

《黄帝内经·灵枢·卫气行》："失时反候者，百病不治。"

《尚书·大禹谟》："时乃天道。"

《逸周书·程典》："百物鸟兽鱼鳖，无不顺时。"

《逸周书·大聚》："天不失其时，以成万财。"

《礼记·礼器》："礼也者，合于天时"

《管子·形势解》："天不予时，地不生财。"

《孙子兵法·虚实》："故五行无常胜，四时无常位，日有短长，月有死生。"

《孟子·梁惠王上》："不违农时，谷不可胜食也。"

时、天时、四时，是五谷丰收的基础！

时、天时、四时，是礼仪之礼的基础！

时、天时、四时，是制敌取胜的基础！

时、天时、四时，是养生医病的基础！

春夏秋冬四时，一时一种气候，四时四种气候。时不同，气候也不同；气候不同，物候也不同。气候正常，万物正常，人体正常；气候异常，万物异常，人体也异常。正常是健康，异常是疾病。时间科学与气候科学两种科学的融合，是中华文化与中医文化的精髓。文化精髓不在这本书那本书，不在这一子那一子，而在于立竿测影建立的时间单位与时间系统。

问题多多，目的一个：重新认识中华先贤"以天文论人文"的创造思路，重新认识中华先贤"以太阳论之，以月亮论之，以北斗论之"的创造方法，在先贤的基础上继续创造；创造出利用自然而不毁坏自然的新文化，创造出让世界心悦诚服的新文明。

中医基础问题问答

　　阮永队，主任中医师，全国著名老中医李可的亲传弟子，东莞市医学领军人才、广东省师承项目指导老师、东莞市名中医。一直致力于回归、传承、复兴古中医之研究。临床以古中医学理论为指导，采用纯中医理论、纯自然药物，治疗各种疑难杂病、急危重症取得良好疗效。目前担任广东省针灸学会社区医疗专业委员会主任委员、广东省肝脏病学会中医肝病专业委员会副主任委员、广东省药学会中医肝病用药专家委员会副主任委员、广东省中西医结合学会糖尿病专业委员会副主任委员、广东省中西医结合学会自然疗法委员会副主任委员、广东省中西医结合学会肝病委员会常委、广东省针灸学会常务理事、东莞市中医学会常务理事等工作。

　　阮永队：中医的源头在何处？

　　刘明武：这个问题很重要！

　　追溯中医文化之源，不能以字论字，不能以书论书，也不能以经解经，而应该和中华文明的起源放在一起来认识。

　　中华文明始于农业文明，农业文明第一标志是有没有粮食，而种植粮食必须有太阳历区分出的节令。

　　制定太阳历，中华先贤采用了多种方法，最主要的方法是立竿测影。立竿测影，测的是中午的日影。中午的日影，中华先贤发现了两个极点——日影的最长点，日影的最短点。日影的最长点，是太阳回归年的起始点；日影的最短点，是太阳回归年的转折点。日影循环变化这两个极点之间，长极而短，短极而长，日影循环一周，即一个太阳回归年。农业根本大法二十四节气，就区分于日影长短两极的之间。

　　冬至夏至，抽象出阴阳。《苗族古历》："冬至阳旦，夏至阴旦。"

　　冬至夏至，抽象出损益。《周髀算经·天体测量》："冬至夏至，为损益之始。"损益之哲理，演化出了补泻之方法。

　　寒暑阴阳，决定着万物的生死，决定着小花小草的"一岁一枯荣"。寒暑阴阳，实际上是生命之源。

生命之源，也是中华文化、中医文化之源。中华文化、中医文化之源与生命之源，同根同源。

中午的日影，本身就可以代表天道。

与太阳历同根伴生的，还有算术、音律、直角三角形、平面十字坐标，立体三维坐标。

一棵树，万朵花。文字之前的太阳历，是人文与中医的共同源头。谈中医文化的起源，是不是应该从书外的太阳谈起？！

阮永队：五行从哪里来，阴阳五行两者之间是什么关系，科学吗？

刘明武：阴阳与五行，同根同源，均起源于太阳历，具体起源于十月太阳历。有十月太阳历，阴阳五行是精美、精确、精致的太阳法则；丢掉了十月太阳历，阴阳五行就成了无法解释的玄学。

十月太阳历在中原失传了！

庆幸的是，彝族文化还保存有十月太阳历。彝族十月太阳历用太阳法则可以完美地解释阴阳五行。

"一年分两截，两截分阴阳。"十月太阳历将太阳回归年一分为二，分为阳年与阴年。前半年为阳，后半年为阴。阴年阳年之分，实际上是寒暑之分。寒暑循环一次是一岁。寒暑，是周岁之阴阳的发源地。昼夜，是周日之阴阳的发源地。

十月太阳历分五行，五行命名为木火土金水。今天的十二月太阳历分四时，当初的十月太阳历分五行。五行，五季也，五个季节也；四时，四季也，四个季节也。

五行与阴阳同根同源，共同发源于十月太阳历。

阴阳五行两者之间的关系，是太阳回归年一分为二与一分为五的关系。

阴阳五行，狭义上的太阳法则，广义上的自然法则。自然法则，是自然科学的母源。自然科学是人的认识，自然法则是客观存在。人的认识有局限性，自然法则具有的是永恒性与常青性。

阴阳五行，构成了中华文化的基础，构成了中医文化的基础，实际上是十月太阳历构成了人文与中医的理论基础。

阮永队：河图洛书出于哪里？能解决哪些中医临床问题？关乎用药之量吗？

刘明武：洛书是中华大地上的第一部书，河图是中华大地上的第一张图。有了第一部书、第一张图，才有了"图书"这个双音词。有了图书，才有了成熟而精美的中华文化与中医文化。

太阳历远远早于文字，文字之前的太阳历如何表达？是用形象的图画表达，用抽象的符号表达。岩画上有形象的太阳，也有抽象的太阳。远古的陶罐上有形象的太阳，也有抽象的太阳。石器时代的玉器上，青铜器时代的金器、铜器上有形象的太阳，也有抽象的太阳。进入符号时代，产生了表达十月太阳历的洛书，产生了表达太阳历、太阴历、北斗历三历合一的阴阳合历。

在中华大地上的民族大家庭中，只有汉族与彝族保留了河图洛书。汉族有完美的图书图形，但没有基本的解释。什么"神龟出书，河马出图"，崇尚自然的文化在这个解释中立刻变成了神秘文化。彝族文化保留了一部非常重要的天文历法典籍《土鲁窦吉》，汉语意思是"宇宙生化"。《土鲁窦吉》中保存了洛书河图，并保存了洛书河图的解释。河图洛书，书在前而图在后。洛书，表达的是十月太阳历，纯太阳历。河图，表达的是太阳历、太阴历、北斗历三历合一的阴阳合历。阴阳合历，是十二月历。

第一部书，是一个时空模型。金木水火土五行对应东西南北中五方，五行属时间，五方属空间，时空一体的时空观确立于洛书，延续于河图。奇偶之数形成于洛书，延续于河图。

第一张图，同样是一个时空模型。四时对应五方，时间对应空间，时空一体的时空观在此延续。

一切从时空来，时空可以论一切。时空一体，才是图书之真谛。阅读图书，着眼点一定要放在时空与时空变化上，如此才能真正理解图书的永恒性与常青性。

时间空间在医学中的意义是永恒的。诊病，望闻问切之前，一定要知道"今时何时"，然后"以时论之"。下面以河图之数为例说明"以时论治"的论证方式：

一六，一奇一偶，表达是时间空间。空间应四方之北，时间应四时之冬，五脏应肾，五行应水。从养生上论，冬应补肾；从医病上论，治已病治肾，治未病治心。从五行上论，补母可以救子，金生水，金为水之母；水有病可以补金救之。

二七，一奇一偶，表达是时间空间。空间应四方之南，时间应四时之夏，五行应火，五脏应心。从养生上论，夏应养心；从医病上论，治已病治心，治未病治肺。从五行上论，补母可以救子，木生火，木为火之母；火有病可以补木救之。

三八、四九、五十，以此类推。

图与书创立的是"以时论治""以时用药"的原则，与用药之量无关。

阮永队：针经之纲纪为什么是起于"1"终于"9"？十二经络是怎样产生的？

刘明武：一部针经，有纲有纪。针经之纲纪为何？《灵枢》的开篇第一篇《九针十二原》介绍，针经之纲纪在于一与九。

两个奇数，怎么能是针经之纲纪？

要弄懂这一问题，先要弄懂一与九的来源，二要弄懂一与九的含义。

一与九这两个奇数，来源于洛书。洛书由〇●两个圆组成。上，九个〇；下，一个〇。这里，是一与九的出处。

一与九这两个奇数，有着多重基础性意义。

表达时间。一与九表达的是十月太阳历的两个节令——冬至夏至。

表达空间。上九下一表达的是南北——上南下北。南午北子，南北子午连线，发源于此。

表达阴阳。人文中的阴阳抽象于冬至夏至：冬至阳旦，夏至阴旦。冬至，阴极生阳之处；夏至，阳极生阴之处。阳极生阴，阴极生阳，阴阳无限循环的哲理发源于此。

表达寒暑。冬至，寒；夏至，暑。寒往暑来，暑往寒来；寒暑相推，无限循环。寒暑相推，循环一次，即是一岁。岁，界定于寒暑循环。

表达寒热。冬至，寒；夏至，热。热极生寒，寒极生热，寒热循环之哲理发源于此。

表达升降。冬至一阳升，夏至一阴降。阳升阴降之哲理发源于此。

表达水火。冬至，五行属水；夏至，五行属火。一与九，可以表达水火两极，可以表达水火相济之哲理。

表达生死。冬至，万物随阳气发生而开始萌芽；夏至，万物随阴气发生而开始成熟，开始枯黄。"离离原上草"随寒暑转换而"一岁一枯荣"。

空间中的南北两极，时令中的寒暑两极，运动中的升降两极，自然中的生死两极，人文中的阴阳两极、水火两极，这些都是一与九两个奇数所蕴含的意义，当然丰富的含义远不止这些。

日影，天道也。一与九，天道之数也。

"阴阳者，天地之道也，万物之纲纪，变化之父母，生杀之本始，神明之府也，治病必求于本。"是《素问·阴阳应象大论》篇中的一个论断，这个论断应视为一部《黄帝内经》的大纲，一与九这两个奇数应该与这一论断同等看待。

如果说，一寒一暑，一阴一阳，一与九，是太阳回归年一分为二的结果；那么，十二月、十二律、十二经络则是太阳回归年一分为十二的结果。

十二经络对应于太阳历的十二个月，换言之，十二经脉是十二月的对应物。《素问·阴阳别论》："十二月应十二脉。"大树中的年轮，对应的是太阳回归年。经络，不是年轮，是月轮。岁月，会在万物中留下自己的影子，经络就是时间（十二月）的对应物。太阳回归年分十二月365日，《灵枢·邪气脏腑病形》说，人体有"十二经脉，三百六十五络"。时间，是《黄帝内经》论证一切问题的根本依据。寒暑、四时、五行、六气、八节、十二月，都是太阳历划分出的时间单位；总而言之，以时间论之；细而言之，以寒暑论之，以四时论之，以六气论之，以八节八风论之，以十二月论。知道了这一点，才能理解经络的奥秘，才能理解《黄帝内经》的全部奥秘。

阮永队："七损八益"怎么解释？为什么女是"7"男是"8"？

刘明武："七损八益"一个问题，三个关键：第一要弄清七与八这两个数从何而来。第二要弄清损益从何而来。最后才能弄清何谓"七损八益"。

七与八这两个数是河图之数。

七，奇数也；八，偶数也。这两个数，出于河图。三八东方木，二七南方火。三月生八月成，二月生七月成。三与二是生数，八与七是成数。七与八这两个数源于河图，是一。

损益，源于日影之盈缩。《周髀算经·天体测量》："冬至夏至，为损益之始。"《黄帝四经·称》："凡变之道，非益而损，非进而退。"中午的日影，有长短两极。长到极处，开始变短，损益之损也。短到极处，开始变长，损益之益也。损益，源于日影之下，是二。

源于太阳法则的损益之哲理，延伸到了各个领域。

《周易·损·象传》："损下益上，其道上行。"《周易·益·象传》："损上益下，民说无疆；自上下下，其道大光。"《周易》六十四卦，其中有损益两卦。损益两卦，讲的是治国之道。

《尚书·大禹谟》："满招损，谦受益。"这里的损益，讲的是人生态度。谦虚谨慎，戒自满戒自傲，是正确的人生态度。

《道德经·第七十七章》："有余者损之，不足者补之。天之道损有余而补不足，人之道则不然，损不足而奉有余。孰能损有余而奉天下？唯有道者。"天道大公而人道有私，老子赞扬了天道，批评了人道。老子讲损益，讲的是治理天下之理。

《论语·为政》："子曰：'殷因于夏礼，所损益，可知也；周因于殷礼，所损益，可知也。其或继周者，虽百世，可知也。'"礼者，规矩也，模式也，样子也。人应该遵守一定之规，君应该遵守一定之规；人有人的样子，君有君的样子；如此者，礼也。讲礼，是原则，原则不可改变。礼的内容，是可以与时俱进的，是可以随时间变化而增减的，例如衣服的样式。

日影中的损益，运动中的升降，人文中的增减，医理中的补泻，哲理中的谦虚、自满，总而言之，从日影下抽象出的损益哲理具有无所不及的普遍意义。

《黄帝内经》中的"七损八益"是怎么回事呢？

七与八，出于河图。河图之中，八代表春分，七代表夏至。春分之后阳气还要一天天上升，夏至之后阴气开始一步步下降，从阴阳二气运动状态上论，八言上升，七言下降。上升为益，下降为损，是太阳法则中的七损八益。

从医道上论，养生与医病的原则与太阳回归法则即日影损益法则同步。从冬至到夏至，日影一天天在缩短。缩，损也。日影一天天缩短，北半球的阳气一天天上升。养生与太阳同步，于是有"春夏养阳"的原则。实际上应该是从冬至开始养阳，从夏至开始养阴。从夏至到冬至，日影一天天在增长。长，益也。日影一天天增长，北半球的阴气一天天下降。养生与太阳同步，于是有"秋冬养阴"的原则。春分仍然养阳，夏至开始养阴，是医道中的七损八益。

损益可以论补泻。三八东方木，肝应木应春，春天肝有病宜用补。补者，益也。二七南方火，心应火应夏，夏天心有病宜用泻。泻者，损也。春用补，八益也。夏用泻，七损也。补泻严格遵循太阳回归即日影盈缩法则，是医术中的七损八益。所谓七损八益，所强调的就是这样一个原则：养生与治病，必须与太阳回归同步。

损益与太阳回归同步，是一岁的原则。补泻与月亮圆缺同步，是一月的原则。以月亮圆缺为依据，《素问·八正神明论》出现了"月生无泻，月满无补"的原则。"因天之序"，是养生医病的大原则。损益遵循太阳回归之序，补泻遵循月亮圆缺之序，都在"因天之序"的范畴之内。

马王堆出土的医书，其中有一篇《天下至道谈》，其中谈了养生与房事中的七损八益，非常详细，但是人为的解释。《黄帝内经太素》诠释《阴阳应象大论》篇，诠释出其中损之七症、益之八症，太过具体了。

损益即升降，损益即补泻，是医理。医理必须合于道。道理即太阳回归之理，即日影盈缩之理。医理不可改变，但医术可以灵活地改变。要紧的是在源头上弄懂何谓损益，在医术上如何损益，不必局限于某一本书、某一篇文章的具体诠释。

《素问》开篇第一篇《上古天真论》出现"女七七男八八"的变化。一男一女，一阴一阳，女为阴男为阳；七七八八，一奇一偶，七为奇八为偶；本来男配奇，女配偶；为何男用偶数八，女用奇数七，这涉及河图之理。阴与阳，阳居阳位，阴居阴位，是洛书之理。到了河图阶段，阴阳联姻的形式出现。以阳配阴，以阴配阳。男配偶数八，女配奇数七，体现的是阴中有阳、阳中有阴，体现的是一阴一阳之谓道的阴阳联姻。《黄帝内经》论阴阳，阳中有阴，阴中有阳；阴阳相错，而变由生。如此才有了"女七七男八八"的阴阳相错。

阮永队：中药的"四性五味"是怎么区分的？用什么标准衡量？

刘明武：中药有四性，四性温热凉寒。十二月太阳历分四时，四时气温不同，春温夏热秋凉冬寒。中药四性是按照春夏秋冬四时为基准划分的。春夏秋冬四时，属十二月太阳历。

中药有五味，五味酸苦甘辛咸。五味是按照木火土金水五行为基准划分的。《尚书·洪范》："五行：一曰水，二曰火，三曰木，四曰金，五曰土。水曰润下，火曰炎上，木曰曲直，金曰从革，土爱稼穑。润下作咸，炎上作苦，曲直作酸，从革作辛，稼穑作甘。"木火土金水五行，属十月太阳历。

有百草无百性，归根结底有两性，寒性与热性。寒热的坐标，在冬至夏至。寒热再进一步就是四时，就是四时的温热凉寒。

中医中药，论证问题的坐标，全部源于太阳历。

四时五行，是太阳历划分出的时间单位。一时有一时的颜色，一行（季）有一行的味道，是永恒的原则。至于为什么木酸、火苦、土甘、金辛、水咸的具体定位，这里肯定有原则指导下的经验验证。

阮永队：天干地支的意义在哪？

刘明武：天干地支有什么意义？看看地图上的子午线，看看《辞海》《汉语大词典》后面附录的"干支纪年表"，听听人们口中的"中午""子夜"。

天干地支，表达的是时间空间。下面仅介绍时间意义。

岁月日时，是时间单位；天干地支，是时间系统。

一岁又一岁，一月又一月，一日又一日，一时又一时；时间单位循环的是时间。时间系统，循环的是天体。干支这个时间系统中包含有天文，包含有气候，包含有物候，包含有人候。天文、天气、天灾，气候、物候、人候，在干支纪年表中一体循环。时间单位的循环，规律而永恒。时间系统的循环，规律而永恒。

天干地支，出于十月太阳历。

数字纪年，只有数字意义。例如，2018年，全部意义就是公元2018年。干支纪年，天体循环的内容全部包括其中。

天干地支，在整个世界之中，唯我中华文化所独有。在中华大地上，天干地支，汉族有，彝族有，苗族有，水族有，傈僳族也有。十二地支，可以纪一日之时，可以纪一岁之时。

干支进入医理，即干支与脏腑之间建立起了对应关系。干支与脏腑对应，实际上就是脏腑与时间对应的定量。

干支进入医术，最有代表性的是针刺的子午流注。天气随时而变，人气随时而变，所以针刺必须随时而变。一日之中，针刺必须守时；一岁之中，针刺也必须守时。取穴必须守时，针刺必须守时，在针经《灵枢》中化为"失时反候，百病不治"的格言。

天干地支进入生活，子时必须休息，午时适当小歇，子午转换亦即阴阳转换之时，人需要以子午觉加以调整，就是干支在实际生活中的实际意义。

子鼠午马，卯兔酉鸡。鼠时有病马时愈。兔时有病鸡时愈。苗医、彝医都有以时论病的理论。

天干地支，既是时间单位，又是时间系统。天干地支，既是用针用药的根本原则，又是用针用药的具体依据。天干地支，可以记录一岁之中的四时，可以记录一日之中的四时。诊病医病必须遵循四时之序，是干支在医术中的实际意义。

阮永队：中医治病是用中药的化学成分还是物理性质？

刘明武：西药讲化学成分，中药讲物理性质。

中药以四气（温凉寒热）、五味（酸苦甘辛咸）使人体病态"反之以平"——从不平衡恢复平衡。颜色、气味、口味、形状、硬度均属于物理性质，而不是化学成分。

化学成分，只有专家才能清楚。物理性质，不识字的农民都能知道。

大道至简！

大乐至简！

大医至简！

大药同样至简！

一味草药，用鼻子一闻，马上就可以得出"香不香""臭不臭"的结论。有了这个结论，又可以推导出另一个结论：此药是补药，还是泻药。

一味草药，用嘴一尝，马上就可以得出是苦是甜的结论。有了这个结论，又可以推导出另一个结论：此药是补药，还是泻药。

黄芪，甘，用于补；黄连，苦，用于泻。不识字的农民，面对家乡的植物，都会从中选择出几种药用植物，以备不时之需。

"家有叶上花，不怕骨头碎成渣。""家有搜山虎，不怕肚子胀如鼓。"这两句是云南彝族地区代代相传的民谣。前一句说的是一种叫叶上花的植物为医治骨折的良药，后一句说的是一种叫搜山虎的植物为医治肚胀的良药。农民、山民随时都可以采集村庄、山寨周围的植物药救一时之急，为自己为别人。

颜色、味道、形状，简易的识别方法，不识字农民与山民都能掌握。自然植物药的物理性质，世世代代造福于人民。

重视化学成分的抗生素，有时间上的局限性。"抗药性"一词，就源于重视化学成分的西药。

重视物理性质的自然药物，有时间上的局限性吗？小麦、大米人类食用了上下几千年甚至上万年，产生了抗麦性、抗米性吗？自然药物，亦然。

阮永队：疫病是怎么产生的？与风向有关系吗？治疗方法有区别吗？

刘明武："春行秋令，其民大疫。"是《礼记》《吕氏春秋》中的论断。《礼记》与《吕氏春秋》共同认为，大疫之因在天气，在天气的异常。明明时序在春，偏偏气序在秋。春天应该刮东风刮暖风，秋天应该刮西风刮肃爽之凉风，如果颠倒了顺序，春天刮西风刮肃爽之凉风，秋天刮东风刮暖风，如此一定会有疫病。

"寒暑不时则疾，风雨不节则饥。"是《礼记》中的论断。冬至寒，夏至暑（热）。该热不热，五谷不结。该冷不冷，人要断种。人的疾病，人的饥饿，统统与异常天气相关。

"与四时合其序。"是《周易·乾文言》中的哲理。"因天之序"，是《黄帝内经》中的哲理。两部经典共同强调天序（四时之序）的重要性。如果四时之序发生了错乱，那就是"天作孽"了。天作孽，人一定会生病。鼠疫，西医把病因归结于老鼠本身，而中医把病因归结于天气异常，老鼠也是受害者。云南有经验，一旦家中的老鼠不见了，应该小心了：老鼠死光光之时，正是鼠疫发作之时。鼠疫，天之邪气所致。

"升降不前，气交有变，即成暴郁。"是《黄帝内经》中的哲理。升降点在两至：冬至一阳升，夏至一阴降。如果阳气该升不升，阴气该降不降，就会形成暴郁。暴郁者，大疫也。

八节有八风。八风一有时间性，二有方向性。以冬至夏至为例，冬至北风为正，夏至南风为正，如果错位180°，冬至刮南风，夏至刮北风，是标准的邪风。邪风一定会引起疾病或疫病。

以春分秋分为例，春分东风为正风，秋分西风为正风，如果错位180°，春分刮西风，秋分刮东风，是标准的邪风。邪风一定会引起疾病或疫病。

四立（立春立秋，立夏立冬）之风，以此类推。

一种邪风一种病，八种邪风八种病。风向不同，引发的疾病或疫病也不同。用针用药的医治方法，当然也不相同。

夏至时节，邪风伤心。所以，夏至时节用针用药，以救心为上。

冬至时节，邪风伤肾。所以，冬至时节用针用药，以救肾为上。

春分时节，邪风伤肝。所以，春分时节用针用药，以救肝为上。

秋分时节，邪风伤肺。所以，秋分时节用针用药，以救肺为上。

救肝救心也好，救肺救肾也好，四脏进补之法有所差异，但是无论救哪一脏，都不能忘记补脾。

医治邪风之病，方法有差异，原则完全相同，就是扶养正气。"正气存内，邪不可干。"是《黄帝内经》预防疫病、医治疫病的根本原则。

阮永队：中医治疗除辨证论治外，还有哪些论治方法？

刘明武：辨证论治，只是基础方法之一，既不是根本方法，也不是全部方法。

辨证论治之外，还有辨因论治。

辨因论治之外，还有辨时论治。

辨时论治之外，还有辨风论治。

这些都是具体方法，而不是根本方法。

根本方法是以道论之，是"言一而知百病之害"。

阮永队："言一"为什么能"知百病之害"？何谓一？一为何有如此威力？

刘明武：一即是道，道即是一。《韩非子·扬权》："道无双，故曰一。"道，作为生天生地生万物的宇宙本体，没有可匹配可比肩的，所以称之为一。

明白了一，弄懂了一，可以解答各个领域的问题，包括百病之害。

"通于一而万事毕。"是《庄子·天地》篇留下的论断。这一论断告诉世人，弄懂弄通了一，可以把万般事情办好。

"能知一即无一之不知也。"是《文子·九守》篇留下的论断。这一论断告诉世人，弄懂弄通了一，就会达到无一不知的境界。

《管子》《荀子》中都有以一论万的论断。

以一论万，通于一而万事毕，言一而知百病之害，这涉及中华文化、中医文化如何认识世界，如何解答世界的方法论。远古时期的中华大地上没有西方的现代实验室，一系列领先世界的成果统统出于模型论。观察自然世界，归纳出一个模型，然后以这个为依据推理万事万物，就是中华先贤创造出的模型论。模型，分根本模型与具体模型。道，是根本模型。阴阳、五行、四时，是具体模型。以道论之，以阴阳论之，以五行论之，以四时论之，如此论证问题的模式，均属于模型论。

道在时间中，道在空间中，道在万物中，所以道可以论证任何问题，百病仅仅是一个领域中的问题。

先秦诸子，一子论证一个领域的问题：孔子论礼，老子论德，管子论法，孙子论兵。论证的问题不同，论证问题的依据完全相同，子子皆是以道论之。孔子以道论礼，老子以道论德，管子以道论法，孙子以道论兵。知道了这些，才能真正明白"言一"为什么能"知百病之害"。

英国哲学家、诺贝尔奖获得者罗素有一句至理名言"看问题要用上帝的眼睛去看"亦或"看问题要站在上帝的立场上去看"，如此研究问题，几近以道论之。

阮永队："知其要者，一言而终；不知其要，流散无穷。"如何理解针经中的这一论断？

刘明武：这一论断讲的是阅读经典、理解经典的方法。一部《黄帝内经》，内容精深而博大，如何阅读，如何理解？零散地阅读，零散地记忆，无法掌握真谛，无法融会贯通；应该怎么阅读，应该怎样理解；有一个串项链的方法，就是"知其要"。"知其要"之"要"，就是太阳历。

知道了太阳历，就知道了冬至夏至。

知道了太阳历，就知道了阴阳五行。

知道了太阳历，就知道了四时六气八节。

知道了太阳历，就知道了十二月十二律。

知道了太阳历，就知道了天干地支。

知道了太阳历，就知道了天地之道。

知道了太阳历，就知道了升降出入。

知道了太阳历，就知道了天体与人体的对应关系。

知道了太阳历，就知道了"以一论万"的推理。

知道了太阳历，就知道了无限循环的天文。

知道了太阳历，就知道了无限循环的气候。

知道了太阳历，就知道了无限循环的物候。

知道了太阳历，就知道了无限循环的天灾。

知道了日影长短两极，就知道了一阴一阳、一寒一暑，一升一降；知道了日影长极而短、短极而长的转换，就知道了"阳极生阴，阴极生阳""寒极生热，热极生寒"的转换，就知道了"相反相成""原始反终""终则有始"的哲理，就知道了"阴有病治于阳，阳有病治于阴"的医理。

一条金丝，可以把一颗颗珍珠串在一起，串成一条美丽的项链。太阳历就像一条金丝，可以把《黄帝内经》中的一条条哲理、一个个要素串在一起，串成一个完美的理论体系。

阮永队：中医有经验医学之说，这一说法对吗？

刘明武：是无力反驳责难的无奈之说。长期以来，中医一直受到"不科学"的责难，反驳不了这一责难，创造了"中医是经验医学"这一挡箭牌。

中医文化的基础是太阳历与阴阳合历。

太阳历揭示的是太阳法则，揭示的是太阳回归的规律。太阴历揭示的是月亮法则，揭示的是月亮圆缺的规律。北斗历揭示的是北斗法则，揭示的是斗柄循环的规律。太阳法则、月亮法则、北斗法则，千古不易、万古不变之自然法则也。

自然法则高于自然科学！

自然科学是人的认识，自然法则是自然存在。人的认识有局限性，例如，牛顿力学有时间上的局限性，爱因斯坦的相对论有时间上的局限性，而自然法则没有时间上的局限性。

如果一定要把中医文化界定为一种学，那就可以这样说，中医文化是以天体运动为基础的时间科学。严密的规定性与无限循环性是时间科学的基本特征。天文、气候、物候、人候，这一切都变化在时间之中。时间科学，是人必须遵循的法则，而不属于人的经验。

阮永队：中医与西医能结合吗？

刘明武：中医与西医，筷子与刀叉。两种智慧，两种方法。

认识疾病，两种医学两种方法：中医把人放在太阳法则中来认识，放在月亮法则中来认识，放在气候正常与异常的条件下来认识；而西医则是把人放在仪器下来认识的。

诊断疾病，两种医学两种方法：中医重视两种因，外因与内因；西医偏重于一种因，即人体本身。

医治疾病，两种医学两种方法：中医的根本方法是平衡——以平为期，西医的根本方法是对抗——消灭病菌。

药物利用，两种医学两种方法：中医重天然自然，西医重人工合成；中医重视物理性质，西医重视化学成分。

以上这些，是筷子与刀叉的关系，没有合作的余地。

中西医之间，应该从根本思路上相互学习。

"解剖"二字，本来就出于针经。没有器具，解剖从何谈起？道器并重，是中华文化的核心，也是中医文化的核心。源头的中医重视器具，华佗时代还能做外科手术，后来的器具被丢掉了，是很可惜的。今天的中医，应该好好学习西医重视器具的态度，发明创造出适合中医的器具。自然药物也应该精细化，在这一方面，中医应该虚心学习西医。

外科手术，今天的中医必须学习西医！

重视器具，今天的中医必须学习西医！

制药精细化，今天的中医必须学习西医！

西医应该学习中医文化的整体论，用天人合一的哲学去认识疾病，不能仅仅从细菌着眼。细菌论，无法解释越来越多的疫病。仪器再先进，能辨别正风邪风吗？能辨别寒暑失序吗？能辨别四时之气的过与不及吗？中医重视气候的正常与异常，是不是值得西医学习？！

检查疾病，仪器越先进越好。这一点，中医必须向西医学习。用西医的仪器检查疾病，用中医的方法开方下药，是今天常见的所谓的中西医结合。这不是结合，而是苟合！正病正治，是方法之一。正病反治，是方法之二。仪器中有正病正治、正病反治的方法吗？

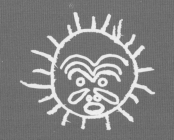